金钱到底有什么用?

［意］帕多文尼高·巴卡罗尼奥 ◎ 著
［意］费德里科·塔迪亚

周卓靖 ◎ 译

金钱到底有什么用?

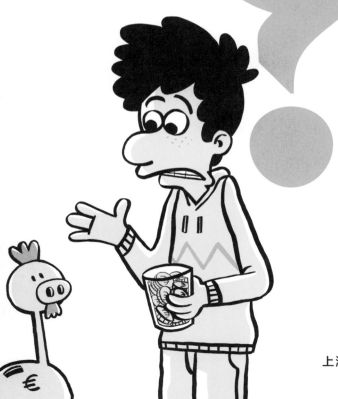

上海译文出版社

目录

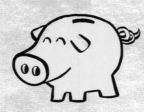

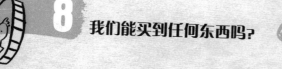

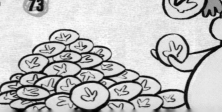

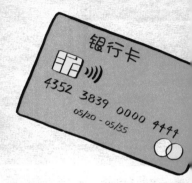

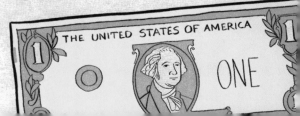

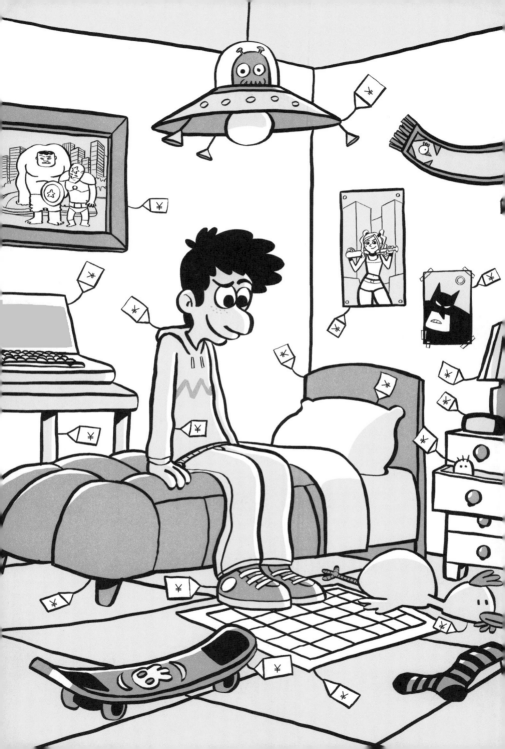

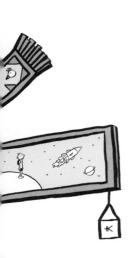

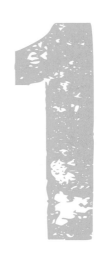

经济是什么？

嘿，没错，说的就是你，快低头看看自己身上穿的衣服。

也许这正是你喜欢的款式，又或许它并不合你心意；也许这是你精挑细选后买下的衣服，又或许这只是他人为你购置的衣物……但无论如何，这些衣裳之所以会服帖地出现在你身上，离不开这两个关键词——挑选和购买。

让我们再来聊聊脚上的鞋子吧！你穿着一双什么款式的鞋子呢？是精致美观的、舒适合脚的，还是绚丽多彩的？你能穿着它运动吗，还是得换另一双鞋子？这双鞋子防水吗？下雨天你需要换一双雨靴吗？

我们还可以再一起想象一下：现在室外是怎样的天气？你穿

着这双鞋子出门会感到炎热或寒冷吗？如果室外温度较低的话，你会穿上羽绒服、风衣和一双长短合适的袜子吗？你会因为最近略微长胖而购买新的裤子，或是由于消瘦而系上皮带吗？你平时喜欢吃什么？又是由谁负责采购食物呢？是你来进行采购吗？稍安勿躁，我们还有不少值得思考的问题，比如：你会做饭吗？饭后会洗碗吗？你思考过热水是从哪儿来的吗？你每天又要使用多少热水呢？你见过水电费和煤气费的缴费通知单吗？什么？你竟然不知道缴费通知单是什么？！

好吧，请你问问身旁的爸爸妈妈，让他们拿给你看一下。

用不了多久你便会发现，每天我们都要"消费"大量的水、电力和燃气，还要为之付费，就像我们得定期缴纳话费、网费和其他各种类型的花费一样。

关于家庭花销的问题，我们暂且先谈论到这里，接下来将正式进入本书的主题，但在此之前，我们想先向大家问个好。我们之所以在开篇提出了一连串令人摸不着头脑的问题，就是为了邀请各位小读者来和我们一起体验经济学家的生活——对世界上的一切事物进行提问并解决这样一个问题：当人们渴望获得某样物品时，他们需要付出什么东西作为交换呢？

其实，无论是正在阅读这本书的你，还是身为作者的我们，又或者是其他任何人……大家无时无刻不在面临以上那些问题，因为我们并非独立生活在地球上，而是共同居住在一起，因此彼此之间存在着紧密的联系。

如果非要找出我们之间的差异，那便是具体选择上的不同了，比如：你喜欢这条裤子，我却喜欢另一条；你想去电影院看这部电影，我却想看另一部；你习惯在放学后穿着校服去干净平坦的空地上踢足球，而我通常只在周六进行这项运动，因为我得抽空准备好足球和各种运动装备，而草地上的泥泞是如此之厚，以至于我还得穿上专业的钉鞋才能上场，同时大家还会根据自己的队伍分配选择不同颜色的球衣；你喜欢电子游戏，但我却对此提不起多大的兴趣。

其实只要抬头朝四周看看，你便会发现竞相迸发的灵感与各式各样的梦想交织在一起，身边充满了值得聆听的趣闻和值得观察与尝试的趣事，比如某些吸引你前往参观的地点，某些让你蠢蠢欲动的奇妙体验，以及某些让你爱不释手且迫不及待想要购买的商品……

而当我们开始思考并尝试弄懂究竟是谁生产出这些种类繁多的商品、是谁负责提供与销售这些商品、我们为什么会购物、商品如何进行定价、为什么我们会从五花八门的商品中选择其中的某一件、如何挑选最适合自己的商品并为他人推荐合适的商品等看似毫不起眼的问题时，我们在不知不觉中已经涉足经济学的领域了。

简而言之，经济学这一概念不仅意味着世界上现有各种资源的总和，同时也涉及人类应如何合理调配与使用这些资源以满足自身需求、提高民生福祉的问题。除此之外，经济还是一门研究如何良好运营上述事物的专业学科。因此，掌握基础的经济学知识能帮助我们优化自身的经济活动，并更好地理解他人的经济行为。比如，当他人希望获得某种资源时，他应该付出什么东西去进行交换呢？为什么非得使用这种东西而非其他事物呢？

你肯定会问：什么是资源？让我们一起看看下面这张图片：

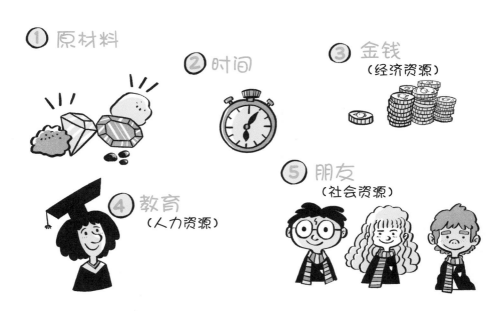

① 原材料

② 时间

③ 金钱
（经济资源）

④ 教育
（人力资源）

⑤ 朋友
（社会资源）

别急，我们一会儿再慢慢解释图片中的内容。

上文提及的"经济"这一关键词有助于我们进一步探寻世间万物兴盛与衰败的缘由。世间的每一个人都离不开"经济"二字。当我们饿了需要进食的时候，便会发现每个人都有不同的口味；当我们感到寒冷需要添衣的时候，又会出现形形色色风格迥异的穿衣搭配。为什么会出现这种情况呢？因为每个人的需求各不相同，因此大家会作出不同的选择，同时通过与他人进行交换的方式来获取自身欠缺或渴求的物品。

但我们并非总能如愿以偿，因为有时候我们会作出不理智的决定，导致交换的物品出现价值不匹配的情况。这一切的根源都在于，难以清楚地界定物品的"价值"。

也许你曾有过一件无比心爱的毛绒玩具，比如那个被偷偷藏在床底下的黄色小公鸡玩偶。别害羞，几乎每个人都有一个类似的毛绒玩具，但想必你一定不会用一只黄色小熊来交换那只黄色小公鸡，也许用十只甚至是上百只黄色小熊也无法换取你那只黄色小公鸡。

这时我们不禁会思考：黄色小公鸡有多大的价值呢？它原本的价格是多少呢？现在又要花费多少钱才能将它从你手里买走呢？是比以前更贵了，还是由于被拽掉了一只爪子而变便宜了？

从经济学层面来看，剥离其他因素只考虑"黄色小公鸡的价值"是片面的，更重要的是得弄明白"对你而言，黄色小公鸡的价值是多少"。

相信所有人都懂得这样一个道理：花费尽可能少的资源来换取自身所需的生活物品（比如食物、衣服和住宅）以及其他心仪的物品（比如黄色小公鸡玩偶）。至于哪些物品是人们必须购买的，哪些不是必须购买的，从未有人能对这一问题作出完美的解答，因为通常大家都会基于自身当下的感受来判断出所谓的必需品和心仪品。正如你很喜欢那只躺在床底下的黄色小公鸡玩偶，即使后来它失去了一只爪子，它仍然是你心中举足轻重的存在，并时常能为你带来丝丝慰藉。

由此可见，其实经济学的奥秘便隐藏在你和床底下那只黄色小公鸡玩偶身上，因为幸福感也是生活中一种不容忽视的重要价值。我们既然已经厘清了这些基本概念，那么现在便可以展开论证了。假设我们每个人都有一只黄色小公鸡玩偶……

它从哪儿来呢？

哎呀，当然不是圣诞老人送来的。

它来自市场。

市场中种类繁多的各式物品

上文所说的市场并非某个单一或孤立的场所，除却分布在居民区里的实体商场，市场一词还有着更为深远的含义。市场是人类一切交换活动的总和，同时也包括了用于进行交换的物质及非物质商品，或是各式各样的劳动活动。

其实事情并没有我们想象的那么复杂，相信大家早已在不知不觉中完成了交换的过程。比如：当你把一件物品赠予我之后，作为回馈我又会送你另一件物品。如果被赠予的物品是一张彩色小卡片，那么这便是一件物质商品；如果作为交换的内容是你给我讲述某部电影的情节，那么这便是一件非物质商品。如果我帮你完成作业，作为回报你借给我玩你的玩具，这便是劳动活动的交换。

而当人们开始制定相应的规则来规范这种交换行为时，市场便诞生了。市场规则是五花八门、多种多样的。比如：只能在空闲时间交换彩色小卡片，只能在某间特定书店里售卖旧的漫画书，只有游戏通关了才能交换新的游戏……

市场不是一个新近出现的概念，早在四千多年前的古罗马帝国时期市场的雏形便已出现了。为了将远方的物品更好地运送到当地并进行交换，当时的人们修建出平整宽敞的道路，甚至还曾沿着这条道路将货物带至罗马，并将其卖给更为富裕的人群。

这时又出现了另一个问题：为什么人们要长途跋涉去寻找某件物品，并费尽千辛万苦将其带回来再卖出去呢？答案是：因为其中存在着一定的利润。更确切地说，在交易完成后，你所获得的收益将高于此前的花费，也就是说，你将获得一定的收益。

假设在某种想法的驱使下，你曾动身前往某地去寻找一件物品并将其带回来卖给我。而当我花费一定的金钱从你手中买下这件物品时，不但支付了物品本身的价格，同时还支付了你往返旅程的各种附加费用。

随着时间和地点的改变，人们的需求也在不断变化。也许你会对此感到惊讶与不解，但在数千年前，人们曾散尽千金只为换回诸如茶叶、辣椒等。

相信你也曾目睹过这样一幕：在商场外，成百上千的人排起了长队，只为抢先试用最新款的手机，或是只为抢到球赛的门票，又或是为了完成某件当下对他们而言极为重要的事情。

总而言之，市场上既有有用之物，也有无用之物，以及某些显得颇为重要的事物。

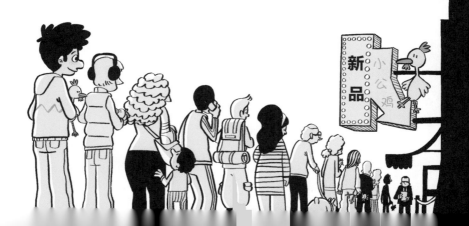

市场是由什么构成的呢？

理论上，人们可以在市场中交换各种类型的资源。

世界上最重要的资源就是世界本身，由大海、河流、云朵、大地等围绕在我们身边的各种物质共同组成。以下这些物质被统称为原材料：树枝、果实、用于烤制砖块的陶土、从矿井中开采出的各式矿石或金属、流淌的溪水，以及用于生产能源的煤炭和石油等。通常，单一的原材料难以在市场上流通或交易。正如你需要一些木材来修建自己的小木屋，但你显然不能把一棵完整的树木扛回家。在木材到达你家之前，工人会先将树干切割成段，再将一捆捆的树枝搬上负责运输的大卡车，这时你就可以将处理后的木材买回家并放进仓库里了。

由此可见，原材料只有经过加工与改造后才能进入市场，正如原油会变为汽油或柴油，树枝会变为壁炉里使用的木柴，当木柴被燃烧时就变成了热量，钶钽铁矿会被切割为一块块细小的矿石并从中获取钽粉——这是一种能够提高手机运行速度的重要化学原料（也许手机生产商并不想让你知道这件事情，但当你看完这本书后你便会明白某些奥妙）。

原材料一旦经过加工与改造，它们便成为了我们平时挑选与购买的"商品"。

如何购买呢？

那自然得使用货币。

市场循环

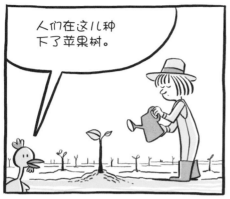

人们在这儿种下了苹果树。

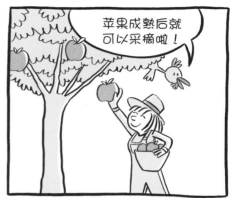

苹果成熟后就可以采摘啦！

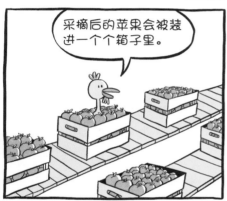

采摘后的苹果会被装进一个个箱子里。

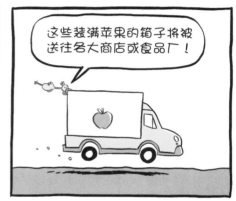

这些装满苹果的箱子将被送往各大商店或食品厂！

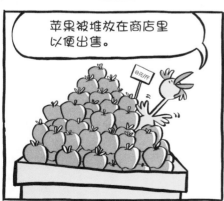

苹果被堆放在商店里以便出售。

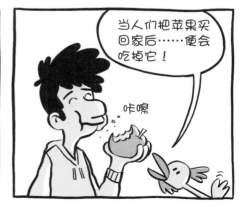

当人们把苹果买回家后……便会吃掉它！

咔嚓

市场由谁建成呢?

首先自然是你本人了。每当你看见并希望得到某件物品时，又或是做出某个决定时，你便构成了最初的市场。市场就是你与其他众多物品间关系的总和，其中既有你购买的物品，也有你卖出的物品。市场中的每个人都是相互关联的，因此，对他人而言，你做出的每个细微决定（选择或放弃某样物品）都起着相当重要的作用。

假设你不想再看那部有关紫色小蝙蝠的动画片了，同时还怂恿身边的小伙伴一起放弃看这部动画片，那么动画片的收视率便会受到一定影响，以至于某天选片人也许会因此下架紫色小蝙蝠动画片，转而放映其他题材的动画片。假设你很喜欢吃土豆，每次去商店都会采购大量土豆，那么店家见状便会要求供应商为其准备更多土豆作为存货。但如果你只吃胡萝卜，那么相信你的家人会先在网上咨询一下这是怎么回事，随后再为你买来大量的胡萝卜。

因此，我们可以简略地得出这样一个结论：看似开放的市场背后实则潜藏着某些"操控者"，也就是通过某种特定行为来"操控"商品流动的人们。所谓的"操纵者"大致可分为三类：首先是你本人、你的家庭以及其他千千万万个人的家庭；其次是各大企业；最后当然也少不了进行监管和调控的政府部门。

在大部分家庭中，都有成员就职于各个企业并凭借自己的劳动获取相应的薪酬，再用这笔钱来购买其他企业生产的各类产品（人们经过筛选和评估后会买下某些商品）并缴纳一定的税费以

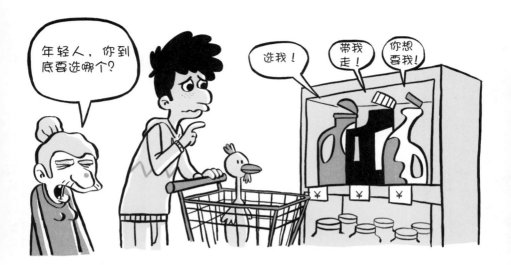

推动国家财政良好运行。

　　反观企业，它们则会充分运用旗下员工的劳动力来生产形形色色的商品并将其投放到市场上。当商品成功卖出后，企业也将获得相应的利润并向国家缴纳一定的税费。

　　而国家则会将个人和企业缴纳的税费用于组织和优化国民的生活，包括制定和调整市场规定，合理建设和分配诸如学校、道路、医院、公园、景区、图书馆等公共资源，向退休人员支付退休金，并竭力保障全体国民的社会医疗权利，以及为失业人员提供相应的基础保障。

　　上述看似复杂繁琐的内容被统称为"经济结构"。

　　而要想维持稳定的经济结构，则需要一个统一且通用的价值单位，以便上述各种经济活动的参与者能够保持紧密的联系。

　　这一价值单位便是货币，也就是我们平常所说的钱。

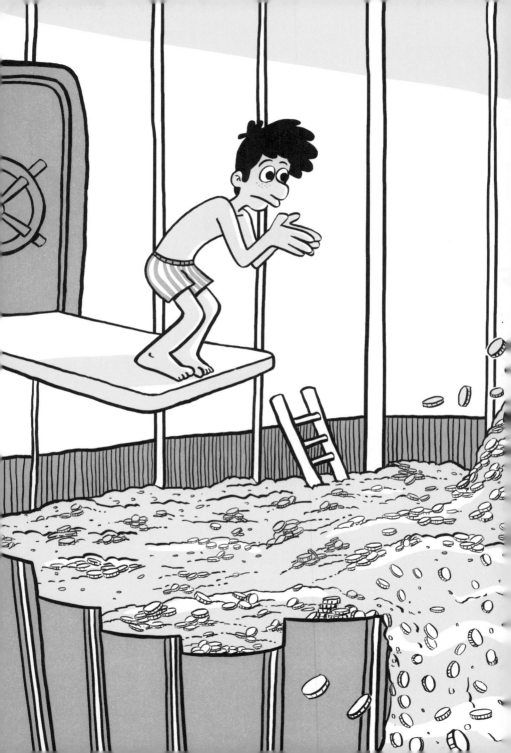

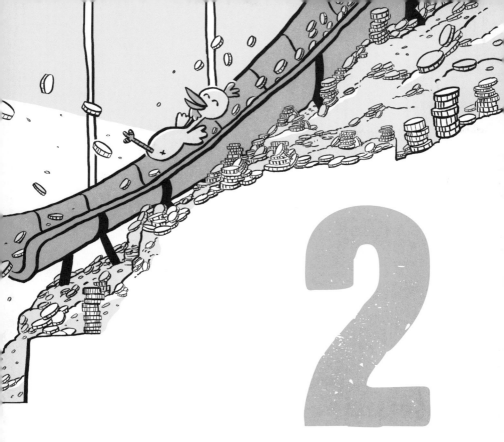

2

货币是什么?

　　装满钱币的袋子、铺满纸币的行李箱、镀金的信用卡、手机上显示的账户余额……

　　想必你一定很清楚货币是什么以及它有何用处。

　　我们不但可以用货币购买车票和冰激凌,还能支付学费、租房、租车等。

简而言之，货币是一种价值单位与储值单位，同时还是一种交换单位。

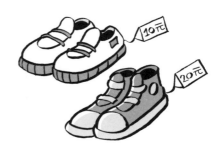

价值单位可以帮助我们清楚了解每件商品的价格并进行比较，比如白色的鞋子价值10元，橙色的鞋子却需要20元。

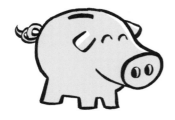

储值单位意味着当我们得到一定数量的钱后，不一定非得将其花光，可以先将钱存起来，必要时再取用。

交换单位意味着我们可以使用金钱来购买诸如烤鸡、黄色小公鸡玩偶、饼干等各式各样的商品或服务，同时还能将其转换为其他国家的货币，比如英镑和欧元。

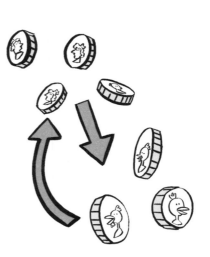

时间流逝，金钱出现

无论是在硬币上还是在**纸币**上，都赫然写着它们的面额（5元、10元、50元或100元）和币种（欧元、英镑、人民币或卢布）。

尽管如今我们已经习惯了使用钱币，但在过去，人们曾尝试使用了各种各样的物品来充当"货币"的角色。比如中美洲的可可豆、北非的贝壳、（中世纪时期）欧洲的盐、北美洲东部林地印第安人的贝壳串珠等。实际上，世界上只有印加帝国这一鲜为人知的文明从未使用过货币。尽管如此，印加人依然过着井井有条的生活，早在15岁时他们便清楚地知道自己的任务以及权利，不需要使用货币来换取其他事物。

每个国家的货币都有着悠久深厚的历史，为此科学家还专门设立了一门研究货币的学科，也就是钱币学。下面，我们将为大家介绍几种家喻户晓的钱币。

纸币之所以被称为纸币，就是因为当初人们会写下字据，凭借这些字据便可到银行里提取一定数量的金银。

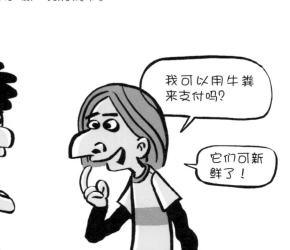

我可以用牛粪来支付吗？

它们可新鲜了！

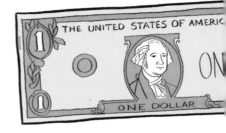

美国

美元最早于18世纪末诞生于美国，当时美国刚赢得独立战争并脱离英国统治。

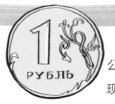

俄罗斯

俄罗斯的第一批硬币由基辅公国于公元1000年左右铸造而成，但真正实现货币统一并将卢布确立为官方货币的则是彼得大帝。

中国

起初中国的货币上并没有任何图案，直到与西方人开展贸易往来后，人们才在货币上雕刻了龙的图腾。

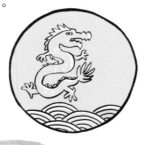

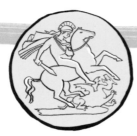

英国

第一枚英镑于1489年面世，但最为世人所熟知的黄金英镑则诞生于1816年，内含7.3克黄金。

欧盟

第一批欧元于2002年正式生效，目前在27个欧盟成员国中已有20个国家采用这一货币。

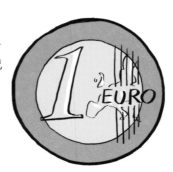

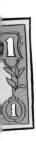

以物易物

　　也许你早已多次尝试用一件物品去换取另一件物品，比如交换两张彩色小卡片、比赛后交换球服，又或是与他人交换书本等。这种交换物品却不涉及金钱的情况被称为"以物易物"。在理想情况下，当你恰好拥有某件对方渴望已久的物品时，以物易物是一种非常有效的物品交换手段。比如你妹妹将在跨年晚会上表演节目，她送了一张门票给你，你却不想去。然而王阿姨非常想去看看，于是你便将门票送给王阿姨，作为回报，阿姨为你制作了蛋糕，由此达到皆大欢喜的局面。相信你的妹妹也对此非常满意，前提是你没有独自把蛋糕吃完的话……

　　但如果在交换的过程中牵扯了更多的人，且他们并没有亟待实现的愿望，那么事情便会变得复杂和棘手起来。举个例子，假设你爸爸要开车捎王阿姨一程，在此之前他得先去加油站为汽车

中国货币的起源

　　中国货币起源于夏商时期的称量货币，西周晚期转化为青铜数量货币。公元前221年，秦始皇以武力统一天下，建立秦朝，统一度量衡，先秦时期的各种青铜数量货币便统一为秦国的圆形方孔铜钱——半两钱。1955年，人民币正式成为中国的法定货币，取代了旧中国的货币体系，并开始实行"元、角、分"的货币计量单位。

加油，此时我们就不能简单地用一个蛋糕来抵扣汽油的费用了。而货币的出现就能很好地解决这个难题：通过支付和收入货币，我们可以完成一系列交易以换取自己希望获得的物品。因此在刚才的情景里，王阿姨可以花钱从你手上购买跨年晚会的门票，你把其中一部分钱给爸爸支付汽油费，再用余下的钱买一个蛋糕。

钱币的价值

钱币是一种极易被转换的东西，任何人都可以快速将其置换为其他物品，因此人们也常说钱币是"可互换的"，我们可以在有需要时运用钱币来换取自己需要的物品。

当钱币获得了固有价值后，它就变成了商品货币且本身也具备一定的价值，就如海盗们收藏的达布隆金币（西班牙、罗马等地的古金币名称）那样价值连城。实际上，真正决定金币价值的并非印刻在钱币上的国王面孔，而是钱币内部包含的金子的重量。

如今，几乎所有形式的钱币都是合法的货币，尽管它们不再由贵重的物品铸造而成，而是用纸片或金属制成。同时，得益于大众对钱币背后蕴含的价值的认可，某些特定类型的钱币会比其他种类的钱币更"受欢迎"，因为人们更愿意使用这些钱币。

钱币从哪几来呢？

大家看过"狡猾的猫"和"狐狸欺骗匹诺曹，将金币播种在田间以便再次收获"的故事吗？故事中的一切听起来既迷人又魔幻，但现实显然并非如此。在交易场上，人们可以将金钱用于投资，如果足够机智与幸运的话，这笔投资将会为其带来一定的收益。

同时，金钱还可以通过各种形式被"转让"或"过户"。比如当一个人亲手把钱币或一个装有钱币的信封交给你时，我们将其称之为支付"现金"，因为你可以通过计算钱币的数量得知最终的金额。但除此之外，对方还能通过转账或是购买等值商品的方式将钱币间接支付给你。

人民币的小秘密

截至2022年，中国已经发行了5套人民币。很多人认为，人民币上的图案是电脑设计出来的，但实际上，很多都是由雕刻师雕刻出来的。他们一刀一刀地在钢板上雕刻，有可能一张人民币的图像就需要数十万刀，甚至上百万刀。也正因为人民币模板是由人工雕刻出来的，所以就有很强的防伪功能，想要制造出完全一模一样的图案，几乎不可能。

虽然现在的技术在不断进步，人民币模板上的很多地方都已改用电脑进行雕刻，但一些关键环节，比如人像，仍然由人工雕刻。

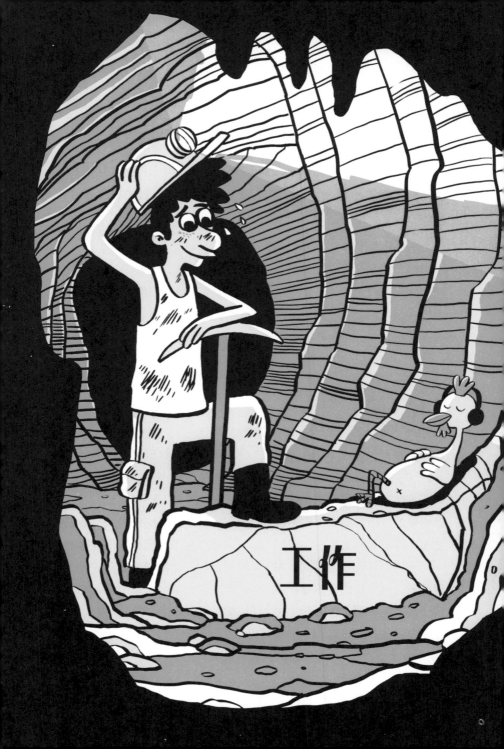

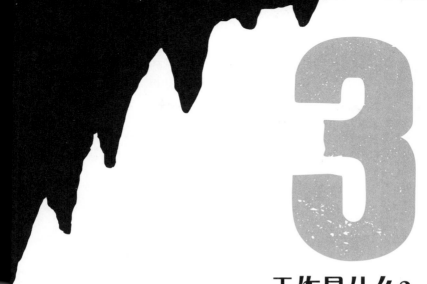

工作是什么?

　　小时候你一定面临过这样的问题：长大后要从事什么工作呢？也许你想成为一名足球运动员，或是一名漫画家，又或是一名科学家……

　　这些都是你曾幻想从事的工作，那你知道什么是工作吗？

　　工作的本质是一种交换关系，你为他人付出时间或某种技能，对方在使用你所提供的资源时也得付出一定的酬劳，也许是以小时或月份为单位支付报酬，又或是以工期长短为标准进行结算。

　　世界上存在着千千万万种工作内容和工作方式。

　　让我们一起来设想这样的情况：你打算开一间服装店，或是一家制造黄色小公鸡玩偶的工厂，又或者是一家汽车制造厂。此时，你可以被称为一位企业家，而你的一举一动便是企业的生产活动。也许这个过程显得十分激动人心，因为你依靠自己的力量开启了一项全新的事业，但与此同时，经营过程中所需承担的各项责任和潜在的经济危机也将压在你的肩上。

通常，企业家都无法凭借一人之力承担起企业的所有事务，因此他需要雇用一定数量的员工来辅助自身。比如：服装店里的售货员、毛绒玩具厂里的设计师、汽车厂里的工人……这些都属于雇佣**劳动**，工人有固定的劳动时间和工作场所，个人自由会受到一定约束，但与此同时获得了一份安稳持久的工作，避免了不少潜在危机。

劳动的意大利语是lavoro，源于拉丁语labor，意思是"疲劳"，在许多方言中都被当作动词使用，但实则来源于一种刑具。是不是很讽刺？但事实上，完成一份工作，除了经济回报外，还会带来一种对自己和对他人的深深的满足感。

此外，每年工人都可以享受一定时间的带薪假期和病假。其中部分雇用性质的工作会采用轮班制，并按照实际情况设立日班、夜班和休息日，这种工作方式对诸如医生、护士和飞行员等从事高强度工作的人员而言非常重要。

但你如果不愿从事雇用工作，那么也可以选择成为一名自由职业者，并同时服务多位"客户"，比如，水电工、律师、作家、建筑师等都是不错的选择。类似的职业还有很多，且工作内容大不相同，唯一的共同点便是较大的自主性和更大的风险并存，也就是说你就是自己的主人，且时刻得想办法寻找新的客户。

世界上最美好的三份工作

酒店体验师

也许你已经注意到了，每家酒店都有相应的星级。酒店获得的星星越多就代表其越舒适，环境也越美观。而有这样一群人，他们的工作便是亲身体验世界上所有的酒店，以确保它们的星级评定是当之无愧的。

滑道质检员

世界各地的水上公园都设有数公里长的滑道，而有一群幸运儿的职责便是把这些滑道全都尝试一遍，以确保它们正常工作。

试吃员

试吃员相信是很多人都很羡慕的职业，尤其是对于一些吃货来说。试吃员每天都可以吃到各种各样的食物，各种各样的零食，这份工作不但不会花一分钱，还可以领工资。

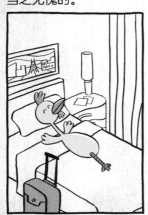
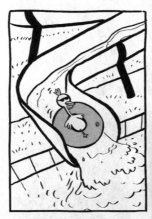
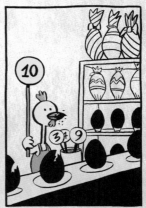

找工作

既然现在你已经知道工作是什么了，那你知道如何找到合适的工作吗？

让我为你指一条明路吧！首先，你得确定自己心仪的工作：你想成为一名售货员，还是飞行员，又或者是一名经理？一旦确定了目标职业，你就可以着手开始写个人简历。一份好的个人简历能够帮助他人了解我们的基本情况和个人能力，因此我们应当在简历上简明地介绍个人信息、相关工作经历以及其他与职位相匹配的工作能力。

简历写好了？很好，现在可以正式开启找工作的旅程了。首先我们还得弄清楚下列问题：你有哪些感兴趣的企业？从哪儿能获得工作机会呢？好了，现在就撸起袖子开始认真查找相关信息吧！

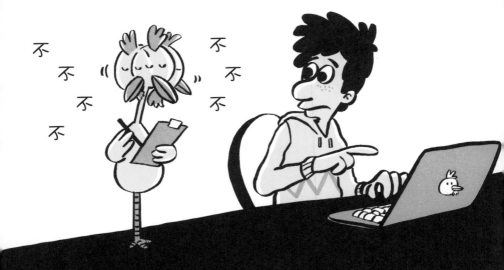

大家通过检索能找到各式各样的专业网站或是公司的官方网站，其中部分页面详细介绍了应聘者应如何投递简历。当然，你也可以通过口碑营销的方式来寻找工作，比如向身边的朋友求助，请求他们帮忙物色合适的工作机会。在经过一段时间的寻找和简历投递后，也许某家公司对你的简历赞赏有加，并希望与你建立进一步联系，此时便来到了面试环节，这也是你向用人单位展示自身水平与能力的绝佳机会。如果一切顺利的话，你们就可以开始深入讨论与合同和工作条件相关的问题了。

合同与薪资

当你顺利通过面试后，心仪的公司便会向你发来聘用函。真诚地祝贺你！首先他们会与你签订一份劳动合同，也就是身为求职者的你与提供工作的雇主之间所需建立的一份协议。合同里记载着许多重要事项，比如你的工作职责（入职后要完成的具体任务）、工作时间、工作环境以及薪资报酬。相信你一定对这个问题很感兴趣：公司会在什么时候、以什么方式支付工资呢？在意大利，员工的薪资通常以"工资袋"的形式，每月支付一次。过去人们曾把薪资塞进信封里交给员工，而如今，所谓的"工资袋"已经变成了一种被称为"薪资单"的文件，上面详细记录了你每月应得的工资和工作时长，同时薪资也会直接进入你的银行账户。所以入职后你需要去银行开设一个账户。在中国，工资也是在每月固定日期发放，直接转到你的工资卡中。

此外，合同的种类也是五花八门。有一种叫"终身制岗位"，就是无限期的工作岗位，只要你与雇主之间没有出现其他意外情况，那么你就能长期从事这一份工作。而固定期限合同则会对劳动期限以及劳动关系作出更为细致的规定，也会带来更多的约束。

但正如我们之前所说的那样，就业市场瞬息万变，因此身为求职者需要快速消化与适应各种不同的职业要求与就业合同。但值得注意的是，严谨认真的态度与维护自身合法权益这两大要素是永远不可缺少的。

月薪与时薪

尽管这两个词都意味着你通过劳动所获得的报酬，它们却有着不同的渊源。"月薪"一词原本指的是古罗马士兵参军时所获得的薪资，后来延伸为以月份为单位支付的工资。而"时薪"原本指的是古罗马帝国在奖赏士兵时赐予的一定份额的盐，由于盐在当时是一种稀有而宝贵的物品，因此通常会仔细称量其重量。后来，这个词逐渐延伸为每小时所获得的工资之意。

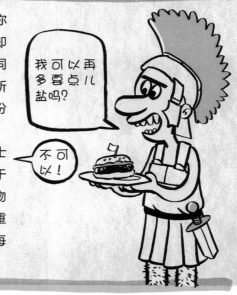

性别薪酬差距

也许这听起来有些奇怪与荒唐（当然也并不公平），但以下情况时常在日常生活中上演：尽管从事着同样的工作，但男性的工资往往会高于女性的工资，这就是所谓的性别薪酬差距，几乎所有工作中都存在这样的现象。在欧盟国家中，性别薪酬差距比例高达16%。这意味着女性平均每工作1小时所获得的报酬会比男性少16%。这种不公平现象在某些特定领域里尤为明显，比如在体育界，女性球员的收入甚至不到男性球员收入的十分之一。撇开部分

极端情况不谈，在意大利，当男性与女性从事同样的工作时，男性平均每获得100分钱时女性只能获得94分钱，整整少了6分钱。

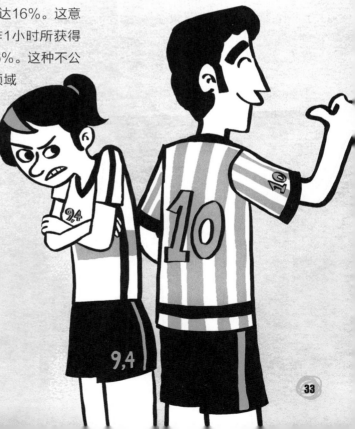

临时工

人们常用"临时"一词来形容那些缺乏稳定性的工作形式，这些工作的劳动合同也并未给工人提供足够的保护。其中有些工作之所以被贴上"不稳定"的标签，是因为它们都是为了顺应劳动市场的变化发展而产生的，而且，大多数工作都颇为依赖新兴技术。比如以外卖员为代表的服务人员，当我们在网上成功下单后，他们便会将食物送到我们家门口。

在这种情况下，外卖员的雇主便是一个应用程序，它将那些正在寻找某种东西（比如比萨）的人，与那些愿意提供这种东西的人连接起来，并为其搭建一个沟通的平台，同时该应用程序也会按照此前商定的比例抽取一定的金额作为回报。

如果外卖员的工资是按照他送的比萨数量来计算的，那么为了赚取更高的收入，他应当努力多配送而非过多休息，但长此以往，外卖员发生事故的风险就会更大；如果他没有购买保险，情况就会变得更糟。

医疗保险、意外保障、定时休息都是帮助外卖员和我们大家规避风险的重要措施。

在一家比萨店里，一块比萨定价为80元。
那80元中包括了以下花费：

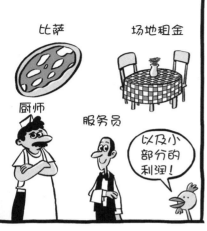

比萨　　　　　场地租金

厨师

服务员

以及小部分的利润！

应用程序与比萨店老板经过协商后，决定以60元的价格采购比萨。

线上售卖的方式省去了场地的租金。因此比萨店老板同意了这个价格。

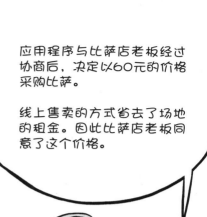

= ￥80

在应用程序上你以80元的价格足不出户便买到了一块比萨。

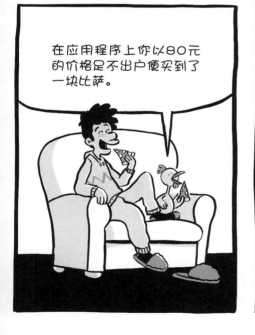

应用程序利用赚到的20元差额来支付外卖员的工资，让其从比萨店里取走比萨并送至你家。

每配送一趟，外卖员都会获得固定收入。

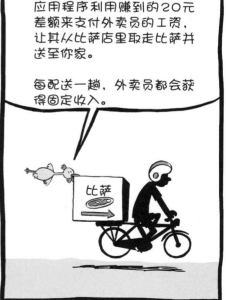

比萨

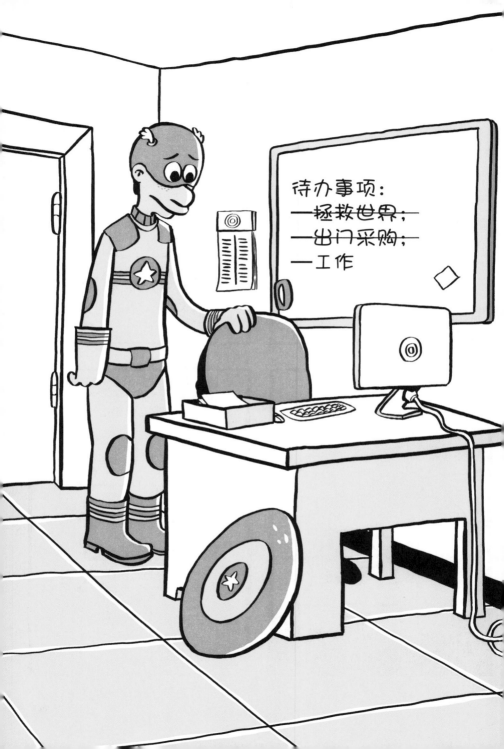

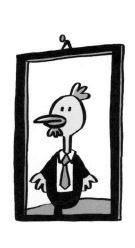
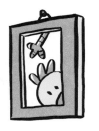
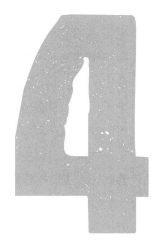

每个人都必须工作吗?

如果世界上的每个人都参加了工作,那一定是件非常美好的事情。但如果一切恰好相反,所有人都不需要工作,那说不定也是大家向往的生活。

无论是对劳动者,还是对于处在运转过程中的社会而言,工作都起着重要的作用,因为它为个人及社会都提供了一定量的收入,也就是在某段时间内(通常是一年)可供流通的金钱。

假设你每月赚取10,000元,那么一年的收入便是120,000元(10,000元×12个月)。

个人收入既是你可以自由支配并用于购买心仪之物的那部分金钱,同时也是计算个人所应缴纳税款的基础。

你在某一刻拥有的所有物品被统称为"财产"，除了金钱以外，它还包括其他形形色色的财产，比如房子、汽车及其他物品。你只要环顾一下四周，便会发现生活中有无数的人在工作：在你家中、道路两旁、商店内和学校内……而每一个工作的人都会获得属于自己的那份收入。当你年满16周岁后，便可以签订正式合同并开始从事某项工作了。当超过某个年龄后，你便可以停止工作并进入退休生活。关于退休年龄有着多种不同的计算方法，但此处为了便于解释，我们暂定为60岁左右。因此，当你处于16~60岁之间时，你便是国家的"劳动力"之一。

　　劳动力由所有具有劳动能力的人们共同组成。

　　劳动参与率指的是以各种形式实现就业，或尚未就业但正在寻找工作机会的人口数量占劳动年龄人口的比率。

　　所谓的就业人口指的是那些有固定工作与收入的人群。

　　如果一个人正处于劳动年龄却赋闲在家，或是在毕业以后没有找到相应的工作，则被称为失业人员。

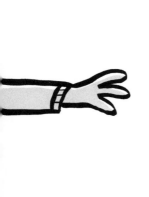

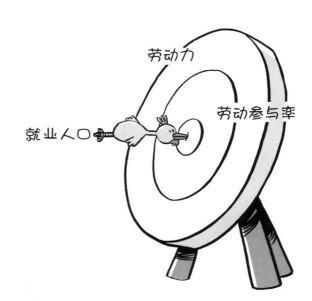

劳动力

劳动参与率

就业人口

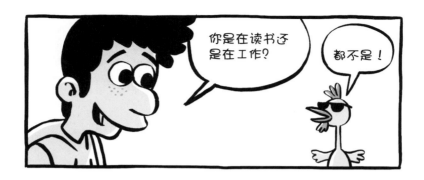

除此之外，还有这样一群人被视作失业人口，他们从事的工作既不提供正规合同，也没有固定薪资，因此也被称为"非法劳工"或"黑工"。

《中华人民共和国劳动法》

在中国，有专门的《劳动法》来保障劳动者的合法权益。其中第三条写道："劳动者享有平等就业和选择职业的权利、取得劳动报酬的权利、休息休假的权利、获得劳动安全卫生保护的权利、接受职业技能培训的权利、享受社会保险和福利的权利、提请劳动争议处理的权利以及法律规定的其他劳动权利。"

非法劳工/黑工

　　假设你一直非常喜欢自行车，还掌握了组装与维修技术。你将这一能力写在了自己的简历上，然后前往街角那头的商店进行了简短的面试，随后便直接进入维修工厂工作了。在此过程中，你和雇主都没有签订劳动合同，也许你对此并不在意，因为你在工厂中学到了许多新知识，但更重要的是，维修自行车是你最大的乐趣与爱好。

　　然而问题在于，你正以非法劳工的身份参加工作。由于没有签订劳动合同，你并未获得合法的劳工身份，你获得的报酬也并非宪法上所规定的收入，因此你也不需要缴纳税费。也许起初你会觉得这是件幸运的事情，因为你可以拿到更多的工钱。但与此

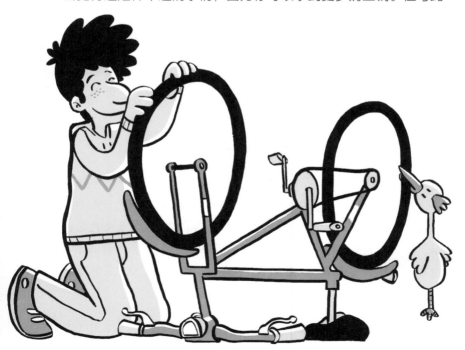

同时，你的劳动权利也无法受到任何保护，一旦你发生任何意外，各式各样的问题便会接踵而至。比如当你受伤、生病，或是在工作中遭受不公平对待时，该怎么办呢？

那人们为什么要从事非法工作呢？

也许你会听到千奇百怪的答案。简单来说，签订劳动合同后，无论是雇主还是劳动者都会受到许多规定的约束。对于雇主而言，他希望尽可能减少用人成本，在当下赚取更多的利润，更不愿缴纳税费。同时，他还希望不断压榨员工的劳动力并摆脱一切应负的责任。但无论是出于上述哪种原因，长期存在的非法劳工情况都值得我们展开深刻的反思。

事实上，一份正当、公平、体面且得到法律承认的工作背后所涉及的内容远不止雇主和劳动者之间的关系，它是整个社会赖以生存的重要关系网络，这个网络越牢固强大，人们在意外情况中受到的伤害就越少。

学习，进修，工作，然后再继续学习

你未来会从事什么职业呢？

无论如何，长期保持学习一定是你最好的选择，你应该竭尽全力去汲取浩如烟海的知识，尽管眼下它们并不能派上任何用场，但终有一天它们会展现出独特的价值。就好比如果你无法熟练使用键盘，那么你一定难以成为一位电脑奇才。假如你想为高端奢侈品牌设计时尚单品，首先你得对各种色彩的具体名称及其背后的历史了如指掌。比如骨螺紫就是一种十分独特的颜色，早在一千年前人们甚至会为了一克骨螺紫而放弃生命。由此可见，每一项工作都需要相应的基础知识与技术能力；与此同时，劳动者也能在工作过程中掌握新的技能，因此任何人都不应终止或放弃学习。

　　无论你是否仍在学校就读，又或是正打算选择下一阶段的学校，都应该谨慎做出决定。如今有不少专为某种职业设立的职业技术学校，酒店管理学院便是其中之一。如果你想成为一名举世闻名的大厨或是一名优秀的酒店经理，这便是个不错的选择。当然，除了技术学院以外，还有各种类型的大学，而经济学通常是最热门的专业之一。

　　身处第三次工业革命，也就是信息革命浪潮中的我们应当时刻铭记，所谓的信息便是日常生活中出现的字词、图画以及各种形式的交流，这也意味着除却你的母语及本国文化之外，认识与了解两种、三种、四种外国语言及文化也应当是你的专业知识中的重要组成部分。

BUONGIORNO, BONJOUR, GOOD MORNING, BUENOS DIAS, BOKER TOV, BOM DIA, JAMBO, GUTEN MORGEN, DZIEN DOBRY, DOBRO JUTRO, FOGUNI, MWA SHIBUKENI, NAKA SOUBASI, I NI BARA, IDIB'A BWAM, KIAMBOTE, MBÓTE, LUMELA, MHORO, HUJAMBO, NANGA DEF, E KÚ ÀÁRÒ, SAWUBONA, SBEH EL HIR, JÓ REGGELT, SAWUBONA, MOLWENI, ANISOKOMA, HABARI ZA ASUBUHI, GÜNAYDIN, EKU OWURO, OHAYO GOZAIMASU, SUBAX WANAAGSAN, MIREDITA, TIFAWIN, MANAHOANA, INA KWANA, SAWADEE, HYVÄÄ HUOMENTA, DIAM WAALI, EGUN ON, TERE HOMMIKUT[①] ...

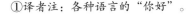

①译者注：各种语言的"你好"。

三次工业革命

第一次
工业革命

机械纺织机
和蒸汽机

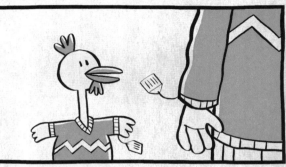

第二次
工业革命

钢铁的使用
以及交通工
具的发展

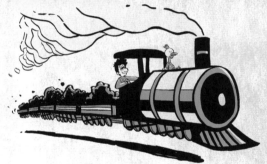

第三次
工业革命

电脑与网络

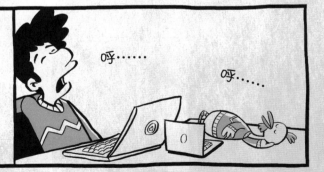

退休金

发放退休金的理念最初由德意志帝国首相奥托·冯·俾斯麦于19世纪提出，旨在为退休后的政府官员提供一定金额的薪资。退休金的运行机制也相当简单明了：官员在就职期间将一部分收入上缴国家，当前者到达一定年限而不再工作时，国家便以月份为单位发放此前收缴的金额。这种措施也被称为"福利机制"，因为它迫使人们将一部分金钱提前储存起来，以备不时之需。

或许你也听过《伊索寓言》中蚱蜢和蚂蚁的寓言故事吧？在退休金制度的规定下，人们被迫成为了未雨绸缪、储存粮食的小蚂蚁。

时间线
退休金
发展史

公元1世纪

早在恺撒大帝统治时期，古罗马帝国的士兵们便能获得一定金额的抚恤金。

公元7—8世纪

在阿巴斯王朝的统治区域内，哈里法将部分税收用于救济穷人和老人。

1812年

那不勒斯王国向职员、政府官员和孤儿发放抚恤金。

1935年

富兰克林・罗斯福为失业者设立了救助金和养老金，同时他还实施新政以帮助美国摆脱经济危机。

1883年

德意志帝国首相奥托・冯・俾斯麦建立起世界上第一个现代社会国家。

退休金制度为何显得如此重要呢？

让我们一起设想这样的场景：爷爷奶奶送了你一份梦寐以求的礼物，带着你出门远行，一起去商场购物，咳嗽时去药店购买止咳糖浆，每天阅读最新的报纸……他们之所以能这样做，就是因为每月都会收到一笔固定数额的退休金。

实际上，真正的退休金制度并没有我们想象的那么简易。劳动者在工作中创造出大量财富，其中一部分将用于支付退休人员的养老金，而另一部分则被预先储存在"储蓄罐"中，供他们在晚年使用。这也就解释了为什么随着人均寿命日渐增长，说服年轻人适当存款是十分有必要的，因为国家所需要的"储蓄罐"也越大。

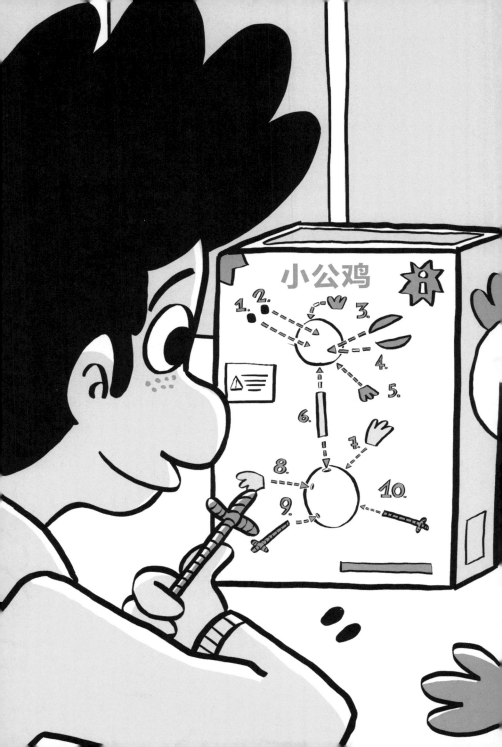

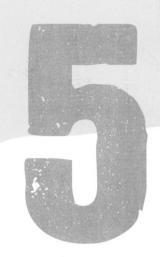

商品是如何被生产出来的？

　　当人们从事某项工作时，他们不但获得了相应的收入，同时也创造出了某些产品。比如，当我们拿起纸笔写下一些文字并为其配上插图，随后进行排版印刷，一本崭新的书便诞生了。

　　我们在日常生活中接触的各种事物无一不是经由他人劳动所生产出的物品，也许这些物品并非是专门为你生产的（除了过年时奶奶亲手为你织的毛衣），又或是为了千千万万像我们这样存在某种需求的人而生产的，正如工厂里批量化地生产出了成百上千只黄色小公鸡玩偶，随后将其投放到各大商场，身为消费者的你买了其中一只。而这种将人们渴望拥有和使用的物品转变为其他各种品类产品的巨型运行机制被称为"生产"。

只要存在生产活动，那么必然就会存在组织生产的人——企业家，一套为生产活动提供助力的组织结构——公司，以及最终所获得的成品——产品。

让我们先从企业家说起。

企业家

企业家是在负担必要成本的前提下，组织并筛选出最佳生产方式以便获得成品的人。他可能是个天生的商业奇才，或是个决策精准的普通人，也可能是个不惧危机的冒险家。他也许是个常胜将军，又或许并非如此幸运。比如在1970年，手提箱制造商伯纳德·萨多先生发明了世界上第一个拉杆旅行箱，但在很长一段时间内这一发明都被世人所忽视。直到17年后，飞行员罗伯特·普拉斯也萌生了同样的设计理念并创建了特普罗·铁塔国际箱包公司，该公司很快便成为世界上最重要的行李箱工厂之一。

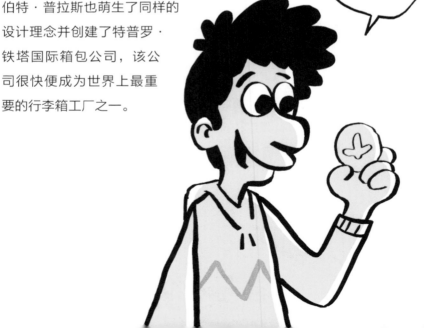

我想到了！我要生产饼干！

公司

也许有时候，企业家可以独自一人承担起所有任务而无需雇用其他员工，但大多数情况下，他会创建一家公司并聘请一定数量的员工与其并肩工作。简单而言，公司是为了满足部分人群的需求，由员工和产品共同组成的生产单位。公司中的每一位员工都有其独特的任务及职责，在完成工作后也会获得相应的报酬。

产品

产品是企业家和公司生产活动共同努力下的成果，它可能是一件商品，又或许是一种服务，总而言之，它可以被具象为任何事物。比如黄色小公鸡玩偶、一本书、一副眼镜、一场音乐节、一场足球赛、一辆自行车、一则广告、一部电影、一座新房子、十堂网球课……如果你想用一个简单的规则来区分商品和服务，那就是——商品可以被反复使用。比如，你可

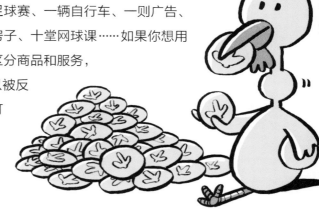

以一直踢同一个足球直到它坏了，或是长期听同一首喜爱的歌曲。而服务一旦被使用就会耗尽，比如，你去理发店剪了一个新发型。

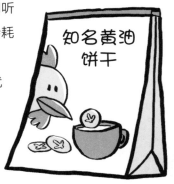

既然你已经决定生产饼干了，那现在就让我们试着进入实际的生产环节吧。首先你需要准备好食材和配料（原材料）、机器（生产工具）和相应的劳动力。这时你需要花费一定的金钱来购买食材，那么这笔花销就是你的启动资金。如果你想制作25块饼干，那么你需要购买：250克面粉，100克黄油，100克冰糖，60毫升水，2克发酵粉，1个香草荚和1小撮盐。

当你准备好以上食材后，就得开始着手寻找生产资料了。一般来说，普通厨房里便能找到制作饼干的工具，如果父母也赞成你的想法的话，你就可以免费使用那些厨具了。不过，前提是你得自己打扫卫生。当然，也可能出现这样的情况：为了让你更好地了解社会的运作方式，父母决定以一定的价格将厨具租借给你。

一切准备就绪后，我们就正式开始动手制作了，如果你已事先学会制作步骤那就再好不过了，否则你还得专门向师傅学习制作方法（也就是所谓的"学徒"），又或者你可以说服姐姐来帮你制作饼干并给予其一定的报酬（也就是"使用其他劳动力"）。

当产品制作完成后，你决定出售这些饼干（我们已经看见你悄悄偷吃了两块饼干），在此之前，你得先设定一个合理的价格。这时你一定会询问自己应该如何进行定价，这并不是个简单的问题。但你可以从花费的成本开始计算，也就是说你那23块，哦不，22块饼干（别再偷吃饼干了，好吗？）的售价应该要高于你制作时付出的成本。

食材费
+
工具费
+
劳动费
=
25块饼干

　　相信你一定对食材的花销了如指掌，但诸如厨房和锅碗瓢盆等厨具的使用成本却是难以计算的。

　　至于你的人工成本，首先你得知道自己花费了多少个小时来制作饼干（除去把面团放在冰箱里冷冻的时间），然后再决定每小时劳动的具体价值，比如30元/小时。接下来，你要把上述的开销通通加起来，再用金额总和除以饼干的数量，便能得到每块饼干的售价了，而高于这一金额的部分便是你的利润。

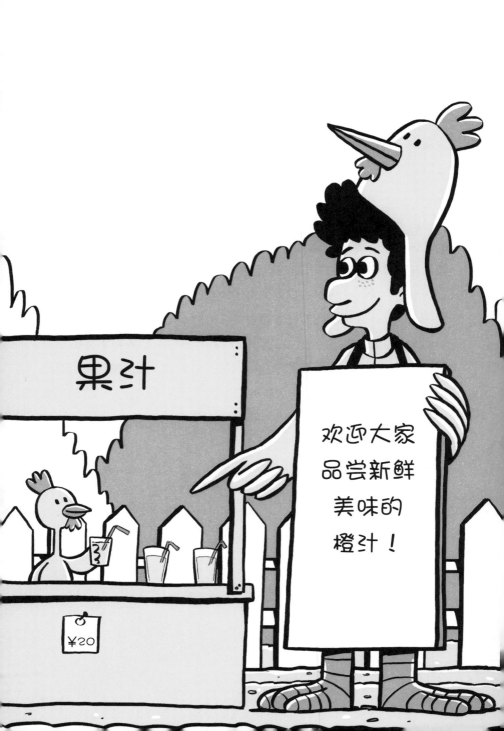

6

商店是什么？

　　我们在日常生活中可以见到五花八门的商店，其中既有你最喜欢的商店、你妈妈最喜欢的商店、位于市中心的商城、专门售卖美味奶酪的小店铺、各类商品应有尽有的巨型购物中心、配有手推车的购物超市，以及能够下载游戏、音乐和电影的应用市场以及提供订购与配送服务的线上超市。

　　无论是哪种类型的商店，它们的运行机制都大同小异，我们可以将其想象为一间有两扇门的房间。生产者制造出的各类产品通过其中一扇门进入房间内，身为顾客的你则可以推开另一扇门来看看房间里都有些什么，若是遇见心仪的物品便将其买下。

　　现在你应该了解商店的基本概念了吧？

　　非常好。

　　那让我们先来看看第一扇门后面究竟藏着些什么。

　　首先，我们要认识一个新名词——分配。

分配

假设你正生活在农村，屋子后面有一块平整肥沃的土地，于是你决定利用这块土地来种植茄子。没人知道你为什么选择茄子这种作物，也许是出于个人喜好（你立志要种植出世界上最健康、最美味的茄子），又或者正相反，你十分厌恶茄子，但一想到将有几十个孩子争先恐后地抢购这些茄子，你又坚定了种植的信心，甚至想出了一个别具一格的商标："Mel & Zane"（梅尔和赞恩），还策划了一出精彩纷呈的网络剧，比如梅尔和赞恩就做什么晚餐展开了争吵。

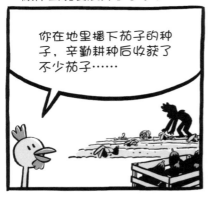

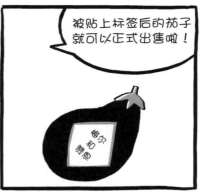

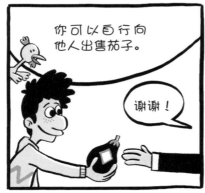

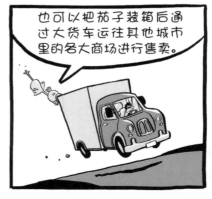

但如果商店无法顺利卖出所有茄子，那又该怎么办呢？是让商户一次性买下所有茄子，还是让他们在力所能及的情况下买下部分茄子呢？

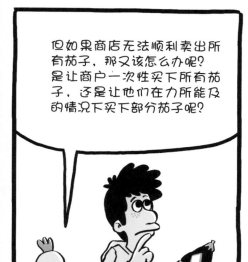

现在让我们来假设一下这样的情况：城里共有三家果蔬商店，或许你可以把现有的茄子平均分成三份，然后开着你的小货车将三份数量均等的茄子分别送往三家店铺。这就是大规模分销。

商店1　商店2　商店3

又或是只将茄子运往其中两家商店。这就是选择性分销。

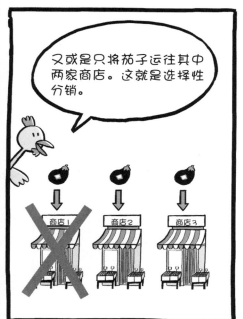

商店1　商店2　商店3

又或者你可以将所有茄子通通投放在一家店铺里，因为那儿的顾客最多。这就是专营性分销。

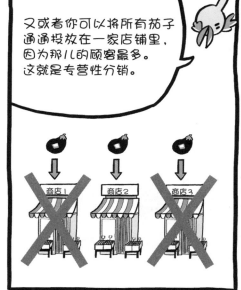

商店1　商店2　商店3

正如你所看到的那样，每一种选择都有利有弊。比如，当你往所有店铺里都投放了一定数量的茄子时，那么茄子的曝光度和购买率便会相应增加，而身为生产者的你也会随之调整种植计划，以便提供更多的货物，但与此同时，茄子滞销的风险也在不知不觉中提升。你如果只将茄子定点投放于其中几家商铺，那么一定得事先做好调研与筛选，否则可能会出现顾客群只愿意购买胡萝卜的棘手情况。而如果你将所有的茄子都投放在一家店铺，那么你得确保做好宣传工作，让大家知道只能在某家特定的店铺里找到梅尔和赞恩牌茄子。

广告

其次，如果你想让自己所种植的茄子在市场上脱颖而出，那么就得让它展现出独一无二的特点，比如你在开始种植前便已确

梅尔和赞恩的奇幻之旅

梅尔和赞恩

请在网上关注我们！

定了茄子的商标——梅尔和赞恩。

现在让我们来看看你绘制出的梅尔和赞恩商标，这两只小茄子看起来活泼又可爱，真不错。图标隔壁那行简短的"请在网上关注我们"的文字标志也能有效引导顾客上网查找梅尔和赞恩的产品。

另一种花销是投放广告，目的在于提高各类产品的知名度，广告通过各种新奇的手段来引起人们对于某一产品的好奇心，这就人们常说的"注意力市场"理念。正如人们无法一次性买下所有物品，我们的注意力也是有限的，因此广告的目的便是竭尽全力拦截流失的注意力，或许我们可以用一个更为精准的词语来形容——"击中它"。

因此我们也可以生动形象地将广告比作一支亟需找到目标的弓箭，作为弓箭手的你必须选择合适的目的地以及明确为何要射出这支箭。换言之，你必须对潜在客户群的信息了

> "广告可以引起人们对于某一产品的好奇心。"

如指掌。比如：茄子的消费者是年轻人、中年人，还是和你的祖父母年纪相仿的老年人？如果某天他们不再吃茄子了怎么办呢？他们属于优柔寡断的消费者，还是冲动的消费者？是吹毛求疵的完美主义者吗？他们喜欢新奇的事物，还是偏向传统与保守？你还可以通过回顾品牌标签的设计理念以及与其配套的网络剧内容来认真思索一下产品究竟要卖给谁。

确定了目标客户后，就可以有的放矢地选择一项最为有效的销售手段了。

电视广告

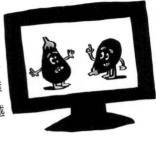

相信你早已看过成百上千则电视广告了，因此一定对它们相当熟悉。电视广告通常都是30秒左右的视频短片，在各大电视频道中滚动播放。频道越重要，观看广告的人数便越多，广告收费也会相应增加。

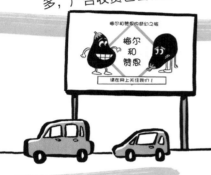

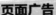

广告牌

广告牌一般位于街道两旁，上面张贴有醒目的图画或照片，以及相关宣传标语。

页面广告

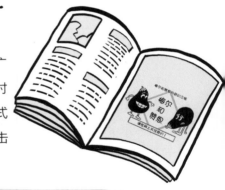

你可以在报纸或杂志上找到页面广告，有时它的篇幅会占据一整页，有时候也会以横幅或可点击的文字标题形式出现在网站上。这时，你只需轻轻点击鼠标，便会被精彩的广告内容所吸引。

产品投放

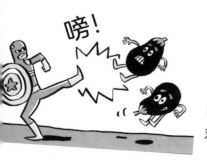

这是一种更为隐蔽的推广形式，通常隐藏在视频或电影中。比如，当你下次观看《复仇者联盟》时，请留意一下电影中出现的汽车品牌。尽管出现的品牌数量不多，它们却花费了大价钱委托美国队长在戏中进行试驾。

网络博主

另一种颇为隐蔽的广告形式是委托网络博主打广告，这是一种广受欢迎且自然有效的广告手段。从今天起，你可以适当留意博主们的穿搭以及他们在视频中谈论的内容，不久后你便会发现视频中90%的时间都在推介当下最受欢迎的产品。博主们会不遗余力地向观众宣传某件产品是如何优秀，也许这些产品真的不错，但更重要的是商家们花费了大量金钱聘请博主来帮忙推销产品。

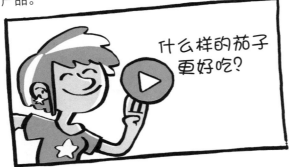

免费的互联网服务

你使用的聊天、短信或电子邮件等网络服务基本都不用你付费，是因为平台上遍布的各式各样的广告，又或者平台会在不知不觉中为商家收集你的个人信息，比如你常做的事情以及你喜欢的物品，替你支付了这笔费用。

地理位置

你种植的茄子终于被运送至各大商铺，此前你也已经在数百个广告牌上投放了茄子广告，围绕梅尔和赞恩的网络剧一经上传也收获了百万观看量，但……茄子却没卖出去。

这是怎么回事呢？这些茄子新鲜美味，独特的商标也十分吸引人，问题究竟出在哪儿呢？是价格太高了吗？

其实都不是，真正的问题在于地理位置和产品的种类，而解决这一难题的唯一办法便是亲自到店铺里一探究竟，去实地考察一下茄子的摆放位置，看看顾客是否能一眼看见这些商品并产生购买的欲望。

又或者茄子被其他蔬菜所遮挡，静悄悄地待在某个不起眼的角落里。当你尝试进行这种调研时，便会发现商店里形形色色的商品从来都不是

时间线
商店发展史

7500年前

土耳其
历史上最古老的集市出现在土耳其，汇集了铁匠、制革工人和厨师。

2800年前

腓尼基人
地中海地区最早的石油、葡萄酒、干果和坚果经销商。

3000年前

希腊
商店搬迁至城市的中心，在希腊语中被称为阿戈拉（agorà）。

2000年前

罗马
市场上有来自英国的牡蛎，来自阿拉伯的肉桂，来自布哈拉的地毯……

随意摆放的。通常被放在玻璃橱窗里进行展示的，都是最新上市的产品；销量最大的产品会被放在货架腹部左右的位置。有时候某些商家还会专门花费大价钱来购买货架腹部的"黄金位置"。而如果你时常需要踮脚或是弯腰来获取商品，那么最好还是推上手推车进行购物。

同时，你还应适度锻炼自己的眼力，也就是要更加关注细节。当你进入一家商店时，首先映入眼帘的是什么商品？通常都是蔬果等生鲜类食品，这样会让顾客产生一种所有产品都是新鲜上市的感觉。

售卖鱼类的柜台一般位于超市的某个角落，以避免腥味四溢，影响购物体验。饮料类通常会被放在超市的最里端，因为它们比较笨重，一旦被装进手推车便会显得满满当当的。糖果则会被放在收银台附近，当顾客排队结账时很有可能会顺手买上一包。

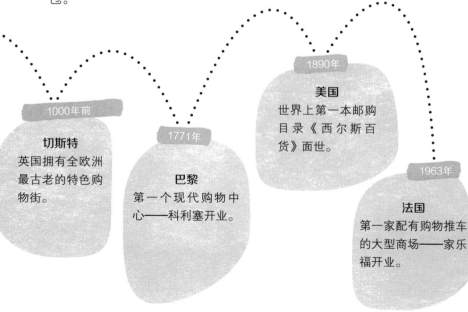

1000年前
切斯特
英国拥有全欧洲最古老的特色购物街。

1771年
巴黎
第一个现代购物中心——科利塞开业。

1890年
美国
世界上第一本邮购目录《西尔斯百货》面世。

1963年
法国
第一家配有购物推车的大型商场——家乐福开业。

不同类型的商店

商店必须设法在商品过期前将它们售出，这被称为清理商品库存。有些商品在一天或几天内就会过期，有些商品则可持续存放一个季度甚至更长的时间。只要你在城市街头走走看看，便会看到各种不同类型的商店，其中既有独一无二的小店铺，也有不少拥有多家分店的连锁商铺，也就是说同一品牌可能会在同一城市或不同城市内拥有多家商店。

除此之外，除了出售新产品的商店，也有不少出售二手产品的商店，比如二手书店、售卖古旧衣服的古着商店和出售旧家具的古董商店。

其中许多商店也会在网上销售商品，但如今的商业发展趋势决定了实体店将越来越少，未来越来越多的商店将会像亚马逊或淘宝那样通过网络来售卖各式各样的产品。

通常你只需在网站上搜索某样产品（网店的商品较为丰富），轻轻点击并付款，随后提供你的地址，不出几日，商品便会被邮寄到你家门口。而诸如索尼线上商店、谷歌、三星或苹果应用商店等数字商城则主要出售数字内容，顾客只有在付费后才能下载相应程序。以爱奇艺、优酷、喜马拉雅或网易云音乐为例的众多网站或应用则主要提供电影、电视剧、有声读物和歌曲等内容的限时付费访问。

这就好比，与其只购买一件衣服，你选择用相同的价钱来租赁多件衣服，这些衣服永远不属于你，一旦你离开商店就必须将它们归还，因此你需要在购买与租赁之间进行取舍。

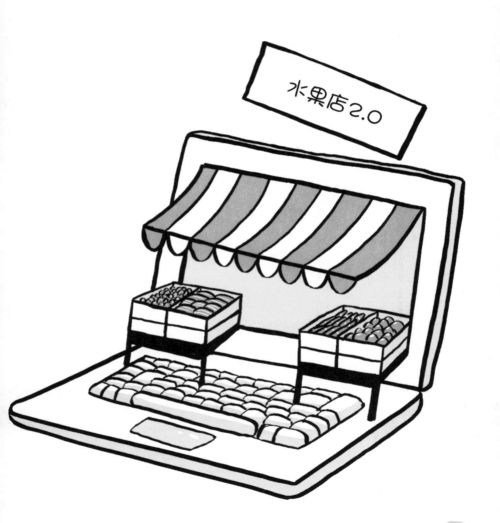

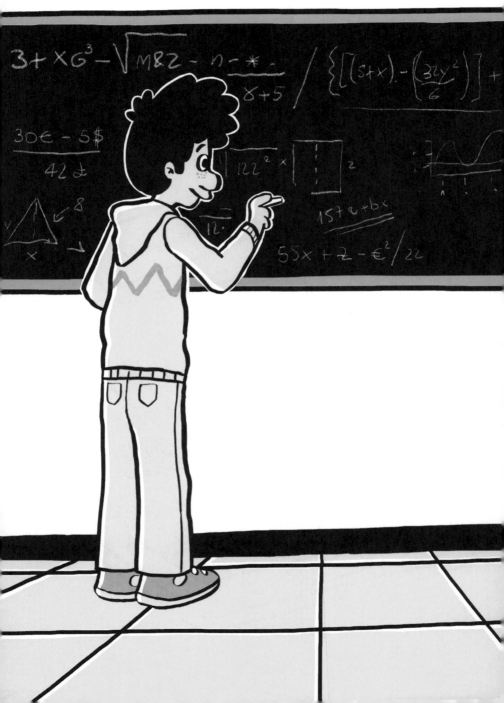

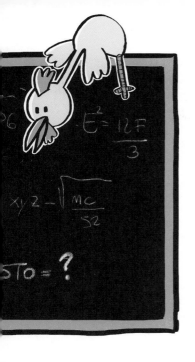

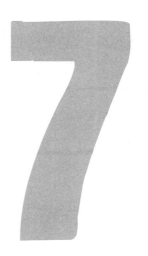

是谁决定了
商品的价格？

让我们再次回到那个"知名黄油饼干"问题，当时是你定下了饼干的价格。但梅尔和赞恩牌茄子的价格则很有可能是由店铺决定的——你以一定的价格将茄子卖给商家，商家经过计算又为茄子定下新的价格。

那究竟是谁决定商品的价格呢？是生产者和销售者，还是消费者呢？

答案有些模棱两可，有时两者都会对价格产生影响，但有时两者都无法决定价格。

产品的价格是由市场决定的，而市场本身又会受到商品的供应量与需求量的影响。因此，当市场正式开始运作时，商品的价格便会在供求关系的影响下自行调整。

具体的调整方式如下图：

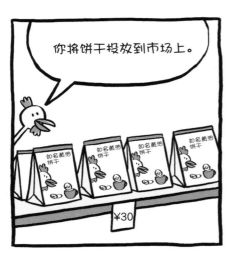

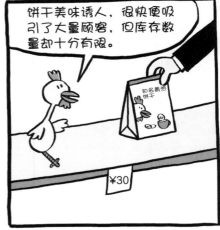

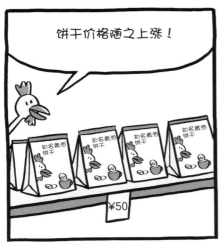

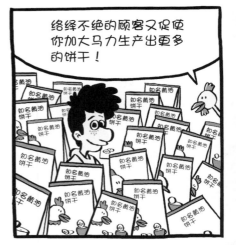

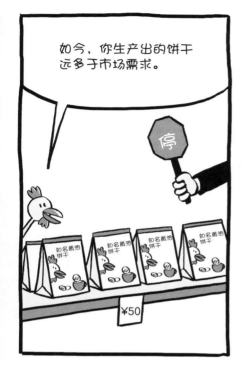

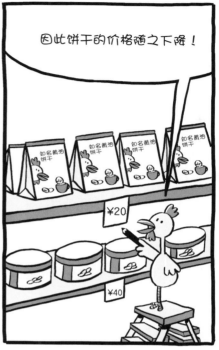

　　因此，当你在制定价格时，必须事先了解清楚人们愿意支付的价格上限以及支付时长。假如价格被定得太高，就容易导致饼干滞销从而被市场淘汰；但如果将价格定在低位，饼干又会因为库存不足而再次面临被淘汰的局面。

　　上述规律告诉我们，物品本身并不具备某种固有的价值，其价格取决于生产数量、商家、需求量以及将商品呈现在顾客面前的方式。

市场与需求

相信你时常会思考个人需求并询问自己：今天我需要购买什么呢？也许得买一双新鞋，因为你的鞋子已经太小了。也许你需要购买新书？也许你想赶在好友之前抢先观看新出的《星球大战》电影，否则他会剧透从而破坏你的好奇心？

让我们以新鞋为例。如果你急需获得一双新鞋，那么你便会立马动身前往最近的商店寻找心仪的款式。如果时间更为充裕的话，也许你会前往平日最喜爱的商店。如果手头资金紧缺的话，也许你会专程前往有促销活动的商场。如果你已知晓自己的鞋码并已开通网上银行，这时你可以选择网上购物并等待快递将鞋子送至你家。但值得注意的是，也许在等待物流送达的过程中，你的双脚仍在悄悄生长。

让我们来设想另一种情况：由于你没有银行卡，妈妈给了你500元去选购新鞋子，这时又该怎么办呢？你幸运地获得了可自由支配的500元，而且可以在妈妈不在场的情况下，随心所欲地挑选自己喜爱的款式。嗯……你确定要这样做吗？当然得先考虑一下鞋子的价格，也许超出了预算呢？比如你看中的那双鞋子需要花费600元？这下该如何抉择呢？是向亲戚哭诉？还是翻遍家中所有衣服的口袋，设法凑齐那多出的100元？又或者是向店员讨价还价，请求他们打折？

你的每一个答案都将导致一系列影响深远的连锁后果。

如果你揣着600元回到商店里，店员们便会知道自己的广告打得不错；如果店铺决定为你打折，那么他们的利润就会被压缩，但当你需要买新鞋时便会第一时间想起那家打折店铺；如果你决定舍弃那双600元的鞋子，那么店员则不得不将鞋子放回货架或是以更低的价格将其重新出售。

市场与竞争

为了让商品的供应量与人们的需求量相匹配，我们必须让市场真正发挥出应有的作用，也就是说，一方面必须有一定数量的商品需求者，另一方面又必须有互相竞争的几位商品供应商。

相信你一定接触过这个词——竞争，它的意思是依照相同的规则和可能性进行争斗。就好比在你生产"知名黄油饼干"或种植梅尔和赞恩牌茄子的同时，我也可以制作出我自己的黄油饼干，或是种植茄子并运往同一家店铺里，面向同一客户群体，以我自定的价格进行售卖。在这种情况下，显然各方面品质都更胜一筹的商品能赢得更多的市场份额。

但如果市面上有且只有一个卖家，自然也就不存在竞争了，这种现象被称为"垄断"。该词在希腊语中意为"唯一的卖家",也就是说这时商家可以随心所欲地制定价格。无论身为顾客的你是否购买那件商品,也无论购买数量的多少,价格的制定权一直被紧紧攥在商家手里,因为市场上只有他这一家出售这种商品。

金钱是什么

你一定也听说过"清仓"一词,并在许多商店的橱窗上看过商品打五折、四折,甚至更大力度折扣的清仓标志。清仓一词源自拉丁语,意为"坚定的、有抵抗能力的",其目的在于清理积压在店铺内的各式商品,以便为下一季新品腾出空地。

为了确保公平竞争,意大利将一年中的两个特定时段设置为打折季,尽管每个地区打折季的起止时间有所不同,但大致集中在七月到八月中旬(夏季打折)或次年一月到二月中旬(冬季打折)。

> "公平竞争意味着所有商家都得遵循同样的规则并拥有同等的机会。"

但清仓背后的运行机制又是怎样的呢?

实际上,我们在商店中购买诸如黄色小公鸡玩偶等商品时支付的价格与商家支付给生产商的价格并不相同。举个例子,你花费了100元购买一只黄色小公鸡玩偶,其中50元属于商店的利润,另外50元则归属生产商。毋庸置疑，黄色小公鸡玩偶是一种可爱又柔软的毛绒玩偶，但从下个月起，一批红色小公鸡玩偶将作为新品进驻商店，并被摆放在引人瞩目的玻璃橱窗里，到那时大家一定会争先恐后地抢购红色小公鸡玩偶，黄色小公鸡玩偶自然也就无人问津了。

出现这种情况又该怎么办呢？

当大家都心心念念想购买红色小公鸡玩偶时，商店便不会再大力推销黄色小公鸡玩偶了，但商店购入黄色小公鸡玩偶时所花费的成本一直存在。

在这种情况下，促销便成了最好的销售手段，也就是以50元或30元，甚至是以20元的低价来出售滞销的玩偶。在促销手段的帮助下，商店至少也能获得些许回报！

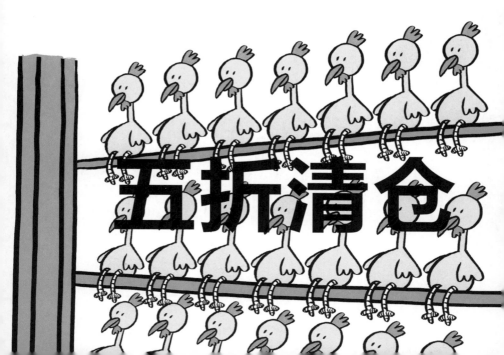

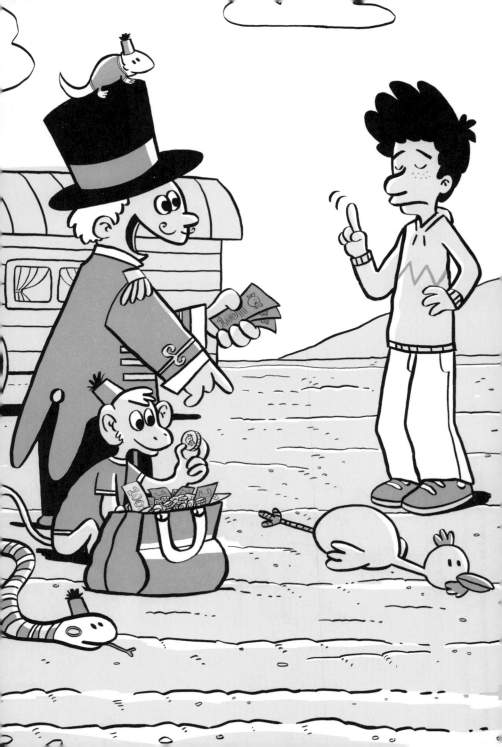

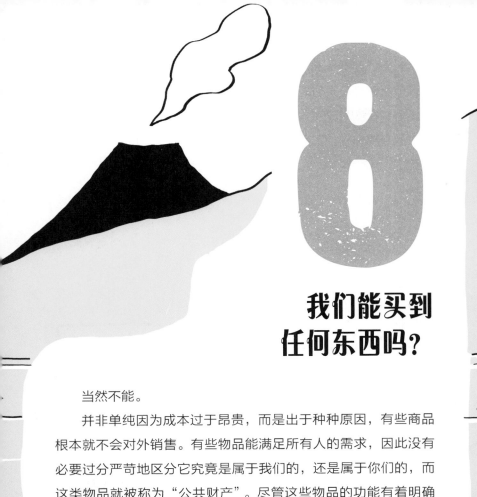

8

我们能买到任何东西吗？

当然不能。

并非单纯因为成本过于昂贵，而是出于种种原因，有些商品根本就不会对外销售。有些物品能满足所有人的需求，因此没有必要过分严苛地区分它究竟是属于我们的，还是属于你们的，而这类物品就被称为"公共财产"。尽管这些物品的功能有着明确的导向性且其最终目的是为人们服务，但由于它们的使用权和管理权都归国家所有，因此无法公开对外出售。

让我们以国家的边境线为例，显然它们的存在对国家的发展存亡起着至关重要的作用，也是国家生存的根本，但若是将它们公开出售，那我们买下边境线又有什么用呢？

此外，还有一系列商品出于伦理道德等原因而无法对外出售。随着时代及人们观念的变迁，伦理道德标准和无法出售的商品类型也在不断改变。直到几个世纪前，贩卖人口仍然是市场交易中的重要部分，幸运的是，时至今日，贩卖人口的行为已经被取缔了。

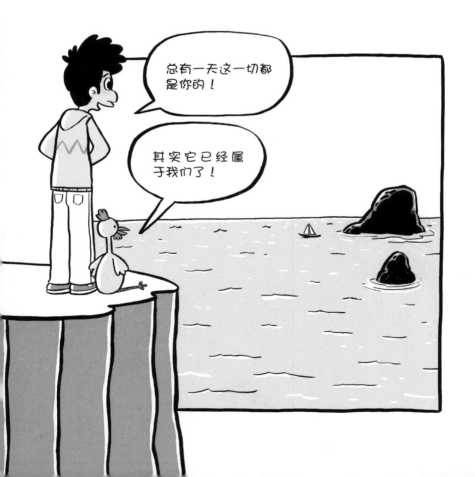

公共财产

公共财产属于社会上的所有人，因此每个人都有权使用它们。就像沙滩、森林和山间的温泉，它们属于谁呢？属于我们每一个人，无论是谁都可以在那儿散步、乘凉或晒太阳。

大多数公共财产都是看得见、摸得着的有形物体，也就是所谓的国有财产，由国家基于全体人民的利益统一对其进行管理。我们在日常生活中常见的海滩、路基、港口、灯塔、航海设施、河流、小溪、湖泊、泉水、各种水域……这些都属于国有财产。

这时你肯定会问：如果这些财产属于每一个人，那为什么沙滩总是被一排排的小木屋和遮阳伞阻挡，普通人无法自由地畅行呢？

答案是：只要穿过沙滩上的公共设施，你的确可以畅通无阻地在沙滩上漫步或是在海边嬉戏。按照规定，距离海岸线三米远的地方应当始终保持自由通行。在此之前，你是否曾想过在海边行走的权利竟是如此重要？而那些在海滩上建造各项设施的人们已事先向国家缴纳了一定的费用，以换取一定年限的海边设施经营特权，比如建造一间小酒吧，支起太阳伞和沙滩床，开辟一个小型沙滩排球场等，同时他们也肩负着保护沙滩环境的责任。

但假设有人想将某处山泉装瓶售卖，在山坡上经营滑雪场（出售滑雪缆车的通行证），又或是从事高速公路的维护工作

来学词汇

公共财产也被称为国有财产，它源于拉丁语词汇"dominium"，意为"受某人掌管的"，也就是说这些都是有专人管理的财产。

（对使用这些设施的人收取一定费用），他们所需承担的责任与义务也与上述沙滩设施的经营者相类似。

在某些情况下，国家也可以出售部分公共财产（通常是建筑物）并以拍卖的形式将其投入市场。换句话说，国家为这些商品设定了最低售价，所有有意购买该房产的人都可以竞相出价，最终价高者购得。

而私人财产变为公共财产的情况也时有发生。比如某些具有重大纪念意义的房屋通常会被捐献给国家进行统一管理，意大利诗人加布里埃尔·邓南遮位于加尔达湖边的别墅和画家莫兰迪位于博洛尼亚的故居便是如此。又或者国家出于某种目的需要从民众手里征收部分物品，比如国家需要征用某块土地以修建新的公路，这种情况便被称作基于公共事业的"征收"。

文化遗产

除了上述有形物品之外，我们还拥有许多看不见、摸不着的公共财产，比如形形色色的语言、方言、菜谱和文化传统等。我们不但要竭尽全力保护端午赛龙舟、正月十五赏花灯等颇具地方色彩的传统活动，同时还应适当保留各种文化知识、行为方式以及从祖父母或曾祖父母那儿流传下来的故事，因为这不仅仅是他们的故事，也是我们的故事。所有这些优秀的文化内容构成了我们的非物质遗产，它们也受到同等的保护，以便世人能够继续了解过往，并将其传承下去。

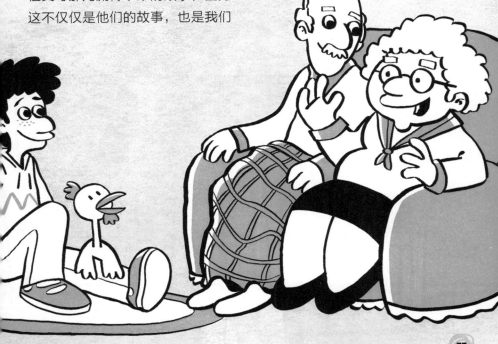

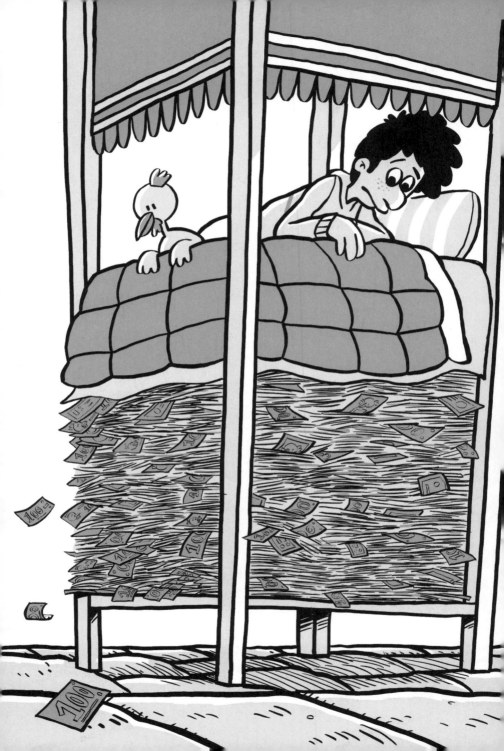

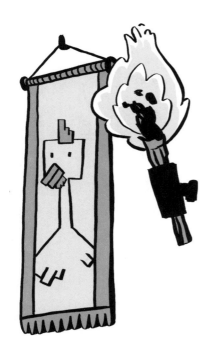

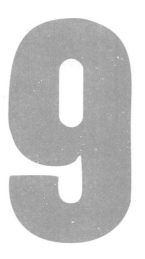

我们应该把钱
存进银行吗?

　　金钱的魅力在于:你不必在到手的那一刻就急于将它花掉,你可以将它储存起来,待到有需要时再拿出来使用。你可以把金钱存放在任意地方,比如钱包里、家中的储蓄罐里,或者是床底下……但当金钱累积到一定数额时,将它存入银行也许是更为明智的选择。

　　起初,银行的诞生就是为了保障储蓄的安全。而要想实现这一点,首先你得开通一个活期账户。活期账户之所以被称为活期,是因为它能随时告知你账户里的现有存款(截至目前为止的活动款项)。每当你把钱存进自己名下的账户后,你就获得了一笔存款。每当你从账户里取出一笔钱时,你就完成了一次取款。

存款和取款就构成了你名下账户的交易，且每一笔交易记录都将注明交易日期。如此一来，你不仅能知道账户的余额（现在还剩下多少钱），同时还能清楚地知晓每一项交易活动，比如何时存入款项，又在何时将其取出。

想必每个人都曾出于以下两大原因而将钱存进银行：首先，银行的储存条件远比家里更安全；其次，银行还会根据你储存在账户中的金额提供少量利息。也就是说，如果你选择将钱继续存放在银行里，那么银行便会适时往你账户中存入少量的钱，这就是"利息"，也就是银行因你存入的钱而给予的一笔钱。而如果你向银行申请贷款，则必须连本带利地偿还。事实上，当人们把钱存入银行后，银行又会将这笔钱转借给其他有需要的人。

由此可见，金钱也有其成本，这个成本将随着时间而变化并被称为"利率"。简而言之，金钱的成本越低，人们也就越有动力去借用或使用这些金钱。若是成本越高，人们则更倾向于将金钱存放在银行账户中。

那么，银行又从哪儿获得资金来支付利息呢？

答案是从投资和贷款业务中获取资金。

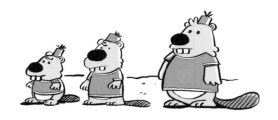

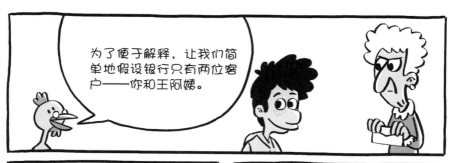

为了便于解释，让我们简单地假设银行只有两位客户——你和王阿姨。

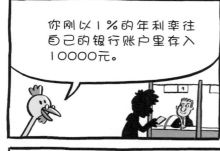

你刚以1%的年利率往自己的银行账户里存入10000元。

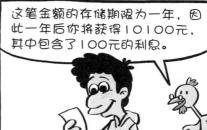

这笔金额的存储期限为一年，因此一年后你将获得10100元，其中包含了100元的利息。

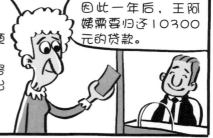

在你完成存款的第二天，王阿姨便向银行申请了10000元的贷款，因为她亟需资金来开办一家美容店。银行以3%的年利率向其借出10000元。

因此一年后，王阿姨需要归还10300元的贷款。

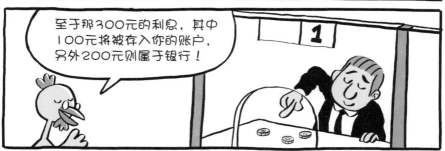

至于那300元的利息，其中100元将被存入你的账户，另外200元则属于银行！

但如果你希望在存款期间取出那10000元呢？

那么银行便会从库存金额或是其他活期账户中取出10000元还给你。而这个看似简单的机制之所以能持续运行，关键就在于客户和银行之间的互相信任——存款后的你要相信自己一定能分毫不差地取回这10000元，同时银行也得相信王阿姨的美容店将大获成功并在一年后如期偿还10300元。

时间线
银行
发展史

4000年前

古巴比伦的寺庙曾将信徒们的金钱外借给他人，还保管了不少金银财富并将其视作神圣的行为。

1000年前

中世纪时期，许多寺庙都提供借钱服务。也许是圣殿骑士团率先发明了世界上第一张支票，以便骑士团的成员们能在除钱款储存地外的其他区域提取钱款。

1407年

意大利热那亚开设了圣乔治银行，它是欧洲第一批兼具存取款服务的银行。

15世纪

美第奇家族在佛罗伦萨开设了美第奇银行，该银行后来成为全欧洲最大的银行，并向教皇、法国国王及英国国王提供贷款。

1685年

英格兰银行发行了第一张见票即付的无记名银行卡，该卡最初为手写卡片。

1472年

现存世界上最古老的银行——锡耶纳牧山银行于1472年成立。

1745年

第一批固定面额的纸币发行，面值为20英镑和1000英镑。

银行的职责是什么呢？

银行起着保管所有客户存款的重要作用，这也决定了它会在各种业务中起到天然的中介作用。

让我们来想一想：假设我住在伦敦，而你住在罗马。出于某种原因，你需要给我支付100英镑，我得给你80欧元，这时我们便可以通过当地银行进行转账而无需千里迢迢地奔走会面，节省了不少工夫。转账完毕后，我的账户里将汇入一定金额的英镑，你的账户里则汇进一笔欧元，因为银行会根据我们的需求自动将英镑与欧元进行互换。

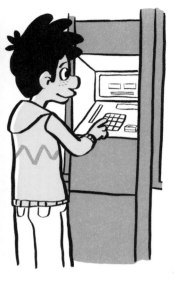

当你想要使用存储在银行中的金钱时，又要怎么办呢？你可以随时前往"传统的"银行柜台寻求帮助并在当值职员的帮助下取出相应款项，又或者你可以直接使用银行卡进行提款。

借记卡就像一种官方凭证，通过它，你可以便捷地从自己的活期账户中取出款项。通常，人们还能运用借记卡从自动取款机（ATM）中取钱，但需要注意的是，每天或是每月的取款额度都有"上限"，也就是所允许提取的最大金额。

信用卡是一种支付凭证，它会基于银行与持卡人之间所签订的一系列协议适当调整持卡人所能消费的额度。信用卡与借记卡的功能大致相同，在使用信用卡进行消费时，持卡人所使用的密

自动取款机诞生的九天前

苏格兰发明家约翰·谢泼德·巴伦在伦敦为巴克莱银行制造并安装了世界上第一台自动取款机，它能够向银行卡持有人发放纸币，其设计理念源于一台巧克力自动售货机。值得一提的是，在这台自动取款机正式面世的九天前，瑞士也出现了类似的机器。

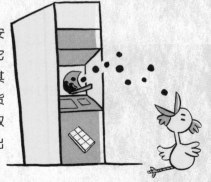

码和签名必须与他在银行登记的卡片密码与签名一致。但与借记卡不同的是，信用卡允许人们在账户没有余额的情况下进行超前消费（实际上就是赊账），日后再进行结算并支付少量利息。

银行提供的另一个颇为实用的工具是保险箱，它可以帮助我们妥善保管价值连城的财产或是至为重要的文件。保险箱的工作原理如下：当你购买了保险箱服务后，你将获得一把带编号的钥匙。存储物品的保险箱位于银行的金库里，这是全银行最安全的地方，也是小偷们屡次试图抢劫的房间，只有你和银行职员的钥匙才能打开保险箱。

此外，你将单独向保险箱内放入或从中取出物品，整个过程中不会出现其他人。因此你可以安心地将黄色小公鸡玩偶放入保险箱中，没有人会知道这件事情。

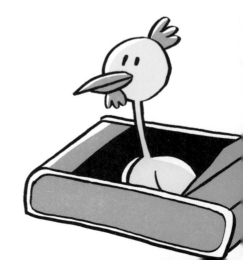

银行和K-Boonz

到目前为止，相信你已经对世界上的各种经济活动有了粗略的认识，现在就让我们一起来做个简要的总结。

当你顺利获得一份工作后，便可以通过自己的劳动获取一定的工资，你既可以选择将工资存入**银行**，也可以随时从银行中取出适量的金钱用于购物。

身为消费者，你可以从五花八门的商店中买到形形色色的商品，这些商品源自不同生产商，并在生产完成后被投入市场。为了维持生产活动，公司需要购买并使用一系列资源。当初你在制作黄油饼干时，也经历了这些步骤。

若一切进展顺利，公司将赚取足够的资金来购买原材料并维持生产活动。比如，你将有充足的资金购置黄油和白糖，并支付厨具的使用费。但如果你改变了主意，决定生产一些成本更为昂贵的商品却没有足够的资金时，又该怎么办呢？

来学词汇

银行一词源自意大利语的banca，其原意是桌子，因为在过去人们会在一张大桌子上进行谈判和完成存款手续。比如，来自锡耶纳的邦西尼奥里家族就曾于1200年开展过类似活动。而银行倒闭则相当于砸碎了进行各项交易的桌子，因此用意大利语说破产就是bancarotta①，后来这一词语也逐渐成为失败的代名词。

---

①译者注：在意大利语中，"banca"意为桌子，"rotta"意为"坏掉的"，因此"bancarotta"本意为"坏掉的桌子"，后指"破产的"。

让我们来打个比方，你围绕游戏机萌生了一个新点子，随后设计出一个比Playstation、X-Box和Switch还要先进，并且可以随时随地使用的游戏设备——

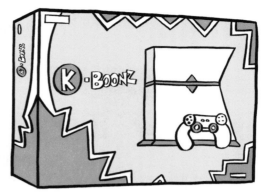

K-Boonz（游戏机的名字）。

首先，为了批量化地生产K-Boonz，你急需大量资金。你既可以向父母、祖父母和亲戚朋友寻求帮助（除非天降惊喜，不然他们一般无法为你提供巨额资金），也可以向银行申请贷款。但一般而言，后者是更为常见的筹措资金的方法。

正如我们在上文提到王阿姨贷款开美容院时所说的那样，银行会根据借贷金额收取一定的利息，到期后借贷人需要连本带息地偿还资金。

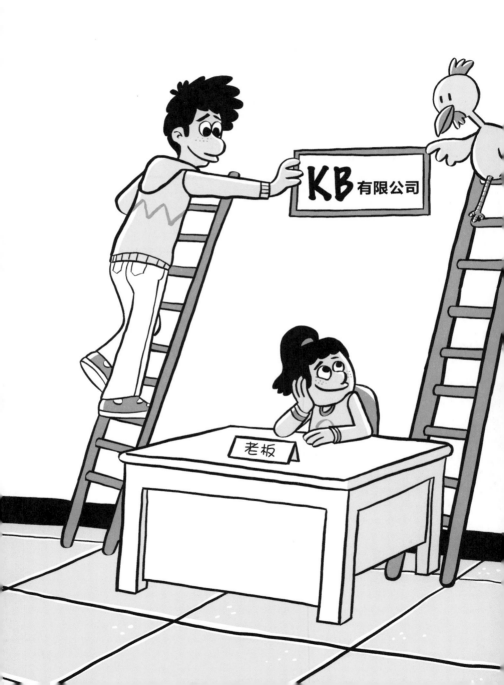

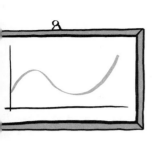

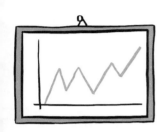

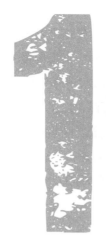

股票是什么？

　　早在世界诞生之初，人们便萌生了与他人合作的想法，蕴藏在背后的动机也十分明了：当你不再孤军奋战时，你将有更为充沛的时间与精力从事多项工作并承担相应的风险。多人合作既有利于高效地商讨出最优解决方案，同时也为大家提供了思维碰撞的契机。当然，身为合伙人之一的你也得心甘情愿地与其他合作伙伴共享公司收益，也就是所谓的"利润"。

　　自1553年起，所有公司的合伙人们都实现了利益共享，有关"公司"（company）一词最古老的书面记载也于同年诞生。

来学词汇

　　在英国，公司被称为"company"，缩写为"co"，该词源于法语中的"compagnie"，原意为一队士兵。

要想成立一家公司，首先你需要明确公司宗旨并找到合适的合作伙伴，因为在创业过程中，每位合伙人都有其对应的角色、责任与权利。比如，你成立了一家专门生产K-Boonz的公司，并事先制定出相应的工作目标，为了更好地划分成员的角色与相应的职责，你需要在正式开工之前起草并制定一份被称为"章程"的文件，日后还能继续对其进行修改与完善。

首先，你得把KB有限公司的"股份"按比例分配给各位合伙人。比如，当你和其他三位合作伙伴都投入了等量的资金并通过协商达成一致后，每人将获得25%的公司股份。但如果只有你和另一位朋友二人合伙创办公司，由你贡献创业点子和参与落实具体工作，而他则负责提供所有的资金，那么你们二人可以按照三七的比例分配公司股份。股份的份额至关重要，因为它决定了公司利润与亏损的分配方式。

每一家公司都雇有各式各样的员工，其中必然会有一位董事长负责决定公司的发展方向并对外展示发展成果，一部分员工负责监督和管控各项数值（会计），另一部分员工全力保障公司的运营，并竭尽全力实现事前设定的各种目标（行政管理人员）。当然，公司里也有不少单纯从事某项工作的人，比如普通员工或合伙人，又或是投资人，他之所以提供大量资金就为了帮助公司实现既定目标。

假设一切都按上文所计划的那样顺利推进，那么你们公司应该已经生产出大量K-Boonz，在各种平台投放了不少广告并获得极高的曝光率，随后你们将游戏机送往各大门店，成千上万慕名而来的人们在商店外排起了长龙，只为抢购K-Boonz。销售形势一片大好，KB有限公司也由此收获了一大笔收入用于支付公司的各项花销，而余下的部分就是我们常说的利润，它将按照公司创建之初确立的比例分配到各位合伙人手中，或者用于公司的再投资，以便制作K-Boonz 2。

要想决定公司下一步的工作计划，则需要员工们通过投票进行表决。

比如，公司共有三人投票赞同加急生产K-Boonz，这三人分别是我、你和他。那我们共占多少股份？答案是75%，显然这一比例已经超过半数，代表着大多数人的意见，因此通过股东投票决定立即生产出更多的K-Boonz。反之亦然，若是K-Boonz不幸在市场上遇冷，公司不但没有获得预期收入，还将损失生产K-Boonz所花费的成本，而股东们也不得不针对这一困境做出全新的选择。

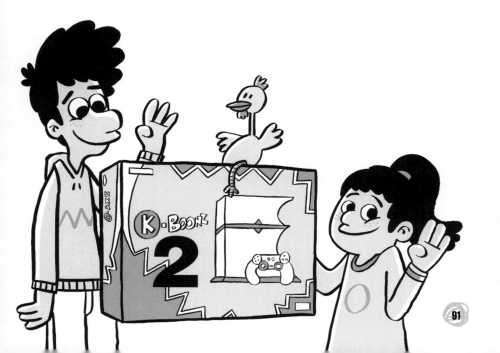

尽管在当时看来，公司的诞生是件颇具革命性的事情，但如今只要你愿意，随时都可以通过认购股份的方式参与到世界上成千上万家公司的经营活动当中。

股份有限公司

大约两个世纪以前，铁路建设领域中有人想出了这样的点子：不再像以往那样四处奔走，寻找那两到三位志同道合的合作伙伴一同筹措生产资金，而是与几十、几百甚至几千位有潜力的员工一起分担生产所需的费用。作为回报，每人将获得一定份额的"股份"，也就是能够证明其商业合作伙伴身份的凭证。世界上第一家股份有限公司就此诞生。

通过公开售卖股票的方式，公司得以在众多素未谋面的匿名投资者的帮助下完成大规模的资金筹集，并可以在短时间内找到成百上千位愿意以小额投资换取小额利润的人们。让我们再次以K-Boonz来举例，如今你亟需100万来生产这款游戏机，除了向银行申请100万的贷款，你还可以选择向100万人公开筹措资金（每人向你支付1元）并给他们1份额的股票作为回报。

后来，K-Boonz一面世便大获成功，公司也因此赚取了1000万的利润。这

来看数据

截至20世纪80年代，人们持有股份的平均时间为5年，如今却骤降至5个月。

时，你便得依照合约规定的那样，将这1000万按比例分配给所有的股东，也就是所谓的"分配红利"。实际上，公司一般不会将所得利润全数发放，而会留有部分资金进行再投资，但利润分配机制则大致如上文介绍的那样。

　　而身为KB有限公司股东之一的你，曾花费1元认购了当时市值100万的游戏机公司1份额的股份，如今公司已赚取1000万的利润，你所持有的股份价值也随之翻了10倍。

　　在这样的情况下，你又会做出怎样的选择呢？

　　是继续持有股份并坚信其会在未来几年为你带来更多的利润，还是当即将股份卖掉以赚取十倍的金额呢？

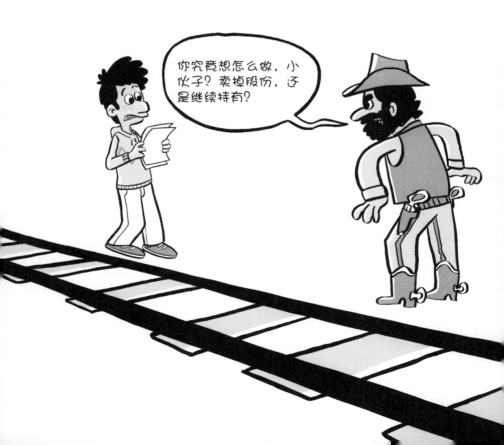

正如我们在上文读到的那样，公开售卖股票的想法获得了巨大成功，背后的原因不仅在于你不必再四处奔波，自行筹集巨额资金，而可以选择拆分出公司的财务部分，并将其投放在股票市场上进行售卖。但更重要的是，与售卖单家公司所生产的各式商品不同，股份有其独立的销售市场。就这样，股票市场应运而生，当然，你也可以称之为证券交易所。

证券交易所

证券交易所是各家公司进行股票交易的地方，在这里，每个人都有机会参与到世界上成千上万家公司的总体运营与战略决策当中。

简而言之，证券交易所的运作方式与我们在第7章中介绍的商品市场运作方式几乎完全相同，唯一的差别在于人们在证券交易所中买入和卖出的商品不是西红柿或黄油饼干，而是公司的股份。

但也正如普通商品市场那样，西红柿和黄油饼干的价格会受到供应量和需求量的影响，有时价格甚至会瞬息万变，证券交易所内股票的售价也是如此。因此，如果你能快速获得前沿信息或是购入速度足够快

来学词汇

意大利语中用"borsa"（本意为袋子）一词来指代证券交易所，因为史上第一次商品价格谈判会在威尼托大区商人范德伯斯家中举行，当时他们以三个袋子作为谈判会的标志，"borsa"一词也由此衍生出股票交易的含义。

的话，你将幸运地赚取巨额利润；反之，若是消息滞后或是行动迟缓，你也可能在顷刻间损失大量金钱。

　　由于股票可以被自由买卖，理论上你可以购买任何公司、任意份额的股票，随后你所拥有的股票总数将构成你独有的"股票组合"。如果你持有某家公司较大份额的股票，那么你便是该公司一位有影响力的重要股东，通常这些举足轻重的大股东都是公司的创始人，比如脸书公司的马克·扎克伯格和保时捷–大众集团的保时捷和皮耶希家族。

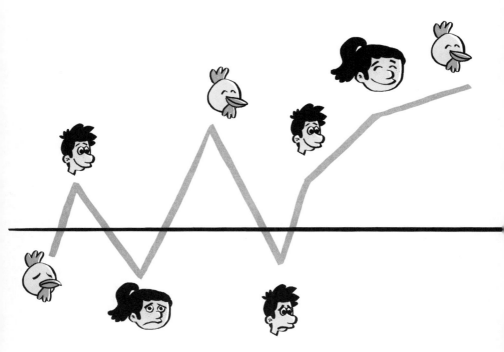

最重要的证券交易所

世界各地有多家证券交易所，其中欧洲最重要的交易所是成立于1801年的伦敦证券交易所，而在世界范围内影响最深远的交易所则是成立于1817年的纽约证券交易所，其次是成立于1971年的美国证券交易所——纳斯达克，它主要面向互联网及高科技公司。

在许多年前，证券交易所仍有其固定的工作场所，当时证券经纪人会根据投资者的指令买入和卖出股票（投资者也许通过电话实时对经纪人下达指令），比如"买入100股菲亚特！卖掉1000股福特"，又或是"卖掉雷诺的股票！卖掉雷诺"。总之，房间里总是回荡着各式各样的叫喊声，而买家和卖家数量的波动也会直接影响当下股票的价格。

如今，大多数股票交易都在线上通过电脑完成，即使是在家里，人们也能轻松进行股票交易。在网络的助力下，股票市场的变化速度是如此之快，以至于数不胜数的投资者都费尽心思与证券交易所保持快速通畅的联系。直到今天，证券交易所仍旧是结束谈判和签订协议的地方。

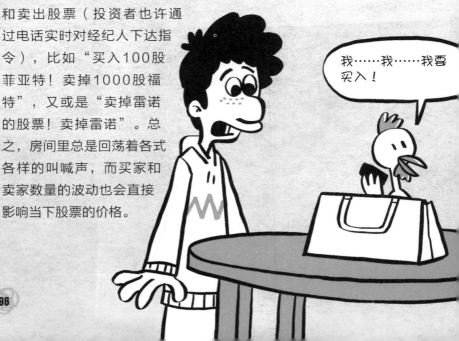

我……我……我要买入！

谁会参与股市交易呢？

　　某一公司的股票有时也被称为"证券"，因此微软的股票就是"微软证券"。那么你该如何选购合适的股票呢？如何得知哪些股票会下跌，哪些股票会上涨呢？是否能够预测股票未来的走势，或是获得其他有用消息呢？

　　答案是有时可以，有时不行。

　　关于上述问题，此前早已有成千上万的人对此作出了回答，而股票市场的"玄机"也暗藏其中。股票交易也如其他所有类型的"游戏"那样，充满着未知与风险。没有人能保证永远做出正确的选择，因为人们的大部分行为将取决于其"风险倾向"，它由个人的主观个性（有些人生来就比他人更勇于冒险）和客观特性（比如有研究证明，年龄越大，人们越倾向于规避风险）共同组成。

　　每天都有数不胜数的经济实体在证券交易所内买入或卖出股票，其中既有像你一样的个体股东，也有希望通过股票交易赚取尽可能多的利润的股民，还有管理着投资基金（对大量投资人进行公开招募并将所得资金集中用于支持国家某些特定战略，比如资助绿色公司发展……）和养老基金（股市中所获利润将用于支付养老金）的国家……但无论是哪种情况，该经济实体都承担着相应的风险。

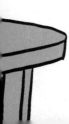

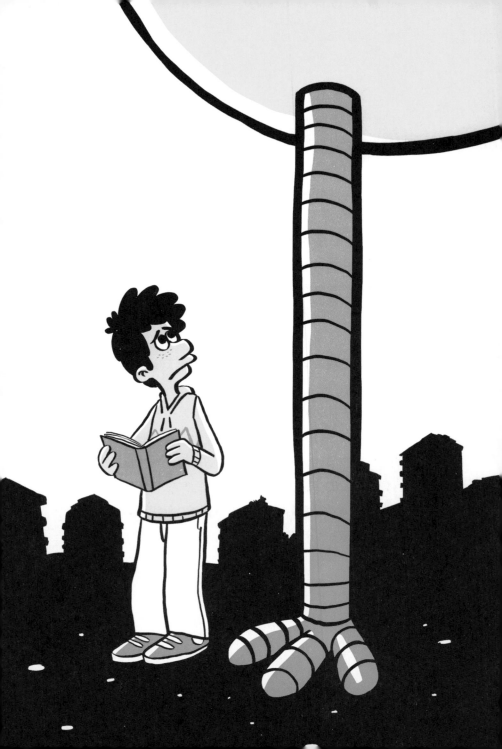

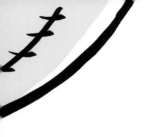

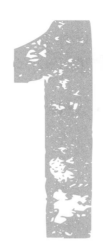

为什么经济得不断增长？

人们常说，当民生福祉和社会总体福利得到改善时，经济也会随之增长。

自工业革命以来，人们的生活条件便得到了持续性的改善，而不断改善国民福利的想法也兼具建设性与可行性。通常，经济增长也意味着人类预期寿命的延长。换言之，我们也许能活得更久一些。

然而全世界范围内人口数量不断增长，以及相应的教育与健康问题也在增加。与此同时，由人类日常生活和生产活动导致的过度开发自然资源和污染破坏自然环境等问题也在不断加剧。因此，有人提出了"退行性"的生活模式，即大幅度减少环境破坏的生活方式。如果你曾认真研究并清楚知晓商品是如何被生产出来的，购买原材料花费的成本是多少，以及生产中工人们的劳动条件如何，你就能在此基础上做出自己的选择并对市场产生影响。

每当我们提及经济增长时，究竟是什么东西增长了？我们又是如何意识到它在增长呢？大家快打起精神来，接下来我们将共同探索世界上影响最深远也最具争议的数据：GDP（国内生产总值）。

"**重要的是，经济应当以对地球友好且可持续的方式发展。**"

神秘的GDP

GDP是国内生产总值的缩写，用于衡量一个国家在一年内生产的全部商品的货币总值。同时，GDP也是评估一个国家或地区经济状况和福祉水平的重要指标，但人们通常难以对其作出精确的计算，其中最简便的计算方法便是将一个国家提供的终端产品和服务的货币价值相加，并省去中间产品的花销。例如，一副眼镜的价格已经包括了镜片的成本。最终得出的数值便是国内生产总值。

此外，我们也可以通过将国家一年内的所有收入相加来计算

GDP，包括工资、薪金、公司利润以及上缴国家的税额。

值得注意的是，由于GDP数值是以国家为单位进行计算的，因此在计算过程中必须格外留意商品或服务的产地。比如，一家芬兰公司在意大利境内生产的冰箱，将被算入意大利的GDP当中；而在芬兰境内教授意大利语课程所获得的收入，则会被算入芬兰的GDP当中。

但并非所有日常活动都会被囊括在GDP中，诸如打扫房间，洗衣熨衣，做饭，照顾孩子、老人和病人等家务劳动便是最好的例子。这些活动通常在家庭内部进行，主要由妇女承担且没有任何报酬。

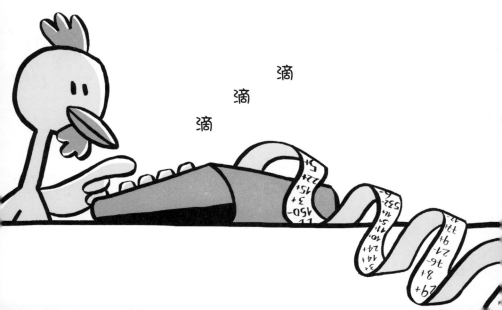

GDP的作用

　　作为衡量国家经济发展的重要指标，GDP是对一个国家经济健康状况进行描绘、评估和预测的数值，尽管并非百分之百精确。它的存在也有助于某国家向世界各国展示其生产、销售和消费能力。更为重要的是，GDP数值每年更新，以便国家和人民及时了解本国经济的中长期发展态势。当一个国家的GDP数值稳定增长时，综合国力会随之增强，社会福利水平也会随之提高。一般而言，GDP增长率高于3%会被视为经济发展的好现象，高于6%则是当之无愧的"经济奇迹"。

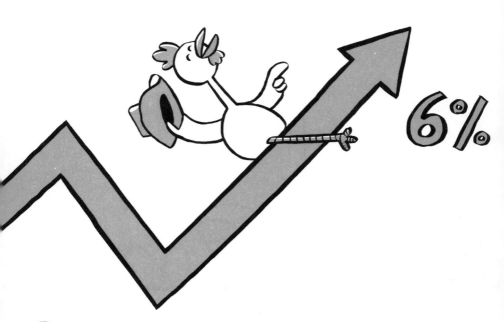

通货膨胀

衡量与评估商品价格的上涨幅度也是国民经济中的重要环节，因为一旦发生通货膨胀，货币的购买力将会受到直接影响。为了测量通货膨胀率，我们得先筛选出一系列重要的产品以构成"商品篮子"，随后再有的放矢地监测"篮子"中每件商品的价格浮动情况。所谓的"商品篮子"只是个想象中的概念，通常人们会将生活中购买率最高、最必不可少的商品加入"篮子"当中，比如大米、食盐、肥皂等最常见、最易购得的商品，而非来自蒂多内河谷皮亚内洛的超音速蜜蜂产出的蜂蜜（虽然这种食品可能并不存在）和潜水镜等相对罕见的物品。

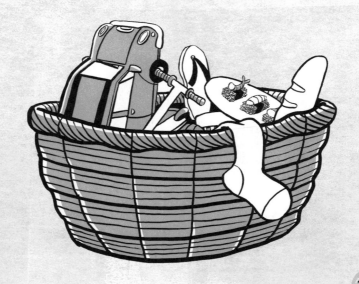

民生福祉与幸福指数

GDP指数并非了解国家经济状况的唯一指标，人们还时常提及另一颇为有趣的指数——"美好生活指数"，它旨在从经济、人民生活的幸福度和满意度来衡量一个国家的民生福祉。

值得注意的是，通常人们只有在消费时才会感到幸福，但这不意味着消费越多，人们就越快乐。尽管金钱在日常生活中起着不可忽视的重要作用，但也正如老话所说的那样，金钱可以买到许多东西，却买不到幸福。

如今，人们可以便捷地在网上查到与美好生活指数相关的各种信息，并在此基础上不断优化自己的"商品篮子"以提高生活质量，从而构建出独一无二的美好生活。

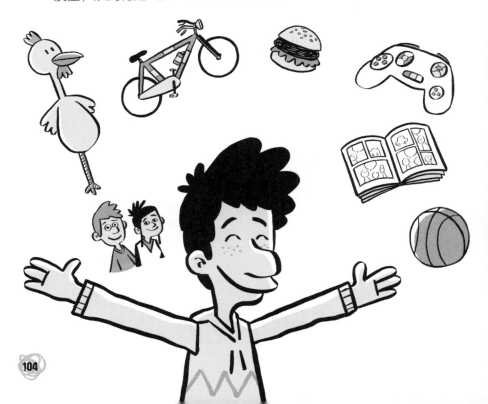

经济持续增长的奥秘

一个国家的经济得以持续增长离不开以下三大要素。

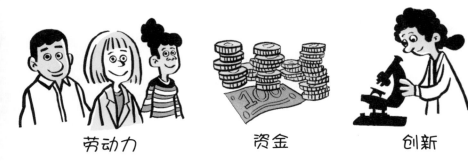

劳动力　　　　　资金　　　　　创新

此前我们已经介绍过不同类型的工作，人们既可以选择成为个体户，也可以应聘为公司职员。向银行借贷则是公司获取资金支持的重要手段，但利息的存在又使得人们在借贷时得付出更为高昂的代价。而创新则是通过多种方式将劳动力与资本紧密结合的重要方式。

创新的手段和表现形式都是多种多样的，既有产品创新（在短短三十年前，谁能想到如今我们竟能如此方便地携带智能手机）、销售创新（如今人们大都选择窝在家里看连续剧，而非去电影院观影），以及品牌创新（比如像可口可乐这种百年品牌依然受当下年轻人的追捧）。

为了推动创新，公司需要在"研究和开发"领域投入大量资金，而且，随着经济的不断发展，投入的资金也应随之增加，因为新点子通常诞生于激烈的思想碰撞之中。正如史蒂夫·乔布斯仅凭一己之力难以生产出电脑，在没有他人帮助的情况下，爱迪生也无法发明电灯泡，他们的天才之作是众多无名英雄共同努力的结果，更是无数隐居幕后的能工巧匠们的智慧结晶。

每13年，研究生产力就会减半。因此，每13年，研究人员的数量就应翻倍。

从事研究工作的人常被称为研究人员，他们绞尽脑汁想出五花八门的点子，提出各种各样的工作理论、操作方法以及解决方案，为的是让发明的事物有朝一日能出现在市场上，呈现在你面前。

要想成为一名研究人员，首先你得对自己研究的领域有着深刻的认识。比如一名医学研究员和一位工程师所需掌握的知识便大不相同。其次还得保持高强度的学习，并花费大量时间来研究和消化潜藏在脑海深处各种繁杂琐碎的思想。比如著名科学家阿尔伯特·爱因斯坦就是在与妻子和朋友去瑞士的某个湖泊边散步时发明了相对论。

世界上其他许多或大或小的发明也都是如此：如果当初乔治·德·梅斯特拉尔先生的狗没有被杂草缠住，尼龙搭扣也不会被发明；同理，如果没有黏性较差的胶水，如今我们也不会拥有便利贴。

因此，要想深入了解一个国家的经济发展状况，首先应当了解GDP中有多少金额被用于创新研究，因为良好的创新环境将极大地推动国家的成长与发展。

研究
+
队伍
+
运气
+
休息
=
创新

中国的科研与创新发展

中国把创新作为引领发展的第一动力。从"神舟"问天、"嫦娥"揽月到"中国天眼""人造太阳"等国际领先的重大科技，都展现出了中国科技创新的不凡。

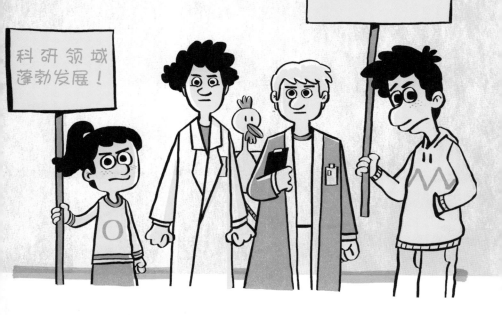

科研领域蓬勃发展！

让我们一起投资科研领域吧！

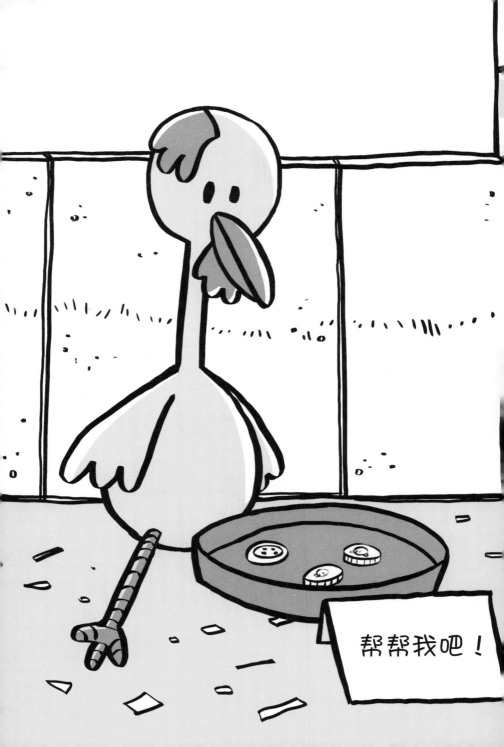

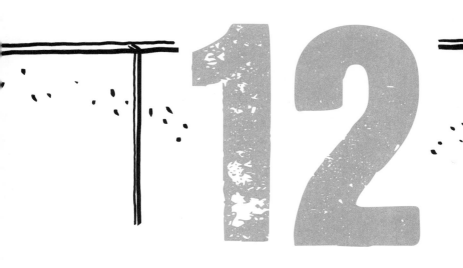

12

为什么会存在贫穷？

　　要想回答这个问题，首先我们应该对贫穷这个概念作出清晰的界定。根据国际公约的一项条例，绝对贫穷指的是一个人每天的收入低于1.25美元（约等于9人民币）且难以支付食品和其他生活必需品的情况。而相对贫穷的定义则是一个人的收入虽然足以养活自身，却无法购买在国内被视为受人尊敬与大方得体的基础物资的情况。比如，上班时所穿的衬衫虽然不是生活必需品，但支付不起衬衫的价格便是相对贫穷的表现。

　　用最浅显易懂的话来说，没有钱的人就是穷人。

社会阶层的跃升

人们会在不经意间因种种原因而变得一贫如洗或是腰缠万贯，这与你是否聪慧、是否幸运、是否能力过人、是否具有优良品德、是否具有强大的工作能力并没有必然联系。

也许你并不具备任何技能，却因为家境殷实而过着优渥的生活。又或者你才华过人，却因为出生于贫穷的家庭而生活清贫。如果在此时，你出于某种契机从穷人摇身变为富豪，那么这一身份巨变就被称为"社会阶层的跃升"。但若是未能变为富人，那么随着社会贫富差距变得越来越悬殊，社会的不平等性也会变得越发强烈起来。

社会不平等会对国家发展造成各方面的危害，因为它显著减少了适龄劳动力和公司可获得的潜在资本支持，并严重破坏科研创新环境。

身为普罗大众中的一员，相信不少人都曾试图减少不平等现象，并费尽全力想要实现社会阶层的跃升。

有人曾说，帮助贫穷之人提高社会地位的最好方式，便是改善其所能获得的各项服务，比如更好的饮食与教育环境、免费的护理服务，以及更为专业、完善的公益机构等。

然而，也有人提出了其他观点和更为简单直接的解决方案——既然导致贫

来看数据

在欧洲，10%的人口占据着37%的财富；在北美，10%的人口支配着47%的财富；而在中东，这一比例则飙升至61%。

穷的直接原因是缺少金钱，那么帮助穷人最好的方法便是给予他们适量的金钱，并教会他们如何合理使用这笔钱财。

150美元与为期5天的培训

在乌干达，克里斯托弗·布拉特曼教授曾向900名一贫如洗的妇女提供了150美元和为期5天的专业培训，随后便任由妇女们自由支配这些金钱。令人意想不到的是，在接下来的一年半里，妇女们的收入翻了一倍。

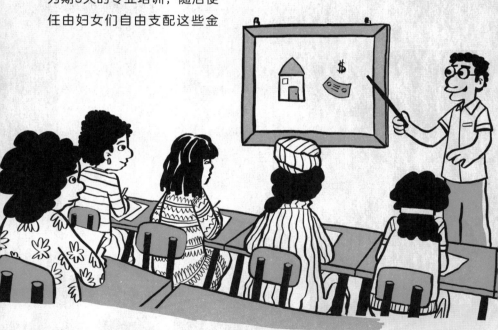

贫穷并非过错

我们时常陷入这样的思维误区——贫穷是无法被消灭的，因为世界的构成就是如此。实际上，只要一个人足够善良、聪明与顽强，他一定能摆脱一贫如洗的困境。但这种美好的期望又悄无声息地为人们埋下了另一个陷阱——当人们没能如预期般获得成功时，他们便会陷入自怨自艾的境地之中，一味埋怨自己不够优秀、坚韧与聪明。换言之，贫穷的人们会将失败归咎于自身，而他们一旦接受了这种想法，便会逐渐开始质疑乃至放弃为改善当下处境而作出的所有努力及其潜在的可能性。

现在让我们静下心来回想一下，相信以前也常有人告诉你必须对自己人生的成败承担主要责任。这没有错，但与此同时我们也得认识到：我们并非控制人生走向的唯一责任人。

比如，贫穷会导致人们食不果腹，从而影响身体正常的生长发育进程。如果阿根廷足球运动员利昂内尔·梅西当初未曾被带

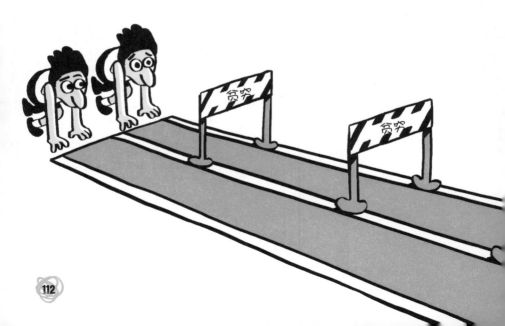

离那个穷困潦倒的街道，并来到巴塞罗那接受医生为其量身定制的饮食和治疗方案，那么他可能无法成长为当今世界上收入最高的球星之一。但毋庸置疑的是，当时足球经纪人的确是基于梅西巨大的潜能而决定向其伸出援手。由此可见，过人的天赋就像一盏明灯，照亮了梅西未来的发展之路，同时他也十分幸运地遇到了慧眼识珠的伯乐，否则等待梅西的又是另一种截然不同的命运。

14亿人生活在绝对贫穷之中；其中70%在中等收入国家。

在意大利，2018年，他们占总人口的7%。

让我们打个比方，如果你生活的街区里只有较差的学校，那么你显然很难习得优秀学校里所教授的一切；如果公共汽车司机选择罢工，那么你的出行将严重受阻，而不能像富人那样依靠私家车或私人飞机出行。即使你顺利克服了上述困难，生活也总暗藏着其他困境。

由于我们一直生活在一个不平等的世界里，因此在参加应聘时，我们难以保证自身能获得与其他候选人均等的机会，甚至还会因为某些未曾意识到的事情而受到区别对待。比如面试时穿的衣服，说话的方式（因为从未有人事先教导我们某些特定的谈话规则），又或是在餐桌前的坐姿（这也许是你第一次如此正式地坐在餐桌前吃饭）……

当上述情况不幸出现时，提升社会阶层的美好愿望便

贫穷

终点

会落空，而阶层跃升一旦受阻，那么金钱的分配和国民整体福利也会就此出现严重问题。

消除贫穷

为了减少社会贫穷与不公平的现象，为了实现建设可持续发展社会的目标，联合国于2015年制定了17项可持续发展目标，并将其提上工作议程。随后150个国家按照相关规定走上了可持续发展道路，至今已改善了数百万人的生活状况。

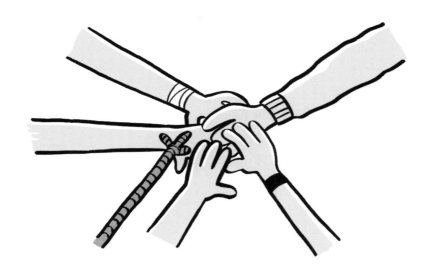

黄油饼干生意

当你出生于富裕人家时：

你下楼前往家中的餐厅吃饭，桌前正围坐着父母的三位同学。当你告知他们你正准备开展黄油饼干生意时，那位在网店工作的叔叔帮忙把黄油饼干的相关消息发布在网络上并制作出购买链接；在银行工作的叔叔特意为你的网店开通了收款账户；而身为赛车手的叔叔则打算将黄油饼干的广告贴在F1赛车上。饭后，三人在离开之前都向你送出了祝福。

当你出生于贫苦人家时：

你从未有过下楼前往餐厅吃饭的体验，因为你居住的房屋是个单间，并且不是每天晚上都能吃上晚餐。你的父母和朋友们时常工作到深夜。迫于生活压力，你从未萌生出制作黄油饼干的想法，因为更迫在眉睫的问题是能否找到一双合脚的鞋子，之前那双旧鞋子已经太小了。即使你曾设想过制作黄油饼干，也并没有足够的资金去购买烤箱、面粉、黄油和白糖。尽管你很喜欢观看F1赛车比赛，但每次都只能通过商店里的电视偷偷关注F1大奖赛，有时还会被店员驱赶。

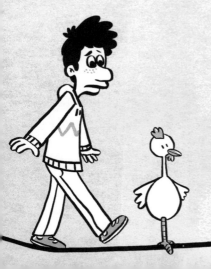

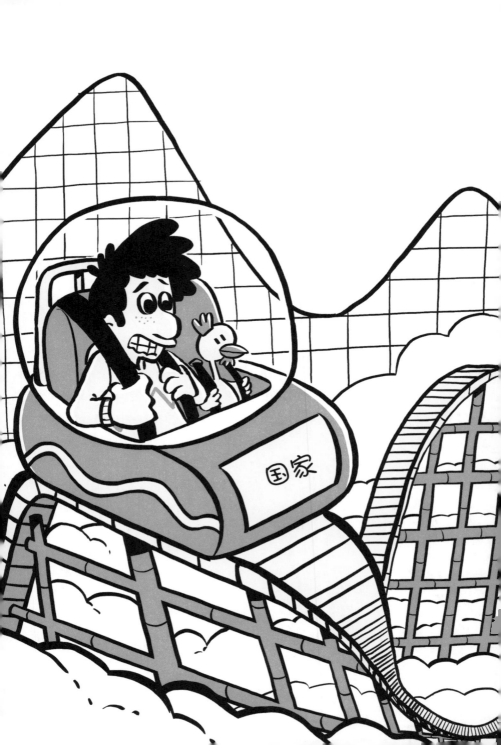

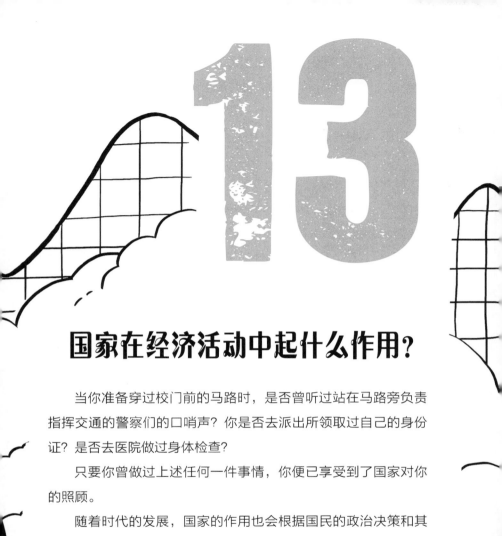

13

国家在经济活动中起什么作用?

当你准备穿过校门前的马路时，是否曾听过站在马路旁负责指挥交通的警察们的口哨声？你是否去派出所领取过自己的身份证？是否去医院做过身体检查？

只要你曾做过上述任何一件事情，你便已享受到了国家对你的照顾。

随着时代的发展，国家的作用也会根据国民的政治决策和其他众多因素而发生改变。

你还记得你创建的K-Boonz公司里并肩作战的员工吗？

同理，所有国民都是这个国家的成员，已满18周岁的公民有权参与投票选出心仪的公职人员并要求他们达成某些工作目标。

有些国家对其公民的干预较少，如美国、加拿大、澳大利亚和英国，另外一些国家则会更为果断地对国民生活进行各项干预，比如北欧国家。前者的国民常抱怨国家福利欠缺，后者的国民则享有更为丰厚的国家福利。但值得一提的是，尽管身处北欧的挪威人人均缴纳的税费远高于美国人，但在挪威无论是穷人还是富人生病了，二者享受的服务是无差别的。

而像中国、意大利等一些国家则处于这两种国家的福利模式之间，国家会将收缴的税费用于集中管理各项公共资产（比如夜间照明的街灯），提供医疗保障（比如各大医院的急诊服务），组织教育活动（比如各种类型的学校），并提供安全保障（比如发生火警时紧急出动的消防队）。

为了提供这些公共服务，国家雇用了许多职员，也就是我们常说的公务员，他们的收入也由国家统一规定和提供。

比如，你所就读的学校里的老师，医院里的医生和护士，以及在社区服务的工作人员。他们所提供的各项服务都属于公共服务的范畴，并且时刻准备着为人民服务。

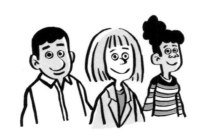

为了让你能更直观地了解自己和国家之间的关系，请你跟着下图一起思考。

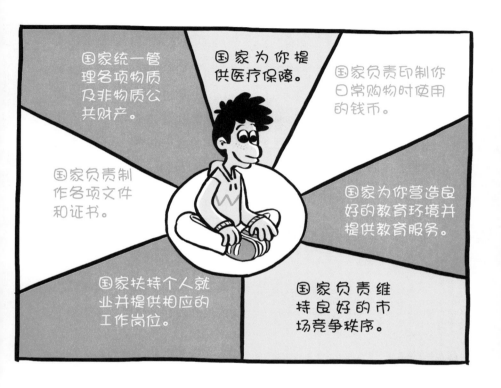

中央银行

在国家下设的各种职能机构当中，有一个不容小觑的机构，那就是中央银行，简称"央行"。我们可以将其看作是掌管着国内其他所有银行的总行。尽管如此，我们却无法在央行开通个人的活期账户，因为它的主要职能在于控制流通中的货币数量，并设法监督与保障货币拥有稳定的价值。与国内其他银行不同，央行并不具备商业目的，即它不以"赚钱"或"营利"为目标，其最重要的使命是确定货币成本。

你应当还记得，当我们决定要把钱存进银行，又或是为公司筹措资金而向银行申请贷款时，都提到了利率。利率会随着时间推移而产生变化，而利率的上下波动正是由中央银行来进行调控。此外，央行还肩负着其他重任，比如监督国内其他银行的经营活动，竭力保证即使是最为鲁莽草率的客户也不会承担过大的风险，同时让公众了解国家经济的整体运行状况。

进口与出口

每个国家都必然有其边界。如果我们仔细阅读所购买商品的标签，便会发现许多产品并非在国内生产，而是源自世界的各个角落。

因此，当你决定在其他国家出售自己制作的黄油饼干时，不得不考虑将其出口。

若是你在制作过程中亟需一种口味特殊的香草，且它只出产于马达加斯加，那么你就得想方设法进口这种香草。

从你跨越国境的那刻起，便不能再随心所欲地自由进口和出口你想要的物品了，因为世界各国都制定了商品进出口活动中需要遵守的各项规则，也就是我们常说的"贸易协定"。这些协议决定了进出口商品的数量、方式、额外费用和禁止事项。

例如，美国明令禁止销售意大利费列罗公司旗下的著名产品——健达奇趣蛋，因为美国曾于1938年颁布一项法律，该法律禁止在食品内部添加不可食用的成分。

简而言之，在美国奇趣蛋竟然是种违禁食品……

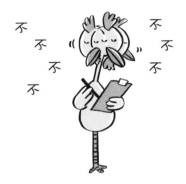

勃朗峰万岁

在两次世界大战期间，意大利和法国曾就两国之间的山脉边界展开了长期的争论，其中争议最大的便是欧洲最高峰——勃朗峰应归属于哪个国家。时至今日，这个棘手的问题仍未得到妥善解决，因为正如大家在地图上所看到的那样，勃朗峰屹立于两国的边境地带。

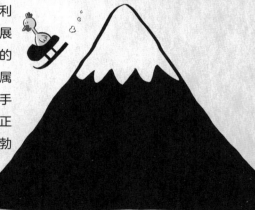

衡量国家的经济发展状况

要想深入了解国家经济究竟是如何运作的，你需要先认识一些指标。

我们已经在上文中介绍了何为GDP，除此之外还有以下指标：

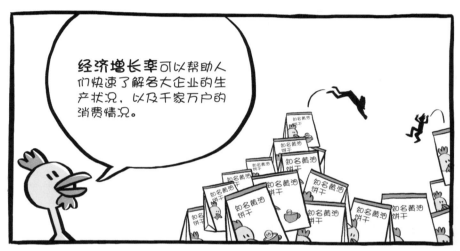

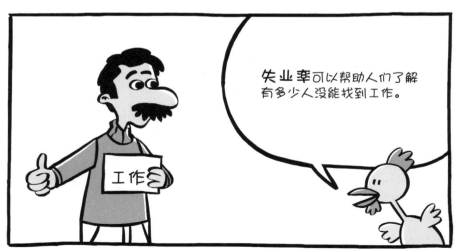

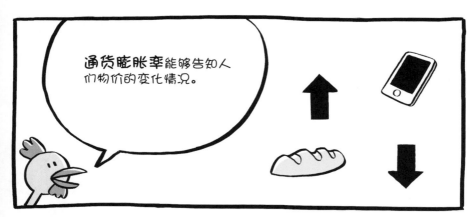

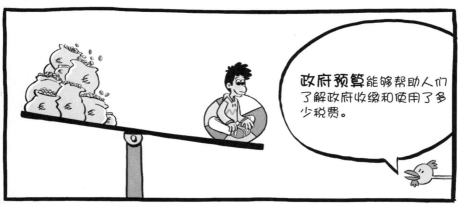

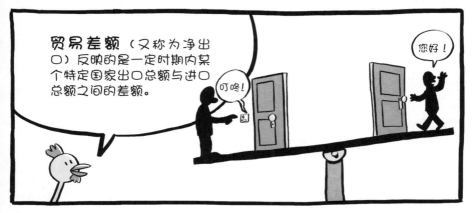

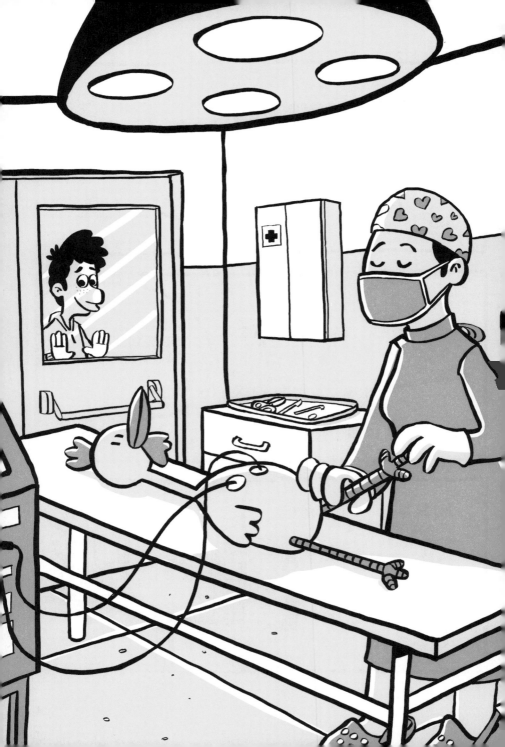

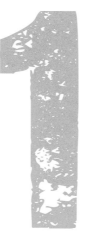

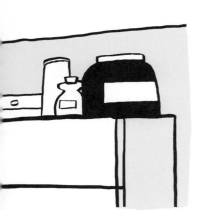

为什么要纳税？

　　首先需要明确的是，每当我们前往商店购物并开具发票时，便早已在不知不觉中缴纳了税赋。更确切地说，我们在购物时缴纳的是增值税，也就是对商品的附加值征收的税费，增值税的数额取决于商品在出售时所附加的价值。

　　还记得我们在上文所提及的茄子吗？

　　刚从地里收获的茄子的初始价值为2元，而当你绞尽脑汁赋予其独特的名字并通过各种广告形式进行宣传后，茄子便得以按照5元的价格出售。此时，国家便会对后来新增的那3元征收增值税。

每当我们进行话费充值时，也包含了国家部分税收。

因此，平日里我们在购买火车票和地铁票时，支付的票价不但包含了服务费，也包含了部分税费。

合适的税率

计算各项税率是一件颇为复杂繁琐的事情。在此，我们只需要知道一个最基础的事实——税收是根据个人收入决定的并且会按比例增加。换言之，你的收入越高，应缴纳的税费也相应更高。尽管当下我们很难理解缴税的重要性，但你也不妨静下心来想想平日里我们所享受的各项服务。正是在国家一丝不苟的保障下，我们才能过上平安顺遂的生活，及时获得各项医疗服务以及来自家庭坚实的支持。也许这时人们又会开始抱怨：我费尽千辛万苦才把亲手制作出的黄油饼干售卖一空，为什么国家得拿走我好不容易赚来的部分收入呢？既然如此，那你当初为何选择在税率高昂的意大利进行生产，而非转移到其他税率较低的国家呢？

事实上，正忙于吐露不满的你显然忽略了两件非常重要的事情。首先，你之所以能生产出健康美味的饼干，离不开公共卫生机构一直以来对面粉、黄油和白糖等食品原料的监测，以保障它们是健康无害的；其次，看似平整的路面下方埋藏着数公里的光纤和电缆，以保障各位玩家能够流畅使用K-Boonz放松娱乐。

当你成家立业并需要照顾家中老小，或是市场上的商品流通出现问题，或是你的家人感到身体不适，又或是你不得不独自一人生活……在这样的情况下，你便会真切地感受到平日缴纳的税费是否真正得到了妥善使用。

不同国家及其税赋

从2008年起，乌干达便开始对社交媒体征收相关税赋。具体标准为：使用社交媒体的人群每天需要缴纳200先令（约0.4元人民币）。在委内瑞拉，人们需要为机场的空气过滤器支付127玻利瓦尔（约152元人民币）的费用。在丹麦，农户需要为每头奶牛排放的二氧化碳支付100欧元（约760元人民币）。近几年碳排放税也逐步推广至所有欧盟国家。而在意大利，若是私人旗帜投下的阴影或帐篷遮盖了部分公共用地，那么人们应为此缴纳税费。此外，为了妥善处理核电站及其所排放的核废料，意大利政府专门从税收中拨出部分款项并成立专项基金。

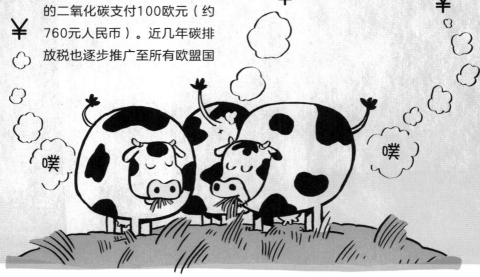

让我们扪心自问一下：在我们所居住的城市里，人们的生活条件如何？是否开办了学校、幼儿园和医院等公共服务机构？失业的人能否获得救济？城市里是否建有窗明几净的图书馆和居民赖以休闲娱乐的公园？

针对污染者所征收的税赋

世界上存在着各式各样的税赋，其中"庇古税"的名字源于英国经济学家庇古，他率先提出应根据污染（也就是产生负外部性①的生产活动）所造成的危害程度对排污者征税。因此，生产商对环境造成的污染越大，其所应缴纳的庇古税就更高，消费者在购买这些商品时的花费也会相应上涨。

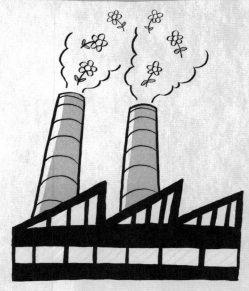

---

① 译者注：负外部性，也称外部成本或外部经济，是指一个人或一个企业的行为影响了其他人或企业，使之支付了额外的成本费用，但后者又无法获得相应补偿的现象。

如果上述问题的答案都是肯定的，那么说明国家切实地将税费花在了刀刃上；反之，若答案是否定的，那么国家便白白浪费了纳税人的钱财。

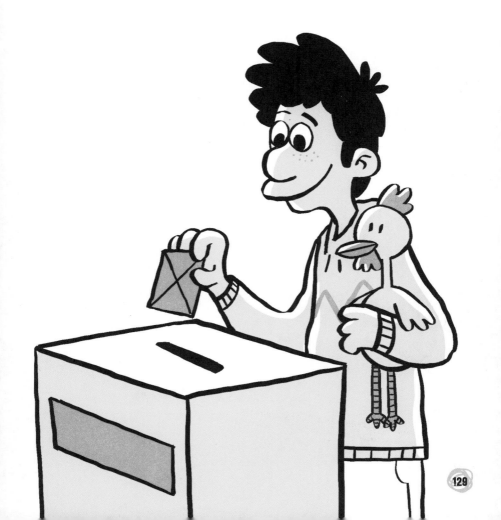

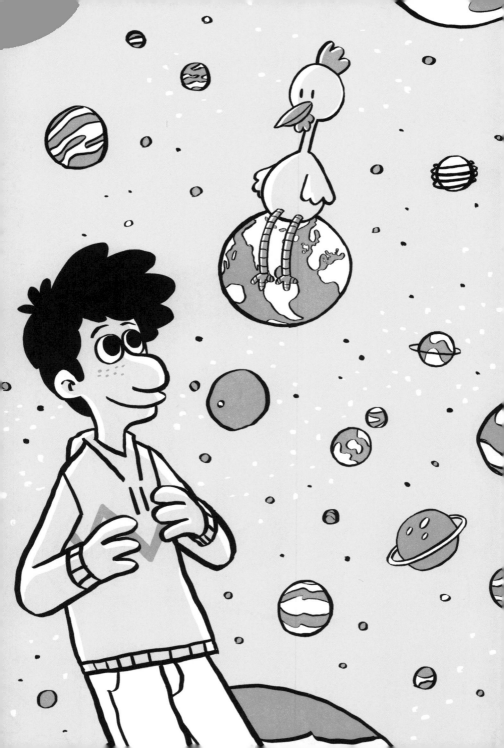

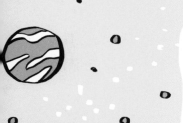

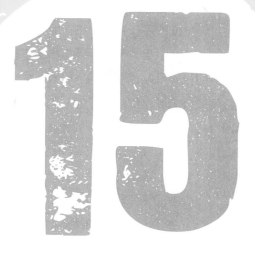

15

全球市场是什么?

许多年前，美国著名科幻作家弗雷德里克·波尔和西里尔·M.科恩布卢斯共同创作了《太空商人》和《商人的战争》两部趣味横生的科幻小说，讲述了飞船在不同星系间旅行，进行奇珍异宝的买卖交易。时至今日，这两部小说仍然是帮助我们理解全球化和全球市场的重要启蒙作品。如果哪天你碰巧在街边的摊档里发现了这两本有趣的小说，可千万别轻易错过。

在科幻小说中，太空商人并不在意地球的作用，因为他们可以自由穿行于宇宙之中，与全宇宙的生灵进行交易。同理，在我们所生活的城市也是如此，我们可以与世界上的其他城市进行贸易往来。

难道你一直认为自己生活在世界的中心?

正是科技的存在与发展使得原本远在天边的五大洋、七大洲变得触手可及，也为那些有勇气和资本的人提供了新的机遇。如今，我们只要拿起轻便的手机便能与生活在千里之外的人进行交谈，甚至还能通过视频看见他们的面孔。仅需轻点屏幕，远方的人们也能轻松将文件通过手机呈现在你眼前；反之亦然。无论你身处何方，都可以随时追踪最新的体育赛事，浏览浩如烟海的新闻资讯。对于那些绞尽脑汁想要发家致富的人来说，世道也发生了变化。国外的**众筹**网站Crowd-funding，在那里人们可以发布自己的想法，而来自世界各地的人们则可以付费查看发布的内容，发布者也能因此筹集到一小笔的资金。

来学词汇

Crowd-funding翻译为**众筹**，由"人群"和"资金"两个词根组成，因此它意味着"集体募资"。

如今地球已经连为一体，人们之间的关系也达到前所未有的紧密，商品市场也是如此。正如大家所期望与预计的那样，全球化已成为当今生活的既定现实，而且这也不是人类世界第一次走向全球化，早在古罗马帝国、西班牙帝国、大秦帝国和大英帝国等大帝国时期便早已出现全球化的雏形。当下我们正生活在高度全球化的世界里，这既可能演变成一场难以预料的噩梦，也可能意味着不可思议的机遇。

让我们以疾病为例。

由于当今社会交通四通八达，病毒也以骇人的速度疯狂传播，在短短几天内到达世界上的任何一个角落，从而引起大流行。但与此同时，得益于计算机技术的迅猛发展，各国科学家们可以汇集多方数据及时阻断传染病的进一步发展，迅速找到相应的预防和治疗方案并将其公之于众。

　　全球化进程受制于许多人类难以把控的因素，随后人们又必须想方设法地了解和掌握这些因素，以便更好地适应我们生活的世界和所处的时代。

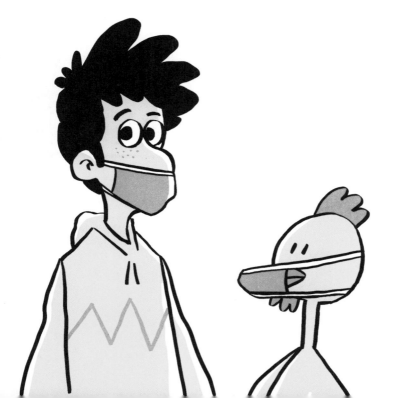

货币市场

正如大家所见的那样，国家的重要任务之一便是通过中央银行和印钞厂来控制新印制的纸币数量，从而及时调节流通中的货币总量。所谓的"货币"，则是在国家内部通行的特定钱币的总称。比如在意大利境内通行欧元，在美国则是美元，在中国就是人民币。而一种货币在兑换为另一种货币时的价格被称为"汇率"，它会随着时间变化而不断波动。因此，当你看见人民币/美元的汇率等于0.1404时，你得将其看作一个分数，它意味着人民币1元价值0.1404美元，即人们需要花费0.1404美元来换购人民币1元。

如果你打算出口黄油饼干或进口马达加斯加香草，及时了解人民币与对象国货币之间的汇率将有利于帮助你更好地确定货物的购买和运输时间。

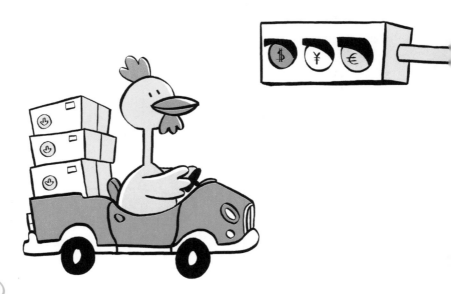

市场全球化所带来的机遇与挑战

几年前，在欧洲最大机场之一的伦敦希思罗机场内设有一个大型公告栏，并用两种不同的颜色将世界上的所有国家分为两大类别——已经建立起贸易往来的国家和尚未建立贸易往来、亟待开发的新兴国家。这个看似平平无奇的广告牌向所有因公出差的人们传递出鲜明清晰的信息：世界是连接在一起的，并将由他们支配。

起初，要想说服人们将世界看作一个由勇于创新、勤于工作、乐于交换商品与服务的活跃人群所构建的单一市场并不容易，但这无疑是个令人振奋的新奇想法。

全球化市场意味着人们得拥有更为广阔的视野，学会信任那些身处千里之外、说着不同语言、流行不同文化、行事风格迥异的人们，并以前所未有的方式与他人进行合作。而当你终于成功跨越上述障碍并大获成功时，世界便会慷慨地向你敞开大门。

比如，当你像往常一样在家门口销售自制的黄油饼干却发现它们不再如过去那般畅销时，你可以尝试组建一个人际关系网帮忙将饼干销往亚美尼亚，也许在那儿饼干一上市便会被抢购一空。

如果市场真的如我们所说的那样无处不在，那么想必每时每刻都会有人在思考应当如何合理开发市场，转移商品与服务，缔结合作条约，甚至建立进出口公司。公司职员各司其职，并肩工作，在共同承担费用的同时，也一同分享收益。

与此同时，由于来自世界各地的客户、企业家和工人都有着不同的生活背景、文化底蕴、爱好品味、思考方式、解决方案和生活方式，因此亟需在他们之间建立起某种关系纽带，也就是市场规则。比如，与其他国家相比，某些特定国家更倾向于保护本地市场，会出台各种措施限制"外部"商品、人员和商机进入本国市场。

此外，每个国家的劳动力成本也各不相同，也许在部分国家雇主需要支付50元来雇用工人完成某项工作，但在另一个国家完成同样的工作也许只需要花费20元。

由于公司建立的目的便是为了营利，因此在劳动力成本较高的国家，最终商品将以至少60元出售，而在劳动力成本较低的国家商品售价则可以定为30元。

因此，如何牢牢把握国内市场与国际市场的发展机遇并将其转变为发展的助力而非阻力，成为每位商人都亟需思考的博大学问。

当你走出家门，便会看到道路两旁的商店里正售卖着五花八门的商品，街巷里人声鼎沸、热闹欢腾，居民区里弥漫着浓厚的生活气息。正是得益于全球化市场的出现，人们能便捷地买到生产于国

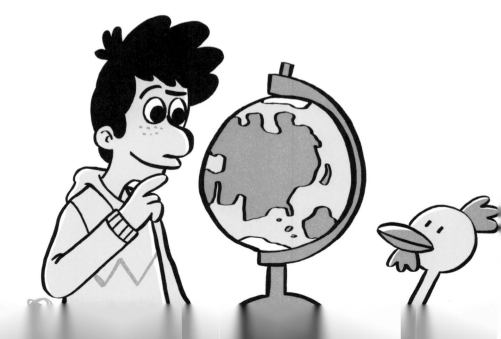

内外的各式产品，再也无需像从前那样花费大量时间与金钱长途跋涉。如果脱离了全球化市场，人们在购物时将失去大量选择，而无法如今天这般进行精挑细选。

需要注意的是，如果人们常常需要从偏远的地方运回大量货物，那么还得当心运输过程中对环境所造成的污染，因为这将增加他们的运输成本，同时他们应当采取更为"可持续"的方式进行生产和经营活动。

没错，"可持续发展"不但是经济学家们夜以继日努力的目标，也是所有关注着地球未来发展的人们共同的愿望，他们希望能通过市场全球化的措施来实现这一宏伟愿景。

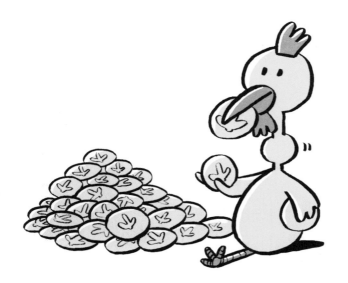

如果你是意大利居民，当你走进超市并仔细观察货架上各式商品的生产说明时，便会发现类似"意大利生产""使用意大利奶源""只使用意大利原料"等标签。也许你可以询问一下父母或是祖父母，多年以前商品包装上是否会标注这些信息。如今，大概是为了寻求心理安慰，人们越来越倾向于购买本地生产的商品，而非抢购那些围绕世界转了大半圈才出现在家门口的进口产品。然而，人们也时常陷入这样的误区，即本地产品便是健康无公害的，事实却并非如此。研究人员发现，相比其他地区，在英国种植西红柿需要准备温度更高的温室，这对环境的污染程度也就更大，而从西班牙进口的露天生长的蔬菜显然要更为健康环保。此外，我们还应当理性看待"意大利生产"中的地点标签，也许意大利面的确是在意大利境内生产制作的，但其原材料小麦却来自世界各地，特别是俄罗斯和美国等粮食大国。简而言之，全球化总在不知不觉间出现在人们意想不到的地方。

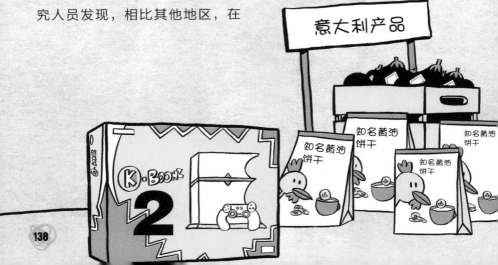

还记得新冠疫情于2020年突然暴发，随后以惊人的速度在世界范围内快速蔓延，病毒不仅严重打击了中国的正常运转，甚至以迅雷不及掩耳之势对全世界造成了巨大的冲击。这一切的一切，都让人们更为真切地感受到在当今社会里，商品和人群是如何在世界范围内快速移动的，以前看似遥不可及的各个角落又是怎样被紧密连接在一起的。

但与此同时，也正是这种紧密的联系使得世界各国共同携手，联手对抗肆虐的病毒，并以惊人的速度研制出相应的疫苗，有效遏制了疫情进一步蔓延。

在全球化趋势的影响下，人们可以共享世界各地的公共设施，便捷地分享各类信息数据，共同研究问题并制定解决方案。尽管合作的过程并非一帆风顺，会有摩擦，也会有失误，但这并不影响各国人民增进互信与升华友谊。

在全球化不断深入发展的今天，世界各国间的各项合作是否取得了成功？人们能在更短的时间取得现有成果吗？是否需要改变合作方式和工作方式？未来人们能收获更大的成果吗？

我们想邀请正在阅读本书的你来一同探讨这些极具现实意义的问题，并在我们所居住的这个伟大世界中寻求答案。

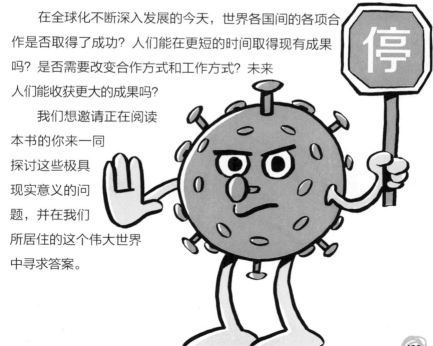

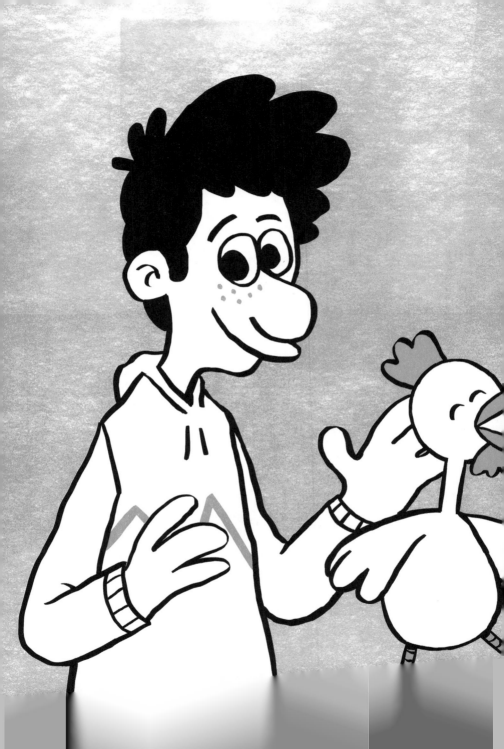

问候与告别

　　当我们不得不与读者告别的时候，我们希望你的脑海中能冒出千千万万的疑问，而且数量远多于我们在书中已作出的回复。更重要的是，我们希望本书能向你传达这样的经济理念——经济发展对所有人而言都是福祉。世界上所有事情都是如此，要想事情进展顺利，首先我们得拥有积极乐观的态度和勇于对未来下注的强大心态；同时还要敢于相信，世界上绝大部分的人们都是品质优良的好人。尽管世界上有部分荒诞无理又难以预测的人，但也不乏具有远见卓识的优秀人才。无论如何，我们赖以生存的世界只有一个，而且世界各国正比以往任何时候都要更为紧密地联系在一起。

　　我们也希望你通过阅读本书，能认识到自己也是经济活动中一个举足轻重的主体，商品市场中不可或缺的组成部分。你做出的每一个决定都将影响商品市场和政府政策的走向，因此最好花些时间思考一下你究竟需要什么？你有多么渴求这些东西？你又愿意为此付出什么？正如大家所知道的那样，我们总是需要用一样事物去换取另一样事物，也就是要在多种事物间做出选择。

做选择是一件既美好又十分考验人的事情，因为在那一瞬间你的大脑将会被海量看似毫无关联的事物所填满。经济学的伟大经验告诉我们，当一个人犹豫不决、难以下定决心时，不能只考虑对自身最优的事物，而应当综合考量身边关系紧密的人们的利益，学会设身处地地为他们着想，并站在他们的角度去探寻这个世界，去思考你所拥有的选项。这也是我们想要教授给你的最宝贵，也最具有现实意义的知识。

在全球化日益深入的世界里，斑斓闪烁的灯光、日新月异的数据、浩如烟海的货币流水混杂在一起，各种繁杂的事物、对未来的希望、对旧事物的改革与摒弃也紧密交织在一起，因此当我们在做决定之前，理应放缓脚步思考一下他人的利益。

最后祝大家在阅读本书后都有所收获！

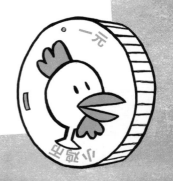

作者
帕多文尼高 · 巴卡罗尼奥

　　意大利最受欢迎的儿童读物作家之一，树上书屋创意项目发起人。他出版的读物被翻译成二十多种语言并在世界内销售逾两百万册。纵观巴卡罗尼奥的创作生涯，从小说、儿童游戏书到教材和人文读物等多种体裁都有所涉猎。他还与海狸出版社合作出版了《五十个问题》系列，该系列在全球都备受欢迎。

作者
费德里科 · 塔迪亚

　　新闻记者，电视节目主持人，作家和意大利儿童爱心推广大使。塔迪亚是位出色的沟通大师，他能通过儿童喜爱的语言绘声绘色地描述出各种事件。同时他也是《我思，我说，我动》的著者之一，并撰写了《五十个问题（儿童版）——五十次改变世界的革命》。

特邀专家
西蒙娜 · 帕拉瓦尼-梅林霍夫

　　毕业于剑桥大学，曾连续两年（2009年和2010年）被《金融时报》评为"金融界冉冉升起的新星"，兼任宝马基金会的联通网络领导和非公益性儿童金融知识科普机构"我的银行"（MyBnk）的数据分析师。从2019年起，西蒙娜开始担任英国伦敦大学学院（UCL）的行业教授，教授人工智能在金融领域的应用。

科学审订
王韵霏

　　资深财经编辑。

绘者
古德

　　古德是达尼埃莱 · 博诺莫的笔名，他是儿童短篇小说、卡通连环画和插图小说创作者，以蒂莫西 · 托普为主角创作了系列小说，还和图努埃（Tunué）出版社合作推出了《乔和三只小老鼠》。古德不仅任职于意大利多所著名的漫画学校，也是罗马漫画节ARF!的发起人之一。

Pierdomenico Baccalario, Federico Taddia
A cosa servono i soldi?
© 2021 Editrice Il Castoro Srl viale Andrea Doria 7, 20124 Milano
www.editriceilcastoro.it, info@editriceilcastoro.it
© 2023 for this book in Simplified Chinese language – Shanghai Translation Publishing House
Published by arrangement with Atlantyca S.p.A.

Original title: A cosa servono i soldi?
By Pierdomenico Baccalario • Federico Taddia with Simona Paravani-Mellinghoff
Illustrations by Gud
From an idea by Book on a Tree Ltd. www.bookonatree.com
Project Management: Manlio Castagna (Book on a Tree), Andreina Speciale (Editrice Il Castoro)
Editor: Loredana Baldinucci
Editorial management: Alessandro Zontini
Graphic design and layout by ChiaLab

No part of this book may be stored, reproduced or transmitted in any form or by any means,
electronic or mechanical, including photocopying, recording, or by any information storage and
retrieval system, without written permission from the copyright holder. For information address
to Atlantyca S.p.A., Corso Magenta 60/62 – 20123Milano Italy; foreignrights@atlantyca.it -
www.atlantyca.com

图字：09-2023-0674 号

图书在版编目（CIP）数据

金钱到底有什么用？ /（意）帕多文尼高·巴卡罗尼
奥,（意）费德里科·塔迪亚著；周卓靖译. -- 上海：
上海译文出版社, 2023.10
（一口气读完的为什么）
ISBN 978-7-5327-9451-5

Ⅰ.①金… Ⅱ.①帕… ②费… ③周… Ⅲ.①经济学
－儿童读物 Ⅳ.① F0-49

中国国家版本馆 CIP 数据核字 (2023) 第 171895 号

一口气读完的为什么

[意] 帕多文尼高·巴卡罗尼奥, 费德里科·塔迪亚 / 著
周卓靖 张羽扬 / 译
选题策划 / 张　顺　责任编辑 / 闫雪洁　唐艳琳　庄雨蒙　封面设计 / 徐　翔

上海译文出版社有限公司出版、发行
网址：www.yiwen.com.cn
201101　上海市闵行区号景路 159 弄 B 座
上海中华商务联合印刷有限公司印刷
开本：889 × 1194　1/32　印张：27　字数：600,000
2023 年 11 月第 1 版　2023 年 11 月第 1 次印刷
印数：00,001—15,000 册

ISBN 978-7-5327-9451-5/N · 014　　　　　　定价：228.00 元

人体是完美机器吗?

［意］帕多文尼高·巴卡罗尼奥
［意］费德里科·塔迪亚 ◎ 著

张羽扬 ◎ 译

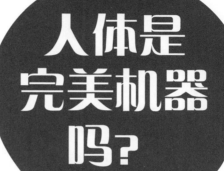

人体是完美机器吗?

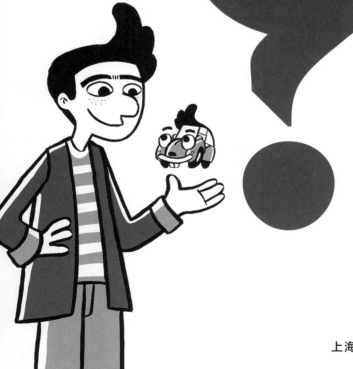

上海译文出版社

目录

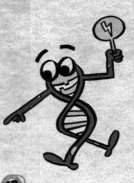

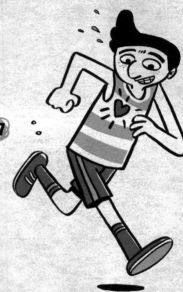

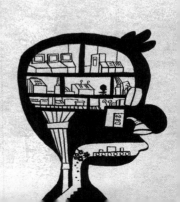

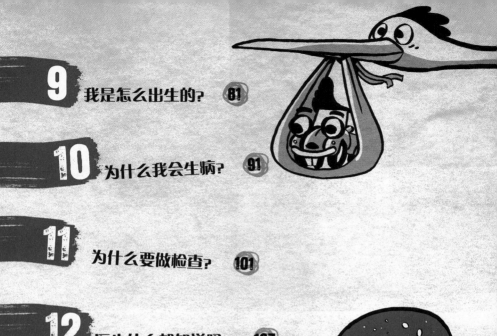

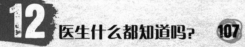

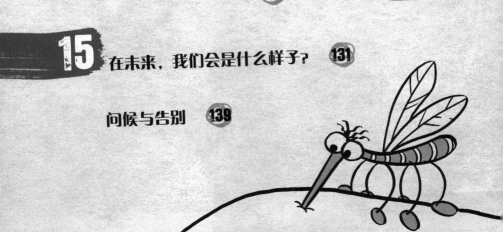

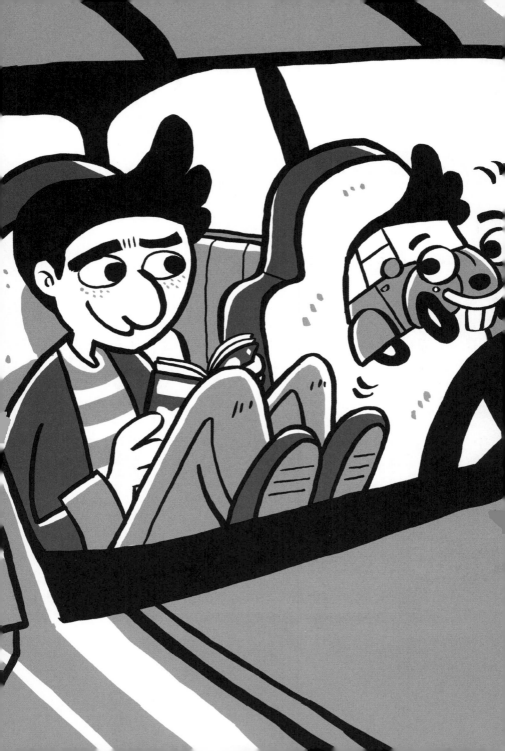

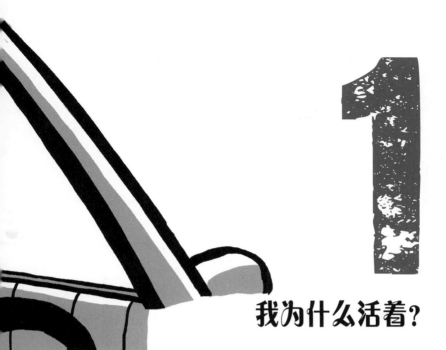

我为什么活着？

你就是你。

你知道吗?

在有限的记忆里，你一直都在。

小时候的你跟现在肯定不一样，你的发型不同，手也小小的，世界看起来更大。虽然那时候你还小，但是，那也是你。

当你读到这些文字时，毫无疑问你是活在世上的。

现在，你可能坐在车里，等着爸爸妈妈，读着这本书，你可能觉得有点无聊，毕竟也没什么别的事情可做。

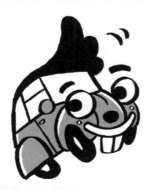

顺便问一下，你爸爸妈妈的车是什么样的？

它漂亮吗？舒服吗？还是臭臭的？它是大的、小的、坏的，还是全新的？

你的身体也像一台"机器"，不过比汽车这种机器要好得多。

什么，哪个机器？你的身体。

就是那个用手指拿着这本书、用眼睛读它、打着哈欠的你。

你的身体机器包括皮肤、头发、肌肉、骨骼、眼睛、肺等。

一叫你的名字，这台机器就会做出反应。

你的朋友阿尔菲奥和伊索尔德，还有你的狗狗和所有的生物，都有各自的机器。机器各式各样，有的更年轻，有的更年长，有的牙齿上戴着牙套（阿尔菲奥），有的只想玩电子游戏（伊索尔德），有的摇着尾巴（你的狗狗），但是所有的机器都在吃饭、睡觉、玩耍、互相喜欢、做自己的事情，周而复始。

很好，我们来研究一下身体这个"机器"。

让我们看看，你了解你的发动机、控制装置、仪表板、尾气管吗？

人体工厂

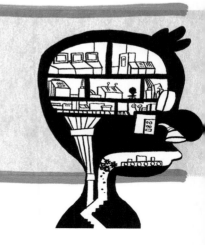

1926年，弗里茨·卡恩先生首次将人体画成了一个大型工厂：他绘制了机械肺，用矿井代表胃，用齿轮代表喉咙，用杠杆和按钮组成的动力室代表大脑。如果你在网上搜索"人体工厂"，可以看到这个作品的动画版本。

或大或小，都是生命

第一个重要的问题是：你为什么长成这样？为什么你不像狗狗一样有尾巴（不过有很少数的人，他们还有一点点尾巴）？

有人认为，我们现在的面貌，是在几百万年的进化里靠自己创造的，也有的人相信是上帝、众神或外星人塑造了我们，否则我们现在还是单细胞生物。

这不是本书将要讨论的内容。

我们感兴趣的是，为什么你的身体现在是这样的。

让我们从这儿开始：你是由细胞组成的，有的细胞非常小，如细菌（即由单个细胞组成的生物体），它们非常多且"重量"很轻，约占身体的0.1%。你的全身细胞总数惊人，每个细胞都与其他细胞一起生活和运作。

很多其他细胞。

细胞又是由原子组成的。

大量的原子。

如果把一片薄薄的洋葱放在显微镜下，你会发现它是由很多小单元组成的。最早发现这一点的是罗伯特·胡克，显微镜下的细胞就像修道院的小屋子一样，这就是它们被称为细胞的原因[1]。或者只是因为胡克更喜欢清静的修道院，才取了这么个名字，谁知道呢。

----

①译者注："细胞"的意大利语是celle，另有"修道院"的意思。

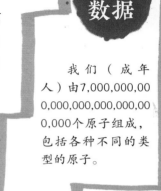

来看数据

我们（成年人）由7,000,000,000,000,000,000,000,000,000个原子组成，包括各种不同的类型的原子。

细胞有共同点：细胞膜是可渗透的，能够将它们与外部环境分开，并保护内部的"机器"——细胞器。

细胞膜能够让分子进出，吸收细胞正常运作需要的材料，并放出废物或其他细胞需要的物质。

每个细胞都像一个小工厂一样。

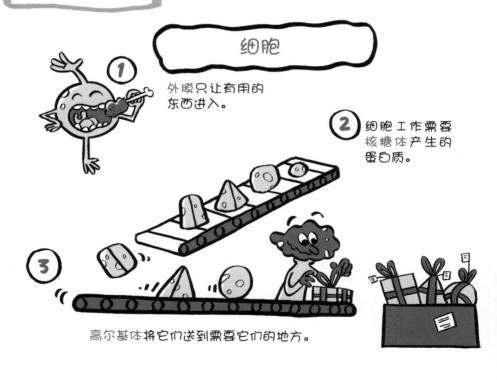

细胞

① 外膜只让有用的东西进入。

② 细胞工作需要核糖体产生的蛋白质。

③ 高尔基体将它们送到需要它们的地方。

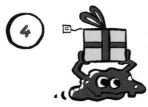

④ 囊泡将蛋白质带到需要它的地方。

⑤ 在细胞核内时，DNA协调运作。

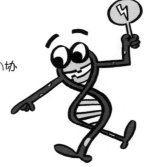

⑥

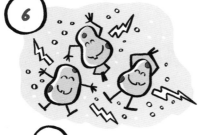

细胞质中的线粒体提供所需能量。

⑦ 溶酶体回收废物并将其推出膜外。

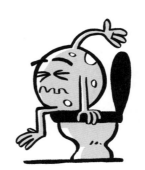

很长一段时间里，地球上的细胞都是独立生活的，它们没有细胞核，活动方向也不固定。然后，它们开始结成联盟，分工建造越来越复杂的结构。

渐渐地，它们建成了一只蚂蚁、一只恐龙、一只豪猪。

最后是你。

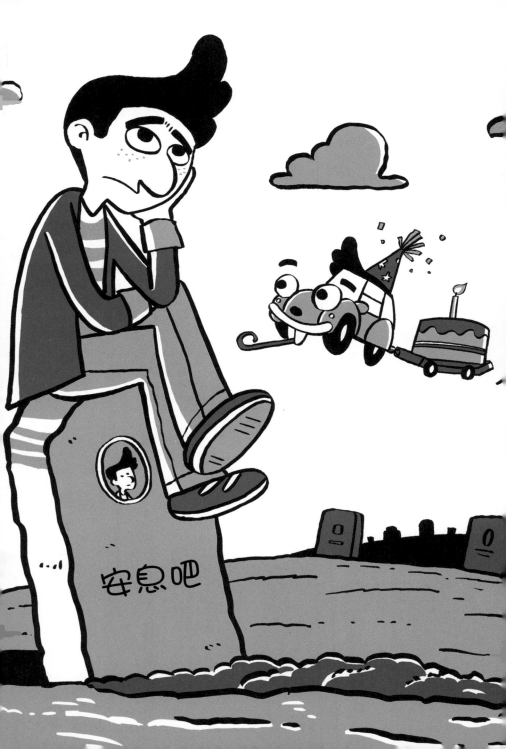

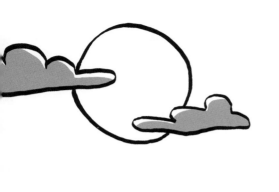

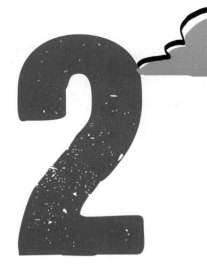

为什么某一刻我将离去？

你现在活着，你还没有死。

别担心，每个生物都要经历生死。

细胞会死，动物会死，人会死，所以你也会死。你是凡人，也是害怕死亡的人。

可以说，没有任何生物愿意离去，所有生物都在尽力避免死亡，但是，其他生物不会花时间思考生死大事，只有人类会思考这些问题。

大脑能够认识时间、感知时光流逝，而在死亡时刻，恐惧会让我们的大脑短路。

有时你会问自己，为什么我们会死亡。

简单来说，生命是一个循环，你出生、长大、成年，然后养育孩子、变老，生命渐渐耗尽，最后走向死亡。死亡是生命的一部分，你的死亡是为了给其他人腾出空间，他们和你不完全一样。这样一来，生活就会发生变化，社会就会有所发展。

几个世纪以来，我们发现了延长生命的小技巧，死亡离我们越来越远。

我们也在不断提高身体"机器"的效率。

你的"机器"是怎样的

这是很复杂的。

你身体里有100万亿个细胞在一起工作，这个机器组织完备、异常精确、擅长沟通，是真正的杰作。

如果把你这个"机器"拆开，分部分研究，我们会发现各个部分与机器的装置很像。

不过这样做是不好的，那就让你的朋友来做志愿者吧，反正只是想象一下：有请阿尔菲奥（掌声）和伊索尔德（第二次掌声）！

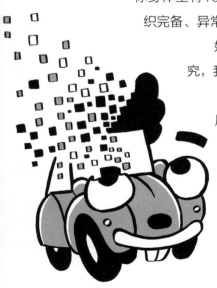

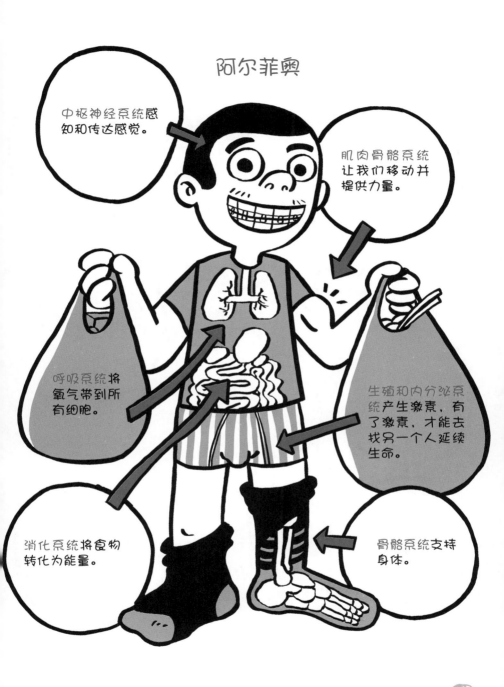

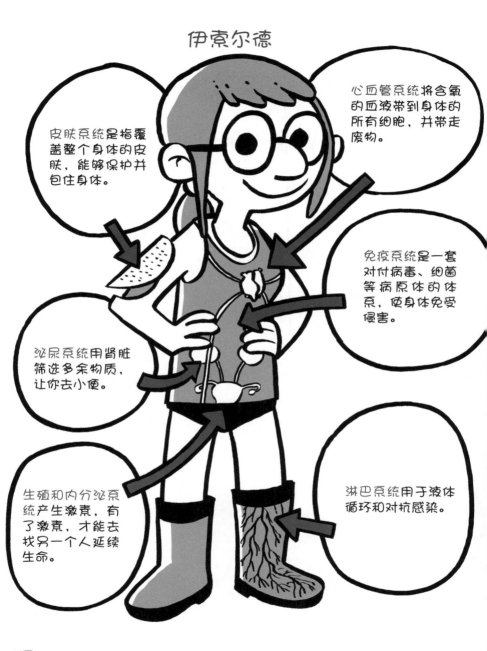

所有系统都是相互联系的，比如说，胰腺是消化食物的关键器官（消化系统），同时它也产生激素（内分泌系统）。

这项团队活动规模庞大，即使在你睡着的时候也不会停止，而且大多数时候身体活动是在你无意间进行的。比如说，在你阅读上一句话的时间里，身体产生了一百万个红细胞。

当这些系统中的某些或所有部分不再正常工作时，人就会生病或离世。

两百年前，人的平均寿命约为40至45岁，现在我们吃得更好，生活在更温暖的环境中，喝无污染的水，经常洗手。"好好洗手"这一发明比任何其他发明都更能拯救生命。

医学发展过程中，我们逐渐发现了如何治疗骨折、如何为伤口消毒、如何接种疫苗和保护自己不受传染病影响。

现在的你，可以比古罗马人多活一倍的时间。

而且在未来，你可以乐观地以活到100年或者110年为目标，而你的汽车似乎根本无法超越这个极限。

来看数据

在意大利，女性的平均寿命为85岁，男性为80岁。

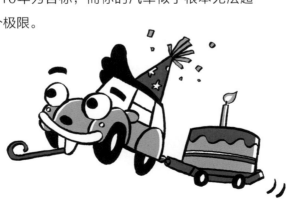

再见，小细胞

除了特殊的外部原因，细胞本身就会逐渐衰老、死亡。有时它们会受到其他细胞或非细胞攻击，如病毒和细菌；有时它们会受到辐射或化学反应的攻击并发狂，这样就会形成肿瘤；有的细胞甚至在没有外部刺激的情况下也会癌变，这是因为它的运行程序出了错；有时细胞会决定结束自己的生命，因为它已经用尽了能量，对身体的其他部分已经无法起到作用了。

时间线
生命时间线

1天~18个月

你是婴儿，与腿和胳膊相比，你的头特别大。你会发出声音，并开始辨认人脸。

18个月~3岁

你变得更加匀称了，你开始走路，大脑迅速发育，语言也更加完美。

4~10岁

你从80~90厘米长到130~140厘米，可以做出复杂的手势，你的想象力很丰富。

11~18岁

随着青春期的到来，你的生殖系统开始有能力养育新的生命了。你很大胆，不惧危险。

在老年人体内，每天有500亿至1000亿个细胞死亡，很多细胞会被新的细胞取代，有的细胞没有后继者。只有少数原始细胞会伴随你的一生，比如大脑中的细胞。肠道中的细胞平均寿命为7天，红细胞为120天，白细胞只有2天。

如果想理解在细胞身上发生的事情，你可以想想头发——你每天会失去40到120根头发。但是在这期间，新的头发会生长出来——嗯，一般会长出来。

然后呢？你就会渐渐变老，好好享受当下吧！

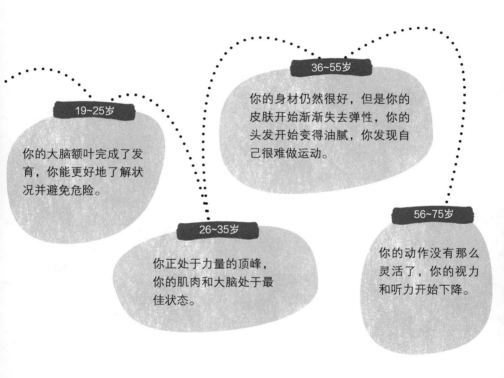

36~55岁
你的身材仍然很好，但是你的皮肤开始渐渐失去弹性，你的头发开始变得油腻，你发现自己很难做运动。

19~25岁
你的大脑额叶完成了发育，你能更好地了解状况并避免危险。

26~35岁
你正处于力量的顶峰，你的肌肉和大脑处于最佳状态。

56~75岁
你的动作没有那么灵活了，你的视力和听力开始下降。

然后呢？你就会成为一个伟大的老人。好好享受吧！

DNA

你的身体机器是带着程序和说明书的，也就是DNA——生命的代码。

DNA决定了你的操作系统，也是你的"说明书"。它决定了你的长相：你是不是有蓝眼睛？耳朵大不大？牙齿齐不齐？你能比所有的同学跑得更快吗？你是班里最高的女生吗？

这些都写在DNA里，但是很多事情是你可以改变的。

你的说明书是分子结构的，它排列成一条链，或者说是两条链，交织成一个双螺旋结构。

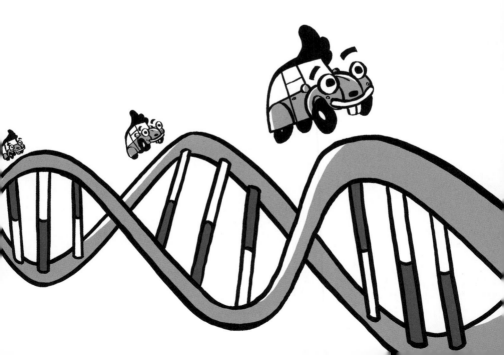

DNA是两条链盘旋成的双螺旋结构，组合后形成**染色体**。

在你的细胞核中，有46条染色体，它们决定你的外貌与能力，这就是你的基因组。

你的基因组与世界上其他人的相比，有99.9%是相同的，所以不得不承认——你没那么特别，而且没有人跟你的差异能超过0.1%。

组成DNA的四种碱基是腺嘌呤、胞嘧啶、鸟嘌呤和胸腺嘧啶，为了方便记忆，我们用单词首字母代替它们的名字——A、C、G和T。它们需要遵循某些规则，A总是而且只与T结合，而C总是而且只与G结合，所以，A-T和C-G这两对组合在DNA的双螺旋结构上交替出现，就像复杂的摩尔斯密码的点和破折号一样。

这就是你的"说明书"，而且它们非常坚固，一条DNA链可以保存数万年，所以就像在电影《侏罗纪公园》里一样，我们找到了恐龙的DNA。

当DNA从一个细胞复制到另一个时，大约每复制十亿个字母就会出现一个错误。

一般这只是个小错误，没有人注意到；如果它犯了严重错误，就可能导致生病、细胞功能出现障碍；有时这种错误甚至是一种优势，这样就意味着你有更多的机会过上更好的生活，把基因传给你的后代，而你的后代又会把它传给他们的后代，以此类推。这种错误被称为进化。

来学词汇

意大利语里**染色体**（chromosoma）的意思是"彩色的身体"，因为发现染色体的科学家用化学颜料给它们上了色，以便在显微镜下研究它们。

我们都是天才

有可能我们不是天才，但是我们肯定和天才有类似的基因。

基因是你从父母那里得到的DNA片段，你会把它传给你的孩子。你的DNA能创造一部分构成、管理细胞的蛋白质，你的整个身体"机器"也是DNA创造的。

"98%~99%的ＤＮＡ仍然是谜：我们不知道里面有什么。"

你的ＤＮＡ中只有1%~2%是由基因组成的，直到几年前人们才知道剩下的98%~99%是什么。我们曾经称这一部分基因为"垃圾DNA"，后来我们怀疑它也可能有用，于是我们开始称它为"黑暗DNA"。我们很清楚，这部分DNA在调节基因的工作中扮演着重要角色，但是我们仍然不知道它的运作模式。

当你还是妈妈肚子里的生命时，你的细胞很少，而且都是一样的，然后它们变成了你现在拥有的200种不同类型的细胞。

通过打开和关闭基因，细胞会经历名为"分化"的变化，这样它们才能做不同的事情：血液中的细胞要运输氧气，肌肉中的细胞要收缩，另一个细胞要产生激素，等等。

最初，你身上的细胞都是一样的，而那些后面可以变成各种其他细胞的（或者是变成某种其他细胞）叫干细胞。

干细胞很重要，因为它们可以做任何事情。

你想想，它们能够陪伴你一生，在紧急情况出现时，它们能变成各种非常实用的零件。

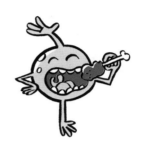

走啦，牙齿小仙子

乳牙是干细胞的家园，理论上来说，每一个干细胞都能变成你身体中任何一种其他细胞。

因此，有些人会把孩子的乳牙存起来，这不仅仅是为了作纪念，在未来还可以用来解决一些问题。

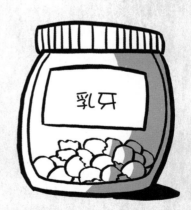

乳牙

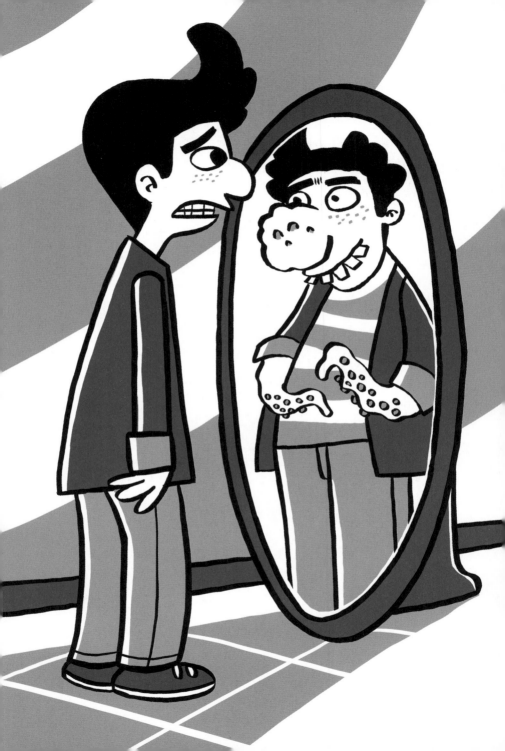

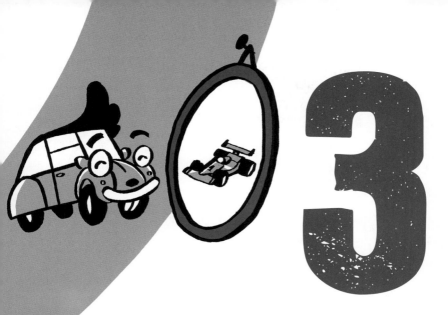

我现在这样好看吗？

当然好看，虽然你每次照镜子时都希望自己能再漂亮点：那里的肌肉多一点，肚子少一点肉，天哪，怎么冒了个痘痘……这些想法与你的身体无关，而是为了让你自己开心。

你的身体在大多数情况下是开心快乐的，它就是这样。

但是，你还是可以帮助它、善待它、照顾它。

如果你有一面足够大的镜子，站在它面前，你会发现自己还是挺高、挺强壮的。

你的长相并不能说明你的性格：有的人非常高大，非常快乐；有的人非常矮小，也同样快乐。你的身体只是接收和传递信息的一种渠道，而接收和传递什么信息则取决于你。

有的国家的人比其他国家的人稍微高一点，而且历史上人类的身高一直在增高。这并不是因为我们打篮球，而是因为我们吃得更好、健康状况更好、生活环境更安全。

就健康、安全和预期寿命而言，我们生活在历史上最好的时代，所以别抱怨啦！

但是确实，我们觉得自己好看时，心里也更高兴。

有时你会认为自己不够美，长得不够好看。那么要知道，世界上只有少数国家认为美才是幸福的来源。而且美是没有标准的，即使是在这些国家，即使是在意大利，美的标准也在不断变化，并且在非常迅速地变化。

随着时间的推移，世界各地美的标准都有变化：原本从不晒太阳的人是美丽的，后来人们认为皮肤黝黑更好看；从长发到短发，然后到没有头发；从强壮的到有肉的，到骨瘦如柴的；从腿直的到腿歪的；从长鼻子到短鼻子；从长下巴到短下巴……

总而言之，每个年龄段和每个国家对美的定义都不同。

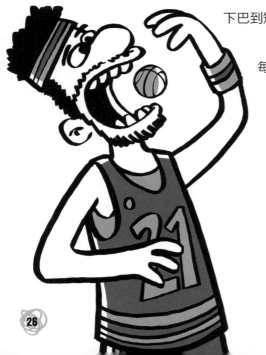

有些国家的人比其他国家的人更关注外貌，在那儿，由于只停留在事物的外表上，人们反而没时间去发掘内在美。

要知道，真正的美，能够改变我们对所有事物的原本想法。

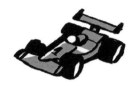

富裕与臭味，黑齿与眉毛

15世纪到17世纪，越富裕的人就越是不洗澡，他们需要非常昂贵的香水掩盖臭味。今天人们对什么美、什么不美也有不同的看法：巴塔克人会把牙齿涂成黑色；西方女孩想尽量减肥，她们会仔细刮体毛；而在毛里塔尼亚，最漂亮的女人一定腰很粗，大家都想增肥；而对塔吉克人来说，眉毛打结的女孩是最美的。

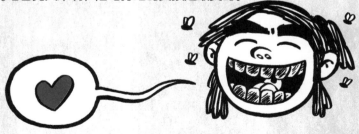

皮肤问题

现在我们要讨论非常重要的事情——为什么给自己挠痒痒非常困难?

皮肤是最大的器官,它把整个身体连接了起来。皮肤保护自己,通过触摸为我们提供对外界的所有感觉,这种感知不仅仅是通过你的手指实现的,你的全身都在参与。

你有大约2平方米的皮肤,像一张约5公斤重的床单。你手掌和脚跟上的皮肤很厚,你眼皮上的皮肤很薄,大约是0.02毫米。

如果你的皮肤比你的好朋友黑,那是因为你皮肤表面的第一毫米——表皮有彩色色素。

色素中最重要的被称为黑色素,它是天然着色剂,在鱼、鸟类的羽毛、成熟的水果、头发和墨鱼的墨水中也有。

在阳光下时,你的皮肤会产生更多的黑色素,通过让自己变得更黑来防御光线,这就是你所说的晒黑。但是,对于白皮肤的人而言,在皮肤能够产生足够的黑色素之前,太阳就会灼伤它,使它变红和敏感。事实上,到了晚上,连穿T恤都会让他觉得很疼。

他需要防晒霜!

你有黑色的眼睛，阿尔菲奥的眼睛是蓝色的，伊索尔德的眼睛是绿色的，绿色和蓝色的眼睛拥有的色素比黑色或深棕色的眼睛拥有的少。

同样，浅色皮肤的黑色素比深色皮肤的少。大约6万年前，当你们的祖先从阳光非常充足的地区迁移到光照很少的地区时，他们的黑皮肤所提供的自然保护，就不如在非洲大草原上那样有效了。与此同时，那些出生时皮肤和眼睛的色调都很浅的孩子，并不会受到阳光的伤害，而且他们可能有其他优势。比如，因为他们外貌特殊所以更受人喜爱，而且他们不太会缺维生素D。就这样在北方，人的皮肤开始一点点变白。

皮肤有很多层。你所看到的只是表皮上半部分，这是一层由死亡细胞组成的皮，如果你使劲搓，可以像剥面包屑一样把它剥落下来。你每年都会失去大约一斤皮肤。

霍伊桑人

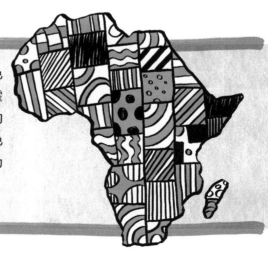

在非洲也有许多不同色调的皮肤，比如说，南非霍伊桑人的肤色比他们所有的邻居都要浅得多。不同肤色出现的原因，不仅仅是因为非洲人与欧洲人有混血。

皮肤表皮层上有数以百万计的小孔——毛孔，没人知道到底有多少，其作用是让皮肤的中间层——真皮，和更深的一层——皮下组织（血液流动的地方）呼吸。皮下组织里有神经，它们负责传递冷感、热感、疼痛和快感，还有一系列细胞，它们能够"感知"你周围的世界并告诉你它的模样，或者让你认为外界是这样的。

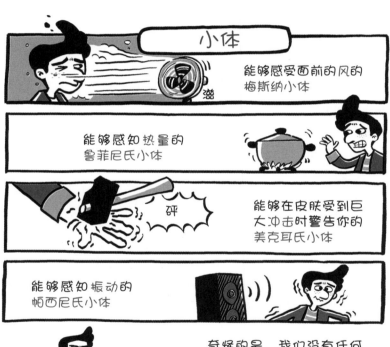

小体

能够感受面前的风的梅斯纳小体

能够感知热量的鲁菲尼氏小体

能够在皮肤受到巨大冲击时警告你的美克耳氏小体

砰

能够感知振动的帕西尼氏小体

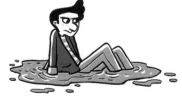

奇怪的是，我们没有任何小体能识别湿的东西。也许是因为水对我们来说是不可缺少的？

你的小体非常敏感，它们可以感觉到0.00001毫米的运动，甚至也能感受到不直接作用在你皮肤上的运动。

如果你拿起一根棍子，把它握在手里，用棍子触碰各种物体，你会发现自己仿佛就是那根棍子，在代替它"感觉"事物。伊索尔德的感觉可能比你的更准确，因为女孩的手指通常比男孩的更敏感。

现在你给自己挠挠痒试试，或者让一个朋友帮你挠挠。有什么区别吗？当然是有的。抚摸的时候呢？也是有区别的。这是因为抚摸也能传递感觉，如果是一个爱你的人或你所爱的人在触摸你，会比自己摸自己更令人愉快。因此，只有当别人给你挠痒痒时，它才是舒服的，否则这其实是"没意义"的。

该死的痘痘

当皮肤上的一个毛孔被堵住时就会形成痘痘，因为在你这个年龄段，产生皮脂的腺体非常活跃。有时皮脂会堵塞皮肤毛孔，形成黑头，如果黑头发炎，它就会膨胀，变成痘痘。

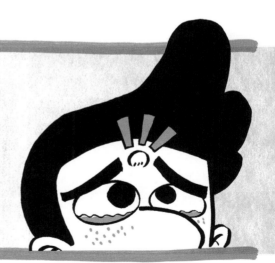

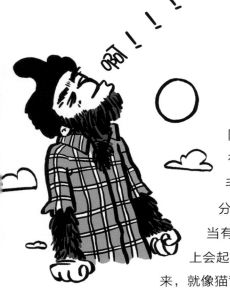

体毛和头发

你身上有很多体毛，各处都有，除了手掌、脚掌、乳头和嘴唇。它们有的浓有的稀、有的硬有的软（像绒毛一样），它们能驱赶寒冷、保留水分，还能保护你的身体不受光照影响。

当有东西吓到你时，你会感到惊恐，身上会起鸡皮疙瘩。当你生气时，绒毛会立起来，就像猫背上的那些毛毛，只是在你身上不那么明显。

150万年前，你的祖先毛发更多，但是当他们开始制作第一件衣服后，毛发开始逐渐掉落，但是他们仍然有头发。你的一生会产生八米长的头发，头发以每三天一毫米的速度生长，而且即使你死了，它似乎仍然会继续长一点。

头发好像也没有什么实际用途，但是失去它绝对会让你很伤心。头发可以保暖和隔热，卷发比直发更有效，但它们的主要作用是让你看起来更漂亮。

腋下的毛发为什么没消失？

这还是个秘密。

你有这些毛发的原因我们还不知道，也许它们只是你从童年进入青春期的标志。要想知道什么是青春期，就再等几章吧。

痣的秘密

　　痣是皮肤的黑色异常斑点，散布在身体各处，它们通常终生不移动。但是，有些痣会变化，甚至变得危险，所以每隔一段时间需要让皮肤科医生检查它们。从古希腊到16世纪，许多人认为痣的位置有象征意义。这不是真的，只是说着玩的。下面我们来看看他们是怎么解读的。

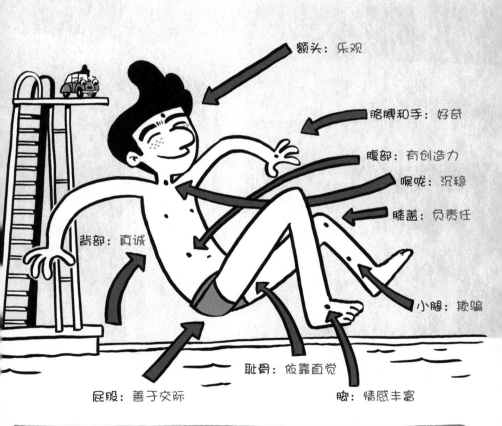

额头：乐观

胳膊和手：好奇

腹部：有创造力

喉咙：沉稳

膝盖：负责任

背部：真诚

小腿：欺骗

耻骨：依靠直觉

屁股：善于交际

脚：情感丰富

你的脸

　　你的脸能说明你是谁，即使它和其他人的都差不多：一张嘴，一个鼻子，两只耳朵，两只眼睛和两条眉毛。但是，从正面和侧面看，你又与其他人不同。法国人阿方斯·贝迪永首先注意到了这一点，他发明了记录罪犯外貌的照片。

　　你知道吗？你一出生就能识别人脸，即使那时你看什么都是模糊的。你能区分各种不同的形状，就像在这幅画中：

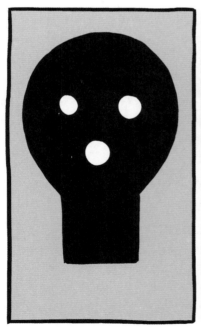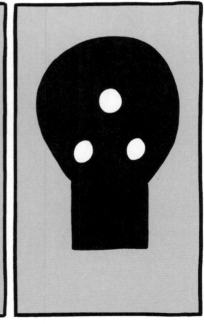

这种对外貌的狂热，甚至促使了伪科学（相貌学和犯罪人类学）的出现，这些伪科学认为某种面相对应着特定的人格特征。

英国科学家查尔斯·达尔文差点就没能实现他的伟大航行，因为在启航时，船长说他不喜欢达尔文的鼻子形状，船长确信有这种鼻子的人都很胆小懦弱，所以不想让他上船。

"相貌学和犯罪人类学没有任何科学依据。"

可真是井底之蛙！

现在你知道了，镜子里的你就是最好的。

现在，把你的手放在胸前，你有什么感觉？是的，有东西在跳动。

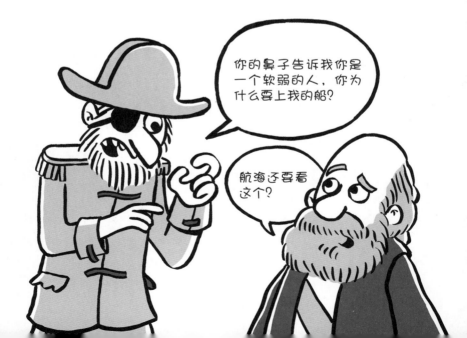

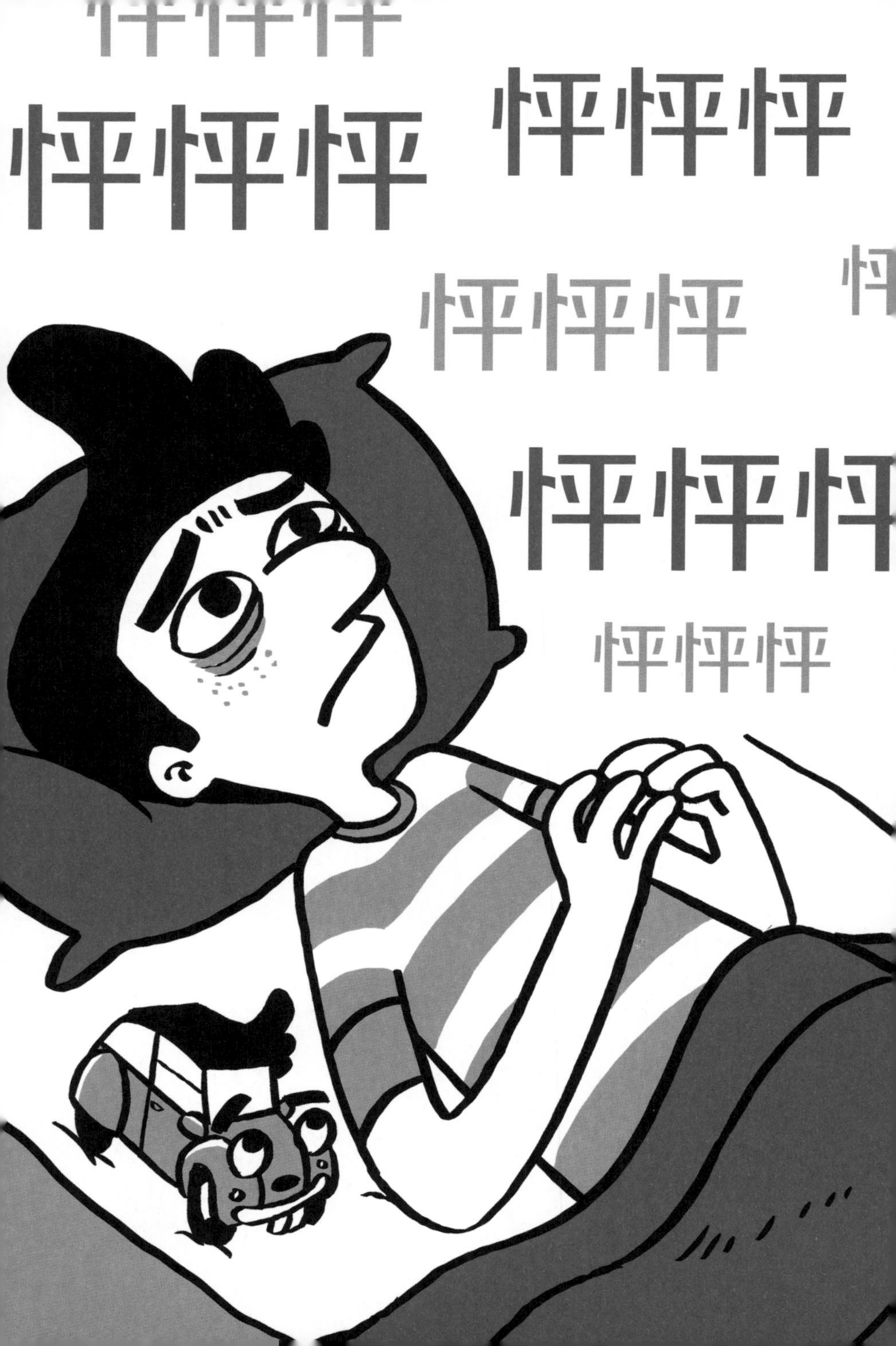
怦怦怦
怦怦怦
怦怦怦
怦怦怦
怦怦怦

怦怦 怦怦怦 怦

怦

怦

怦怦怦

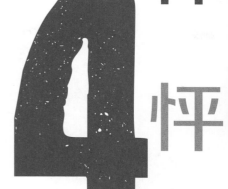

为什么我的心跳这么快？

晚上躺在床上时，你能感受到自己的心跳。

当你跑完步停下来时也能感觉到。

你的心脏在跳动，一分钟内它能跳60到100次，而且从未停止，这个节奏代表着你的生命。不过我们需要更正一些错误：心脏不在左边，而是在中间，而且它的形状也不是我们通常画的心形。

你身体中最强壮的肌肉在心脏上，它能推动血液进出。而营养物质、保护我们不受伤害的抗体、在紧急状态下能医治你的物质和废物，都是由血液运输的。

心脏跳动着，并向流经你身体的血管中输送血液。

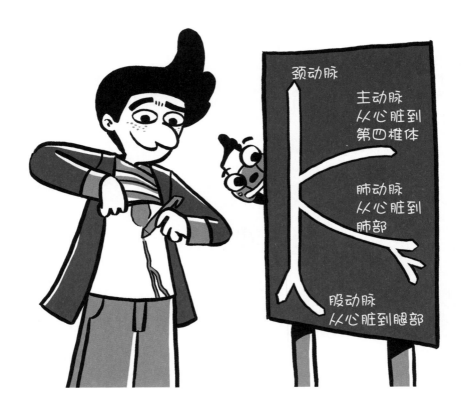

颈动脉

主动脉
从心脏到
第四椎体

肺动脉
从心脏到
肺部

股动脉
从心脏到腿部

心脏的绘制

最早的心脏图片，出现在一本关于梨的故事中，所以与其说它是一颗心……不如说它是一个梨！第一颗"现代"心脏是意大利画家乔托于1305年在斯克罗韦尼礼拜堂绘制的。

血液问题

如果你像詹妮·卡门那样幸运（她活了122岁164天，是有史以来最长寿的人），你的心脏会跳动50亿次。如果没那么幸运，你的心脏也能跳35亿次，也就是每年4200万次。

但是，心脏跳动到底指的是什么？

心脏是一块不断收缩和舒张的肌肉，跳动是收缩运动的结果。心脏的力量十分惊人，如果没有被你的肋骨夹住，它会像青蛙一样从你的胸口窜出三米远。

> "每小时心脏运输大约250升的血液。"

每小时心脏能让大约250升的血液移动，大约有一个浴缸那么多，心脏把血液推到你左脚的小指甲上，再推到你的脊柱顶部，为你的大脑提供能量，而大脑耗费的能量比其他所有器官加起来还要多。

当你劳作、兴奋、疯狂玩耍、运动、进食时，你身体的某些部位需要的血液比平时更多，你的心脏会跳得更快以满足需求。

心脏和你的拳头差不多大，阿尔菲奥（男生）的心脏比伊索尔德（女生）的重一点。成年男性的心脏重约300克，女性的约250克。

心脏被分为四个腔，中间是分隔开的。

意大利语**心室**（ventricolo）的单词源于空腔（ventre），因为你想想，它是空的呀（然后用血填满）。

上面的是两个心房，就像前厅一样；下面的是两个**心室**，它们是这样运作的：

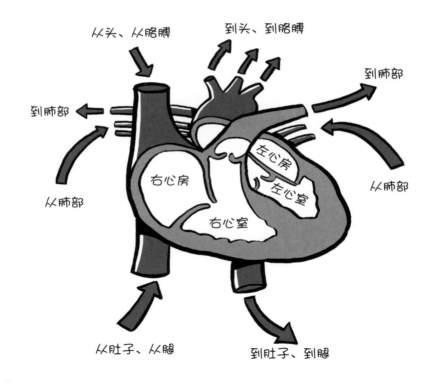

从头、从胳膊　　到头、到胳膊

到肺部

到肺部

从肺部

右心房　　左心房

左心室

右心室

从肺部

从肚子、从腿　　到肚子、到腿

来自肺部的富氧血液全速进入左心房，然后进入左心室，一部分被运到一侧的头部和手臂，另一部分被运到下半身。

同样，转完一圈的血液会进入右心房，最后进入右心室，并从那里被推向肺部并释放二氧化碳（当你呼出空气时，即呼气）、为自己补充氧气（当你再次用气体填充肺部时，即吸气）。

心脏是由两个泵组成的，一个负责处理含氧量较高的血液（左心房和左心室），一个负责处理需要补充氧气的旧血（右心房和右心室）。两个泵受到阀门的保护，确保心房和心室以正常的速度打开和关闭，以及血液总是向正确的方向流动。

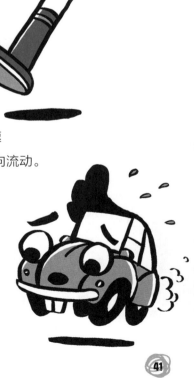

红血和蓝血

流经你身体的血液主要由血浆组成，血浆是一种与水相似但密度较大的液体。有几种类型的物质在血浆中游动：血小板、激素、白细胞和红细胞。

血小板 是我们的天然创可贴。当阿尔菲奥摔倒并蹭破皮时（他总是这样），他流了血，哭完后，他的心脏会将含有血小板的血液送到受伤的地方。血小板像一堵墙一样相互粘连，试图尽快阻止血液流失。皮肤上先形成一层薄膜再结痂，一周之内，阿尔菲奥就好了，再摔一次也不怕啦。

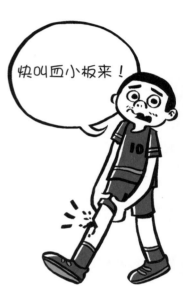

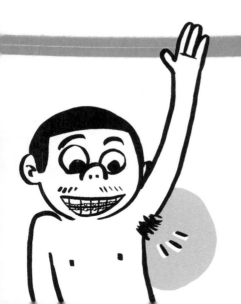

激素 是小小的化学信号，能够在你的身体里引发一系列反应。有的激素负责管理体内的水量、矿物盐的浓度、温度和消化系统，繁殖也需要它们。

白细胞 是人体的警察，它们做的工作跟警察的一样，哪里需要它们，它们就去哪里。拉上警笛，出发！稍后我们会给你详细解释。

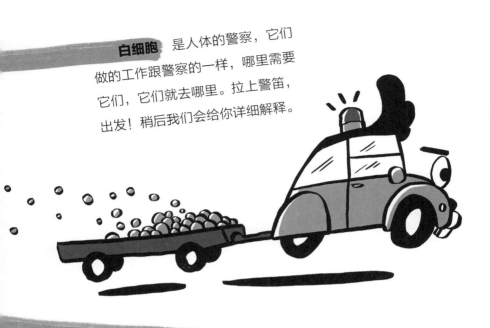

红细胞 是你血液中最多的细胞，它们是氧气的载体，通过寄送"小包裹"——血红蛋白，来不断向每个细胞输送氧气。每次你呼吸的时候，通过你肺部血管的红细胞都会打包一些氧气，把你身体里每一个细胞的地址写在上面，然后去送货。成功交货后，作为酬劳，它们会得到一包二氧化碳，并将其带回肺部，在那里将其排出（由你将其呼出）。

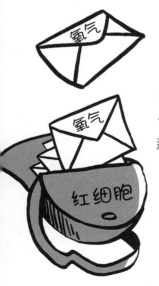

人体的血液循环分为体循环和肺循环。在体循环中，血液中充满氧气时，它是鲜红色的，它经过的高速公路、道路和小路被称为动脉。

血液"卸下"氧气之后的颜色要深得多，它会流经静脉，如果你仔细观察脉搏，你应该能够看到一种特别的蓝色。而在肺循环中，肺静脉的血液由于经过肺部进行了血氧交换，会含有更多的氧气。

较大的动脉和静脉形成了一个非常高效的"道路系统"，主路会分出越来越小的路来，就像你在眼睛里不时看到的类似于小蜘蛛网的毛细血管，它们能够到达你身体的每一处。一个连一个，所有这些血液道路的总长度能绕着赤道走两圈。

贵族有蓝血吗?

实际上这只是一个比喻：因为贵族们不在田里和阳光下工作，所以他们的皮肤比较白，他们的血管更明显。

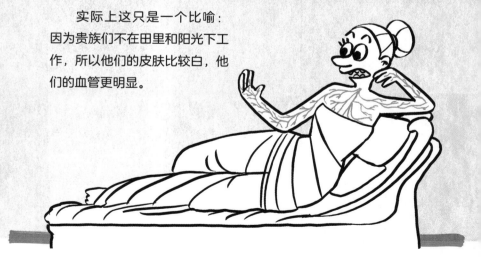

血液小队

过去人们认为通过清洗血液可以治疗很多疾病，这种方法被称为放血，有时是通过水蛭、吸血动物来完成的。

然而，今天我们在做相反的事情，即为身体提供血液——输血。而且，只有通过献血者的贡献，我们才能输血。

记住，当你18周岁时，如果献血，你可以帮助很多很多人。

但是有一点你必须注意，你的血不一定和阿尔菲奥或伊索尔德的一样，我们的血型不同。每个人有不同的血型，我们用字母A、B、AB和O表示最普遍的血型。

每个人的血液中都有一张身份证——"抗原"，身体的防御系统能够识别血液身份。如果你的白细胞意识到这些血液与你的不同，它们的反应会很激烈，所以你不能与所有人交换血液。

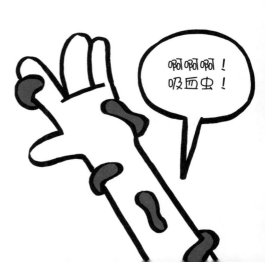

啊啊啊！
吸血虫！

抗原中最重要的是RH抗原，分为阳性（＋）或阴性（－）。其他的抗原则更安静、更平和，它们的名字就像神奇宝贝（凯尔型、基布莱特型……）。下面是它们的运作方式：

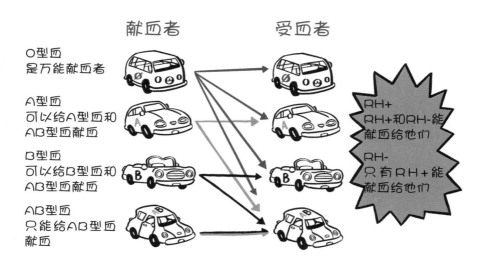

O型血
是万能献血者

A型血
可以给A型血和
AB型血献血

B型血
可以给B型血和
AB型血献血

AB型血
只能给AB型血
献血

RH+
RH+和RH-能
献血给他们

RH-
只有RH+能
献血给他们

用鼻子呼吸！

在阅读这一页时，你能吸气和呼气大约15次。当你跑步时，你每分钟大约呼吸70次。

你的肺就像一个空袋子，当你吸气时，你的胸肌会让肺部扩张、收缩，使空气进出气管，气管是连接肺与口鼻的管道。

如果想感受一下肺的位置，你需要把手放在肋骨下，肚子尽量往里吸，你能感觉到那块肌肉吗？就是这样，肺能够帮助你呼吸，让你的上半身膨胀、收缩，它还能帮助你呕吐、排便。

每次吸气时会有很多物质进入你的身体，78%是氮气，21%是氧气，然后是少量的污染物、灰尘、细菌、病毒。用鼻子呼吸对身体更好，因为鼻子有一堆小毛，可以捕获大部分垃圾，它只让过滤后的空气通过。而且如果非常冷，它还能使空气升温，如果非常干燥，它还负责加湿。

以正确的节奏用鼻子呼吸（每个人都有自己的节奏），一般来说，放慢呼吸速度可以让心脏以正常速度跳动，从而改善血液循环，让你睡得更好。根据研究人员的说法，正常的呼吸速度能减少夜间小便次数、促进消化。

泡在垃圾堆里？

要善待你的肺，不要抽烟，并努力说服那些抽烟的人戒烟。为了享受尼古丁（一种在烟叶中发现的药物）带来的轻微刺激效果，焦油和其他有害物质会永远毁掉吸烟者的肺。如果说肺本来是一个漂亮的大泳池，那么吸烟者每天都往里面扔很多垃圾。

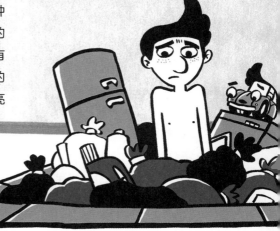

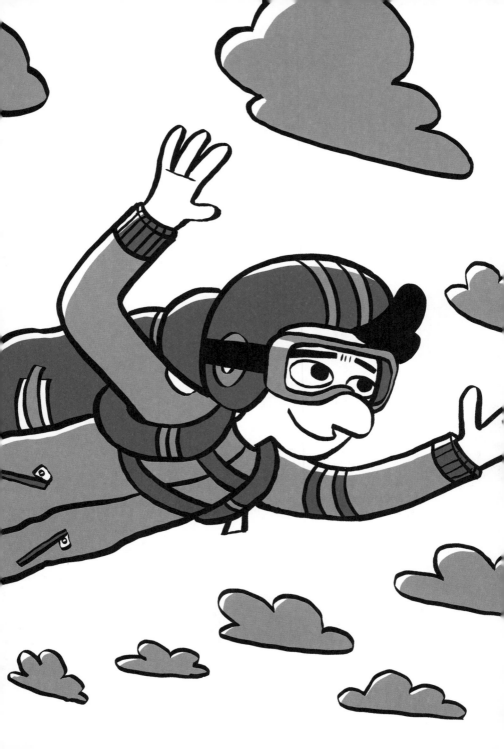

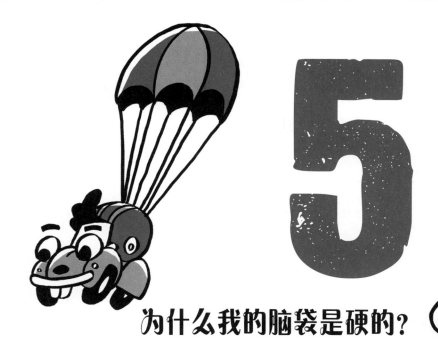

为什么我的脑袋是硬的？

不止如此，幸运的是，与阿尔菲奥和伊索尔德相比，你的脑袋可能不是最硬的。

在你所有的骨骼中，头骨是最强韧的。这样很好，因为头骨像保险箱一样保护着你的大脑。大脑是数据处理中心，它接收你能知道的一切、传输你所知道的一切，这一过程几乎是以光速进行的。

大脑非常重要，所以后面都是介绍它的。顺便说一下，大脑不仅仅存在于你的头骨里，你知道吗？是的，相信我……或者查一下，所以我们不在这里重复啦。

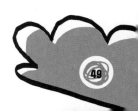

让我们回到你结实的头骨上：你的大脑在思考，你的神经在交流，但是，如果你能站立、移动、保持平衡，这都是骨骼的功劳，也就是你所有的骨头。

和混凝土比！

你的骨骼非常轻、非常强韧，它们比混凝土更坚固，重量也轻很多；骨骼会破损，但是可以修复。

骨骼非常灵活，所以当阿尔菲奥摔倒时，不是每次都会摔断腿。但是，如果他把手指插入插座……

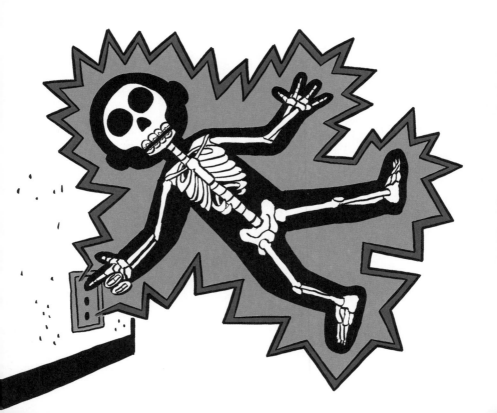

轴向骨架 是身体的中心，由头骨（保护大脑）、脊柱（支撑背部）、胸骨和肋骨（保护内部器官）组成。

阑尾骨骼 由手臂、腿和骨盆的骨骼组成。

骨头主要由钙、磷酸盐和一种叫作胶原蛋白的蛋白质组成，它们通过关节相互连接，关节由韧带和软骨组成，形成杠杆系统，可以让骨头向某个或另一个方向移动。骨头运动需要肌肉，而肌肉是用肌腱连接到骨头上的。

总结一下：肌腱连接肌肉和骨骼，韧带连接骨骼和其他骨骼，软骨帮助运动。

强壮的肌肉

骨骼帮助你保持直立，但是运动时你需要肌肉，准确地说，你需要使用大约752块不同的肌肉。

肌肉（muscle）这个词来自拉丁语"老鼠"（mus），因为古罗马人认为，他们手臂上的二头肌在收缩时看起来就像皮肤下的小老鼠。

肌肉通过收缩或舒张来工作，你一直在使用肌肉，坐和站需要一百块肌肉，移动眼睛需要十几块肌肉。如果你要控制小便，并大声念出这些文字则需要七十块肌肉。

你、阿尔菲奥和伊索尔德有三块非常特别的肌肉，它们分别是：拇短屈肌、拇长屈肌和第一骨间肌。它们能让拇指移动。与其他手指相比，拇指是唯一一个朝着不同方向的指头。

拇指是祖先的两项伟大成就之一，另一项是学会用两条腿走路，因为通过拇指人们能够控制物体。

下面是两种类型的肌肉：

不随意肌 这些是由平滑组织构成的肌肉，存在于血管和部分器官的内壁上，如肠道。顾名思义，在你没意识到时它们会自行移动，但你的大脑知道。

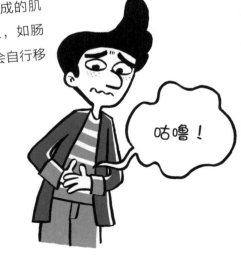

咕噜！

随意肌 它们的组织是由明带和暗带组成的，有很多横纹。你能通过大脑控制它们（至少能控制一点），而且它们的动作速度比不随意肌快得多。

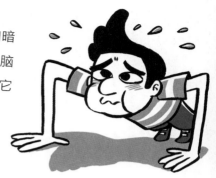

心脏介于这两种肌肉之间，虽然心脏的运动是不随意的，但它是由横纹肌组织构成的。

由肌肉、肌腱和骨骼组成的系统适合做大量的活动，可以用它进行日常活动；也可以做剧烈运动，比如那种必须训练身体和大脑很久才能做的运动。

我们都在移动，但很少有人能移动得非常好。

比如说，单纯依靠骨架的平衡，它可以不费吹灰之力就把你撑起来。如果你能学会很好地利用身体的自然杠杆，就可以在不使用所有肌肉的情况下做很多动作。

总而言之，你不仅需要移动，而且需要思考以怎样的方式移动。这样，你将节省能量并能移动更长时间。

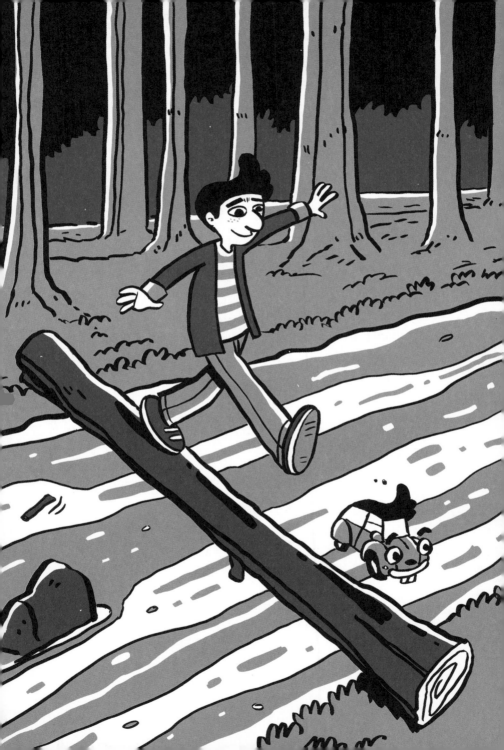

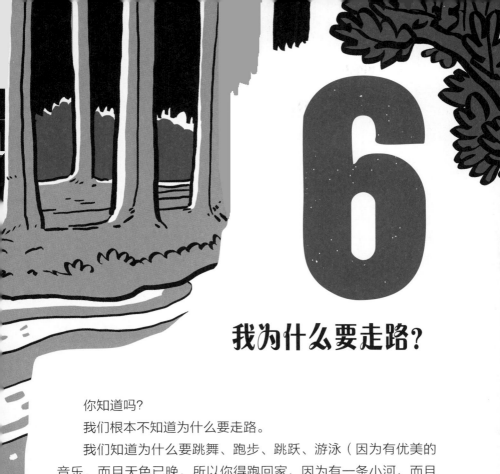

6

我为什么要走路？

你知道吗？

我们根本不知道为什么要走路。

我们知道为什么要跳舞、跑步、跳跃、游泳（因为有优美的音乐，而且天色已晚，所以你得跑回家，因为有一条小河，而且你跳错了舞，现在你不小心掉进了河里，只好游泳了），但是，我们并不知道人类为何直立行走。我们知道行走解放了双手，而这是一件非常困难的事情：你必须在两个非常小的表面上保持平衡（看看你的脚，它们有多大），你需要先向前抬脚并失去平衡，然后立即用你的腿重新保持平衡，还要用到手臂、手、肩膀……总之，这是一件非常复杂的事情，任何一个刚刚迈出第一步的孩子都觉得很难。

走路是你学会的最重要的动作之一，每个人都会，但几乎每个人都做不好。

如果看一下鞋子的磨损情况，你看到有时鞋子里面破了，有时后面破了，有时前面破了。

为什么？

因为你走路时重力不平衡，或者是因为你放脚的方式不对。

你的整个身体都是为走路而设计的，你的下半身有身上最大的肌肉，这些肌肉帮你移动。你的脚后跟有跟腱，站立时它能帮你稳住身体。你知道吗？猴子没有跟腱。

你的脚是拱形的，所以你可以来回摆动身体。试试看，如果你失去平衡会怎样？哎哟，你需要做点运动啦。

你有拱形的背部和长长的脖子，它们通过非常结实的韧带（在脖子后面）固定在身体的其他部位上，当你快速行走和跑步时，这个韧带可以让你的头部保持不动。跑步，其实是一件很疯狂的事情。

鞋子号码……号码……

第一个以固定尺寸生产鞋子的鞋厂出现在1892年，是英国曼斯菲尔德鞋业公司，每个号码都比前一个号码大8.4毫米，英国的鞋码一直是这么规定的。法国人的鞋子每大一码大6.6毫米，现在意大利也采用这个标准。

跑步和投掷

200万年前我们才开始跑步，因为这是一种与步行完全不同的运动。奔跑让我们学会了更多事情：比如被追赶时逃跑、打猎时追赶猎物。

与跑步相关的还有一种十分常见的运动，投掷，也就是扔东西。

捡起东西，扔掉它。

很简单，不是吗？

不过你可别把阿尔菲奥的手机扔出窗外，解释起来可不容易，但是这是另一回事。

你可能会说：这和跑步有什么关系？我也可以在站着不动时扔东西。

没错，但是，如果你在站着不动的时候投掷，你就很难扔得远。如果你边跑边扔，你扔的东西就会变成武器、变得危险。

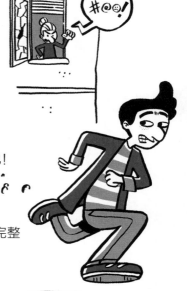

你试试，拿一块石头，在站着不动的情况下扔到墙上。

现在重复投掷的动作，但是试着边跑边扔。

有什么变化？

什么？你打破了隔壁阿姨的窗户？快跑！

现在你明白投掷和跑步之间的联系了吧？

不过，在任何情况下，投掷都是一项完整的活动，可以让你的所有肌肉活动起来。

大大的"哦"

很多有关我们身体的问题仍未得到解答，比如说……

我们为什么会打哈欠？为什么打哈欠会传染？

有些人认为，这是为了让住在一起的人同时睡觉……

为什么你的手指在水中泡过一段时间后会出现皱纹？

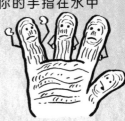

阑尾有什么用？

也许这是一个旧的、被遗弃的免疫系统的残余物。

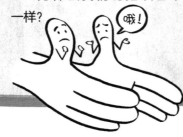

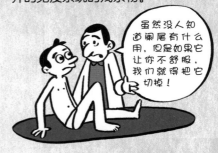

虽然没人知道阑尾有什么用，但是如果它让你不舒服，我们就得把它切掉！

为什么我们会有下巴？

为什么我们的指纹各不一样？

哦！

为什么有些人掉头发，有些人不掉？

哦！

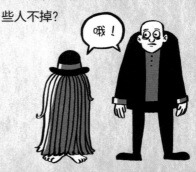

活动一下吧！

运动一下、活动肌肉，
这对身体非常好。

每天一个小时的肌肉运动，
比如跑步，可以让你的寿命延长
4.2年，而且能让你心情更好。

你可以决定做哪种运动，世界上有很
多体操专家、教练和肌肉狂热者，他们都
有自己的训练方法。

瑜伽是一种体操，可以拉伸肌肉，而
跑步则可以让你的思想和呼吸产生共鸣。

重要的是，每天都要运动或者活动一
下。至少每两三天运动一次，每次一小时。

古代最伟大的战士——斯巴达人，会用
自创的特殊体操进行训练，而且几乎不需
要任何工具。

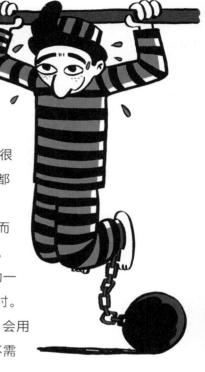

他们的训练方式正在重新流行起来：有的囚犯想在监狱里保
持健康，他们学习了斯巴达人的运动方法，出狱后反而成了纽约
最特别的教练。健美操也是他们发明的——一种由好看的动作组
成的体操，健美操可以帮助人们保持健康、让人更有力量。

重要的是每天动动身子、活动一下。

想要身体好，不需要变成健身狂魔，你只需要在运动前热身，运动后拉伸肌肉，哪怕只是五分钟也好。

下面是几种值得一试的运动：

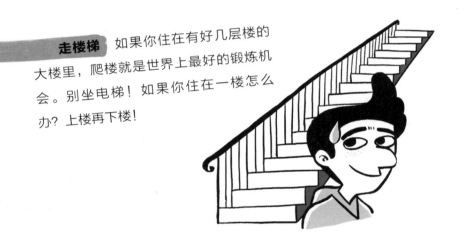

走楼梯 如果你住在有好几层楼的大楼里，爬楼就是世界上最好的锻炼机会。别坐电梯！如果你住在一楼怎么办？上楼再下楼！

游泳 在你能做的所有运动中，游泳也许是最有用、最能让你保持平衡的活动之一，因为水支撑着你，游泳时你差不多需要用到身上的每块肌肉。

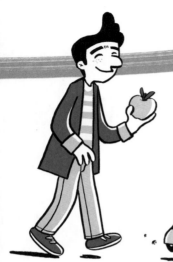

走路 如果你真的不喜欢跑步，至少可以走走路。你肯定听过"每天一个苹果，医生远离我"，每天走几公里路也能有类似效果。

向朋友发起运动挑战 你可以和别人一起保持健康，找几个朋友，在你喜欢的体育活动中设定每周或每月的挑战。

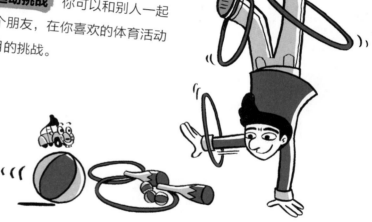

你运动得越多，就越需要饮料和食物来补充能量。

哎呀，现在是到吃点心的时候了吗?

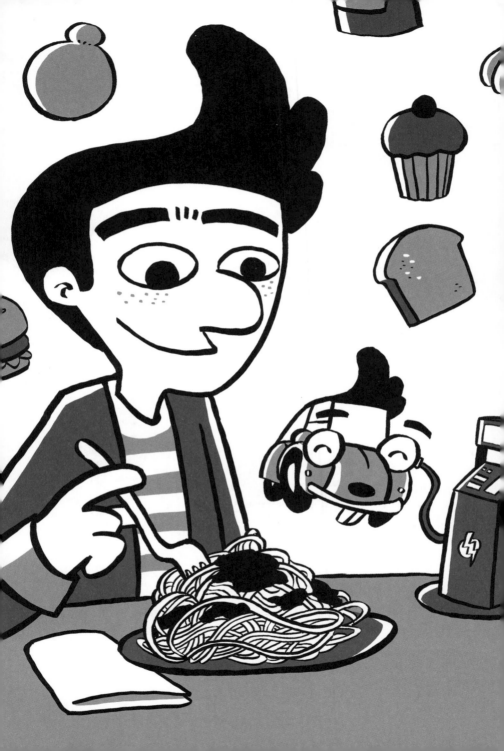

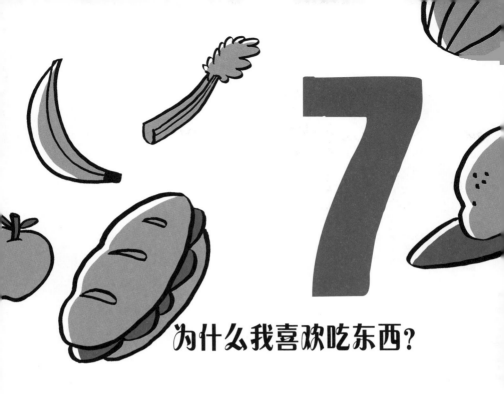

为什么我喜欢吃东西？

事实上，是你的身体故意让吃东西变成了一件快乐的事情，因为它在生活中是必不可少的。

为什么我喜欢吃东西？答案是：因为你必须要吃。

而且幸运的是，有很多种你喜欢的食物。

食物是能量的来源，是你的机器的燃料，与空气和水一样，有了它们你才能活着。

这就是为什么几千年来，一天中的大部分时间里我们都在寻找食物。

但是这并不是说你需要把自己喜欢的东西都吃掉，你吃某些东西不过是为了解馋。需要正确认识食物以及你的口味，知道吃了某种食物会怎样，这样才能更好地调节饮食。

要想生活得更好，你必须吃得好。这听起来很麻烦，事实上却很简单：你只需要选择正确的"燃料"。你肯定听过那些能让你更强壮、更瘦……的神奇食物，目的只有一个——让你的自我感觉更好。

那么，你需要用什么来做燃料呢？

你说什么？能量饮料？不，听我说，能量饮料对身体很不好，里面充满了糖和刺激性物质，会无缘无故地让你心跳加快。水就好得多，还有很多食物比它们好得多。

来辨真假

多喝水总是对身体有好处的。

假的。

每天喝大约两升半的水（包括直接喝的和食物里含有的水）就足够了。喝太多水会加重肾脏负担，而肾脏无法快速排出它。

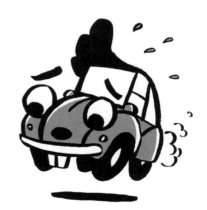

吃东西是从眼睛和鼻子开始的

把食物放进嘴里之前，你会先看看它、闻闻它。

看和闻会带给你对食物的渴望，让你心里痒痒的。小孩子在吃原料太复杂的食物之前总会很犹豫，不知道该怎么下嘴，这是因为他们还没有完整的味觉体系，只能观察食物。不同的国家，小孩子的口味也会有变化，比如说印度儿童对辛辣食物的容忍度比欧洲儿童高得多，因为他们从小就吃辣。

如果你想测试一下眼睛和鼻子在吃东西中的重要性，可以买一包混合口味的糖果。堵住你的鼻子，闭上你的眼睛，试着去辨认它们的口味。很困难，是不是？

好辣!

辣味源于一种物质——辣椒素，它有助于降低血压和抗击炎症，但它会让你整个人烧起来。斯科维尔先生发明了辣度表：胡椒有50~100单位，红椒有1000单位，卡拉布里亚辣椒有15,000~30,000单位！

25.000

食物是由什么组成的？

不论你喜欢吃什么，你从食物中吸收的营养物质总是相同的，即：

碳水化合物　意大利面、面包和比萨里有很多碳水化合物，它是能量的主要来源，分为单糖（葡萄糖和果糖）和含糖的复合物（如淀粉），后者需要更长的时间来消化……也能让你更有饱腹感。

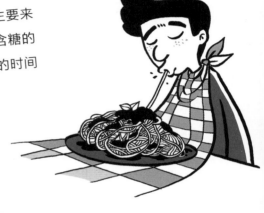

蛋白质　蛋白质存在于肉和鱼中，也存在于奶酪、豆类和鸡蛋里，它们是我们的细胞建造一切的建筑材料。有些蛋白质用于塑造器官，有些用于运输营养物质，有些能帮助完成细胞内的化学反应，也能够保卫整个身体。

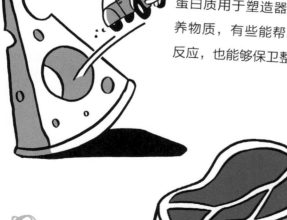

脂肪 你喜欢的大部分垃圾食品里都有很多脂肪，脂肪本身并不坏，而且是不可缺少的，但是，如果脂肪总量太大、质量不好，就会有问题。比方说，虽然橄榄油是脂肪，但是它很健康，吸收橄榄油的能量需要很久，即使节食它也能让你不那么饿，但是如果吃太多橄榄油，它们就会留在你的肚子里。

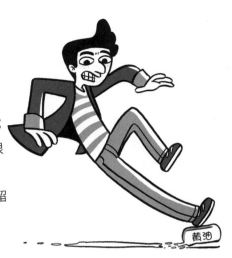

黄油

维生素 新鲜水果、蔬菜、肝脏、生的或没熟的食物……这些食物中含有13种人体不能产生的基本营养素（除了维生素D，只有晒太阳它才能产生），所以你必须从食物中获得营养素。它们有许多功能，有的具体我们也不知道，但是可以肯定的是，如果缺少这些营养素，你会生重病（如由于缺乏维生素C导致的坏血病）。我们用字母（A、B、C、D、E、K）来表示它们，有时还加上一个数字（B_1、B_2、B_6和B_{12}）。

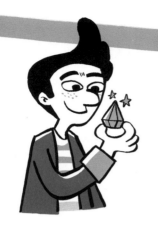

矿物质 鱼中的磷、牛奶中的钙、豆类中的镁、肉类中的铁和锌、盐中的碘、坚果和带皮水果中的硒有无限用途。如果缺乏某种矿物质，必须及时补充它们。

植物化学物质 一般我们用它们来给食物增香（如大蒜）或上色（胡萝卜的橙色）。植物化学物质没有营养，会伴随食物进入身体，让食物在身体中更好地发挥效果。它们还能让食物看起来更诱人，这很重要。

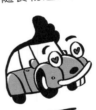
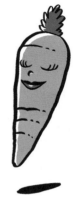

纤维 水果、蔬菜和全麦食物中有纤维，你的胃消化不了它，纤维会原封不动地进入肠道，在那里它们会像海绵一样吸水以保持肠道清洁。它们能帮助你排便，并帮助你在成长过程中免受许多疾病的困扰。

用嘴吃饭

今晚吃……比萨!

你能用眼睛欣赏比萨、闻到比萨的味道。你想知道为什么阿尔菲奥爱吃洋葱配欧洲鳗,伊索尔德喜欢在菜里加辣椒油?好吧,这是他们的个人口味。幸好比萨是烤熟了的,而烹饪,则是一项非常重要的发明。烹饪能让食物更好吃(不信的话,你可以咬一口生土豆),让食物更容易咀嚼和消化。如果没有烹饪,我们每天得多花六个小时来咀嚼。最重要的是,烹饪可以杀死毒素。但是,它也会杀死很多维生素,所以不是所有食物都必须煮很久。

卡路里

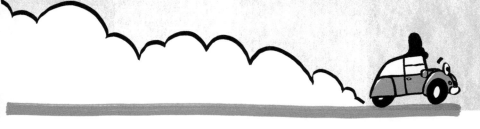

我们每个人对能量的需求是不同的,能量以卡路里为单位表示。卡路里是19世纪下半叶出现的概念,目的是确定哪些食物含有的能量最多(它们也是更好的燃料)。今天,在许多发达国家,我们用卡路里作为参考,目的却与之前正好相反:现在我们更关注吸收了多少热量,以避免过量摄入。

咬一口食物，你就会开始咀嚼，舌头上的味蕾会向你的大脑发出信息，比如"好吃"。你可以把味蕾想象成散落在你舌头上的大约一万个"小芽"，它们用来检测甜、咸、酸、苦和鲜（意大利语的鲜"umami"源于日语，意思是美味、饱满和多汁的食物）。有人说舌尖感觉甜，舌底感觉苦，这是错的，其实整个舌头都能感觉到一切。

很好，现在你继续咀嚼，越是通过咀嚼用唾液包裹食物，对你就越好。

顺便说一下，你的一生会产生250盆唾液，所以唾液一定是有好处的，对不对？

唾液与牙齿一起，能够将食物分解成更小的部分。

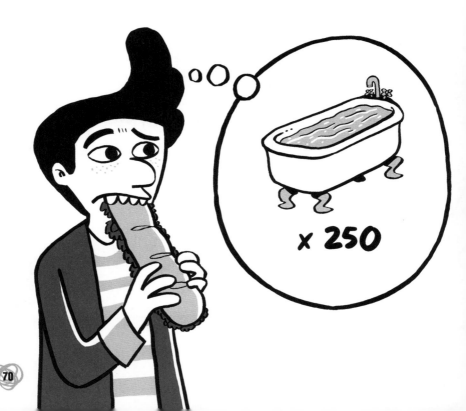

保持健康的几个提示

每个人都喜欢吃甜食和垃圾食品，但是……垃圾食品总归是垃圾食品！

试着养成良好的习惯，每次变好一点点，逐渐地，你会更喜欢简单的食物，而不是带有大量调味品的加工食品……

*多吃新鲜的食品而不是包装食品。

*多吃蔬菜和水果：它们可以充饥，而且富含水分、纤维、维生素和矿物质。

*注重食物多样化。

你喜欢吃波罗蒂豆吗？你还可以尝尝白芸豆、白扁豆、红豆、红腰豆。

*吃鸡蛋、奶酪、鱼和白肉（鸡肉、火鸡肉和兔子肉）。

*红肉（牛肉、猪肉）尽量不要吃太多。

*少吃香肠和工业加工的肉类，它们含有大量的盐。是啊，爷爷做的腊肠确实很好吃，但是不要吃太多，好吗？

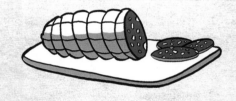

*甜品？很好，但每周只有一天可以吃，这一天是加糖日！

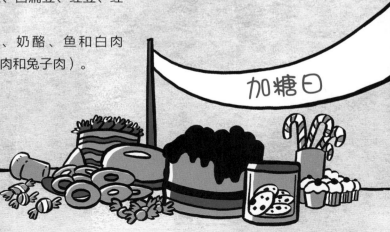

加糖日

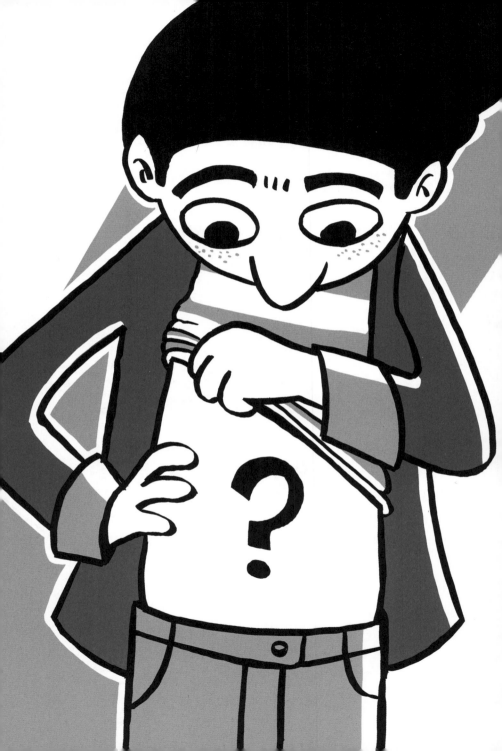

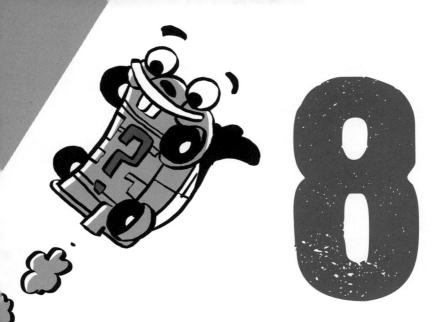

8

我的肚子里有什么？

比萨好吃吗？

好了，现在咽下去。

99%的情况下它会顺利下去。

当你吞咽时，你的喉咙里有一个奇妙的突起——会厌，它可以防止食物意外进入你的气管，也就是通往肺部的气道。但是有时候菜会"跑偏"，你会咳嗽、挣扎、眯起眼睛。

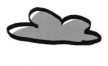

万一噎到了怎么办？

你需要举起双手，就像在枪手面前投降一样，这样你才能正常吞咽。

喉咙有至少三个重要作用：空气进出、食物进出（当你呕吐时）、说话。

声带

说话是一个非常复杂的动作，需要喉部协调。喉部是一个30~40毫米的小盒子，里面有两条被称为"声带"的韧带，空气通过时，声带会发出格格声，然后在你的舌头、牙齿和嘴唇的帮助下发出声音。

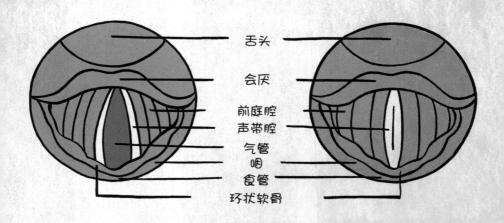

舌头
会厌
前庭腔
声带腔
气管
咽
食管
环状软骨

比萨最后会怎样

过了喉咙，你的食物就会顺着整个食道进入胃部。在胃里，胃液会攻击食物，把它分解并充分消化。

比萨最后会变成食糜。

大约4个小时后，食糜进入小肠，在那里会再停留7个小时。

这是肠道同化作用的开端，肠道是一条长约七米的管子，里面有密集的皱襞，上面有绒毛，它们能够吸收物质并将其送入血管，以滋养整个身体。

在男生的身体里，它会停留大约三天，而在女生的身体里则会停留大约五天。

食物被一点点吸收，维生素被提取出来，而纤维则留在那里。

最后的废物被压缩后变成大便，然后被推到肠子的末端——结肠。到了结肠，就需要你把它推出去啦！如果你摄入的纤维比较多，这应该不难！

来辨真假

你的胃在咕咕叫。
假的。

不是你的胃在叫，而是你的肠子在隆隆作响，你听到的打雷一样的隆隆声被称为腹鸣，这说明你肚子里的空气有点多了。

效率极高的实验室

你的腹部（躯干的下部）有很多值得研究的器官，让我们从肝脏开始。

肝脏通过产生一种叫做胆汁的酸性液体来帮助消化，它能过滤掉所有的毒素、储存维生素、制造激素和重要的蛋白质、储存糖分。这样，如果你因为迟到而错过了早餐，而身体需要额外的能量来追赶公交车，它就会将糖分送回血液中。

肝脏也能分拣胆固醇，胆固醇是肉类中的一种脂肪，服务于整个身体。但是如果总量过多，就会变得危险，因为胆固醇会在

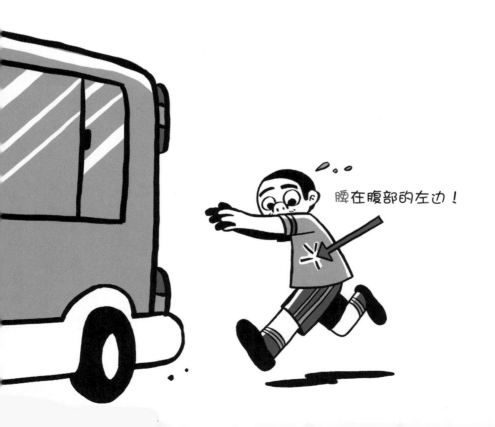

腰在腹部的左边！

血管内壁上定居，形成阻碍血液循环的"塞子"。

如果胆固醇堵住了重要的路线，比如通往心脏或大脑的路线，你就会有麻烦。肝脏能起到接收、分析、安排、储存和释放的作用，它是身体的分析中心，而且它有非常特殊的天赋：如果由于某种原因必须切除肝脏的一部分，剩下的部分会重新长到合适的大小（没人知道肝脏是怎么做到的）。

然后还有胰腺和脾脏，如果你跑得太快，脾脏就会疼痛。胰腺非常重要，脾脏不那么重要：你可以没有脾脏，它的作用是送走某些红细胞并提高白细胞的效率。胰腺产生的物质里还有胰岛素，这种激素可以调节血糖水平。

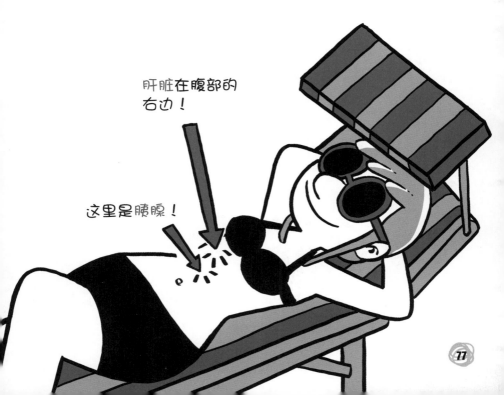

肝脏在腹部的右边！

这里是胰腺！

排泄

你的身体会吐出很多你不需要的东西，而且排泄不仅可以通过"尾气管"进行（你有两个尾气管，一个在前面用于小便，一个在后面用于排便），你还能通过皮肤排出汗水，从肺部排出二氧化碳，通过眼泪排出盐分，你的耳朵里有耳屎，鼻子里有黏液，这些都能有效防止细菌侵入。

你的肚子里至少有一升半的气体（胀气），你偶尔会把它排出来（并不安静），你通过放屁排出的是二氧化碳、氢气和氮气的混合气体。

粪便是由死的和活的细菌、纤维和各种类型的废物组成的臭味混合物。

神奇的刺痛

血液中糖分过多会让人得糖尿病，至少在1920年之前，它一直是非常危险的疾病。但是，班廷博士和他的助手查尔斯·贝斯特运气非常好，他们成功地分离出了胰岛素，然后复制了胰岛素，让糖尿病患者的治疗变得更容易。可能你身边也有吃饭前打针的朋友，这是因为他需要自身胰腺无法产生的胰岛素。

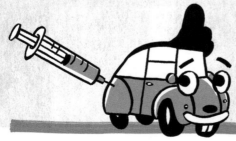

肾脏产生尿液（为了安全，你有两个肾，虽然一个就够了，但有两个更好），它们在腰上，在肠子后面，形状有点像两颗豆子。它们可以过滤和清洁血液中有毒或多余的物质，这些物质与多余的水一起滴入膀胱。

为了正常运作，肾脏需要适量的水，既不能太多，也不能太少。

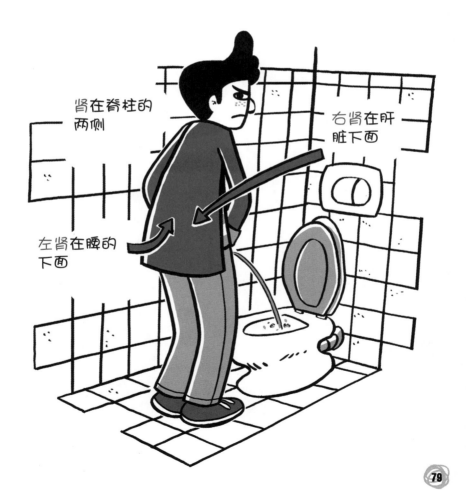

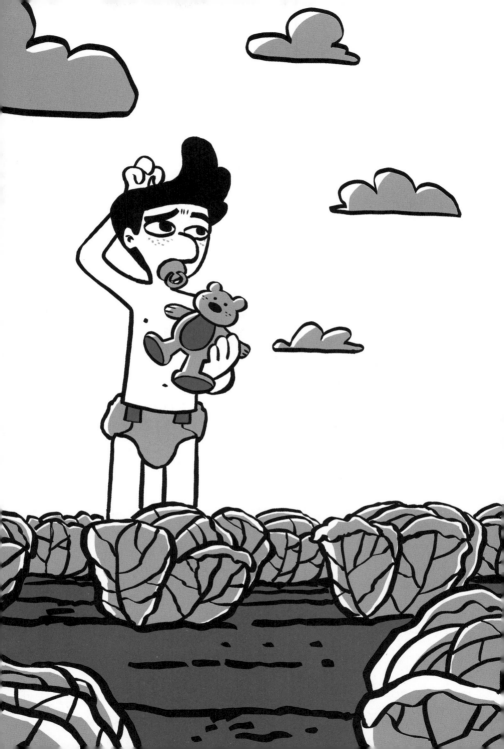

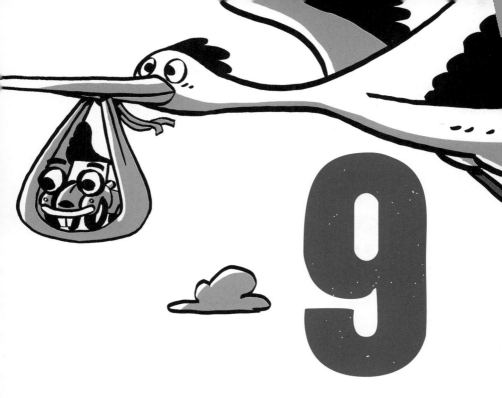

我是怎么出生的？

哎呀，你知道怎么回答。

更简单的说法是，你的父亲（亲生的）和母亲（亲生的）因为爱情而结合，他们在一起时会感到非常快乐，在某次亲热时，你的母亲怀上了你。

也有可能情况更复杂，比如你有可能是在父母得到医疗帮助后（在外部援助下）才怀上的。

能有孩子真的非常幸运，这是生活中最重要的事情之一，也是令人愉快的事情，而养孩子与养小狗又是不一样的。

孩子有可能是男孩，也有可能是女孩。

这意味着……

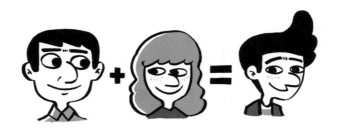

我们用多少单词……

意大利语中有3,163个词是与生殖有关的。我们通过用相似的物体（地球上的蔬菜和水果）表示性器官，有744个词表示男性器官（不包括睾丸），595个词表示女性器官，希望这些蔬菜水果名字能帮你了解意大利语单词。

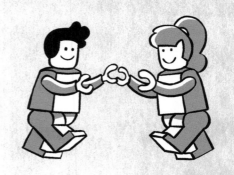

弟弟还是妹妹

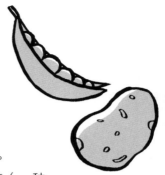

这些名字取得很有趣、很好。生殖是一件非常矛盾的事情：它能令人快乐，也能让人感到尴尬；它是快乐的源泉和生存的动力，同时它也是禁忌，会让人感到焦虑。

想想看，直到1816年发明听诊器之前（一种可以在不接触身体的情况下"听"的仪器），男性医生是不允许接触和检查女性的。在当时，比起男性的身体，女性的身体是个谜，没有人在她们的身上做实验，女性身体的某些反应也不为人所知。

但是现在，让我们来看看自己的模样吧。

男性的小弟弟（即阴茎）和睾丸是在身体外面的，有些人想知道为什么，毕竟它们还是很重要的（这里面储存着精液）。这是因为精液在"室温"下比在体内的36℃~37℃环境下保存得更好。女性的小妹妹（外阴）由两片皮肤组成，即"大阴唇"，它们包裹着两片"小阴唇"。小阴唇又是通往阴道的入口。小阴唇前面是阴蒂，卵巢、输卵管和子宫被保护在更深的地方。

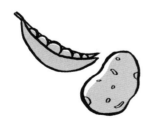

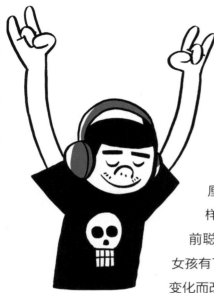

青春期开始的时间不固定，女孩的青春期大概在10~13岁之间，男孩的在12~13岁之间，这时会有50多种不同类型的激素进入你的身体，它们负责将你变成一个成年人。

你的身体会有一些变化，你会长高，有的人在短短几个月内能长10厘米，你会变得更强壮，开始听噪音一样的音乐，你的爸爸妈妈看起来没有之前聪明了，你的腋下和阴部长出了毛发。女孩有了乳房，男孩的声音也会因声带位置的变化而改变。

激素也会影响你的大脑。你的情绪像过山车一样起伏不定，你会因为一点小事觉得身边的人都对你不好，你会生气、哭泣、变得很矫情，而且很臭（是的，臭味也是激素的错）。恭喜！你终于完完整整地变成青年了。

还有另外两件事：首先，男性生殖细胞——精子会出现在睾丸中；而女性则会逐月变成熟，出生时在她体内的卵子（通常约500个）现在已经准备好受精了，后面会出现周期性的月经。

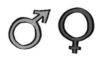

月经周期

什么是月经周期？嗯，首先它是一个周期性的过程，每28天左右就会重新开始，每次都会重复相同的阶段。

它的原理是这样的：周期开始时，子宫内壁准备接受受精卵，受精卵没有到达时，子宫内壁就会破裂。伊索尔德可能会肚子痛，她的阴部会流几天血，前几次月经可能会有点吓人，这是很正常的。如果没有怀孕，月经每个月都会来。

月经周期开始后的第14天左右会排卵。卵巢的表面有一种叫卵泡的结构，成熟后破裂，从仓库中释放出一个新的卵子，并将其送入输卵管。

卵子已经准备好了，如果有精子到来，卵子就会受精，这几天很容易怀孕。但是，如果精子没有来，新的未受精的卵子就会进入子宫，一切从头开始。

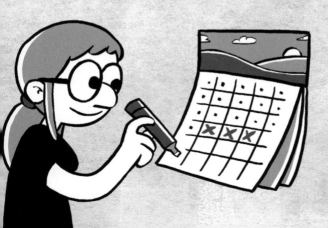

我们需要继承人

精子是圆形的小东西，有一条尾巴，尾巴像鱼鳍一样让它们能游泳。

但是它们很混乱。

受精时，它们以全部热情在子宫内游动，然后沿着输卵管向上，寻找等待它们的卵子。它们不一定能找到卵子，恰恰相反，找到卵子其实很难。但是，如果有一个精子做到了，就会受到卵子的热烈欢迎——可能卵子在内心深处也不相信它能成功到这儿。然后会发生什么？看这里：

从受孕到出生的第一段旅程

当精子进入卵子……　　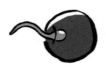　　第一个结合后的细胞诞生了：受精卵！

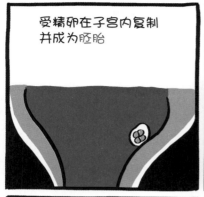

受精卵在子宫内复制并成为胚胎

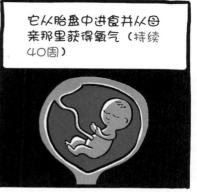

它从胎盘中进食并从母亲那里获得氧气（持续40周）

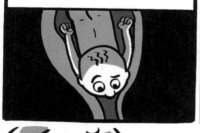

当时机成熟时，激素会打开阴道出口

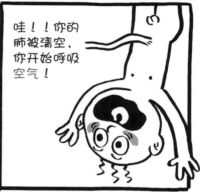

哇！！你的肺被清空，你开始呼吸空气！

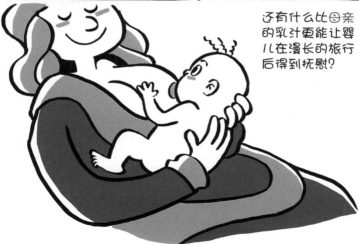

还有什么比母亲的乳汁更能让婴儿在漫长的旅行后得到抚慰？

他跟妈妈长得真像

要找出你和爸爸妈妈的相似之处应该不是太困难。你的DNA由46条染色体组成，23条来自爸爸的精子，23条来自妈妈的卵子，但是你更像谁，是在经历一场拉锯战后才能决定的，这场战争发生在显性基因（倾向于获胜）和隐性基因（倾向于失败）之间。

如果父母都传给你显性基因（黑眼睛）：
你就会有黑眼睛！

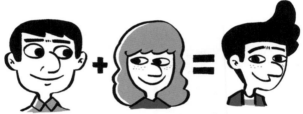

如果父母双方都传给你隐性基因（浅色眼睛）：
你就会有浅色眼睛！

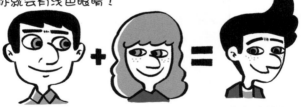

如果父母一方传递显性基因，另一方传递隐性基因：
你会有黑眼睛！

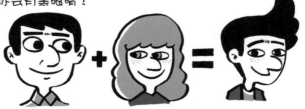

让我们来举几个例子：雀斑、深色头发和深色眼睛、招风耳和卷舌的能力是显性的，而浅色头发和浅色眼睛、尖鼻子、干耳屎和高颧骨是隐性的。

决定你出生时性别的是一对染色体，这对染色体被称为"性染色体"：如果你的性染色体是XX，你就是女性；如果是XY，你就是男性。所以你的妈妈一定会给你一个X染色体，从爸爸那里可以得到一个X或一个Y，所以性别是爸爸给的染色体决定的。

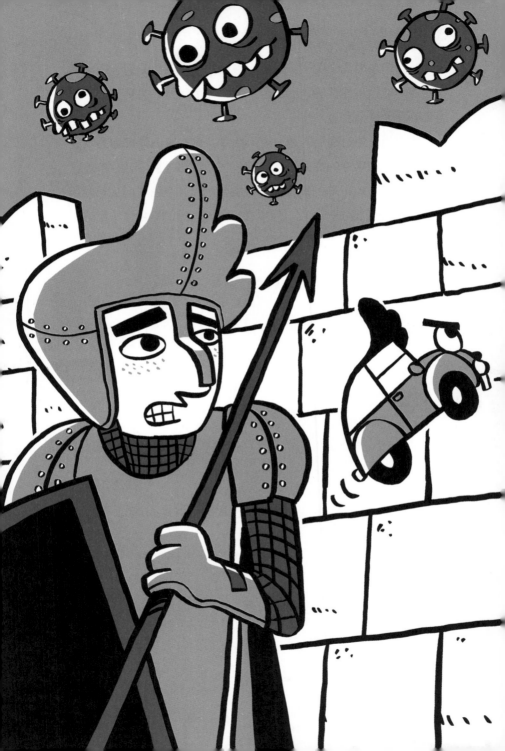

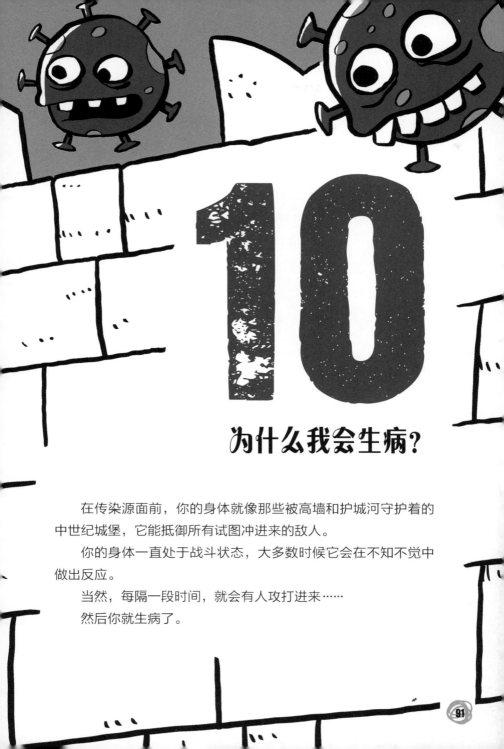

10

为什么我会生病?

在传染源面前,你的身体就像那些被高墙和护城河守护着的中世纪城堡,它能抵御所有试图冲进来的敌人。

你的身体一直处于战斗状态,大多数时候它会在不知不觉中做出反应。

当然,每隔一段时间,就会有人攻打进来……

然后你就生病了。

感冒和某些"敌人"

最美好的发烧，肯定是那种在清晨到来，正好让你跳过课堂考试的那种。

不过有的时候，你也不知道自己为什么会生病。

生病的原因，要么是因为身体的防御机制在起作用，就像一大锅沸腾的油浇在入侵者身上，要么是因为你的身体在抵御疾病时过分拼命，就像发动机变热的过程。毕竟只要你的体温高一度，病毒繁殖的速度就会减慢200倍。

病毒到底是什么？它为什么想进入你的身体？

实际上想攻击你身体的不只有病毒，让我们按顺序看看都有什么吧：

病毒 科学家们仍然在讨论病毒是否是生命体，它们是由一些需要进入其他细胞进行繁殖的遗传物质和蛋白质组成的。

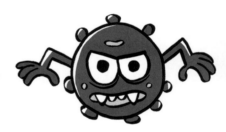

真菌 它们生活在地下有腐烂的食物和有湿土的地方，例如不太干净的游泳池，它们能附着在你的皮肤上。

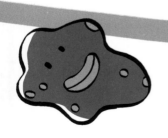

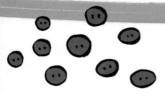

原生动物 这些是由单细胞组成的微生物，你的皮肤上或消化系统里有很多原生动物。原生动物大多是无害的，但也有可能携带非常严重的疾病，如疟疾。

寄生虫 这些是定居在你身体里的活物，它们从你的身体里"获取能量"，比如绦虫，这种在你肚子里的虫子会吃掉经过的食物。

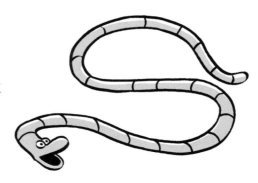

细菌 细菌是单细胞微生物，大多无害。它们能够迅速繁殖且无处不在，甚至你的身体里也有很多，但是有些细菌会释放毒素或带来严重的疾病。

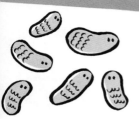

免疫系统

身体的第一道防线是皮肤，它就像城堡的墙壁和护城河一样，试图不加区分地将所有人挡在外面。只要皮肤保持完整就没有问题，但是当完整性被打破——你被割伤或受伤时，攻击者就会进入——所以消毒很重要。

敌人也可以通过其他入口进入身体，比如口、耳、鼻、眼、肛门或生殖器。

敌人进入时，身体的防御巡逻队——白细胞就会开始工作。骨髓，也就是最长和最宽的骨头（如骨盆中的骨头），它的海绵部分会产生白细胞。白细胞巡视身体，向每个人索要"证件"。那么，如果你没有证件，或者证件已经过期，或者你有不良记录（比如这不是你第一次未经许可进入，它们认为你是细菌或病毒），会有怎样的后果？它们要么当场摧毁你，要么在你身上倒下一堆抗体——防御性蛋白质，这种蛋白质能像一副手铐一样挡住你，防止你伤害别人。

打败麻疹

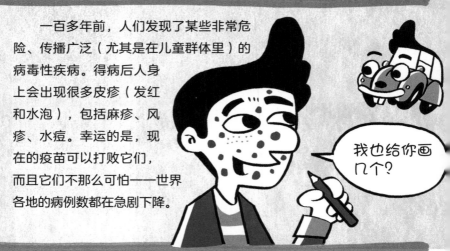

一百多年前，人们发现了某些非常危险、传播广泛（尤其是在儿童群体里）的病毒性疾病。得病后人身上会出现很多皮疹（发红和水泡），包括麻疹、风疹、水痘。幸运的是，现在的疫苗可以打败它们，而且它们不那么可怕——世界各地的病例数都在急剧下降。

白细胞与敌人战斗过后，它们就会更新坏蛋名单。这样，当白细胞再次遇到同样的侵略者时，它们已经知道如何对付坏蛋、如何摆脱它了，而且最重要的是，白细胞的反应速度会变得更快。白细胞一般能立即抓住坏蛋，在它刚刚进入你体内时就把它堵住。所以像麻疹这样的一些疾病只会出现一次，被治愈后你就会有免疫力。

这就是疫苗的工作原理，它们使免疫系统相信你已经感染了某种疾病，因此白细胞会做好准备，防止疾病再次入侵。

但是，有时白细胞也会犯错误，灰尘、花粉、动物毛发或某些食物（坚果、牛奶或贝类）等无害物质，都有可能引起白细胞的警觉。

白细胞也会抓错犯人，而你会用"过敏"这个名字称呼它。

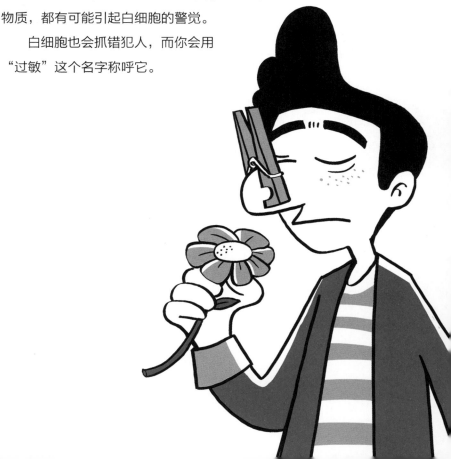

感冒、流感还是冠状病毒？

啊啾！你是不是得了感冒、流感或更重的病？它们是不一样的。

"冠状病毒非常严重，研究起来也很复杂，会造成很大的损害。"

感冒是由许多不同的病毒引起的，它们只影响从上呼吸道到喉咙的部分。

流感是由流感病毒引起的，这些病毒喜欢在寒冷的天气下出门溜达，因此流感主要出现在冬季。它能让你发烧、骨头疼、肌肉疼，好痛苦！它能持续一个星期，有时会导致肺炎。

新冠病毒更加复杂、难以预料。有的人得了新冠没有任何感觉；有的人得了新冠就像是感冒；而在身体比较弱的人身上，它可能引发严重的并发症，所以有的病人需要呼吸机来吸氧；也有人会因新冠去世。

冠状病毒的形状像一个周围有许多尖刺的球，它体积很大，研究起来也很复杂，可能对身体造成很大的损害。

有两种方法可以战胜它们：抓住它们并治愈自己（这样身体里需要必要的抗体——但是这样你也会很难受，不值得这样做）；接种疫苗，以提高白细胞的抵抗力。

所有的传染病原体都有一个任务——复制。而且，当周围有一整群人时，病毒肯定不甘于挤在一个人的身体里生活。

感染病毒很容易，有时碰碰同一台电梯的按钮，就足以将病毒从一个人身上传播到另一个人身上，而我们今天乘坐的汽车、火车和飞机的移动速度很快，所以一种病毒可以传播到整个城市，甚至传播到不同国家和大陆。而当某种病毒在整个地球上传播时，你就会知道——大疫情出现了。

跳跃的病毒

我们养着很多动物，有的动物我们会吃。有时这些动物会有特殊的疾病，疾病可能对它们没有什么影响，却能从它们的物种"跳"到我们的物种，把病毒传播给我们，这被称为溢出效应。这些病毒很危险，因为我们的白细胞不认识它们，这也是2019年冠状病毒出现的原因。

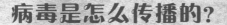

病毒是怎么传播的？

通过口水传播　好恶心，不过这是真的，但是，我们没有意识到这一点。如果你在阿尔菲奥说话、大笑或唱歌时靠近他，你呼吸时就会吸入从他嘴里喷出的微小唾沫！

通过空气传播　有些病毒能在空气中传播很久，即使病人已经不在房间里也会传播。麻疹病毒最多能在空气中待两个小时，幸运的是我们现在已经接种了疫苗。

通过动物传播　病毒可以通过感染的携带者传播，比如蚊子（曾被认为是世界上最危险的动物）或老鼠。

通过体液传播　血液可以通过皮肤上的小伤口传播病毒，接吻时的唾液（会转移大约10亿个细菌）也会传播。

通过饮食传播　如果不注意卫生，可能会不小心饮用或食用被感染者的排泄物，这种情况经常发生在小孩子身上。当他们把脏手放到嘴里，就会被感染。

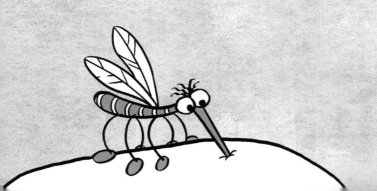

危险的黑细胞

有时疾病不是来自外界的，而是我们自身产生的。有的时候你身体里的细胞会"发疯"，导致癌症。它们出现的原因，可能是因为我们从父母那里继承了某种未知的缺陷，也可能是因为我们自身营养不良、吸烟或饮酒、受到环境污染，也有可能像某些人说的那样，只是偶然出现的。

不论如何，当细胞病变时，一切都会变得很糟糕，癌细胞会不受控制地繁殖，创造出许多其他类似的细胞。白细胞会命令它们停止，但它们不听话，甚至拒绝死亡（它们的程序就是这样的）。如果它们的体积变大，就会堵塞血管、吸食养分，还会在身体里移动，在迁移过程里建立小型防抗据点，这时就需要人为干预了。

我们可以通过手术切除所有病变的细胞（必须是所有的细胞，因为一个幸存的细胞就足以让所有努力白费）；或者通过用药物或辐射轰击反叛的细胞，也就是化疗和放疗。有的癌细胞很快就能被打败，不幸的是，有的癌细胞很难被打败。所以，健康的生活、遵医嘱接受检查，对预防癌症是很重要的。

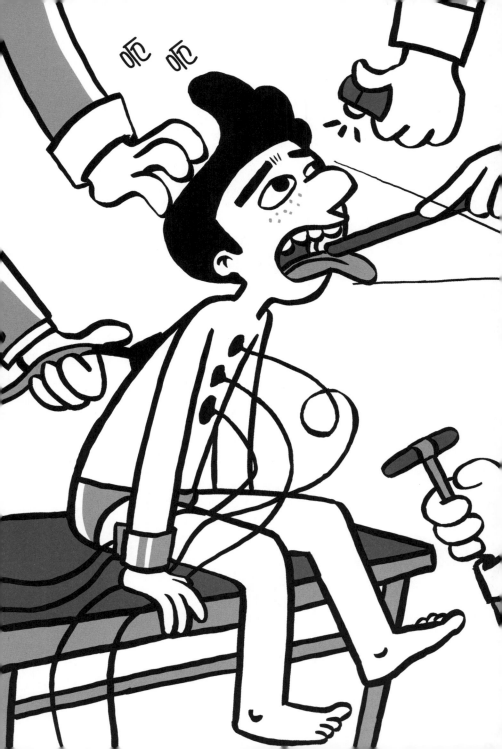

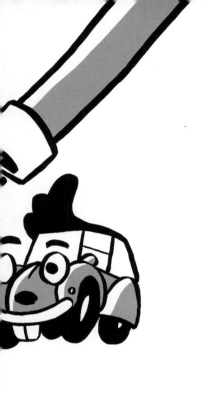

11

为什么要做检查？

　　检查的种类有很多，有血液、尿液、牙齿、心脏检查……

　　验血相对简单，不用害怕，你要做的就是坐下来和一个友好的护士聊天，说着话，她就会突然跟你说："好了！"你最多也就感觉到自己臂弯处被掐了一下，那里的静脉最突出（并不比自己被人踢了一脚更疼），也许你会有一种奇怪的空虚感（有点像历史考试开始之前的感觉）。不疼的诀窍是别看抽血的过程，你可以脑子里想着：我马上就可以去吃一顿丰盛的早餐啦！

有时医生也会检查尿液的成分。这不是没有理由的，这是为了看尿液里有没有细菌，糖分含量是否过高，是否有得糖尿病的迹象。你想想，古代医生还要通过尝你的尿来检查，不过你别担心，现在你排出早上第一泡尿，再用塑料杯子装尿液就行了。

　　医生通过尿液可以了解你的血液是否缺铁（贫血），你有没有生病、肾脏如何，你是否有心脏问题，哪种激素过多或过少，有没有肝脏问题。还有，如果有的细胞"发狂"了，要及时控制住它们。

　　血液样本也能用来做基因测试，可以绘制出你的整个DNA地图。目前我们无法完整分析它，但是它可以告诉我们有没有生病的基因或易染病的基因，基因只是有可能遗传，比如你祖先的驼背就没有遗传。但是，通过基因测试，你有可能发现自己的祖先来自世界上另一个非常遥远的地方。

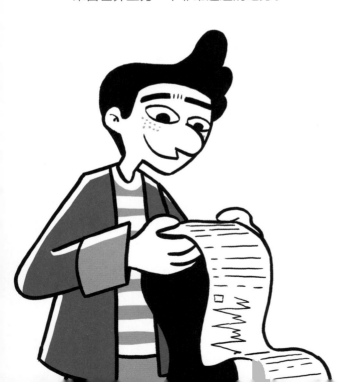

受赠之物，勿论短长。

吃完东西你需要刷牙，戴牙套的阿尔菲奥也得刷牙。

看牙医会不会让你觉得害怕？别担心，现在的牙医会尽一切努力让坐在诊疗室高科技椅子上的人感到舒服。你需要每年去做几次检查，坏牙可比牙医让人难受多了。

"进食后刷牙可以清除多余的细菌。"

龋齿的形成，是因为你的嘴里有一千种不同类型的细菌，它们都很爱吃甜食。每当你吃了甜食，甚至是面食，细菌就会吞噬它们并释放出酸性物质，攻击覆盖在你牙齿上的珐琅质层。

珐琅质无法被别的物质替代，珐琅质被损坏时，牙本质就会暴露出来，而牙本质更容易受到攻击，这样就形成了龋齿。牙髓中有小神经，当细菌进入神经时，就太糟糕啦。

饭后刷牙可以去除多余的细菌（牙菌斑）和形成在牙齿上的粗糙沉积物（牙垢）。

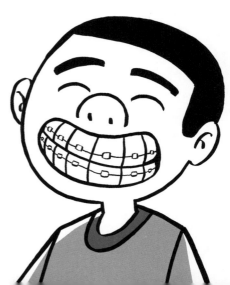

移植器官

有时检查会显示人体的某个器官已经受损且无法修复，现代外科已经找到了解决方法——移植。不过移植是很难的，有点可怕，所以如果听听你就害怕，那你可以跳到下一章了。

但是，如果你想了解一下，我们就来一起看看吧。

除了肾脏，移植的器官是从大脑停止工作的人身上取下来的，也就是说他们已经去世了，但是因为某些部分仍在正常活动，身体仍能维持运转。只有捐赠者生前签署声明表示同意，才能从尸体上摘取器官。如果他从没说过自己同意不同意，他的家人可以做出决定。

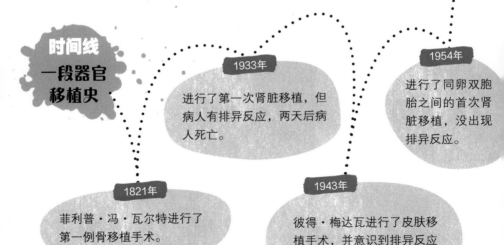

时间线
一段器官移植史

1933年
进行了第一次肾脏移植，但病人有排异反应，两天后病人死亡。

1954年
进行了同卵双胞胎之间的首次肾脏移植，没出现排异反应。

1821年
菲利普·冯·瓦尔特进行了第一例骨移植手术。

1943年
彼得·梅达瓦进行了皮肤移植手术，并意识到排异反应是由遗传基因引起的。

1967年

克里斯蒂安·巴纳德进行了第一例心脏移植手术。

2019年

在博洛尼亚首次移植了一段脊柱。

1959年

马津戈·多纳蒂在佛罗伦萨进行了第一次骨髓移植手术。

1971年

环孢素被发现，这是一种能够减少排异反应的活性成分。

这种情况下，医生可以把逝者身体中仍在运作的器官给需要它们的人，有了这些器官，他们将能多活很多年。

现在基本上所有器官都能移植，包括眼角膜、皮肤和心脏，肾脏移植可以在活人间进行（你知道你有两个肾脏，我们讲过的，而且有一个肾脏就够了）。但是不论如何，最大的困难都是排异反应：宿主身体的白细胞必须明白，新的器官不是要追杀的敌人。

有两种策略可以解决这一困难：第一种是使用某些药物，使免疫系统"晕眩"；第二种是如果可能的话，尽量在同一家族的人之间进行器官移植，因为他们的DNA非常相似，免疫系统通常不会有剧烈反应。

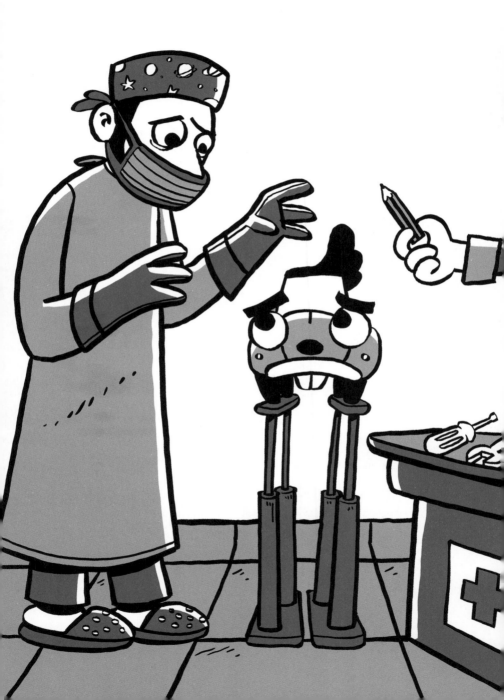

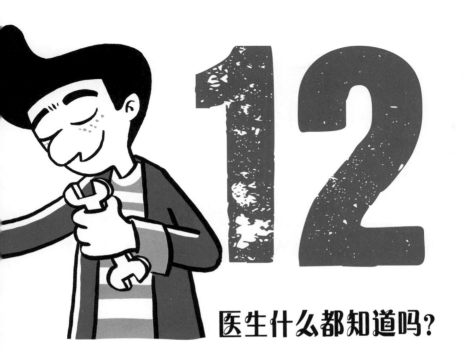

12

医生什么都知道吗？

　　我们都觉得自己或多或少了解一些医学知识。

　　医学指的是研究人体的不同方式。比方说东方医学与西方医学就是不同的：东方医学试图把人体作为一个整体来治疗，每个部分都与其他部分密切相关，但是有些理论缺乏相应的科学依据；而西方医学正在变得越来越专业化，很多医生研究身体的个别部位，却不一定了解其他部位，这是因为关于身体的知识是无限的，而且总会有新的发现。

　　你的身体是一台复杂的机器，有很多部分是我们仍不了解的，它在你不知不觉中进行很多看不见的工作，而且身体各个部分都一起工作，互相影响。

医生其实并不了解一切。但是，他们知道很多，而且肯定比我们多！

而且，他们在不断寻找更好的答案，来解决他们还不了解的问题。

哎呀！我怎么办？

好吧，如果你受伤了，而且不知道该怎么办，那就去急诊室，也就是医院里专门处理紧急病例的区域。如果在这里问题变得更严重了，你将被送入病房。在最严重的情况下，你将被送入重症监护室。但是，我们希望你永远不会遇到这种事情！在滑板上悠着点……别吃冰箱里那块发霉的奶酪！

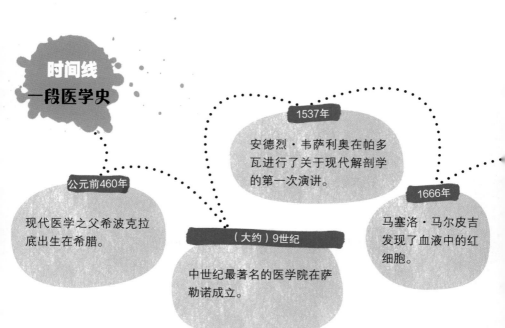

时间线
一段医学史

1537年
安德烈·韦萨利奥在帕多瓦进行了关于现代解剖学的第一次演讲。

公元前460年
现代医学之父希波克拉底出生在希腊。

（大约）9世纪
中世纪最著名的医学院在萨勒诺成立。

1666年
马塞洛·马尔皮吉发现了血液中的红细胞。

然后，当你感觉不舒服的时候，可以找医生。

在许多国家（包括意大利）都有家庭医生，家庭医生一般对所有病症都有一定了解，也很了解你的情况。因为你与阿尔菲奥和伊索尔德不同，而且每个人都有自己的成长史，所以有一个一直了解你的成长史的人很重要。6岁以下的儿童会有一位**儿科医生**，他能陪你到14岁。

家庭医生有一个非常重要的功能：他们会让你做必要的检查、开出必要的药物。当你没什么大碍时，他们会安慰你，当你有坏习惯时，他们会吓唬你一下：挺起腰，不要再吃零食了！

来学词汇

儿科医生（pediatra）来自希腊语中表示"孩子"的单词（paidós），虽然这个单词很像意大利语的"脚"（piede），但是其实跟脚没关系！

1928年

亚历山大·弗莱明发现了青霉素，这是第一种抗生素。

1796年

爱德华·詹纳发明了疫苗接种。

1953年

弗朗西斯·克里克和詹姆斯·沃森发现了DNA的双螺旋结构。

耳、鼻、喉
耳鼻喉科

有多少种医生？

胃和肠
消化科

有很多种！医生有不同的专业，每位医生都致力于研究和治疗身体的特定区域或某些疾病。这里只是几个例子（但还有很多）：

大脑
神经科和精神科

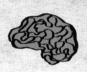

孩子
儿科

生殖器官
妇科和泌尿科

心
心脏科

DNA
医学遗传科

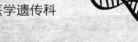

肺
肺科

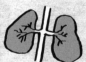

感染
传染科和感染科

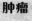

骨头
骨科

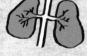

肿瘤
肿瘤科

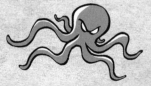

皮肤
皮肤科

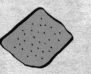

老年人
老年病科

视觉
眼科

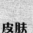

医生的机器

　　并不是所有的疾病和事故造成的损伤都能从外表或通过简单检查看到。如果你被打了，你会有瘀伤，而且能看出来。但除此之外，身体内部又受到了什么伤害呢？

　　过去有的病并不容易看出来，但是现在医生有许多诊断工具，而且这些工具在不断地被改进和完善。

　　最常见的是听诊器：一个连接两个听音部分的小圆盘，把它放在胸前，就能听到心跳的节奏和肺部的声音，如果放在腹部，就能听见内脏的隆隆声。

戴手套的医生

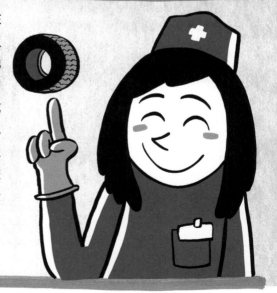

　　手术室用的手套是在1889年应护士卡罗琳·汉普顿的要求而发明的，她对含氯药物在她皮肤上留下的痕迹感到很恼火。威廉·哈尔斯特德医生打电话给轮胎公司固特异，让他们制造了第一副薄橡胶手套，这种手套很快在全世界的医院得到了应用。

还有心电图机，这是一种用于测量心脏电活动的仪器，检查结果被称为心电图。什么？心脏里有电流吗？在某种程度上是有的。因为心脏有肌肉，而19世纪中期，意大利科学家卡洛·马泰乌奇意识到所有肌肉都会产生电流。虽然他没有钱也没有设备，但是他还是设法在自己的地下室制作了一个蛙腿电流瓶（是的，你没看错），并证明小腿能产生电流。腿跳跃时有电流，所以断电时我们说"跳闸"，也是不无道理的！

大脑的电活动是用脑电图仪测量的，测试的结果是脑电图。

如果你骨折了或是担心自己骨折，你就必须照"X光"。医生会让你躺在一张小床上，或者站在一台机器前，发射一束穿过皮肤、肌肉和软器官的射线，射线会无视它们，只检测骨头和软骨，拍一张你体内的照片。

从长远来看，这些辐射对你的身体有危害，这就是为什么在照X光之前，医生、护士或技术人员会离开房间，把你留在那里，并用漂亮的、厚厚的铅围裙保护你，这样就可以避免积累过多辐射。

另一种听起来更可怕，事实上却完全无害的仪器是核磁共振仪。仪器舱室的形状像鱼雷，你像宇航员一样被放进去，在不知不觉中，围绕你旋转的巨大磁铁产生的电磁波检查你的身体。根据电波的反弹情况，医生可以知道你的大部分内部器官状况如何，而不必打开你的身体看一看。

盗墓者

医学处于起步阶段时，很难找到可供研究的尸体，但是墓地里有很多尸体，也有一群被称为"复活者"的专业盗贼。他们会偷取刚刚入墓的尸体，卖给实验室和解剖学校。

这是因为当时可以研究的尸体只有被处决者的尸体，而且远远不够！在冰箱发明之前，怎么保存尸体也是个问题。有的医生也会"表演"全身解剖，还有邀请函和表演用的旋转台，直接连接到运河排水口，以便在警察到来时处理掉"禁止使用的"尸体。在意大利帕多瓦大学仍然可以见到类似的系统，那里有一个16世纪末的原版"解剖剧场"。

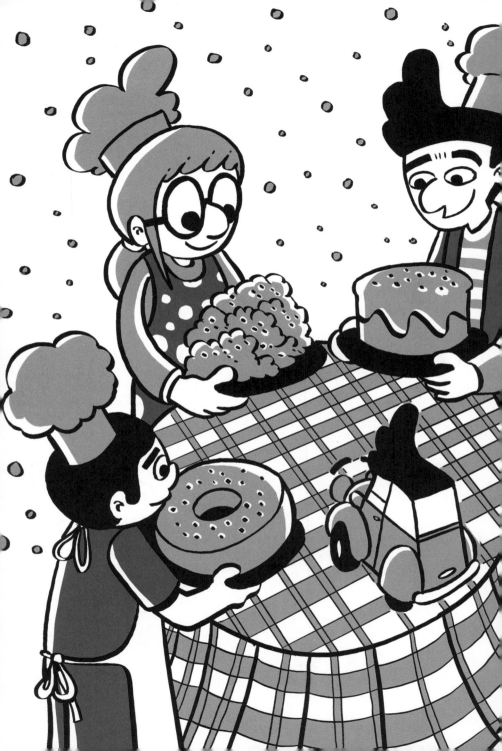

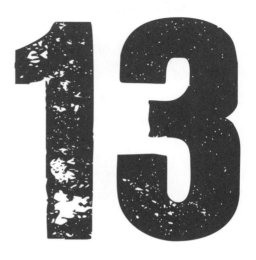

我只能做基因允许我做的事情吗？

你试试，去买烤制三个蛋糕的材料。

然后打电话给阿尔菲奥和伊索尔德，每人烤一个。

现在尝尝，它们是一样的吗？

你所做的实验，能让你看到基因和你成长的环境这两种影响因素之间的区别：你的基因和DNA是蛋糕的原料，但是蛋糕成品是你和朋友以不同方法使用基因的结果。

所以，基因并不是不做事的理由。

除了基因，你的成就在很大程度上取决于自己。

我们都是亲戚

　　大约600万~700万年前，地球表面出现的大裂缝将非洲一分为二，有一小群猿人被分到了"人亚科"，其中包括所有重要的原始人类。他们的DNA随后独立变化，产生了许多变种，有一个最后变成了"人属"。经过几百万年，这个新的属又变出了几个物种，其中包括你所在的"智人"种群。

　　以前我们认为历史基本是按照线性顺序发展的。

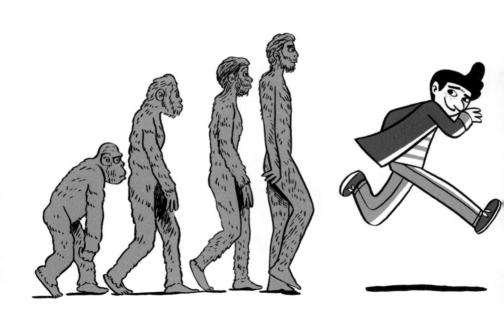

事实不是这样的。

我们不是像直线一样进化的，我们的进化模式像灌木丛，类似这样：

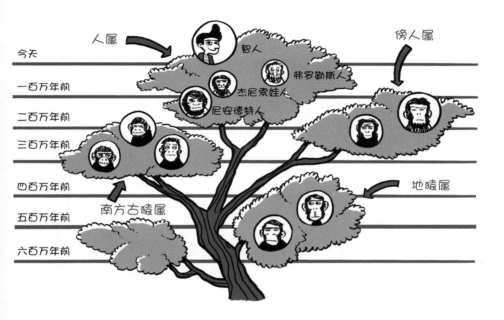

除了智人之外，地球上还曾出现过不同的人种：欧洲的尼安德特人、西伯利亚的杰尼索娃人、印度尼西亚的弗罗勒斯人。有的人种被智人杀了，有的运气不好，比如没有足够的药，或者哪年运气不好，人种就灭绝了。由于各种原因，现在只剩下我们智人了。

我们的组成成分都差不多。

而且我们都想吃蛋糕。

你在哪里成长

　　有400个基因负责调控你的身高，但是你的最终身高也受生活环境的影响。也就是说，如果你的妈妈和爸爸是两个大块头，你应该也是一个大块头。但是，如果你出生在一个闹饥荒的国家，没有足够的食物，喝得少，水质又差，你就长不到预期中的高度。

　　能主宰一切的基因很少，大多数情况下，基因只能起到指导和设置的作用。

　　所以，别想了，没有基因能代替你做数学题。

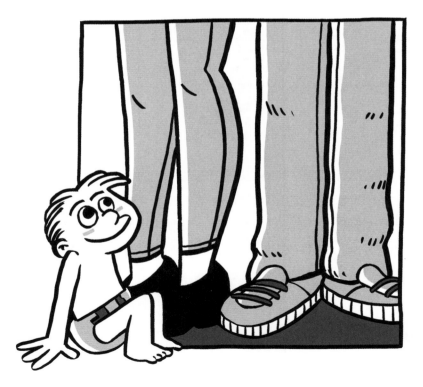

你从小受到的环境刺激、得到的锻炼和意志力，往往比基因更强大。

有一个惊人的理论，即"一万小时法则"：如果你用一万小时做某件事，比如弹吉他、击剑，你就能成为佼佼者。在现实中是这样的：你有可能弹琴弹得比你的邻居更好，因为他只练习了2000个小时；但你可能会输给他的妹妹，她已经练习了5000个小时，而且她在音乐方面的天分比你强。

粗略地说，基因占50%，另外50%是环境决定的。

所有人的母亲

在父母双方给你的染色体里能找到大多数遗传物质，但是，线粒体中也有少量遗传物质，而线粒体是只有女性才会传给后代的细胞器。这意味着我们的祖先确实只有一个（如果你想，也可以叫她"线粒体夏娃"），而给予所有人线粒体的母亲，几十万年前生活在非洲。

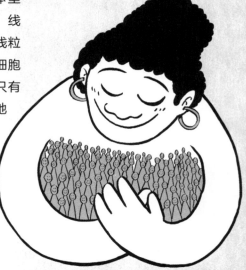

如果残疾会怎样

不是所有的人都有同样的身体，由于各种原因，某个身体的功能可能与其他身体的功能不同，或者可能无法像以前那样发挥作用。

残疾是一个人与世界互动的能力比大多数人要低或者跟大多数人不同的状况。

我们可以做的是改变他们周围的环境：大楼里安装电梯，可以让坐轮椅的人在没有外部帮助的情况下进入建筑物；让家具始终保持位置不变，可以让视障人士建立空间思维导图来确定方向。

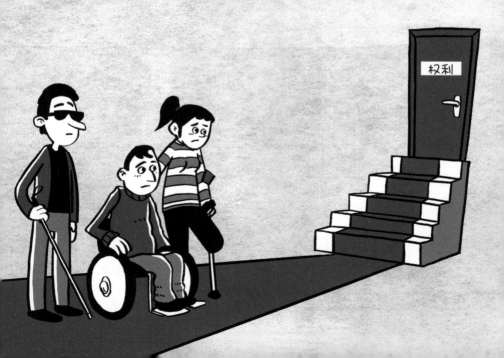

基因型和表现型

基因型指的是你的DNA中编码的所有特征，包括你从父母那里继承的所有基因，而你的父母又从他们的父母那里继承了这些基因，以此类推，可以一直追溯到你的祖先与尼安德特人共同生活的时代。

表现型则展示了你的基因和周围环境之间相互作用的结果，也就是你的真实面貌。

尽管近几十年来科学界一直在研究基因，以及基因和环

> "直到目前，预测基因和环境的互动模式仍然是不可能的。"

境的相互作用模式，但是，预测基因型和表现型之间的关系，目前仍然是不可能的。你可能有某种从未被激活过的基因，有的基因则在加班工作。

表观遗传学，研究的就是调节基因运作的按钮的工作模式，以及从母亲子宫开始研究环境在个人成长中起了多大的作用。

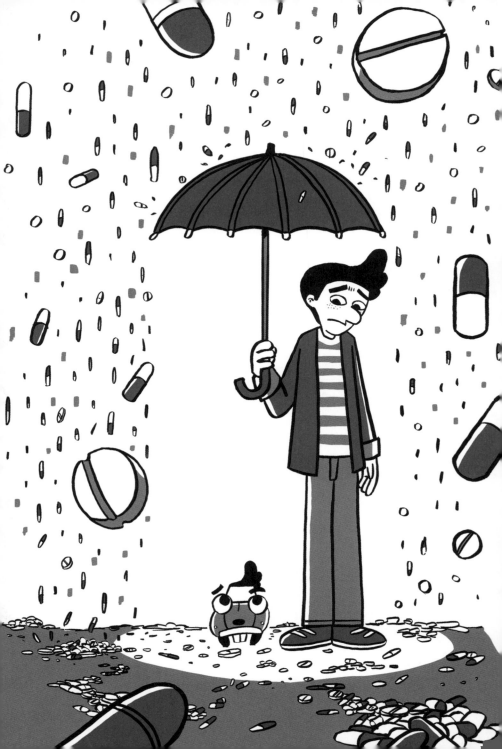

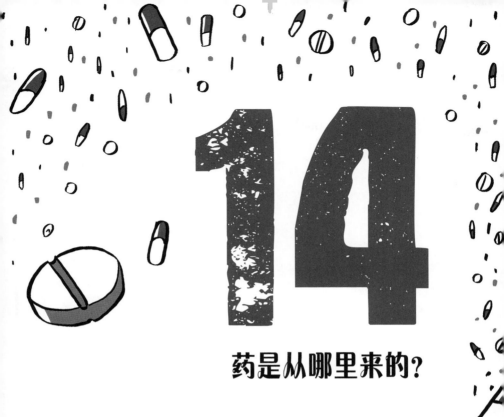

14

药是从哪里来的？

你不舒服的时候，一般会吃药缓解病情。你的家里，也许在你够不到的地方会有各种名字很奇怪的药片、药膏和糖浆。它们的名字就像魔幻小说里才有的：布洛芬、扑热息痛、乙酰水杨酸（阿司匹林）……

它们是哪儿来的？

它们是从药店（意大利语farmacia）来的，其名称来自希腊语的"治疗"（phármakon），这个希腊语单词既有"治疗"的含义，也有"毒药"的意思。换句话说，你需要吃正确的药，如果吃得过量，或是吃了错误的药，都是不好的。

很多药都是来源于大自然的。比如说，尼安德特人已经知道洋甘菊有镇静的作用，并且经常服用它。不知道他们是不是因为睡太多，所以灭绝了……

"草药学是最古老的医疗科学。"

草药学是最古老的医学形式，它研究植物对身体的影响，它的出现并非巧合。

某些植物和某些矿物，还有某些动物的某些部分含有对我们有用的分子——活性成分。随着时间的推移和化学的进步，我们已经学会了合成——在实验室中重新创造，这样草药就会变得更有效而不那么危险。

怎么开始

设想一下，假如有一种病叫"起床痛苦症"，这种病会让大多数闹钟在早上6点响的人很痛苦，而你需要找到治疗方法。

你必须问自己的第一个问题是：它影响了多少人？

然后你还要问自己：是不是只有在他们睡着的时候才有病症？是不是用任何闹钟都难受？它是某种病毒、化学品引起的，还是只是因为闹钟用错了？

这是研究人员（通常是流行病学家，也就是研究数字和疾病的人）会提出的问题。

当你大致了解了问题，你就需要研究正确的治疗策略，比如：

*教导免疫系统进行自我防御（使用疫苗，比如对付"起床痛苦症"可以用耳塞）；

*试图从根源消除疾病（闹钟）；

*试图让"敌人"自我毁灭或失去力量（用一个枕头盖住闹钟，两个，三个……）。

随后，你还需要确定能实现策略的最佳辅助（药物的活性成分）。

现在，试着想象一场你和疾病之间的足球比赛。

你团队中最好的"足球运动员"是谁？你是在哪里找到他的？他是现成的吗？（在你的身体里）还是你必须像制造机器人一样从头开始"制造"他？

然后，你需要以他为中心建立一个优秀的团队，这样才能进球。有的运动员（身体里的分子）可能会将球（活性成分）带到罚球区，有的负责防守，有的负责传球，这样才能进球。

团队建好后，你的身体就有自己的"药物"了。

那么，你怎么知道它是解药还是毒药？

只有一个办法——试药。

试药

在药品被出售和购买之前，它必须通过一系列漫长的测试，通常持续7到10年。试药的过程主要分为三个阶段，只有在前一个阶段非常顺利的前提下，才能继续下一个阶段。

所以，如果你觉得自己的药物可以治病，那我们就给它起个名叫"治病胶囊"，试药过程如下：

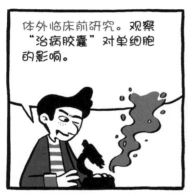

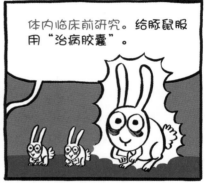

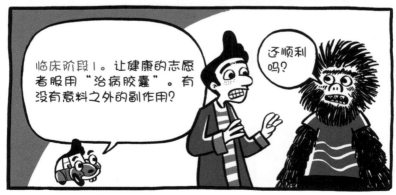

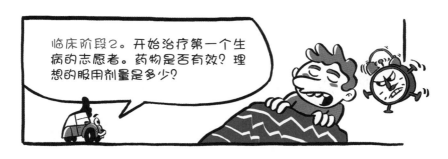

这样，你就可以确定你的发明是无害的，而且可以治病。但是你仍然需要收集更多的数据，了解其使用方法与药效，看看能不能进一步改进它。

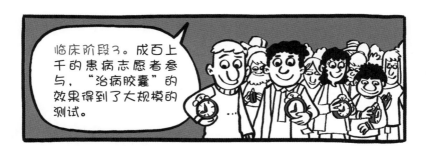

授权

最后，意大利研究者需要把所有的数据发送给欧洲药品管理局，这个机构会再次检查一切。

如果顺利，在各个国家机构做完进一步检查，和公司商讨确定药物在本国的销售价格之后，"治病胶囊"就可以在欧洲的所有药店销售了。

双盲试验

"双盲试验"听起来像是一种很难的网球比赛，其实不是的，这是试药过程中必须进行的第三阶段。

你在实验室里付出了多年的努力才有了现在的"治病胶囊"。这期间，你最喜欢的球队赢得了欧冠联赛，一个月后你才听说了这件事；你的小兔子跑进了森林，而你却没有注意到；现在你成了"治病胶囊"的忠实粉丝，为的就是能让它投入生产。

这时候让药物投入生产很正常，是不是？毕竟人付出了这么多努力，但是，药物的作用不会因为人的意愿而改变，药物试验必须要做到冷酷无情、不偏不倚。即使不是故意害人，过分投入的科学家也可能会伪造他的实验结果，或者不自觉地以对他有利的方式解释药物的功效。

这就是为什么第三阶段要做"双盲试验"。

现在需要准备两颗表面上相同，但是内容不同的胶囊。

一个是神奇的"治病胶囊"，另一个是安慰剂，即没有任何效果的糖果，既没有好处也没有坏处。而且除了能识别胶囊秘密代码的计算机外，没有人知道哪个是"治病胶囊"，哪个是安慰剂。

此时，参加研究的志愿者被分为两组，医生在不知道他们吃的是哪种药的情况下分发胶囊。病人也不知道，谁也不会被影响，医生的问题和病人的回答都是真实可靠的。

直到最后，像电视问答节目在即将结束时才解开谜题一样，医生才能知道谁服用了药物，谁服用了安慰剂。如果服用"治病胶囊"的小组成员，比服用安慰剂的对照组成员感觉更好，这就说明药物起了作用，实验结束。

策划药和非专利药

开发一种新的药品需要数百万欧元，因此，谁生产它，谁就有权为它申请专利，也就是说只有发明它的公司可以生产和销售它。但是这一期限只有二十年，之后所有其他公司都可以用不同的名称和较低的价格销售该产品。第一家公司生产的药物是原始版本，一般是第一家公司为这个产品起名，比如"对乙酰氨基酚"，其他的是非专利药，比如"对乙酰氨基酚"的非专利药是扑热息痛。

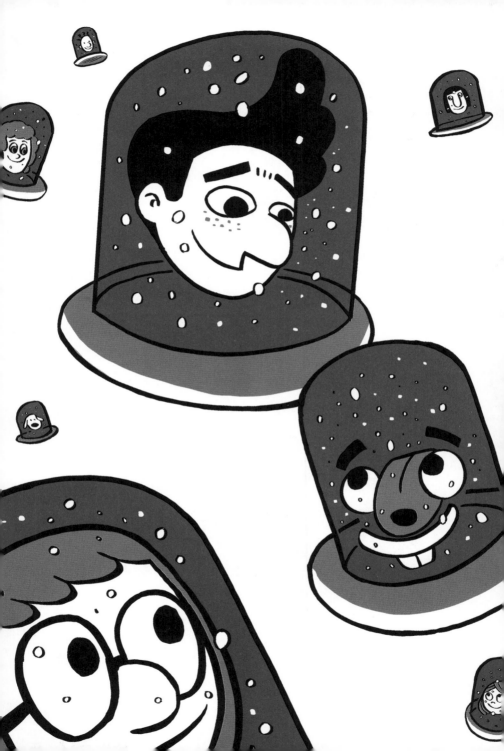

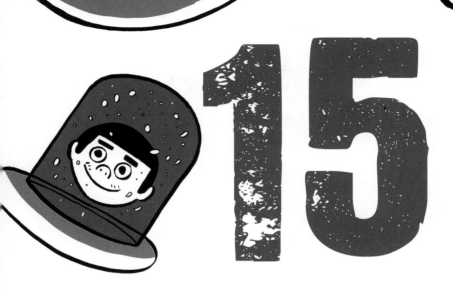

在未来，我们会是什么样子？

如果看一集动画片《飞出个未来》，你可能会看到玻璃展柜下面储存着一个会说话的头，脑袋和它的主人有着相同的特征。有的人真的想这样做：超人类主义者坚信人们应该把头放在冰箱里，这样在未来的某一刻，你可以再次使用它，即使失去了身体，你还是你自己。

不论如何，这正在成为现实：我们不断地开发药品、研究移植器官、研究长寿的秘方，目的就是为了让我们的身体能更好地运行。

但是，人体总是能正常运行吗？

药品很好，不过需要多少？

即使抗生素在对抗微生物上极其有效，拯救了数百万人的生命，它仍然有很大弊端。它的出现是这样的：有一天，实验室助理玛丽·亨特将一个覆盖着漂亮的金色霉菌的甜瓜带到了实验室，从中提取了青霉素，并在实验室大量复制了青霉素。

此前，英国科学家亚历山大·弗莱明也以类似的方式偶然发现了青霉素，他也警告过我们青霉素的危险性：如果用量过多或是错误使用青霉素，抗生素会让微生物变得更有抗药性。这样就需要更强大的药物对抗微生物，于是到了某一刻，我们会发现自己已经无药可医。

这种情况现在正在出现：我们用了过多抗生素，开发出的有效抗生素越来越少，逐渐无法抵抗越来越有侵略性的细菌。所以你也要注意，如果没有必要，不要服用抗生素。

沙发土豆

你看过动画片《机器人总动员》中几百年后我们的模样吗？那画面让人看了很难受：我们因肥胖而迟钝，无法移动一步，总是坐在电视前。

你确定这只会出现在科幻小说中？

看了动画片，你是不是觉得自己应该去外面玩玩，不要总是刷视频？

培养移植器官

现代医学的前沿科技可以把你体内某些已经分化的特殊细胞恢复成干细胞，然后通过DNA让干细胞像神奇宝贝一样分化，变成不同的细胞。

想象一下：医生可以从你的皮肤上取样，把它做成胰腺、肝脏、脾脏，还能做缩小版肝脏。缩小版器官又叫类器官，只有几毫米大，除了大小之外，它们与你体内的有机体是一样的。

那么类器官是用来做什么的呢？它们是用来测试特殊治疗的，这样就不用在你身上做实验了。

年龄越大，你就越需要备用器官。我们可以通过某种方法培养器官；也可以通过特殊的3D打印机，用硅胶或其他合成材料来制造器官，比如现在制造的心脏瓣膜就很成功；还能用生物打印的方法，也就是通过3D打印机，利用在实验室中生长的细胞来生产器官和组织。

你不喜欢？这可比某些作家想象出来的要好得多。美国作家威廉·吉布森在他的小说《神经漫游者》中构想了不远的未来：人的身上可以嫁接仿生身体部件，比如人造手臂和腿、记录着性格的记忆芯片等。在未来，人和机器已然融为一体。

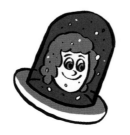

而在诺贝尔文学奖得主石黑一雄的小说《莫失莫忘》中，作为复制品的主人公在一个偏远的小岛上出生和长大。而这些复制品存在的意义，只是为了储存器官备件，提供给富有的原身，为其生命提供保障。

建造移植器官

意大利残疾运动员贝贝·维奥向大家证明，假肢可以代替四肢，帮助她成为世界击剑冠军，她的骨科医生团队还证明，人们可以制作能够适应儿童成长的机械假肢。

在这一领域有一些前沿学科，比如自然仿生学。在热那亚、伦敦和维也纳都有正在进行的自然仿生学项目，目的是通过脊柱将仿生肢体直接连接到神经系统，使病人的假肢移动，并让他们通过这些器官恢复感受世界的能力。

根据这项研究，在未来，人造肢体可以识别大脑刺激，并将机器人技术、人工智能和外科手术结合起来重建电流的连接通道。通过模仿自然，研究者为人工假肢制作了神经，这样，缺失的肢体形象可以在大脑中得到重塑。失去的手会被人造手代替，但是大脑在控制它时，会认为这是自然存在的手。

来看数据

预计到2050年，全世界将有85万人至少需要一个备用的心脏瓣膜！

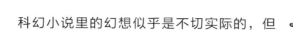

科幻小说里的幻想似乎是不切实际的，但是，当我们的祖父母听说把人送到月球上的主意时，他们也觉得那是不可能的，是不是？

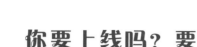

你要上线吗？要做手术了

远程连接和机器人工具让病人和医生不必远行就能见面。

而在未来，这样的手术会越来越多，很多诊断可以通过视频通话进行。

得益于5G技术（也就是新的快速传输网络），即使医生在世界的另一端，你也可以向他发送伤口的高分辨率视频和照片。

目前已经可以进行远程手术了：金沙萨的某个病人曾经在消毒过的手术室里，通过机械臂接受手术，该机械臂完美、精确地复制了莫斯科医院的外科医生在一个假人身上的动作。

目前，医生已经得到了人工智能机器人的协助，机器能够记录、比较和分析数以百万计的数据，完成类似手术并做出准确判断。这就是临床决策支持系统（CDSS），它可以让医生不必记住所有东西。

但是医生仍然有最终决定权。

基因改造人

漫画中的美国队长和冬兵是基因改造人，他们的故事并不像你想象的那样遥远。我们发现，细菌有自己的免疫系统（CRISPR），能用来摧毁病毒的DNA片段。而我们正试图使用相同的系统来"训练"动物细胞，然后再训练人类细胞，从而摧毁病毒的DNA片段。

超级英雄的科学

在现实生活中，如果你从摩天大楼坠落，超人用自己的方式（抓住你的手腕）救了你，这个动作的后坐力会把你的手臂扯下来并害死你。如果你希望像闪电侠那样奔跑，你必须每跑100公里吃750亿卡路里，或者每秒钟吃100万块牛排。如果你是蚁人，巨人形态下你会有280吨重，而在缩小形态下，由于存在光波和音波，你的眼睛不能看、耳朵不能听。

这可能会是一项革命性技术，因为它能用非常精确、确定的方式修正植物、动物和人类的DNA。但是，如果它不仅仅用于治疗疾病，还用于制造超级士兵，那这项科技就会有很大问题。

问题是不可避免的，所以这种技术到底好不好？

基于此问题，科学家、哲学家和生物伦理学家正在进行激烈的辩论。可以说，我们要不断发问，了解哪些事情是不能做的。从各种意义上说，我们需要知道使用这些技术会有怎样的未来，需要预想到如果不择手段的人准备以最坏的方式使用这些技术，会出现什么情况，这是很有意义的。

所以说，你的身体只是生活中的一个主角，有的事情能做，有的不能做。另一个主角是你的大脑，它会让你知道自己能做什么。身体带着大脑运动，大脑能让身体感到快乐，带给身体独特的、不可重复的感觉——快乐、紧张、疲劳、睡眠、瘙痒、味觉，大脑帮你记录生活中经历的每一件美妙的事情。

但是，它们无法离开对方。

要学会很好地使用这两种工具。

活动一下吧，祝你跑步愉快！

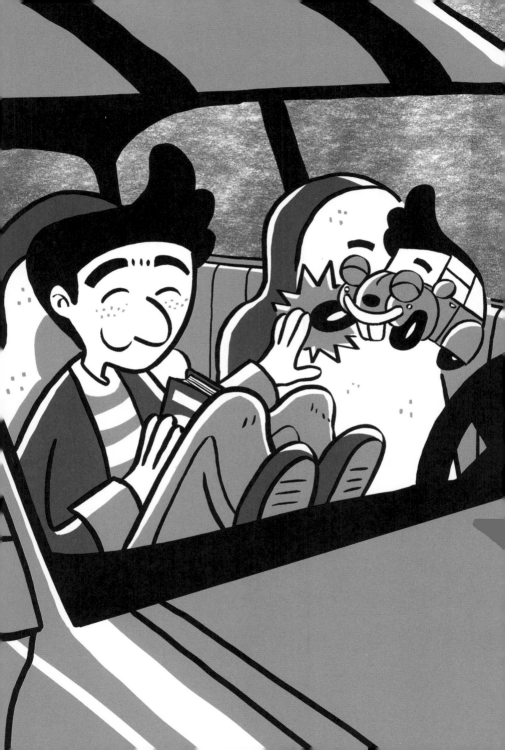

问候与告别

让我们回到你身边。

你还是坐在车里，看着镜子，百无聊赖。

怎么样？你有没有更喜欢自己一点？更关心自己一点？感觉好一点？

你明白了吗？你就是你，包括你的头、腿、肚子和其他一切。

你的身体是一台机器，没错，但它是一台极其个性化的机器。它的型号是独一无二的，只有你拥有它，也只有你能照顾它。

你的身体会摔坏、腐烂、变脏、受伤、擦伤。

但是，你的身体一直都在，可以让你再跑一次步、再跳一次水、再翻一次筋斗、再给别人一个吻。感冒咳嗽时，身体需要暂时休息，但是随后它又会恢复正常。你可以给身体吃美味佳肴和一些垃圾食品，它总会听你的话。也许你的身体会让你为某些选择付出代价，但它永远是你的朋友，它不会恨你。

身体是一台面向未来的机器。

在发掘身体奥秘的过程中，你也会发现它的过去：它是谁，它来自哪里，它是如何被委托给你的，你现在拿着你身体的钥匙。

所以来吧，我们出发。

外面还有六七十亿台身体机器，可以供你发现、挑战、追随、欣赏，可以给你教导和灵感。

身体需要肌肉和血液。

和一点运气。

这正是我们在书里讲过的东西。

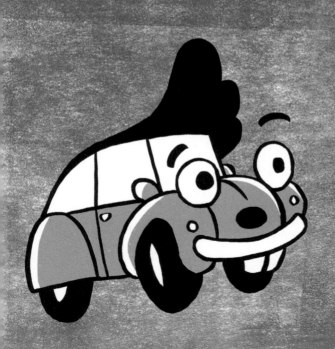

作者
帕多文尼高·巴卡罗尼奥

　　意大利最受欢迎的儿童读物作家之一，树上书屋创意项目发起人。他出版的读物被翻译成二十多种语言并在世界内销售逾两百万册。纵观巴卡罗尼奥的创作生涯，从小说、儿童游戏书到教材和人文读物等多种体裁都有所涉猎。他还与海狸出版社合作出版了《五十个问题》系列，该系列在全球都备受欢迎。

作者
费德里科·塔迪亚

　　新闻记者，电视节目主持人，作家和意大利儿童爱心推广大使。塔迪亚是位出色的沟通大师，他能通过儿童喜爱的语言绘声绘色地描述出各种事件。同时他也是《我思，我说，我动》的著者之一，并撰写了《五十个问题（儿童版）——五十次改变世界的革命》。

特邀专家
罗伯塔·维拉

　　拥有医学学位的记者、作家，她也是传媒领域的专家研究员，研究方向为传染科学、疫情预防、打击虚假信息。她为《晚邮报》的健康研究版面撰写了大量的文章，出版作品有《疫苗：不害怕的权利》《温和的战士：我的生活，我的战斗》。

科学审订
袁富文

　　医学博士，上海中医药大学青年研究员，研究生导师。

绘者
古德

　　古德是达尼埃莱·博诺莫的笔名，他是儿童短篇小说、卡通连环画和插图小说创作者，以蒂莫西·托普为主角创作了系列小说，还和图努埃（Tunué）出版社合作推出了《乔和三只小老鼠》。古德不仅任职于意大利多所著名的漫画学校，也是罗马漫画节ARF!的发起人之一。

Pierdomenico Baccalario, Federico Taddia
Siamo macchine perfette?
© 2022 Editrice Il Castoro Srl viale Andrea Doria 7, 20124 Milano
www.editriceilcastoro.it, info@editriceilcastoro.it
© 2023 for this book in Simplified Chinese language – Shanghai Translation Publishing House
Published by arrangement with Atlantyca S.p.A.

Original title: Siamo macchine perfette?
By Pierdomenico Baccalario and Federico Taddia with Roberta Villa
Illustrations by Gud
From an idea by Book on a Tree Ltd. www.bookonatree.com
Project management: Manlio Castagna (Book on a Tree), Andreina Speciale (Editrice Il Castoro)
Editor: Loredana Baldinucci
Editorial management: Alessandro Zontini
With thanks to Andrea Vico, Maria Cristina Daniele (M. D.) and Paolo Cugnasco (M.D. and
surgeon) for their collaboration on the text
Cover and interior design by ChiaLab

图字：09-2023-0674 号

图书在版编目（CIP）数据

人体是完美机器吗？ /（意）帕多文尼高 · 巴卡罗尼
奥，（意）费德里科 · 塔迪亚著；张羽扬译 . -- 上海：
上海译文出版社，2023.10
（一口气读完的为什么）
ISBN 978-7-5327-9451-5

Ⅰ . ①人… Ⅱ . ①帕… ②费… ③张… Ⅲ . ①人体 -
儿童读物 Ⅳ . ① R32-49

中国国家版本馆 CIP 数据核字 (2023) 第 172263 号

气候还会更糟糕吗？

［意］帕多文尼高·巴卡罗尼奥
［意］费德里科·塔迪亚 ◎ 著

张羽扬 ◎ 译

气候还会更糟糕吗？

上海译文出版社

目录

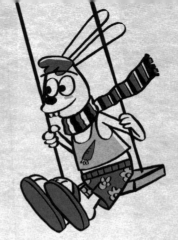

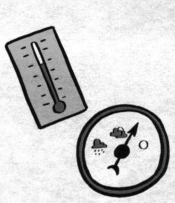
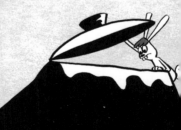

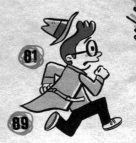

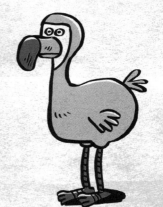

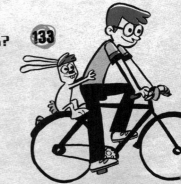

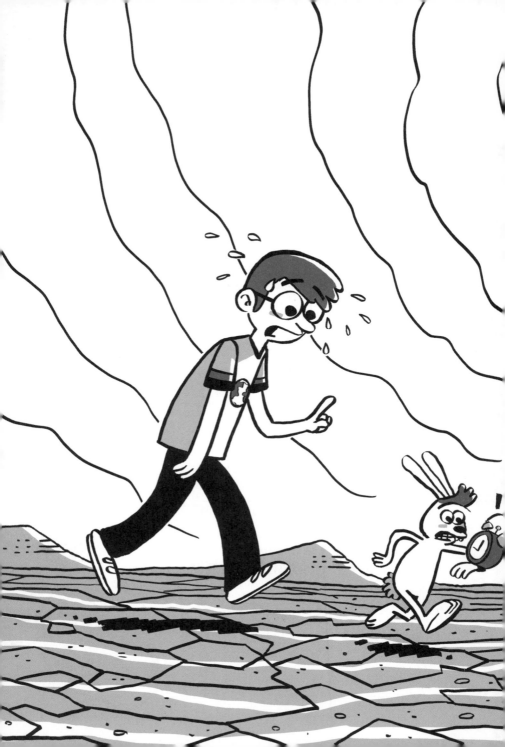

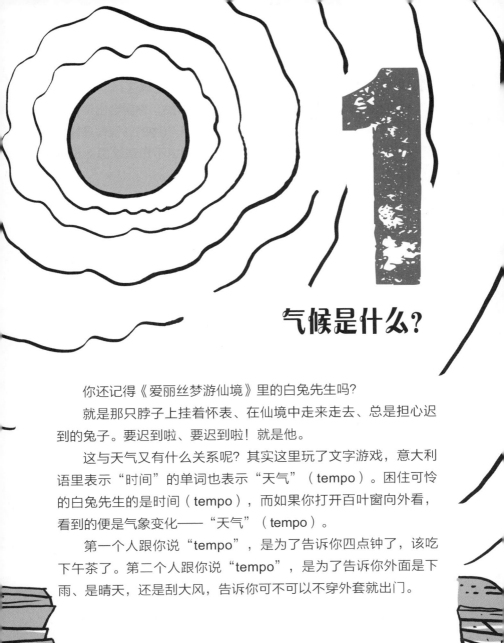

1

气候是什么？

你还记得《爱丽丝梦游仙境》里的白兔先生吗？

就是那只脖子上挂着怀表、在仙境中走来走去、总是担心迟到的兔子。要迟到啦、要迟到啦！就是他。

这与天气又有什么关系呢？其实这里玩了文字游戏，意大利语里表示"时间"的单词也表示"天气"（tempo）。困住可怜的白兔先生的是时间（tempo），而如果你打开百叶窗向外看，看到的便是气象变化——"天气"（tempo）。

第一个人跟你说"tempo"，是为了告诉你四点钟了，该吃下午茶了。第二个人跟你说"tempo"，是为了告诉你外面是下雨、是晴天，还是刮大风，告诉你可不可以不穿外套就出门。

你能用肉眼观察到时光的流逝，看到太阳、月亮在空中移动。你也能看到云层渐渐打开，雾气翻滚，雪花飘落。

你的皮肤也能感受到天气变化。如果很热，你就会出汗，越热出汗越多。如果很冷，你就会打冷战。天气冷的时候你最好多穿点，如果你穿着人字拖站在外面，我们也不知道该怎么说你好了。

时间的流逝、气候的变化会让很多人感到焦虑，其实，人们多少都会有点焦虑，我们都有点像白兔先生。有的人甚至有**天气恐惧症**，他们的情绪会随着天气的变化而变化。

然而，准确地说（书中我们会尽量告诉你准确的知识，这样你能享受到知识的快乐，白兔先生也不用为了误差而焦虑），太阳永远不会消失。

如果你说太阳一直在那，没有人能反驳你。

有时候，太阳会躲起来，但是其实它一直在天上。

有时候，太阳能够每天为我们提供很长的光照时间（夏天），在其他时候，光照时间会短一点（冬天）。

那么，夏天、冬天，或者是过渡季节里（秋天、春天，也就是人们觉得很不明显，就像没有一样的那两个季节）会发生什么呢？

嗯，最容易看出来的是温度的变化。

如果看一下空气温度计（不是发烧温度计，而是测量空气温度的温度计），你就能看到温度上升、下降。如果温度计的读数

来学
词汇

可以打赌，如果有一个词能让你的舌头打结，那它肯定是希腊语单词。

天气恐惧症（meteoropatico）也不例外。它的意思是承受（páthos）在高处发生的事情（metéoron①）。

---

①译者注：意大利语的"流星"（meteora）也是源于这一希腊语单词，意思是飞得高的石头。

是34℃，那就意味着天气非常热；如果是−4℃，那会非常冷。

是的，那气候到底是怎样的？

白兔先生去哪里了？

你比你那毛茸茸的朋友更不耐烦，好啦，我们马上就要讲到气候了。

你向窗外望去或是抬头看到的天气状况，是对你房子周围大气的描述。从古至今，描述方式都是相似的。

通过模型和预报员的经验，人们可以预测明天天气如何，最多能预测未来3~4天的天气。

你可能会想到自己每次去海边天气都不好，而你的叔叔每次洗车后都下雨。

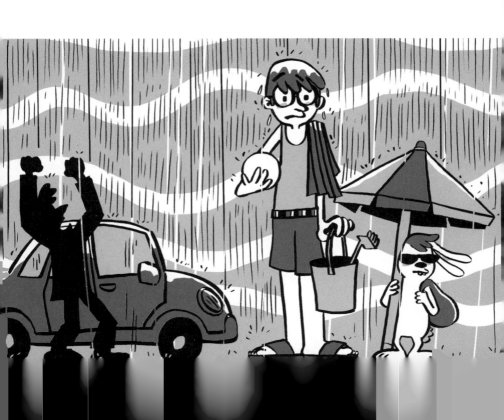

气象学家研究大气层、播报天气预报，人们则会在电视或应用程序上看天气。

电视上有时会有一位年轻的女士或先生，表情滑稽，也许还打着领结，身后有一连串的地图和箭头。他会兴高采烈地告诉你，明天的比赛时间有90%的可能会下大雨。

那你该怎么办？

是啊，你肯定更想出去玩，因为外面会有巨大的水坑，滑滑梯都会更快一些。

这时候，白兔先生如果也走在外面，会变成泥兔先生。

那么，气候指的到底是什么？

我们一起来看一看。

气候是某个地方很长一段时间内的每日天气平均值，时间段至少……要大约30年？

这意味着，如果在皮安帕鲁多村（意大利真的有这么个村子，它的名字意思是"平原沼泽村"）一年有260天下雨（实际不会下这么多天，这是在开玩笑），你可以说它是"多雨气候"。

如果在非洲的廷巴克图，某年平均只有24天在下雨（这是真的），你可以说它是"沙漠干燥气候"。

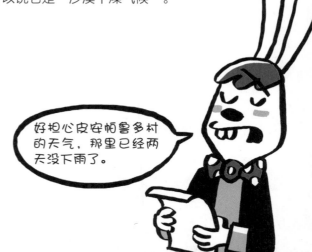

好担心皮安帕鲁多村的天气，那里已经两天没下雨了。

气候指的是一个地方一段时间内的平均天气，再加上其他传达天气特点的信息（很可惜，在这里我们没法一下子告诉你所有关于天气的信息），你就能在早上打开窗户之前，大体想象到天气是什么样的，因为你也大体了解了自己居住地的天气。

比如说，在罗马，夏天会很热，白天温度一般在30℃左右；而俄罗斯的雅库茨克则是世界上最冷的城市，这个城市冬天的平均温度是-40℃，夏天温度会上升到17℃到20℃。有一个冷笑话是这么讲的：雅库茨克人很有趣，他们讲的冷笑话真的很"冷"。

好吧，讲了这么久，白兔先生都等不及了。

确实。

还有，如果我们不保护环境，随着气候的变化、地球的污染等，白色都会不复存在，说不定以后这世界上都没有白兔先生，只有灰兔先生了，你觉得呢？

绳子晴雨表

气压计是用于了解天气变化的重要仪器，它可以测量空气的压力值。如果别人送了你一个气压计，你可以把它放在窗外。不然，你也可以给自己做一个绳子晴雨表，虽效果会差很多，但是很有趣。

正常绳子
天气不错
绳子湿了
下雨
绳子硬硬的
结冰啦
看不见绳子了
起雾啦
绳子在动
刮风
绳子没了？
（有人把你的绳子偷了！）

孤独比糟糕的陪伴更好

我们之所以能在这里谈论各种天气、气候和季节，那是因为在我们头上，在高高的天空中有太阳。

当你还是个小孩子的时候，你经常把太阳画成一个周围有许多射线的球。而你画星星的时候，一般会先画点再连线。有可能在画它们的时候，你还得过满分呢！

来看数据

太阳的直径是地球的一百倍，太阳在距离我们147,100,000公里到152,100,000公里的地方发光。

但是事实上，太阳和星星都是球形的，太阳是离我们地球最近的恒星，准确地说（我们说过要准确）是一颗黄矮星，是一颗中年恒星。它已经闪耀了45.7亿年，距离死亡可能还有45.7亿年。

是的，星星也会死亡。某一时刻，太阳会像没有电的灯泡一样熄灭。

但是，不要担心，50亿年的时间还很长。你知道这有多久吗？

确切地说，50亿年，就是地球围绕太阳转50亿圈的时间。对我们来说，地球围着太阳转一圈就是一年。

太阳是一个巨大的核反应堆，是一个不断爆炸的光球。在太阳里，四个氢原子不断地融合成一个氦原子，每次融合都会释放出巨大的能量。这些能量穿过空间，温暖的光线才能照射到你的窗户上。

好吧，白兔先生肯定会觉得有点热，但是我们需要太阳来加热地球表面，蒸发海洋和湖泊中的水，这些水上升会形成云，而随着云的出现，雨和风也会出现。这样我们的星球上才有不同的气候。

对于一个黄矮人来说（还记得太阳是黄矮星吗？），这也不错，是吧？

地球是一个幸运的星球……

地球是一个幸运的星球。

人类能在地球上生活很幸运，如果犀牛或雏菊能说话，它们也会说自己很幸运。

对我们来说，幸运星球就是拥有**大气**的星球，也就是拥有空气的星球。

来学词汇

大气这个词也是希腊人发明的。意大利语的大气（Atmosfera）是由另外两个词组成的，一个意思是"球"，另一个意思是"蒸汽"。如果你搞不清楚哪个是"蒸汽"，那就合上书本，别管它啦。

不同的气体覆盖着整个地球，像一层毛毯一样包裹着它。就像你会在天冷时拿出床单、被罩、毛毯、羽绒被、超厚羽绒被和奶奶的厚毯子一样。按照与地面的距离来划分，大气层也分为不同的层次：对流层、平流层、中间层、热大气层和外大气层，越往后离我们越远。

大气层里当然有氧气，但主要是氮气。氮气大概占大气层的78%，它是一种惰性气体，它也能被吸进肺部，你的周围和身上都有这种气体，但这并没有什么影响。

氧气占21%，所以如果计算正确的话，氧气加氮气占99%。

剩下的1%里有什么呢？

其余的气体还有氖气（这也是你在车库里打开的灯泡里的气体）、氦气、甲烷、氢气和二氧化碳（我们会在第六个问题中专门讨论二氧化碳），以及其他浓度非常低的气体。

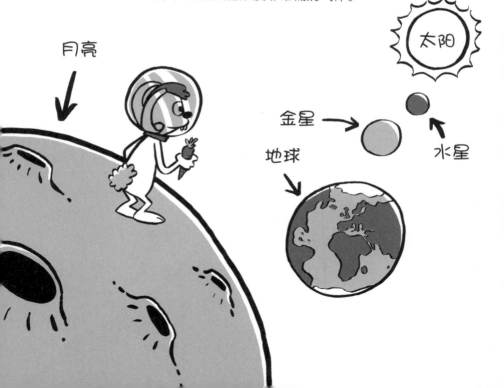

大气有两个作用。

第一个，你需要它才能呼吸。

这一点你知道。

第二个，大气在我们和太阳之间起到了保护罩的作用，否则太阳会烧死我们。太阳的核反应能量穿过太空（太空非常冷、超级冷，温度低达-270℃），并加热它经过的地方。

比如其他行星。

水星。

金星。

最后是我们。

白兔先生觉得理解有无大气的区别很重要，好吧，我们给他一根胡萝卜，先让他冷静下来，我们再解释：在没有大气层的月球上，面向太阳一面的温度是127℃，阴影面是-247℃，而月球上一年的平均温度是-23℃。

对我们上面提到的在雅库茨克的朋友来说，也许这种气候还挺完美，但对其他人来说这种天气肯定不怎么样。

意大利也有热的季节、冷的季节、好的季节、坏的季节，但最重要的是，意大利的平均温度是15℃。

还不错，是不是？

现在我们去看看那些过渡季节吧！

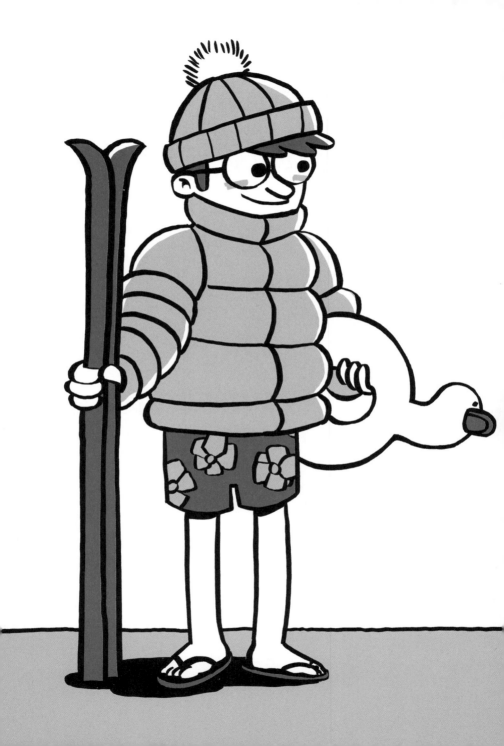

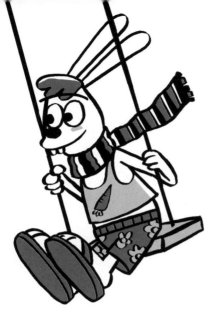

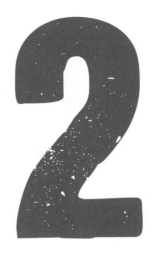

还有过渡季节吗？

你也许曾听人总是抱怨说，过渡季节早就不存在了。

过渡季节里可能一天很热，另一天又很冷；爷爷出去散步时，总是一会儿戴上围巾，一会儿又把它摘下来。我们知道你希望他别折腾了。

那么过渡季节还存在吗？

简短回答的话——是的，还存在。

如果需要更清晰的答案，那也需要更多解释。

让我们从简短的回答开始：地球围绕太阳旋转，在宇宙里就像一个巨大的陀螺，它一直在沿着椭圆的轨道旋转（椭圆就是一个稍微扁平的圆）。而地球回到起点需要365天和几个小时（我们已经可以听到白兔先生在抗议了："你是什么意思，几个？到底是几个小时？"）。

当地球处于离太阳最远的地方（远日点），那么在北半球就是夏天。

当地球最接近太阳的时候（近日点），在北半球就是冬天。

中间有过渡季节——春天或秋天。

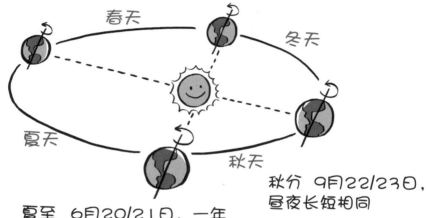

春分 3月20/21日，昼夜长短相同

冬至 12月21/22日，一年中最长的夜晚（北半球）

春天

冬天

夏天

秋天

夏至 6月20/21日，一年中最长的白天（北半球）

秋分 9月22/23日，昼夜长短相同

如果你想知道："什么，地球离太阳最远的时候是夏天？不是应该反过来吗？"

这是个好问题。

事实是，地球不只围绕太阳旋转，地球还自转。

这样地球会有一部分处于阴影中，一部分被光线照亮。

结果非常明显，被照亮时是白天，不被照亮时是夜晚。

不仅如此，当地球转动时，自转轴相对于太阳并不完全是垂直的，而是以23°倾斜的。好吧，这些知识可能会让你头疼——嘿！振作起来，我们还没有讲完！

太阳的光线是直线传播的，根据地球情况以不同的方式照射地球。

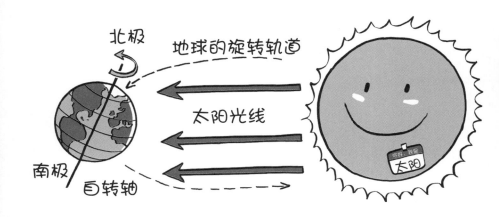

当地球处于"著名"的远日点时，你所居住的北半球冲着太阳，能接收到更多的光线因此有更多的热量。

夏天很热，白天很长，在北极，白天有二十四小时，但其实不是很热。

当地球处于近日点时，北半球向另一边倾斜，吸收的射线、能量、光线较少，白天很短，你最好戴上围巾。

如果你住在南半球，一切都会反过来，这就是为什么在澳大利亚，你会在12月去海滩，在8月却需要穿上毛衣。

但是，你的白兔先生并没有忘记北极——那里24小时受日光照射，却仍然很冷，是不是？

让我们安慰一下他吧。

气候带

试着把地球分成五个大的水平片，就像切开一个需要填奶油的巨大蛋糕一样。

这些切片大小不同，中间的最大，向两边越来越小。

这些切片被称为"带"，靠近赤道的那条从太阳获得的能量最大，是热带。

这条带子南北两边的是温带。两端的是寒带。

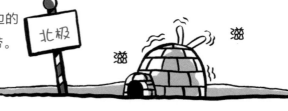

两个温带（或两个寒带）受阳光照射的程度相似，气候相同，当地动植物大致相同：这也是为什么欧洲没有狮子，草原上没有企鹅，所以如果你想看到它们，你必须到其他温度带，有时还得换短裤。

因此，正如你所看到的，地球赤道上光照特别多，所以很热；在两极，光照很少，所以很冷。

最后是关于过渡季节还存不存在的回答：如果你向赤道移动，改变纬度（**纬度**是90°N的时候你在北极，45°N的时候在北极和赤道中间，0°时在赤道），到了赤道，就没有过渡季节了，只有一个旱季和一个雨季；如果到了两极，你就能看到"极夜"——持续6个月的没有光照、非常寒冷的冬天，还有"极昼"——有充足的光照但同样寒冷的6个月。

因此，当听到有人抱怨说"没有过渡季节了"的时候，他说的也没错，他是在告诉你，温带（有过渡季节）的气候越来越像热带（没有过渡季节）。

白兔先生也认为这不是好的迹象。

来学词汇

纬度可以展示你离赤道的距离（赤道南北都可以）。

如果要计算出你在地图上的位置，还需要经度，它能测量出你在本初子午线东边或西边的位置——本初子午线是一条以英国格林尼治为起点的假想线。

柯本法则

1884年，俄国气象学家弗拉迪米尔·彼得·柯本发明了一个使用字母的气候分类系统，他用字母表的前5个大写字母代表5个主要气候，如下所示。

气候A (热带)

夏季非常炎热和多雨，冬季温和干燥。

气候B (干旱)

非常干燥，一年中雨水很少，空气湿度低。

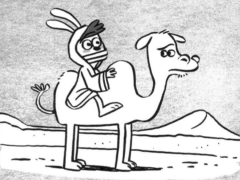

气候C (温带)

四季分明，夏季炎热，冬季凉爽或寒冷，雨量充沛。

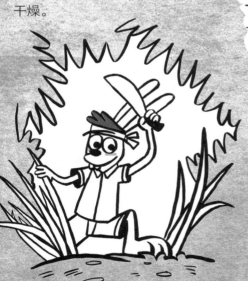

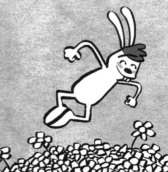

气候D (大陆性)

四季如春，夏季温和，冬季寒冷或非常寒冷，降雨少。

其他字母定义了更具体的特征，例如：

S：草原气候

W：沙漠气候

G：山区气候

H：高山气候（3,000米以上）

F：冰川气候

还有很多，你可以去查一查，为你的家庭气候也编一个密码吧！

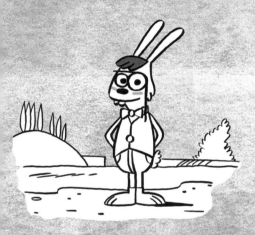

气候E (极地)

气候恶劣，夏季凉爽或寒冷，冬季非常寒冷。

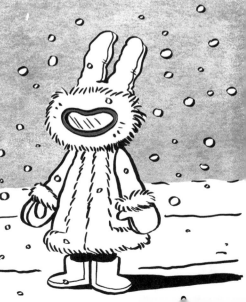

流动，哈得来先生，流动！

你可千万别以为天气和大气只是待在那里一动不动。

空气一直在流动。

部分气体会被我们星球的旋转搅动，部分气体会因温度和压力的变化而移动。

赤道上的空气更温暖、更潮湿。

它能上升到大约15千米，形成满是雨水的云层。然后，高空风可以向北或向南把它推向两个温带，那里空气会变得更干燥、寒冷，并进一步下降。这里它会结束循环，回到赤道，准备再次上升。

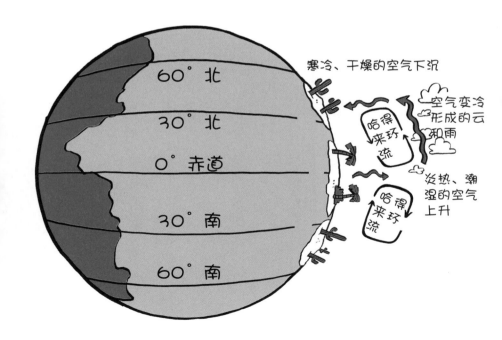

这是一种连续的湿热空气循环，被称为"哈得来环流"，名字取自17世纪初提出这一假设的气象学家，他是一个非常聪明的孩子，与他的兄弟不断竞争，他的兄弟是一个和他一样疯狂的发明家。哈得来环流解释了为什么赤道上非常潮湿且有雨林，而且在雨林附近有大片的干燥沙漠，沙漠周围围绕着干燥的空气。

好的，我们直接进入下一个问题。

我们位于哪个气候带？

意大利位于温带，四季分明：春天万物苏醒，植物开花（也有人会过敏）；夏天人们采摘水果，天气暖和（需要多洗洗澡）；秋天落叶（准备过万圣节啦）；冬天大自然进入睡眠状态（运气好的话，在你考英语的那天会下雪）。

下雪吧！

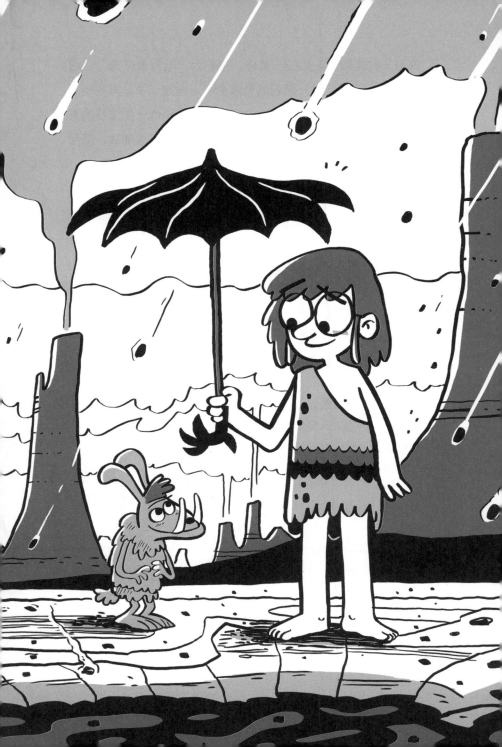

3

天气一直都是这样的吗?

天气是世界上最多变的事物。

你早上出门去上学时天气还很冷，十点钟天气就很暖和了，十一点开始下雨，下午一点雨就停了……

应对天气变化的方法只有像洋葱一样：穿上一层又一层的衣服。

如果你再往前走几公里，爬到山上，前往山顶的小屋，天气会更加不同、更加多变。

由于气候是根据至少30年的数据计算出来的，它会更加稳定。所以你可以很容易地想象秋天会下多少雨，冬天会不会下雪，并采取相应的措施，穿上对应的衣服。

但是这并不完全正确，气候也在变化。

地球历史上气候已经改变了很多次，而且它可以因为不同的原因而变化。

这对你、白兔先生或我们来说都不是什么好消息，而地球和气候今天仍然在变化。

让我们期待《冰河世纪6》的到来

《冰河世纪》动画片的背景是离我们最近的沃姆冰期，它发生在距今11万至1万年前。但在这之前，还有其他更可怕的冰期。

如果某个地方被称为"冰川"，一定是有原因的：在这里，位于最高山顶的冰（永久冰层）会下降到平原，也有可能会冻结整片海域。在有史以来最厉害的一次，地球变成了一个"雪球"，冰几乎覆盖了整个地球。

你会不会有时突然感到寒冷？

当然，可能只是心理暗示，但冰河时代真的有可能出现。

这一循环就像下图一样。

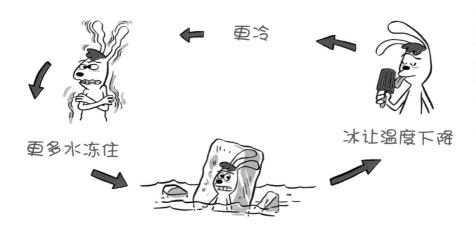

更冷

更多水冻住

冰让温度下降

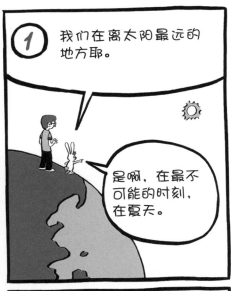

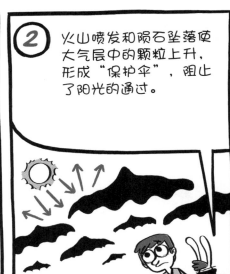

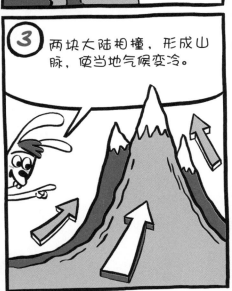

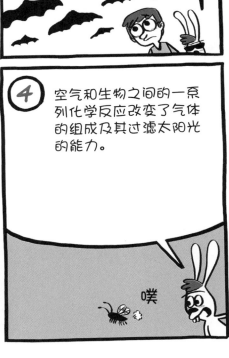

8亿~6亿年前

成冰纪冰河时期（字面意思是：冰的时代），那时的天气更加寒冷，地球变成了一个巨大的"雪球"。

27亿~21亿年前

世界上最古老的蓬戈拉冰河时期和世界上第二古老的休伦冰河时期。好冷呀。

4.6亿~4.3亿年前

安第萨哈拉冰期，这个冰期比较短，曾出现在阿拉伯、撒哈拉、西非、亚马孙南部和安第斯山脉。

希望你别被冻感冒了

你是不是在读上一段的时候一直打寒颤？

你可能发烧了。

要想知道你是不是发烧了，可以拿一个温度计放在腋下或耳朵里。

你发烧了吗？没发烧吗？很好。

我们说过，这很有可能是心理作用，也是因为你跟白兔先生一直待在一起（他一直很焦虑）。

研究气候的人不仅发现了测量现在的地球温度的方法，还测量了数百万年前的温度。

3.5亿~2.6亿年前

卡鲁冰期，由烟、火以及石炭纪时期的火山引起。

260万~11万年前

短暂的冰川期和几千年的温暖期交替出现的情况仍在继续。短暂的冰期是以"发现"它们的人命名的：贡兹、明德尔、里斯和最后的沃姆冰期（即曼尼、希德和其他《冰河世纪》里的可爱朋友所在的冰期）。

3400万~260万年前

在经历了一段高温期之后，地球上又出现了寒冷期，但时间没有那么长，而且穿插着天气温暖的时期。

哎呀，白兔先生把耳朵竖起来了，他看起来很好奇。

你呢？你想知道他们是如何做到的吗？

研究人员是通过冰和树测量的。

通过冰是这样测量的：如果你打开冰箱，拿一个冰块（如果没有就做一个冰块），你会看到里面有气泡。这是空气，空气在冷冻时会被困于水中。

这意味着，气泡中的空气，比你现在呼吸的空气要早"出生"一周。

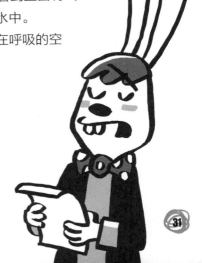

如果能使用正确的仪器，你可以测量某一天家里有多少灰尘，空气有没有被污染，显微镜还能观察到你爸爸坚持在意大利面里放的辣椒粉——于是面辣得只有他自己能吃。

白兔先生肯定也不喜欢吃这样的意大利面，他更喜欢吃胡萝卜。

所以，科学家们去了南极，挖出了最古老的冰，提取了冰块并研究了数百万年前被困在那里的空气的成分——有点像《侏罗纪公园》中疯狂科学家处理琥珀中蚊子血的方法。

从冰块中，我们发现了当时有哪些花粉随风飘荡，有哪些植物在生长，有什么样的气体，以及我们星球的温度是多少。

"比起一千年前的温度，我们更关心的是未来一千年的温度。"

树木是这样测量的：首先，我们必须分析树干上的年轮，年轮有的比较浅，有的比较深。每一圈年轮都代表着植物生命中的一年，而且根据它们的宽度或窄度，你可以算出植物形成和生长时的温度和湿度。

通过研究非常古老的树干，甚至是树木化石，你可以测量几千年前的温度。但是说实话，比起一千年前的地球温度，我们今天更关心未来一千年的温度。

所以，让我们看下一个问题吧。

欧洲南极冰芯取芯项目（又称"史诗项目"）

白兔先生会很高兴知道，为了取一块几十万年前形成的冰块，你需要钻出一个胡萝卜形状的洞窟。

就像欧洲南极冰芯取芯项目做的一样：研究人员在冰上挖了两个非常深的垂直圆柱体，最长的是3.2千米，类似于两个巨大的冰芯。

冰层也会按年份分层，有点像树的年轮，所以表面的冰比下面的冰要年轻。通过这些冰芯，我们研究了82万年前的气候状况。

而在下一个项目（项目名为"超越史诗"，像游戏的名字）中，我们的目标是回到150万年前。

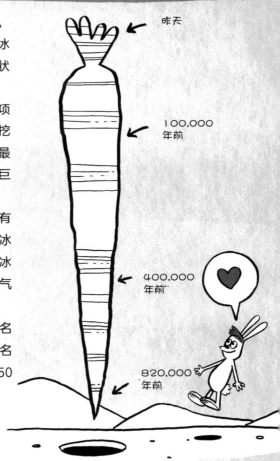

昨天

100,000
年前

400,000
年前

820,000
年前

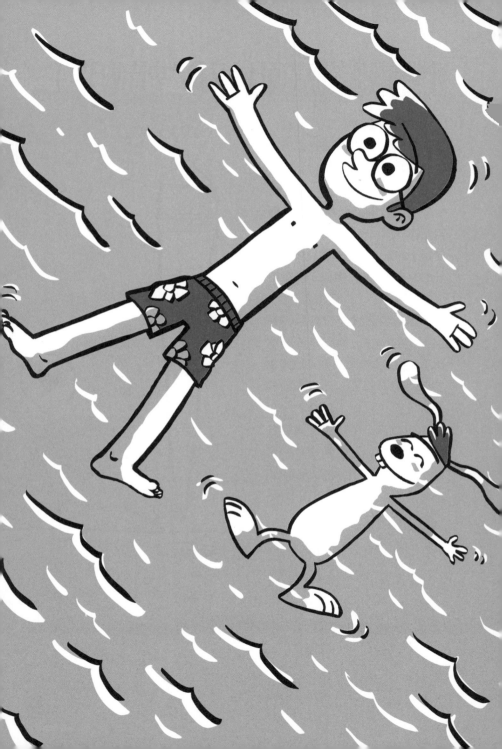

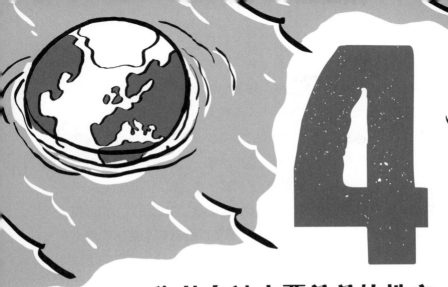

为什么被水覆盖着的地方会叫地球呢？

如果你开始对某个问题感兴趣，而且想更加精确、深入地研究它，你就会永远停不下来。

本章的题目也是一个非常好的问题。

如果你有地图，就拿一下吧。

或者打开手机地图，缩小，小一点、再小一点。

好了，停下来，够了。

你现在看到的是地球。

这是你的星球，也是所有生命的星球——当然，白兔先生不生活在这里。但是说实话，白兔先生是虚构的，并不存在。

嘘，不要告诉他哦！

我们的星球是蓝色的，因为地球上几乎都是海洋，而海洋是40亿年前地球上第一个生命诞生的地方。

你将会学习所有关于五个大洋的知识，其中有三个大洋的名字是欧洲人发明的：大西洋，即非洲外面一圈的大洋；印度洋，印度下面的大洋；以及太平洋（所有大洋中最不平静的一个），即围绕澳大利亚的大洋，大胆的葡萄牙人费迪南·麦哲伦穿越了南美洲以南的海峡后，在到达那里的第一天就开始称呼它为"太平洋"。麦哲伦用这种方法起了很多名字：看见山就给它起个名字叫蒙得维的亚（在西班牙语里的意思是"看见山"），看见火就起名为火地岛，看到十字形的星星就给它起个名字叫南十字星。我们想说的是，费迪南·麦哲伦也是第一个试图在海上进行环球航行的人，尽管他在完成航行之前就去世了。他的故事很简单，这里我们暂且不提。

来看数据

海洋覆盖了地球表面的70%，包括世界上97%的水。

但是，你要知道，地球上真的只有一个海洋。整片海洋都是连在一起的，没有水坝或障碍物，虽然有的"海峡"禁锢着大量的水，如麦哲伦海峡，或者西班牙和摩洛哥之间的直布罗陀海峡。

是的，把我们的星球称为"水球"，或者像我们有时所做的那样称其为"蓝色星球"，这样其实会更贴合现实。

但是你知道吗？鱼类从未建立过真正的文明。如果传说中的亚特兰蒂斯曾经存在过，它也沉没了，可怜的鱼儿。因此，"地球"的意思是"干燥的部分"，这是古罗马人起的名字，他们讨厌出海，而你周围的世界也是在这部分上建立起来的。

当水不流入大海时，它去哪儿？

一想到海洋，你就会想到它的波涛。

大海一直在那里，而且一直在活动，从来没有静止过。海是一个巨大的液体团，海洋底部深浅不一。海水最浅的几十米会受到风的影响，形成海浪。在风向正确的情况下，风越大，越可能有海浪。如果离岸边太近，你会被风浪伤害到。

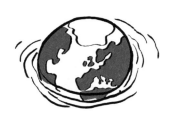

当我们谈到真正的洪水

当地球还是一个非常年轻的星球时，地球上并没有海洋。然后，大约40亿年前，火山爆发将大量的水蒸气释放到了大气中，在此之前，这些水蒸气一直隐藏在地下。当它冷却时，水蒸气像雨一样落下，形成了海洋。

是的，当时雨下了很久，

那场非常古老的雨将岩石中的盐分与水分混合在了一起，从此以后，水就变得特别咸了。

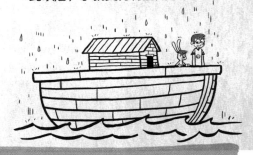

地球自转也是海洋活动产生的原因之一。地球自转过程中会产生强烈的洋流。还有月亮，它的引力把水往上拉，形成了潮汐，月亮升起就会涨潮，月亮下落就会退潮。

然后就是太阳，太阳在不同的时间和季节以不同的方式用它的光芒温暖海洋。水越冷，含盐量就越大，水的密度就越大。当水非常冷的时候，就会变成冰，因此，冷水会下沉，比较温暖的水会上升。

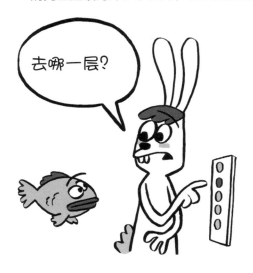

水不仅能水平运动，而且还可以从下面浮到上面，反之亦然，就像公寓楼里的电梯，当你想乘电梯时它永远不在，你也知道爬楼比等电梯快多啦。

在两极，海面会结冰并留下盐分，海洋"电梯"的作用很大：大量的海水下沉，从那里开始向南移动，直到它们变暖并慢慢地再次上升，而上升的地方离原点很远。

这种海洋循环被称为大洋传送带，它形成了一个巨大的水流网络，由不同温度和含盐浓度的水组成，从世界的一个地方移动到另一个地方。

很多文明的蓬勃发展也得益于洋流。

想想看，如果没有来自中美洲的温暖海湾洋流，如果没有海湾洋流拍打着英国海岸，英国都无法发展得如此壮大。

洋流不仅仅是温暖的水流，它也能保障一年的好气候，让你可以平静地生活（嗯，你知道的，还需要你每天出门都带把伞）。

洋流

我们的海洋中有无数纵横交错的洋流，有些洋流规模更大。几个世纪以来，洋流是由地球的旋转（你可以试试旋转一瓶水）或由风吹动形成的。

洋流会出现在不同的水域相接而不混合的地方。例如，

亚马孙河口是一个巨大的淡水区域，位于海的中央。

除了气候，洋流对于那些必须出海捕鱼或旅行的人来说也非常重要。

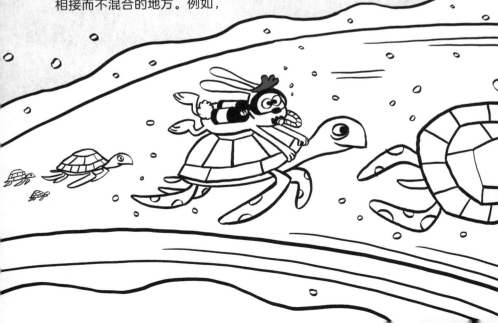

大海有点像大气的液体对应物：海水移动、上升、下降，它的成分可以变化，它能变暖、变冷，海洋环绕着自己。

简而言之，海洋从未停滞不动。而且，它是气候中不可缺少的一部分。

你曾经在冬天去过大海或湖泊吗？

那时它们是什么样的？

更漂亮吗？

为什么呢？

天然的空气调节器

夏天，当你无法忍受炎热的天气、无法忍受你的弟弟妹妹、无法忍受白兔先生的焦虑、无法忍受等待足球比赛结果的焦虑时，没有什么比能在海里泡一泡更好的了。

你可以在炽热的沙滩上奔跑、跳跃，在水里游泳。

当然，水还是冷冰冰的。

如果你对温度非常敏感，敏感到不敢下水，那我们就没什么可讲的了。

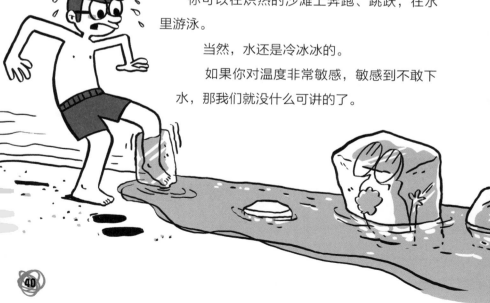

如果你敢下水，你会感觉特别舒服，会很凉爽，这是因为海洋的热容量比陆地大，这意味着海洋升温和降温的速度更慢。

在同一天的日落时分，当海滩上开始渐渐变冷时，你再游最后一次泳，水会更暖和，更舒服。

阳光可以温暖海水最浅的一百米。而在陆地上，太阳能温暖的部分要少得多。

大热容量的海洋是这样发挥作用的：在陆地温暖时，海洋是寒冷的传播者；而在地球寒冷时，海洋是温暖的传播者。湖泊也是如此，意大利的加尔达湖和马焦雷湖非常深，它们形成于3万~1.5万年前，湖泊会在整个夏季积聚热量，并在冬季像保温瓶一样将其释放出来，因此，冬日湖泊要温暖得多。这也是意大利人在加尔达湖周围种植橄榄树和柠檬树的原因。如果在离湖边几十公里的地方种植这些树，它们反而会因寒冷而死亡，无法生长。

当然，如果你会天气魔法，就不用担心这些啦！

如果你会魔法，那也可以跳过下一个问题。

来辨真假

森林是地球唯一的肺。

假的。

事实上，地球还有一个非常强大的肺，那就是由海藻组成的水下之肺。我们呼吸的至少一半的氧气，都是由海藻制造的。

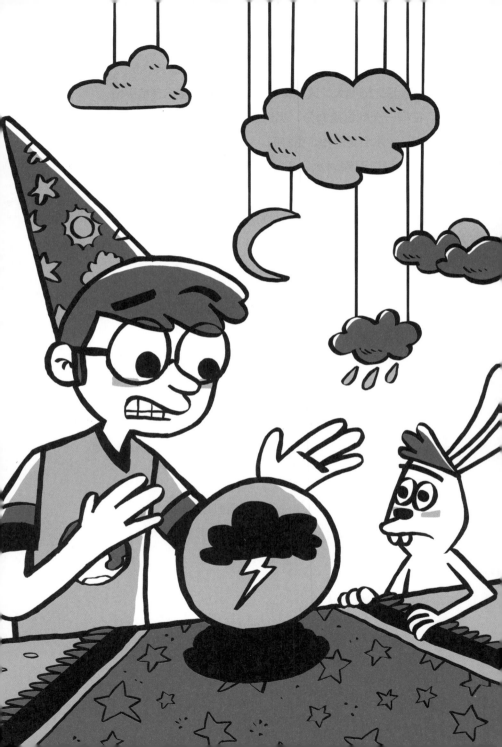

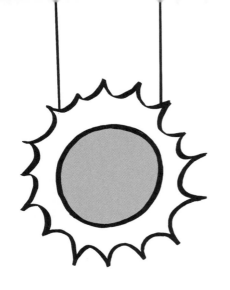
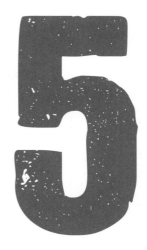

如何成为天气魔法师？

如果可以的话，最好永远不要预测未来。

比如说：

我今年的科学课肯定能得A！哈哈！

我们一定能赢得球赛！哈哈！

没有人会选你的学霸同桌做班长！哈哈！

你要是做这种预测，事实可能会正好相反。

预测是一门反常但非常迷人的科学。

事实上，在历史的进程中，我们一直试图做到这一点，我们依靠祭司、占卜师（那些试图通过研究鸟类内脏或飞行轨迹进行预测的人）、预言家（他们闭上眼睛与精神交谈），以及瞎猜的魔术师（这些人算不上魔术师）进行预测。

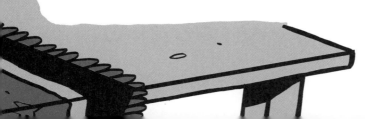

对气候的研究是对未来预测得最精确的科学，至少近期内是这样。

只要你不去度假，大体还是能准确预测的。

你要是去度假，就一定会下雨，是不是？

研究气候的人是气候学家。

研究天气的人是气象学家。

两者之间有很大的区别，甚至在他们如何选择领结上也有很大区别。现在，气象学家和气候学家之间的界限已经逐渐模糊。

气象学家是负责天气预报的人[1]，他（或她）从世界各地的气象站收集数据，气象站是装满机器人的建筑，能够持续分析温度、降水、风的数据（你见过那种看起来像用勺子做的风向标吗？这些数据用于记录风的强度和方向），雷达和卫星数据用于记录云的位置和运动方向，这些数据会在功能强大的计算机里得到分析，创建非常复杂的数学模型，使我们有可能了解几天后的天气情况。

来看数据

在意大利，除了官方的空军气象站之外，还有许多由气象研究爱好者建立的气象站。

欧洲最高的气象站是位于罗莎峰的玛格丽特女王站（4554米），世界上最高的气象站在珠穆朗玛峰的南坳（8000米）。最冷的在沃斯托克（得到记录的温度最低达到-89.2℃）。

[1]编者注：这是意大利的气象学家的业务范围。

现在1~2天内，这些天气预报都是很准的，甚至对未来3~4天的预报都很准。

在某些气象站里有这些仪器：

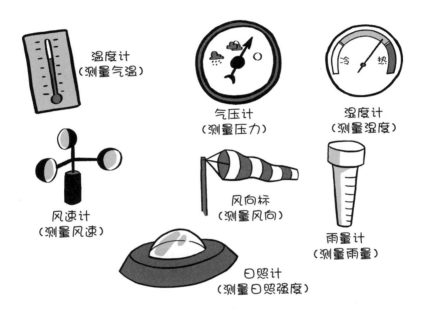

温度计
(测量气温)

气压计
(测量压力)

湿度计
(测量湿度)

风速计
(测量风速)

风向标
(测量风向)

雨量计
(测量雨量)

日照计
(测量日照强度)

你想想，直到几个世纪前，人们还不相信能够预测天气。

有一部很好看的电影《热气球飞行家》，讲述了气象先驱们的艰辛工作。不过现在的电视天气预报员有自己的粉丝和忠实追随者，观众像真正的粉丝一样，不会错过关于天气的任何预报。

了解明天的天气情况可以帮助你决定何时向敌人开炮（据说拿破仑在滑铁卢战役中败北就是因为泥土潮湿导致炸弹没有引爆），可以帮助你决定是否给田地浇水，是否在霜冻前把海棠植物搬进来。如果外面下冰雹，天气预报可以提醒你不要出去骑自行车。

　　我们必须了解气候，才能正确预测夏季何时下雨、下多少雨，知道在市场上能买到什么蔬菜，知道怎样建造房屋（屋顶必须是尖的，在下雪时才不会坍塌，或者是平的，这样夏天你就可以在露台上休息啦），知道在什么季节去钓鱼而不会有溺水的危险。

　　我们也需要通过了解气候来计划旅行和假期，这样才能享受旅程。

　　而另一个与天气有关的职业，也会发挥作用。

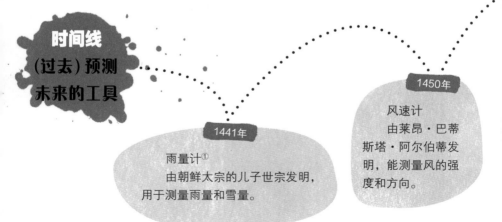

时间线
（过去）预测
未来的工具

1441年

雨量计①
由朝鲜太宗的儿子世宗发明，
用于测量雨量和雪量。

1450年

风速计
由莱昂·巴蒂斯塔·阿尔伯蒂发明，能测量风的强度和方向。

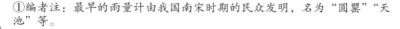

①编者注：最早的雨量计由我国南宋时期的民众发明，名为"圆罂""天池"等。

我在上面看着你

研究天气、气候的关键工具之一是卫星，通过卫星我们能够从外部、从上面观察地球。第一个描述这种仪器的人是科幻作家阿瑟·C.克拉克（《2001年：太空漫游》），当时他在为皇家空军工作，教授雷达的使用方法。1945年，他写了一篇文章，分析了如何将一个能够与地球同步运动的人造卫星发射到36,000千米高的轨道上，而且始终"固定"在轨道的某个点上。12年后，苏联科学家成功发射了这样的卫星——斯普特尼克1号，它在轨道上停留了92天。现在，天上有2,666个卫星。

1480年

湿度计
由达·芬奇发明，能够测量空气的相对湿度。

1607年

温度计
由天才伽利略·伽利莱发明，用于测量温度。

1644年

气压计
由埃万杰利斯塔·托里拆利发明，能测量大气压力，即地面上空气的重量。

气候学家

气候学家需要研究很多学科，他必须把这些学科联系起来，因为气候能够影响到所有的生物（还能影响到别的）。因此，气候学家也是生态学和动植物专家，他了解地质学，也了解遗传学、生物学和大量的地理学知识，而且，显然他也需要了解物理学、数学和工程学。

我们这么讲的话，他听起来就像一个什么都会的人，甚至可能有点讨人厌，就像坐在第一排的学霸，老师们不论问什么，他都知道答案。

> "气候学家必须知道如何分析并收集大量的信息，以做出模型。"

事实上，气候研究需要许多人形成小组一起工作，而今天，气候学家也是最重要的职业之一。

气候学家必须知道如何分析信息，并把最不相干的信息收集起来、做出模型。有的模型是基于对可能发生的一系列事情的假设的：比如说，如果烤箱能用的话，你可以吃烤琥珀鱼和土豆，而且你买了一条琥珀鱼，有人削了土豆，你非常饿，没有别的选择，那你就只能吃这道菜。

气候学家收到的数据越多，就越需要弄清楚它们之间的联系，以便有更多、更准确、更丰富的模型。

那这种模型有什么用呢？它可以预测某个地区的气候在该地区发生某种变化时会有什么变化（比如说，你没有琥珀鱼，只有海鲈鱼，你会对土豆做同样的事情吗），以及周边地区的变化（你可以去使用邻居的烤箱吗），你可能大体明白了。

气候是不断变化的，就像影响它的大气和海洋一样。

通过这些预测（伙计们，今晚预计吃鸡肉和豌豆），你可以做出一整套新的决定（比如最好还是先偷偷订个比萨吧）。放到世界上，这些会变成政治的、社会的、生产的、国家和国际的决定，这些决定将在未来20年、100年乃至1000年内指引我们星球的发展方向。

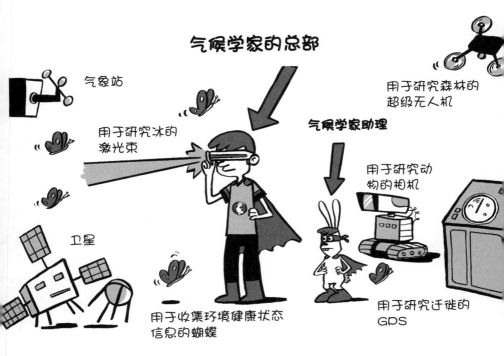

气候学家的总部

气象站

用于研究森林的超级无人机

用于研究冰的激光束

气候学家助理

用于研究动物的相机

卫星

用于研究迁徙的GPS

用于收集环境健康状态信息的蝴蝶

更重要的是，天气预报并不只是为了帮助我们在夏天晒太阳或在山上滑雪。

我们必须提前采取行动，才能避免完全失去对我们星球气候的控制，而且采取行动的时间越早越好。

对不对，白兔先生？

全世界的气候学家，联合起来！

气候研究非常复杂，而且，因为气候影响到每个人，任何新的数据和好主意都可能非常重要，所以从事这项工作的科学家们一直坚持合作。不仅气候学家之间有合作，他们与其他人之间也有合作——工程师和生物学家、地质学家和物理学家。

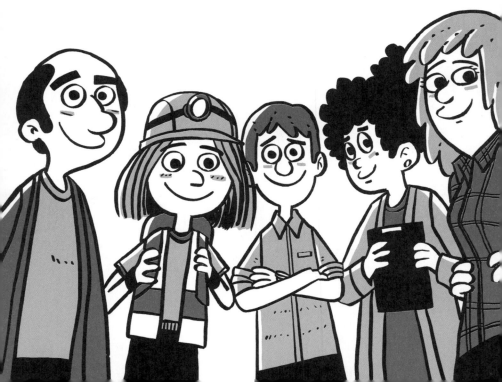

现在我们要讲严肃的话题，希望白兔先生也认真听。

气候领域真正开始出现合作是在20世纪80年代，当时我们刚刚开始为地球的未来感到担忧。

1988年，联合国——也许是我们在人类历史上发明的、除了比萨以外最重要的东西（好吧，对不起，我们是认真的）——成立了IPCC，即联合国政府间气候变化专门委员会，这是一个国际气候研究小组，现在有195个成员国。

这是一个由数千名科学家组成的团体，他们态度坚决、极其细心，整理了所有关于气候变化的研究成果。

气候也给我们敲响了警钟：世界气候正在变化，它变化得太快了，而且与过去的气候大不相同。正是人类的无数活动扰乱了原本的气候。

联合国政府间气候变化专门委员会的报告是公开的，这意味着每个人都可以阅读相关报告，包括你。

这些报告每五年写一次，会刊载在互联网上。

如果愿意，你可以去查找摘要，这比整篇报告更容易阅读，这是一份充满数字、图表和统计数据的科学文件。

气候变化是最重要的问题之一，在下一个问题中，我们将会谈论二氧化碳和温室气体。

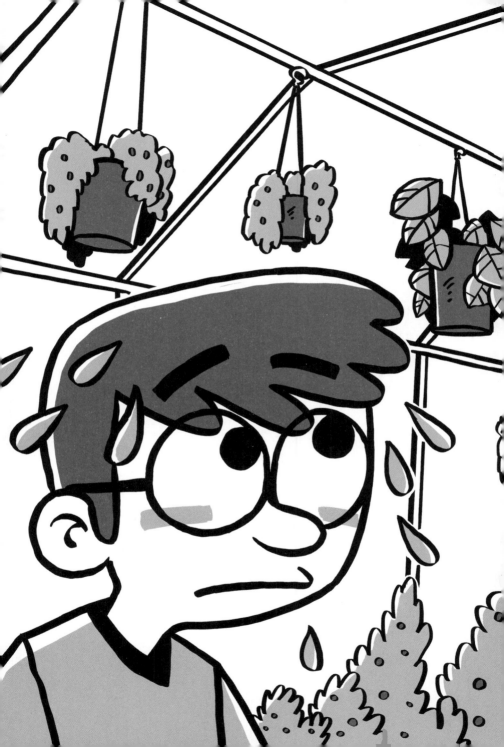

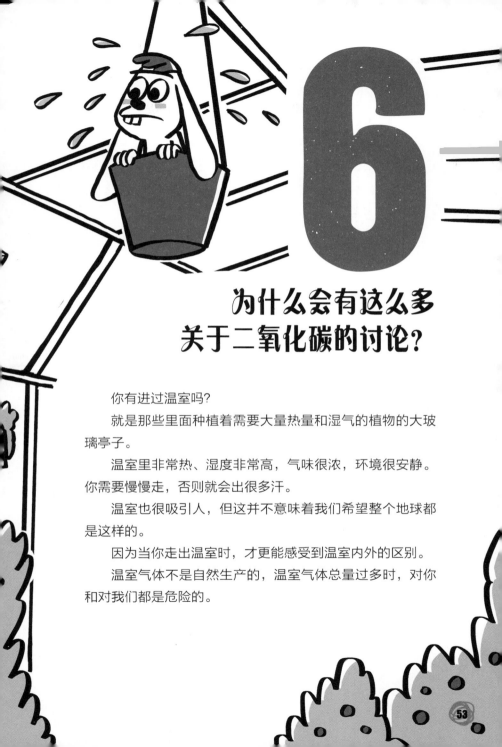

6

为什么会有这么多
关于二氧化碳的讨论？

你有进过温室吗？

就是那些里面种植着需要大量热量和湿气的植物的大玻璃亭子。

温室里非常热、湿度非常高，气味很浓，环境很安静。你需要慢慢走，否则就会出很多汗。

温室也很吸引人，但这并不意味着我们希望整个地球都是这样的。

因为当你走出温室时，才更能感受到温室内外的区别。

温室气体不是自然生产的，温室气体总量过多时，对你和对我们都是危险的。

尤其是当二氧化碳浓度过高的时候。

我们需要讲得更清楚一点。

二氧化碳是一种分子，由一个碳原子（它是生命必需的元素之一，在你周围和体内随处可见）和两个氧原子（它同样不可或缺）组成。

那么，当这两个不可缺少的东西结合在一起，为什么会成为一种危险呢？

提拉米苏也是不可缺少的（你可能会说，香草冰激凌也是不能缺少的），就像白兔先生的胡萝卜。但是，如果你被提拉米苏、香草冰激凌和胡萝卜淹没，可能你就不会这么高兴了。

或许白兔先生会很高兴，他就是那样，总是有点疯疯癫癫的。

二氧化碳既不好也不坏：你（你的肺）每次呼气都会产生二氧化碳，我们大家也都是如此，甚至长颈鹿、白兔先生也是如此。

植物需要二氧化碳，植物需要它来生长。

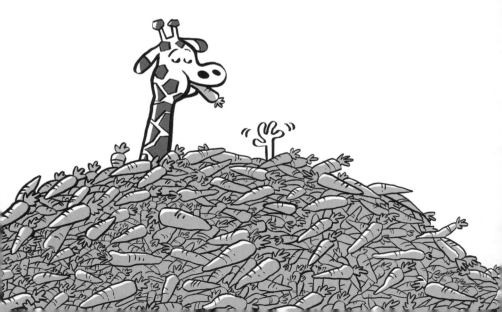

如果二氧化碳太多，植物越来越少（你听说过森林砍伐吗），平衡就会被打破。现在二氧化碳已经太多了，工厂的烟囱、所有的汽车排气管、所有的香烟、世界上每家每户的火，以及地球上所有的火都会产生二氧化碳。

基本上你看到的所有烟雾都有二氧化碳。

但是，我们也用二氧化碳来制造气泡水和饮料，也需要二氧化碳制作带孔的奶酪和会膨胀的面包（当然也包括比萨饼）。

二氧化碳是一种重要的气体，适量的这种气体可以使我们的宇宙保持温暖。

但是，不能太热。

别让你的表弟抽烟

这里有一个小挑战。

每个人都至少认识一个吸烟的人，有时他们看起来确实很酷。但是，每支香烟燃烧后会向空气中排放14克二氧化碳，如果他们每天抽一整包，每10年就会产生1吨二氧化碳，所以还是不抽比较好。而如果想抵消二氧化碳的影响，在戒烟后，抽烟的人必须种植100多棵树，并让它们存活两年。

我们的新计划很简单：别跟任何吸烟的人说话，在你自己家里也不行，直到他们戒烟。如果他们问你为什么，就给他们看看这一页书吧！

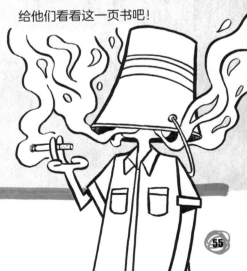

从温室气体到气体的温室

在本书开头的问题一里，我们曾给你讲过干燥空气的组成成分，你还记得吗？

白兔先生还记得呢，空气的组成如下：78%的氮气，21%的氧气和1%的其他气体，包括甲烷和二氧化碳。如果空气很潮湿，你还需要计算水蒸气的比例，而水蒸气是由海洋和湖泊的蒸发产生的。

甲烷、二氧化碳是主要的温室气体，它们非常重要。正是由于存在温室气体，我们才能够在地球周围保存一些从太阳那里获得的热量。它的工作原理是这样的：

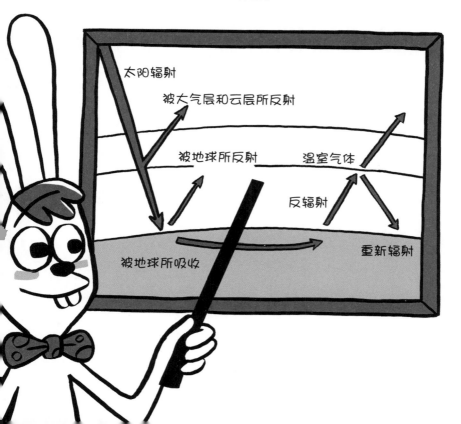

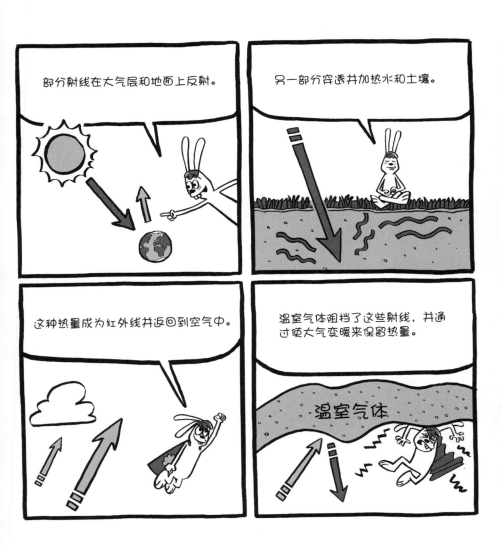

因此，温室气体和温室效应是至关重要的：

它们使我们保持温暖，就像毯子将空间里的冷气挡在外面一样，不让地球产生的热量全部散出去。

几个世纪以来，温室气体所能保留的热量也发生了变化。一部分是因为到达地球表面的阳光量发生了变化（由于火山爆发、陨石、太阳辐射过剩或减少以及其他天文现象），一部分是因为大气中的温室气体量随着时间的推移发生了变化。

"如果空气中存在着大量的温室气体，地球的温度就会上升。如果温室气体过少，温度就会下降。"

其实这很好理解，如果空气中存在大量的温室气体，地球表面的温度就会上升；如果温室气体过少，地球表面的温度就会下降。

在过去的80万年里，这些波动是很微小的，也是由自然变化造成的，同样，气候变化也是缓慢的。但是，在最近的200年里，温室气体浓度突然增高，速度甚至有点像你的表弟骑着他的滑板车飞驰而去，只留下一片灰尘。

工业化前，空气中每百万份空气分子里有280份二氧化碳，现在已经变成了超过415份，而且一直在上升。二氧化碳几乎增加了一倍，而风则把二氧化碳吹到了大气层的各个角落，还需要200年才能（通过种植树木）再次吸收这些二氧化碳。

如果你觉得这已经够糟糕了，我们还可以告诉你，二氧化碳还不是最糟糕的气体。

一分子甲烷所能保留的红外辐射约为二氧化碳的30倍，而一分子氟利昂则是数万倍。

一个什么分子？

氟利昂，有时被称为氯氟烃（但是其实这么说并不准确，但我们要努力做到准确！）。氟利昂不是拥有金色长发的维京英雄的名字，而是化学公司杜邦的注册商标（自1930年代米奇利先生宣布发现它以来）。这是真正的革命性创造，因为我们用氟利昂制造了神奇的冰箱。

但是，现在你已经听说过臭氧层的空洞了。

臭氧是一种存在于大气层上层的气体，大约在海平面以上25千米处，它对我们所有人都起着至关重要的作用。

臭氧能够吸收紫外线，阻止本来致命的辐射到达我们身边。

臭氧就像一个筛子，或者也可以说，就像一层气态的防晒霜，保护我们免受部分太阳辐射的影响。

20世纪80年代，人们意识到臭氧层正在变薄，特别是在两极上空。人们发现，如果继续使用冰箱和空调，我们很快就会把臭氧层全部破坏掉，并突然发现原本作为屋顶的大气层消失了。

暴露在太阳光下。

没有防晒霜。

你能想象我们遇到了什么麻烦吗？

这就是为什么我们现在禁止使用氟利昂，并逐渐开始寻找危害较小的替代品。

同时，我们也在密切关注臭氧层和"洞"，有时它会裂开（2020年），有时它会合上。

而臭氧层空洞出现的原因，只是因为我们想让自己的饮料保持凉爽。

温室先生

查里斯·大卫·基林毕业于化学专业，他本来准备像他的大多数同学一样去石油行业工作，但是，他买了一台红外分析仪（尽管这种仪器叫红外分析仪，在过去却是用来拍摄鬼魂的，因为它分析的是我们无法看到的红外线），并将其安装在了夏威夷的莫纳罗亚火山的顶端。他为此花掉了大部分积蓄，但经过两年的测量，他最终得到了第一批数据。后来，这些数据也从科学的角度证明，是人类（尤其是查里斯·大卫·基林没有去工作的石油工业）导致了温室效应的产生。

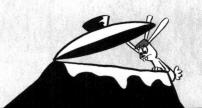

看看窗外，如果幸运的话，你家附近可能有一个公园，有树木和长椅，也许还有你小时候常去玩的旋转木马。

如果盯着一棵树看，你会看到什么？

你可能会说，不就是一棵树吗？

但是，它实际上是一个二氧化碳储存器。

树木的一生都会积累二氧化碳，并将其困在木头里。

如果你在树上点火（只是说说而已，不要真的点火），被困在木材中的二氧化碳将被释放回空气中，你将微弱地增强温室效应。

所有燃烧的东西都会这样。

石油也是这样，它是一种通过（在压力下）分解数百万年前死亡的树木、植物、海洋藻类和动物，在地下自然形成的物质。这就是为什么它被称为"化石能源"，如果说你的汽车是靠"恐龙"运行的，那也没错。

但是，石油里含有很多碳元素，一旦被烧掉，就会释放大量二氧化碳。

温室效应会更严重……

那么会发生什么？

白兔先生知道答案，他在那儿。

我们跟着他跳到下一个问题吧！

可再生能源

几个世纪以来，我们一直在通过燃烧石油、木材和煤炭获得热量和电力。打开电脑、给手机充电、天黑时照明都需要电，人们平时看不到的大型发电站会发电，然后通过电缆送到我们家，而电缆、铁塔是你能在身边看到的。

幸运的是，现在我们发现不用燃烧和消耗化石燃料就能生产能源，而这些能源的产生速度比自然界产生燃料的速度快。我们燃烧的石油需要数千年的时间才能产生，而烧完石油只用一瞬间。

这些可再生能源，或者至少是比较容易再生的能源被称为"清洁能源"，因为它们不会向大气中排放（或少量排放）二氧化碳。

风力发电

当有风时，大型风力涡轮机利用风旋转，并以此来发电。

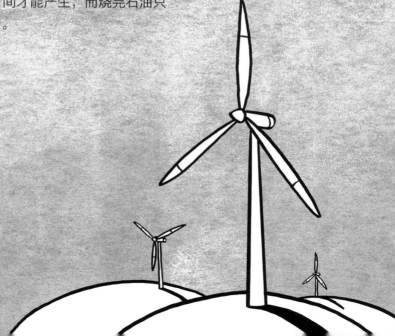

光伏太阳能

太阳光线的光能和热能可以转化为电能。撒哈拉地区有三分之一配备了太阳能电池板，这些电能满足整个欧洲的能源需求。

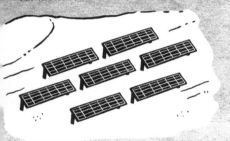

地热能源

可以从地球上自然存在的地热中提取能源。还有清洁、高效的未来能源，最权威的专家认为未来能源会产生于燃烧氢气的燃料电池，燃料电池并不会燃烧，因此也不会产生二氧化碳。

我们能够从水中提取氢气，就像儒勒·凡尔纳的科幻小说《神秘岛》里的主人公所梦想的那样。

阿瑟·C.克拉克在书中构想的地球同步卫星成为了现实，而儒勒·凡尔纳想出的未来发动机，是不是也会成为现实？

来自海洋的能源

洋流或潮汐可以转化为能源，其原理与风力涡轮机相同。

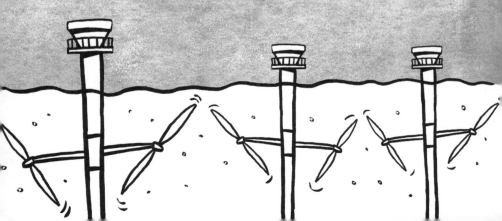

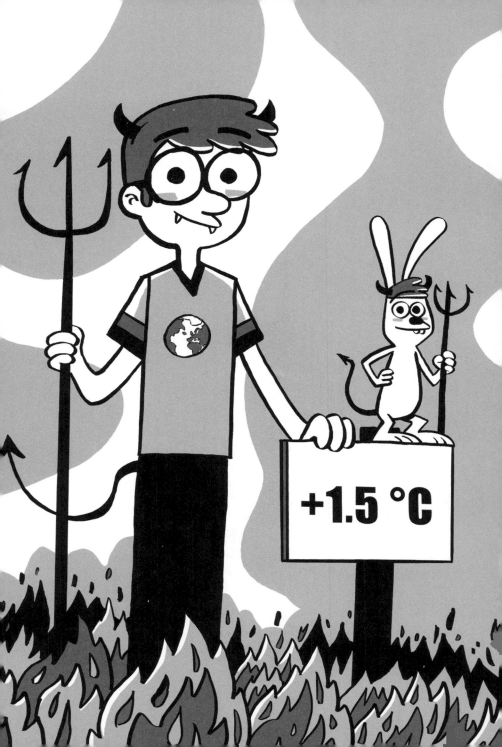

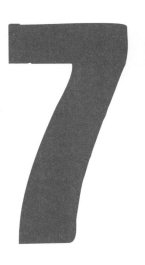

地球在变暖吗?

是的。

而且变暖速度非常快。

世界上所有组织认同这一点：需要努力防止地球的平均温度上升超过1.5℃，这种规定意味着1.5℃是一个非常重要的界限。

你会说，好吧，我少穿个薄毛衣，少穿双袜子，少戴一顶总是弄乱我头发的帽子，体温不就能降1.5℃？

我在担心什么？

因为这里的1.5℃不仅仅意味着你的体温降低1.5℃。

这里指的是全球范围内的平均温度。如果整个地球冬天的温度都上升1.5℃，甚至在两极都是这样，会不会很严重？

你懂了吗？

没有吗？

好吧，其实很难想象会发生什么，因为我们很难知道具体的情况，有可能过去鳄鱼在格陵兰岛也玩得很开心。但是那时候还没有人类，甚至还没有白兔先生。我们不知道具体会发生什么，因为这在我们星球上从未发生过。

自1850年左右以来，我们一直在记录着世界各地的温度。

我们认为1880年后的测量数据是准确的。

对于在此之前的年份，比方说之前的80万年，我们没有准确的温度记录。但是得益于欧洲南极冰芯取芯项目（还记得前面胡萝卜形状的冰芯吗，白兔先生特别喜欢），我们后面获得的数据非常准确。

因此，我们现在处于这种情况：

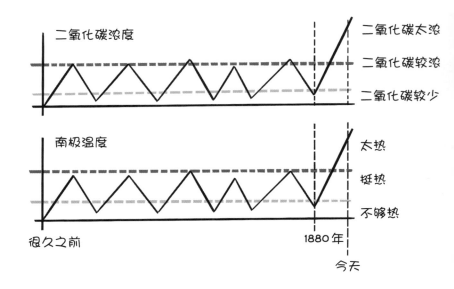

你也看到了，空气中的二氧化碳浓度上升时，温度也会上升。现在二氧化碳浓度已经很高了，并且还在上升，而且提升的速度很快，比起散步的速度，简直像你从山上滚下来的速度。你也知道，如果你不小心摔倒滚下来了，前几圈可能你还能勉强控制住，但是如果你停不下来，就会越滚越快，到了一定程度，你就停不下来了。

对我们来说也是如此。

自1850年以来，地球的平均温度已经上升了1.1℃。

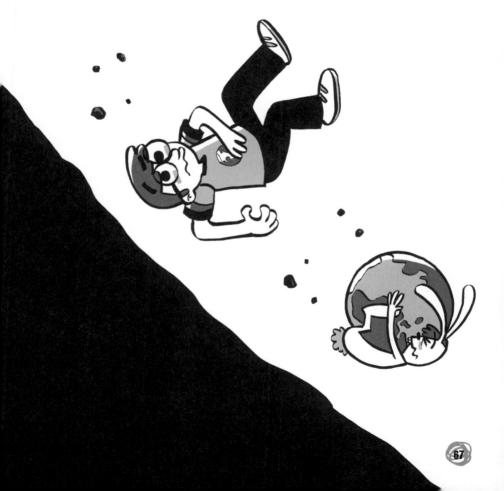

对你来说，这可能不算什么，但是你要注意到一些别的事情：比如说，上一个冰期的平均温度"只"低了5℃。当时英格兰被冰雪覆盖，整个欧洲都是一大片苔藓地。

"自1880年以来，最温暖的年份是过去的20年，这其实是有原因的。"

自1880年以来，最温暖的年份是过去的20年，你觉得这是为什么呢？

只是巧合吗？

我们不相信有什么巧合，在你旁边蹦来蹦去的白兔先生也不相信。

再见了，永久冻土！

如果你去格陵兰岛、加拿大、阿拉斯加和俄罗斯的西伯利亚地区，就会发现自己身处广阔的平坦区域，其中充满了针叶树（松树、冷杉、落叶松）和红杉。这种类型的环境被称为泰加林，这个俄语单词意思是"针叶林"。

确实，这是自然的美丽原貌。

这些地区空旷无垠，而且基本是相同的。

如果你愿意，还可以骑马。

如果你不骑马，可能需要很久才能走出去。

泰加林区中的动植物品种不像亚马孙雨林里的那样丰富，但它肯定比亚马孙雨林更安静（除了俄罗斯贵族拿着火箭筒来训练的时候），它能容纳非常多的树木，而且正如你知道的，这些树木是二氧化碳的小型或大型公寓——二氧化碳最好还是待在树木里。

再往北走，泰加林区就变成了一片巨大的空地——**永久冻土**。

冻土层位置比较深，常年保持在零摄氏度以下。到了夏天，表面的冻土层会解冻，长出大片的草、地衣和小巧而美丽的花朵，还会出现孕育着数以百万计的小植物的苔原。

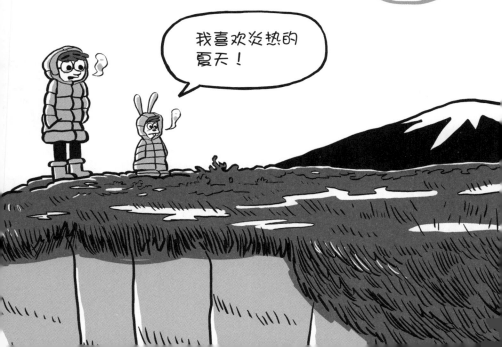

我喜欢炎热的夏天！

几千年来永久冻土一直如此，直到2020年夏天，一阵反常的热浪让西伯利亚温度升到了34℃以上，这使得以前从未解冻的永久冻土层解冻了。

我们就知道！

1960年，奥雷利奥·佩切伊，一位为一家蓬勃发展的汽车厂工作的意大利经理，意识到他的公司的繁荣只能帮助到地球上的某些地区（欧洲和美国），对世界其他地区来说则可能是损害。1968年，他成立了罗马俱乐部，并委托一位非常年轻的科学家丹尼斯·梅多斯进行这项研究：如果人口依旧增长，还要保证人人有饭吃、工业正常发展、继续使用不可再生资源、持续污染地球，世界将如何变化。

研究结束后产生了一份报告《发展的极限》，报告于1972年问世，其中指出每个人都必须以更可持续的方式生活。

你猜怎么着？
佩切伊和梅多斯是对的。

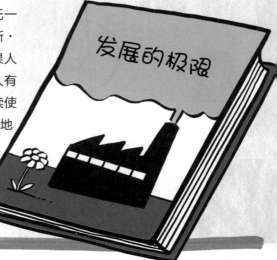

发展的极限

解冻后，植物群的分解机制开始运作，产生了新的微生物和细菌——最重要的是，这也释放出了更多的二氧化碳和生物气体（实际上是甲烷气体）。

就这样，在二氧化碳和甲烷已经过多的基础上，这些气体又额外增加了数千吨。

简而言之，世界陷入了巨大的混乱。

世界加热得太快了，以至于地面上出现了大洞、裂缝，它们就像你在网上搜索"地狱之门"后看到的图片一样。

其实这样非常不好，我们的星球就仿佛从内部崩溃了一样。

如果冰块消失了，真的融化了，那会怎样……

让我们在下一个问题中讨论吧。

来看数据

在加拿大、美国和俄罗斯的北部地区，共计1800万平方公里的土地上，有超过1.7万亿吨的二氧化碳被困在冰中，是工业时代开始以来人类排放的二氧化碳总量的三倍。

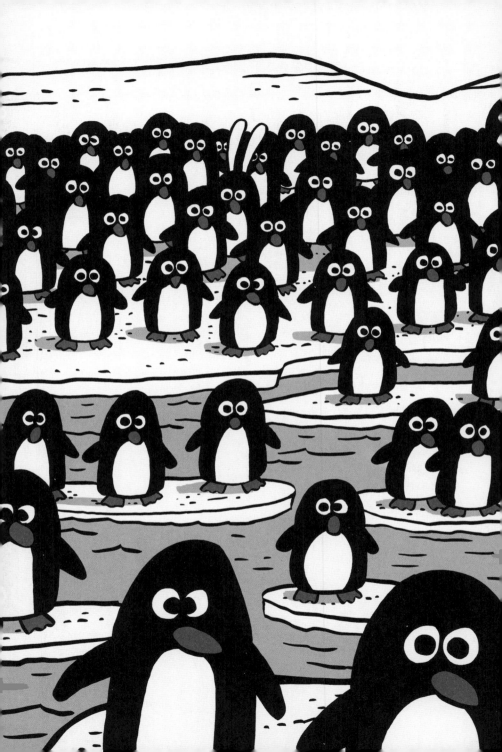

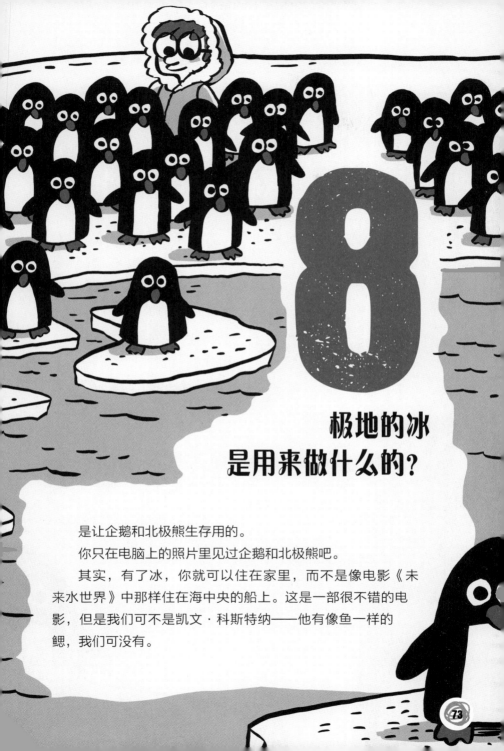

8

极地的冰是用来做什么的?

是让企鹅和北极熊生存用的。

你只在电脑上的照片里见过企鹅和北极熊吧。

其实,有了冰,你就可以住在家里,而不是像电影《未来水世界》中那样住在海中央的船上。这是一部很不错的电影,但是我们可不是凯文·科斯特纳——他有像鱼一样的鳃,我们可没有。

所以有一点是可以肯定的：冰不能化掉。

冰、水、土地、空气，都应保持它们原有的模样。

那么，我们谈论的是什么样的冰呢？

冰也有不同类型，而且不是所有的冰都是一样的。

比如海冰，它是由盐水组成的，如果漂浮在两极的海水上就会形成极地浮冰，北极熊会从海冰上跳入水中，它们很喜欢这种运动。

陆地冰是在大陆表面的淡水冰，由冻雨和雪堆积而成，有时会覆盖整片土地，格陵兰岛（丹麦所在地）、斯瓦尔巴群岛（挪威的一部分）、加拿大的一部分、阿拉斯加、斯堪的纳维亚半岛的一部分、整个西伯利亚和南极洲都被陆地冰覆盖着。

"冰是世界气候正常运行的保障之一。"

还有高海拔地区的冰（通常在3000—4000米以上），有时会形成常年冰川。喜马拉雅山、喀喇昆仑山脉、安第斯山脉、巴塔哥尼亚地区、落基山脉都有冰川。但是，海拔最低的阿尔卑斯山冰川正在以惊人的速度融化。

冰还有一个最重要的作用：让我们正常生存。

冰是地球气候正常运行的保障之一，而且是最重要的保障。

在火上不行，冰会融化。

冰需要水。

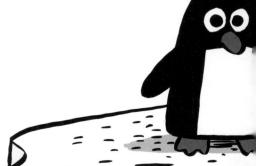

空间中的镜子

我们的星球就像一个巨型机器，缺少某个零件机器就无法工作。

你还记得自己拆开大人送的电动火车的时候吗？当你把它装回去的时候，很多螺丝钉都不见了，所以也没法启动。

你最后也不是很高兴。

地球就像那个电动火车：我们都玩火车，最后没人能把螺丝放回去。

如果两极不够冷，就不会形成洋流；没有洋流，动物的食物就不会跟着洋流移动；没有食物……

你知道没有的时候会怎么样。

还不止这样。

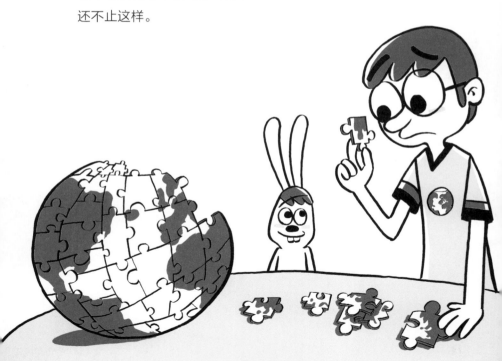

冰是白色的，就像环境污染前的白兔先生一样。

如果你在盛夏的正午穿着一身黑衣服出门，你会像骆驼一样出汗，是不是？

但是，如果你穿着同样厚的白色衣服出去，你出的汗就会少一点。

为什么？

你之所以能看到不同的颜色，是因为不同颜色吸收光线的量不同。

黑色T恤比白色T恤吸收的光线要多得多，而且因为光线也是温暖的，所以光线也会带来热量。

在所有颜色中，白色反射阳光的能力最强。

如果你穿着黑白条纹的衬衫，这只能说明你是意大利尤文图斯或乌迪内斯队的球迷，跟天气没有多大关系。

好的，让我们回到正题：冰是什么颜色的？

很好。

地球的冰层是一面强大的镜子，它能将大量的太阳光线送回太空，防止地球变得更热。

这种现象叫"**地球反照量**"。

地球反照量指的是物体所能反射的辐射量，也就是它像镜子一样反射的能力。

这就意味着，如果冰层减少，地面就不会是白色的，它将吸收更多阳光、变得更热、融化更多的冰……以此类推，就像你玩多米诺骨牌推倒了第一张牌一样。

好吧，说实话，这本书的作者里没人玩过多米诺骨牌，因为我们从来没有能够把所有的牌放在一排，排好之前我们总会不小心推倒骨牌。

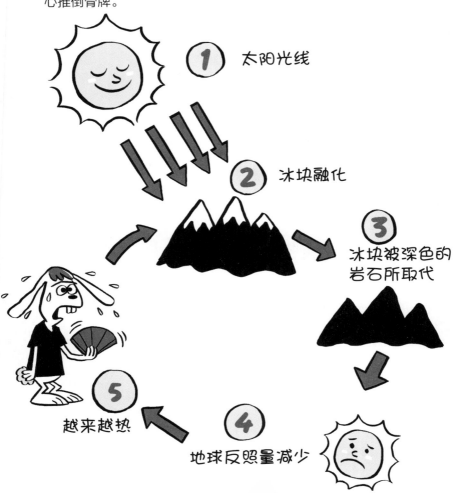

① 太阳光线

② 冰块融化

③ 冰块被深色的岩石所取代

④ 地球反照量减少

⑤ 越来越热

珠峰上的雏菊

就在我们给你写这本书的时候，世界上的冰正在融化，而且融化的速度相当快。每年九月是集中测量冰层厚度的时间，而且冰还在减少。即使是在珠穆朗玛峰上，冰川也在渐渐化开，变成岩石和草，这看起来并不坏，但是……这种事绝对不能发生在珠峰上！

辛普森一家和因纽特人

语言学家本杰明·沃夫曾写过，因纽特人的语言里有一百个不同的词汇来描述雪（可能有点夸张）。他说得并不完全对，因为因纽特人会通过将单词连接在一起创造出非常长的单词，所以他们用一个单词就能说出"雪很滑""雪很湿"等。总之，他们是研究雪的专家，这是真的，但是，引用《辛普森一家》中肯特·布罗克曼的话："在阿拉斯加，因纽特人说出几百个词，经常都是废话。"

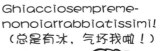

Ghiacciosempre-
nonoiarrabbiatissimi!
（总是有冰，气坏我啦！）

为什么不能呢?

因为我们需要水。

而且,我们需要冰来长期储存水。

如果冰融化成了河流和瀑布里的水(不是一下子全融化了,而是以可预测的方式有规律地融化),我们可以用它们来进行水力发电(水会被"扔"进大管道,管道的末端是转动发电的桨叶,但是如果河流和瀑布上面没有冰川,也就没有水、无法发电),以此让工厂运行、浇灌田地,让我们和农场里的动物有水喝。

水的循环很明晰,你也知道水循环是什么样的——水有的在海里,有的蒸发后变成了雨,有的冷却后凝结变成了冰。

但是,如果所有这些冰,在山顶和两极再次变成水……

海平面将慢慢上升。

水。

水太多了。

就像《未来水世界》一样。

正如白兔先生所说,我们要拯救自己!

来看数据

我们每10年会失去12.8%的北极海冰。

在过去的20年里,南极大约127,000,000,000吨冰和北极大约286,000,000,000吨冰已经消失了。

请试着把这句话写下来。

数一数零。

简直让人不寒而栗。

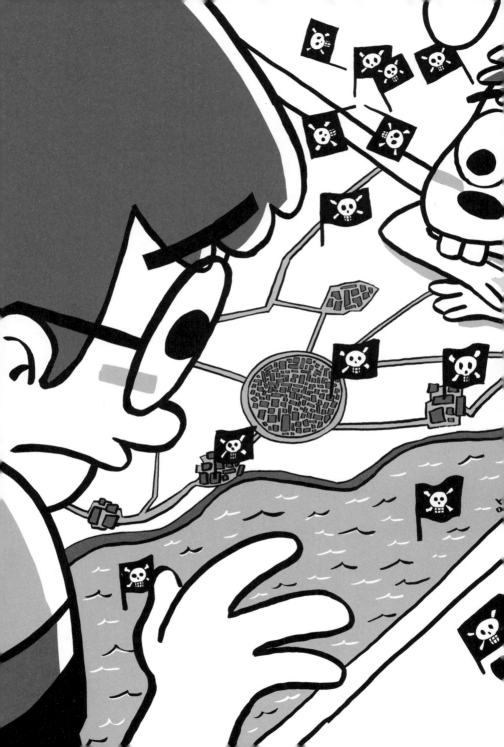

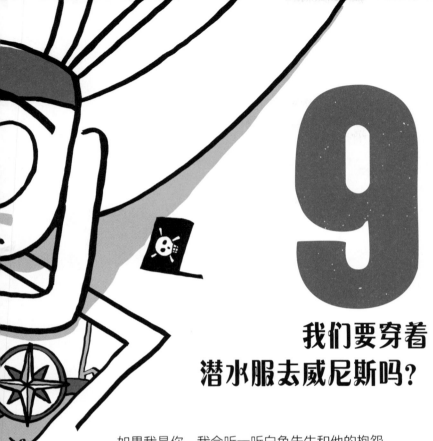

9

我们要穿着
潜水服去威尼斯吗？

如果我是你，我会听一听白兔先生和他的抱怨。

有点太晚了。

快听听他的抱怨吧。

有件很有趣的事情需要你试一试：找一张地图，查查你住的地方。

你在冰川附近吗？好像不太好。你在山下吗？也不怎么样。你靠近大海吗？哎哟。你靠近沙漠吗？太糟糕啦。在冻土区？晚上最好别去。意大利利古里亚的马索内？哎呀，那里气候不太好，真遗憾。

听起来可能是一个笑话（除了关于马索内的，我们真的很抱歉），但事实是，没有什么可开玩笑的，而且气候也无法改变。

"没有人知道即将发生什么，因为气候正在迅速变化。"

世界上没有人知道未来几年会发生什么，因为气候变化非常快，很难预测，人们也很难适应这种变化。

关于本章的问题——我们要穿着潜水服去威尼斯吗？我们可以回答的是："希望不会。"

但海水正在上升。

那又怎样？

海平面正在上升

这不是地球历史上第一次出现海平面上升或下降。

每一次重大的气候变化都会导致大量冰块产生或消失。

比如说，每一个冰河时期，温度的降低都会导致更多的水结冰，造成海平面下降，而在冰河世纪结束时，则会产生相反的情况。

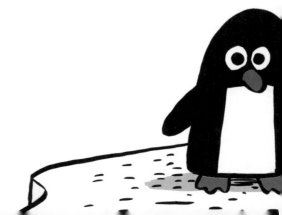

如果你感兴趣的话，下一次冰河世纪是在10万年之后，但是，我们无法准确地预测事情的发展方向。我们需要等待，才能看到预测是不是对的。

　　你今天去度假时看到的海，大约有7000年的历史。我们已经很熟悉大海了，没有意外我们会时不时去海边逛逛。

　　在测量大海边界的过程中，我们建立了整个文明，海滩上建起了很多城镇和村庄，这样我们就可以去散步、看月亮、呼吸，思考所有你在海边能够想到的美好事物——无垠的海平面、缓慢滚动的海浪、海边卖的油炸食物。

　　但是，从1800年开始，情况发生了变化，水位开始上升，而且不只是一点点，从1800年到今天，海水已经上升了20厘米。

　　我们开始重建港口的码头，使它们变得更高一些，一些海滩变得更小了，留给沙滩伞的空间也就更小了，所以你的叔叔不得不和他的邻居争论把躺椅放在哪里，而你姐姐的沙堡上已经建起了房子。

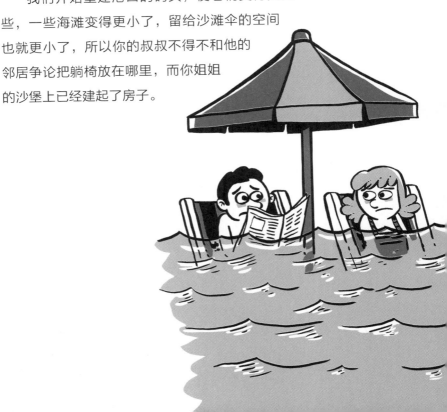

现在给你看看好消息

白兔先生给我们带来的关于天气的消息，让我们陷入了焦虑和悲观之中。实际上，有一些事情会让我们很高兴，还能让你焦虑的毛茸茸的朋友跳起来。

中国正在争取实现碳中和

2020年9月22日，中国领导人习近平宣布，中国将在2060年前实现碳中和。

如果成功，中国将成为世界上第一个实现零排放的国家。加油！

能源效率

在2007年至2017年期间，世界的能源效率（即浪费和污染较少的能源生产比例）提高了1%，在2027年可以达到9.19%。就这样！

埃克森公司的消失

2020年，自1928年以来一直稳固发展的石油公司埃克森美孚从纽约证券交易所最重要的股票名单中消失了。与此同时，大多数石油和天然气公司的收入也在下降。取而代之的是新时代能源公司（NextEra），一家销售风力发电机的公司。很好！

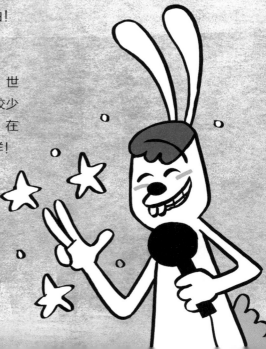

近年来这种情况正在加剧，现在海平面每年上升3.3毫米。

而我们的气候学家朋友认为，在最坏的情况下，到2100年，海平面可能会高出一米。

这将是一个大问题。

如果想亲眼看看，你可以在互联网上查找美国国家航空航天局的海平面模拟器——用英文搜索海平面（sea level），你可以看到淹没半个世界的海岸线会是什么样的。

海平面每上升一米，不仅能将威尼斯淹没，还能将纽约、迈阿密、伦敦（因为泰晤士河的河水将无法排入大海）和斯德哥尔摩淹没。在意大利，会被淹没的大城市还有卡利亚里、巴勒莫、里米尼和热那亚。

如果大海的味道像柠檬

随着空气中二氧化碳的增加，一个让你觉得很有趣（其实不然）的现象会出现：因为空气中的一些二氧化碳正在进入水中并溶解，海洋会酸化，闻起来酸酸的。

这是一种化学反应，你喝过气泡饮料吗？

气泡是有人在水中加入二氧化碳产生的。如果家里有做气泡水用的压缩空气罐，你也可以尝试自己做。

你喝的水不仅泡泡更多，酸度也更高。

你明白这是怎么回事吗？

让白兔先生坐好，我们解释一下。

如果他能听懂，他也会很高兴自己听到了新知识。

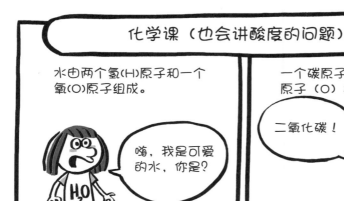

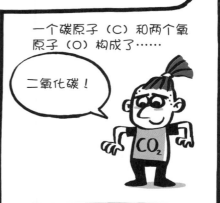

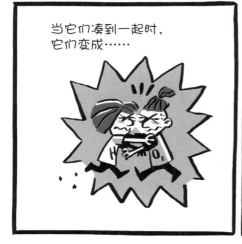

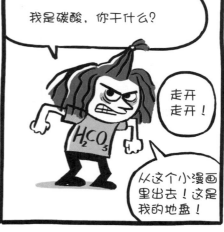

你知道酸能做什么吗?

它们能溶解碱性物质,区别于那些非酸性的物质。

现在如果你试着想想大气中所有多余的二氧化碳,想想海洋的大小,再把它们放在一起,你就会明白会发生什么了。

如果水变得更酸,不仅鱼和藻类会味道变得很怪("咦,你今天好酸啊!"),海水变酸会给所有的贝类带来问题,而且还会让浮游生物(漂浮在地球水域中被其他鱼类吃掉的微小水生生物)、蛤蜊和贻贝、虾和其他水生生物死亡。

太阳朋克来啦

你也知道,作家有时比科学家更善于想象未来,也许是因为除了数字和数据之外,他们更了解人类的灵魂。

在电脑还没法跟墙上的插座连在一起时,威廉·吉布森就想象出了互联网(而且他对电脑一无所知)。尽管地球上没有很多大灾难,"太阳朋克"也没有坚实的科学基础,

现在"太阳朋克"作家(如果好奇,你可以在互联网上查到很多相关的名字和书籍)却已经在用他们极具感染力的乐观态度,想象未来100年我们生活的模样。

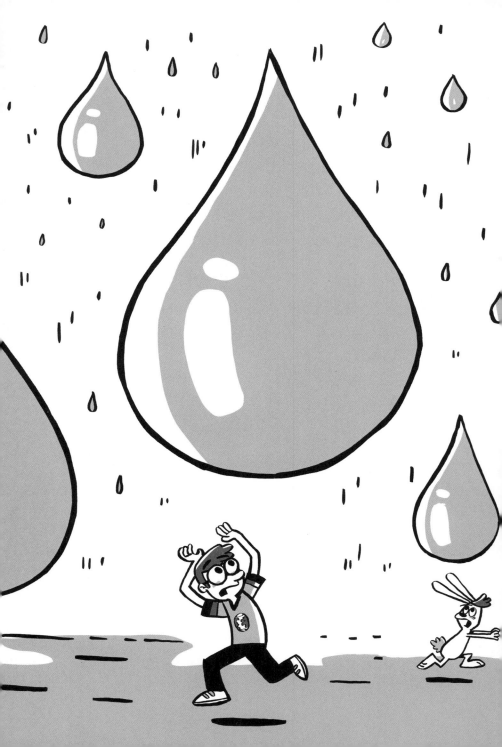

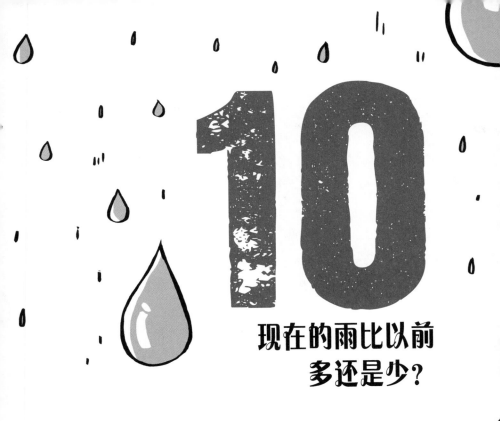

10

现在的雨比以前多还是少?

雨总是会下。

但是下雨的方式改变了，甚至地点也变了。

除了利古里亚的马索内，反正那里总是下雨。

玩笑归玩笑，但是，过去200年的测量结果告诉我们，一年四季的降雨量没有以前那么有规律了，而且长期的干旱和突如其来的倾盆大雨变得更多了，你可能在电视上看到过像炸弹轰炸一样的雨。

南美洲、大洋洲和北美洲都是拥有充足水资源的大陆地区，这些大陆的每个居民每年有5,000至50,000立方米的饮用水。

欧洲各国的情况各不相同：斯堪的纳维亚地区的国家、冰岛、爱尔兰，这些地方的水资源丰富，其他国家则显得干燥，如德国或波兰，有干旱的风险。

全球变暖让龙卷风、飓风等气象灾害的出现更加频繁。

你见过龙卷风吗？它是一个急速旋转的空气柱，旋转着把底下的东西拉回表面，并把它们扔到四周。

"全球变暖让龙卷风等气象灾害的出现更加频繁。"

如果你想了解具体情况，可以试着在口袋里放一些米，然后快速转一圈，看看米粒落在哪里。如果你这样做，不要告诉父母你是在这里看到的，你要说这是科学实验。

非洲之角是位于非洲大陆东侧的三角形半岛，由厄立特里亚、埃塞俄比亚、吉布提和索马里组成。它是一片干旱的土地，这里直到15年前还只有一个短暂的雨季，使生物得以生存。

现在，这里的雨水几乎完全消失了，似乎被大海吸干了。

水一直在移动，移动方式你应该也了解。

在学校你可能学过水循环：海水蒸发、水蒸气到达天空形成云，云是由小水滴组成的（它们是真正的水滴，而不是水蒸气），然后会下雨，水会填满河流，河流返回大海。然后这一切又会重新开始。

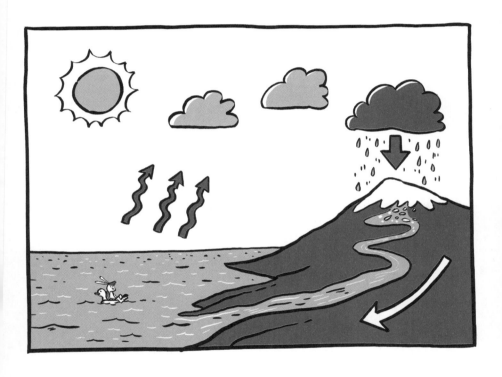

是的，这听起来很容易，但现实比这更复杂一些。

比方说，最终只有小部分的雨水会直接进入河流。大部分的雨水会落在房屋的屋顶、道路、沥青停车场上，这些地方无法吸收雨水，而是会引其入管道、运河、排水沟，将其带到河流中。

雨水落到地面上，地面会像海绵一样慢慢吸水。

水会被慢慢过滤，深入地下，为地下含水层提供水源，那些生活在平原地区的人生活所用的大部分饮用水就是从地下含水层中获得的。

但是如果雨水非常集中，管道和运河的水就会过多；水会冲出河道，导致洪水泛滥；或者河流扩大，河水上涨并溢出河岸。

干旱期间，土壤会变得非常干燥、坚硬，以至于当最终下雨时，土地无法吸收所有的水，水会流走，就像海绵在太久没有使用时发生的情况一样。

最干燥的地方和最潮湿的地方！

智利阿塔卡马沙漠附近的卡拉马市在1972年的一场暴风雨之前已经400年没有下过一滴雨了。

印度的乞拉朋齐保持着地球上一年中最高降雨量的纪录，它位于梅加拉亚邦，因其惊人的降雨量而被称为"东方苏格兰"。

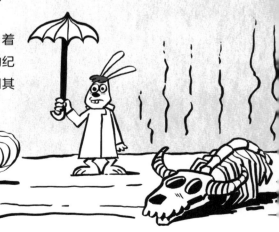

如果做足准备，水会流得更顺畅

河流在河床上流淌，河床可以是自然的（如大自然造就的），也可以是人工的（我们造就的），这两者的差异并不小。

滑滑板的时候，你在哪里滑得最快？

是在充满坑洞和颠簸的自然表面上，还是在漂亮的混凝土跑道上？

对于河流来说也是如此。

如果河床是天然的，由沙子、岩石组成且岸边有草和灌木，因为有摩擦，水流得磕磕绊绊，所以更慢。但是，如果水流流过光滑的混凝土外壳，它可以流得更快，就像玩滑板的时候，滑得越快你就越难停下来，你也越容易受伤。

这也是河流需要照顾和维护的原因，河流不能总是高速流动，这很重要。如果水流速度太快，一旦发生洪水，水就会像一列飞驰的火车，把一切都卷走——桥的铁塔、弯道（河流转弯的地方）的两岸、岸边的长椅。

如果幸运，那时沉浸在浪漫氛围中的情侣，刚刚亲吻了一下就发现自己到海里了；如果不幸运，那就再也找不到他们了。

为了寻找水源而迁移

移动的不仅是水。当人类没有足够的水源时，他们也会迁移。世界银行的数据显示，在未来30年，将有1.43亿人（意大利人口的2.5倍）会因为全球变暖而被迫离开他们的国家。而且，现在人们正在离开那些气候干旱、温度高到难以忍受、没有雨水而导致沙漠化的地方，还有那些被突如其来的暴雨毁灭了的地方（例如，在孟加拉国，越来越频繁地突然下暴雨）。还有那些住在海岸线上、住在靠近大河河口、甚至住在海中央奇妙环礁上的人，他们脚下的土地很快将不复存在，因为现在海水涨得太快了。

受影响最大的地区会是亚洲南部和东部，那里的许多大都市都建在海边（上海、东京、曼谷、孟买），受影响较大的地区还有非洲尼罗河三角洲、西海岸和撒哈拉以南地带。

没有生活空间或生活资源，会导致出现新的移民浪潮。

气候难民尚未得到准确定义，但在未来几年这一话题可能会高度吸引人们的注意力。

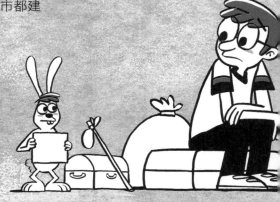

我们需要多少水？

这取决于人数——是你需要的水量，还是地球上的所有居民需要的水量。

如果是所有人，总人数大约有78亿人；30年后，总人数应该是97亿人左右；2100年可能是110亿人左右。简而言之，地球上人越来越多，平均年龄越来越老。我们能把自己照顾得更好、吃得更好，我们互相帮助，不至于过早死亡。但是，将近80亿人都需要吃东西，需要衣食住行的资源，还会喝酒。所以呢？所以我们需要大量的水，而所需水的总数会让人震惊。

如果想知道你每天需要多少水，这取决于每个人不同的生活方式。因为其中不仅包括你直接使用的水的数量，当然你需要喝水、用水做饭或洗澡，但是更重要的是，水也能间接生产食物，而且你做饭和进行日常活动都需要用水。

告诉你一件事：把你口袋里的手机（反正我们知道它肯定在你口袋里）拿出来，好好看看它。生产一部手机需要花费大约8,000升的水，你的牛仔裤也是如此。即使是旧的牛仔裤和"艺术"破洞牛仔裤，制作它们也需要花费这么多水（所以如果你一定要买破洞牛仔裤，也可以买新的，然后自己把它们剪破）。

来看数据

世界上所有的水，只有3%是淡水，其余都是盐水；而在这3%的淡水中，只有1%是可以饮用的。

一件很普通的、不是奢侈品的T恤衫需要花费多少水？

2,700升。

据估计，在美国纽约跟你年龄一样大的人每天要消耗大约500升的水，而非洲内罗毕的人只会消耗30升。

你呢？

让我们试着做一下数学题吧：

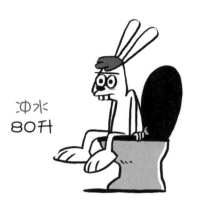
冲水
80升

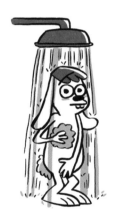
洗澡
124升

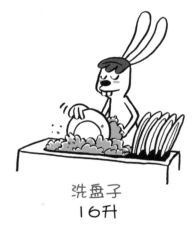
洗盘子
16升

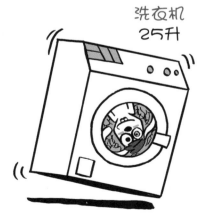
洗衣机
25升

而且我们还没有计算别人为你制作产品而使用的水，比如浇灌你吃的蔬菜，还有你吃的汉堡包里的牛肉（有人喂了这些牛三年水）。

一般来说，如果你想节约用水，尽量少买一件T恤，少买一条裤子，就近购买水果和蔬菜，以减少包装、缩短运输里程，并尽可能少吃肉——就用水量而言，一块牛排抵得上40个苹果。

你知道他们常说的那句话，对吗？

一天一个苹果，医生远离我……

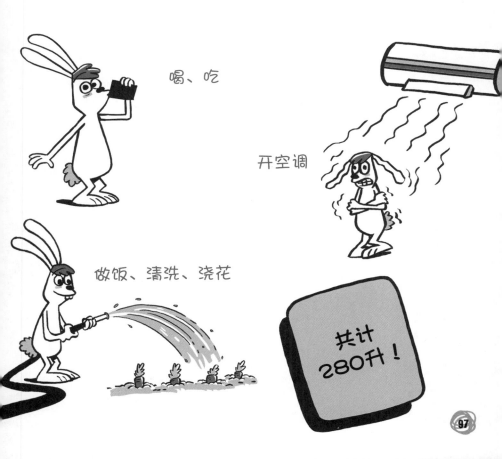

喝、吃

开空调

做饭、清洗、浇花

共计 280升！

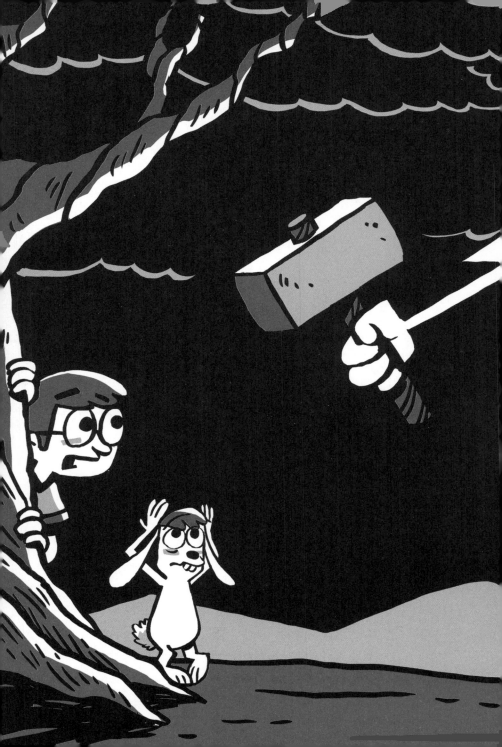

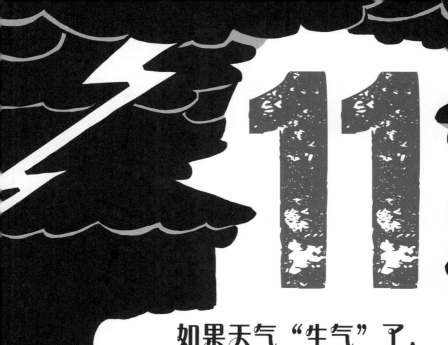

11

如果天气"生气"了，
是我们的错吗？

天气其实不关心我们。

事实上，它真的一点儿都不关心。

但是反过来，我们必须关心天气。

正常情况下，这并不意味着我们应该害怕天气。只有白兔先生害怕风暴，他会躲在他发现的第一棵树下，耐心等待，但是这正是雷雨天不能做的一件事！他是一只活着的兔子，本身很容易被雷击中。

暴风雨是一种奇观：你会看到长短不一的闪电，听到爆炸的声音，看到重叠的乌云。风卷起你的头发，雨像湿漉漉的拳头打在你的脸上、手上。

强大的事物很有魅力。

但是力量需要被控制在一定限度里。

我们所说的"正常情况"不一定是我们想看到的。

在非正常情况下，即使是雷暴也会从强大的力量变成具有破坏性的力量。

如果它们从雷暴变成风暴、云暴和龙卷风……那就是出问题的时候。

这些是极端的天气现象，套用一句话——极端的现象需要极端的工作。而这正是风暴追逐者的工作。

这听起来是一份很酷的工作，而且确实如此……可以想象，你看起来像穿着雨衣的明星——印第安纳·琼斯。

第一个开创这个既科学又危险的奇怪职业的人，是美国人尼尔·沃德，1961年，他开始追赶龙卷风，将每一个细节都传送给国家气象部门，使人们第一次有可能在地面上追踪龙卷风。然后，也是在美国，人们建立起了强风暴实验室、制作出了第一批龙卷风拦截器。

他们的工作包括两个阶段：第一阶段是预测龙卷风将在哪里

形成，检测大气层最不稳定的地方；第二阶段是到现场，从低处在街上选择好位置，保持一定的安全距离，记录它的轨迹。

因为极端现象不一定会变成灾难。

但是如果人类不尊重我们的星球，极端现象就会变成灾难。

如果你的房子在火山边上（即使是一座早已灭绝的火山）很明显，当它醒来的时候，你的房间会被熔岩熔化——这倒也不完全是火山的错。

你镇上的河流也是如此，这些河流没有得到照料——堤坝被遗弃、河床充满碎片、河流原本的通道被房屋和平房阻挡。也有可能整个街区就在海边，或者在一个并不像你认为的那样坚固的大坝之下。

但是，如果有的话，突发局部强降雨、飓风、台风、龙卷风等之间有什么区别？

极端现象

我们把它们称为极端现象，因为它们不常出现，这其实是好事。

但是如果气候变化以目前的速度继续下去，我们将越来越难适应它。

突发局部强降雨指的是暴雨在几个小时内袭击一个小区域的过程。它会带来倾盆大雨，形成暴洪，水会多到把管道堵住，淹没地铁、街道和房屋的地窖。

热带气旋的影响范围可以扩展到周围1,000公里，风速超过每小时120公里。热带气旋形成于温暖的海洋上（在热带地区），有时会到达陆地，它们可以持续几个星期，而且破坏力很强。

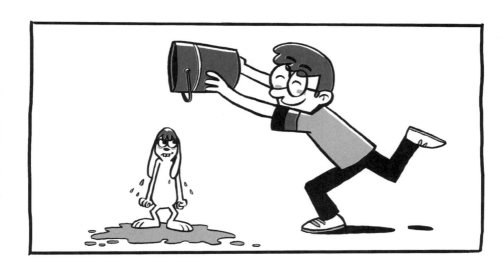

如果热带气旋产生于大西洋和太平洋东部，它们就会有另一个名字——**飓风**。

而在太平洋的西部，我们会称它们为台风，名称上的差异有助于我们了解它们的形成地点。

来学词汇

飓风（uragano）一词源于一个可怕的玛雅神灵的名字——火神（Huracan）。

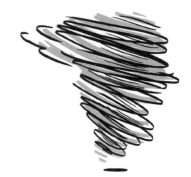

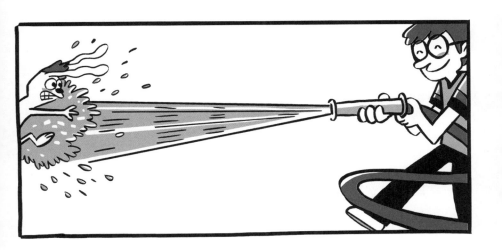

　　龙卷风是风速高达每小时500公里的旋风（"风暴追逐者"约书亚·沃曼记录下的最高风速是每小时511公里），但它们持续的时长短得多，"宽度"最多只有几百米。龙卷风形成于剧烈的雷暴中，主要出现在美国大平原和欧洲。

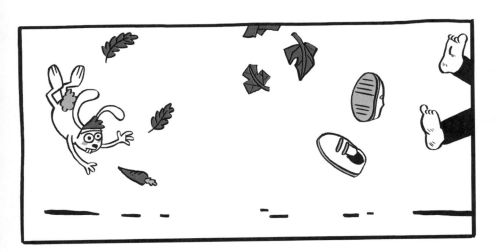

热浪是持续数周、影响范围大的极高温度时期，寒潮是大范围突然降温和随之而来的极低温度时期，这些也是极端现象。有可能前一天你还觉得自己在炎热的加勒比海，后一天你就能和北极熊一起滚雪球了。

我们现在要做的，首先是纠正过去的错误：妥善维护河流，将废弃的或停用的停车场改造成草坪，以及避免在危险的地方建造房屋。

世界许多高风险地区已经开始使用智能手机应用程序来向公民发出龙卷风风险警告，公民也会学习如何使用应用程序来保障自己的安全。

我的名字是飓风

就像人类想要记住的所有其他事情一样，人们给大风暴起了名字。每年都会准备名单，并从A开始给大风暴起名，名字在男性和女性的名字之间交替（过去只用女性名字，因为气象学家都是男性，他们会用妻子的名字称呼大风暴）。如果超过21个字母（Q、U、X、Y和Z不使用），就需要换到希腊字母（α、β、γ、δ等）。如果风暴变成了具有破坏性的飓风，它的名字就会从名单中删除，并换成另一个名字（例如，在2012年"桑迪"造成毁灭性的破坏后，现在的名单上叫"萨拉"）。

飓风的分类

1级：风速每小时119至153公里

房屋没有受损，农作物、树木和你爸爸的车也没有受到什么损害，不过你叔叔的船可能损坏了。

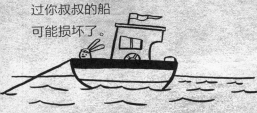

2级：风速每小时154至177公里

较小的房屋、标志、树木和大篷车会受损，农作物会受到严重损害。可以肯定你住的房子会停电，有几根树枝会落在你爸爸的车上，你叔叔的船已经找不到了，谁知道它漂到哪里去了。

3级：风速每小时178至208公里

有的屋顶和房屋会受损，你爸爸的车被吹到了路边，你叔叔的船与其他船只堆在一起，邻居的灯也都不亮了。

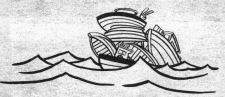

4级：风速每小时209至251公里

许多屋顶被毁、建筑受损，你们家的车和船在飞，整个地区没有电了。

5级：风速每小时超过252公里

一切都飞到天上啦，再见！！！

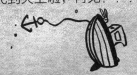

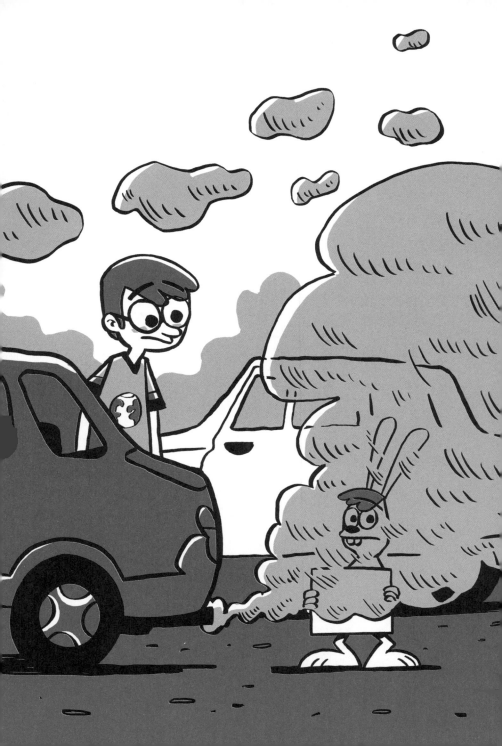

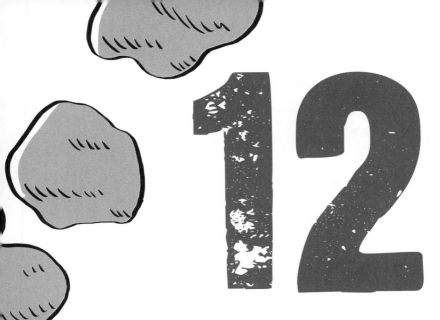

污染是否会影响气候?

我们终于讲到这里了,这也是白兔先生可能会变成灰兔先生的原因,所以他很担心污染。现在他如果天天出洞,不到一个星期,他就会被烟雾熏得灰头土脸。

两周后,他可能就要变成黑兔先生了。

你也可以试试:穿上一条白裤子在闹市里转转,然后回家。

重复一个星期。

看一下你的裤子,特别是底部,是不是变黑了。

除了散步之外,你还做其他的事了吗?

没有。

空气仍然是灰色的。

有肮脏的、看不见的东西悬浮在那里。

正如你可能已经猜到的，如果空气不好，气候也不能正常运作，我们也无法正常生活。

"过去我们不确定废气对我们的星球是否有危害，现在我们知道了。"

直到几年前，人们还不能确定，汽车废气、每个重达1,000至2,000千克的金属盒子（车子）、四米长的高科技材料制成的载人机器，与我们地球受到的破坏之间是否有直接联系。

现在我们知道了。

那种非常特殊的微粒物质

当你点燃某种东西时，它会产生能量和热量，但是也会产生一些废物——灰和烟。

烟雾是气体（如我们已经讨论过的一氧化碳和二氧化碳）和微小颗粒的混合物，它的具体组成取决于你燃烧的东西。如果是你叔叔收藏的昆虫标本，会有很多蝴蝶烧成的灰。如果你烧的是邻居的布娃娃，而她不同意，那你就倒霉了。虽然我们都认为——那布娃娃看起来有点吓人。

但是真正发生的事情比这还要糟糕。

在人类燃烧的颗粒里，有的大到足以被过滤器捕获，就像你在餐馆的管道外看到的过滤器。有的颗粒非常小，几乎不可能抓到，它们被称为细颗粒物。

有时，空气中的颗粒物特别多，多到交通都无法正常运作，只能等待……好吧……等待它们自己掉到地上，因为它们有时会在空中停留几天（具体是多长时间取决于它们的大小），或者被雨水冲走。

颗粒物又是如何影响气候的呢？

它们和温室气体一样，能够保留热量（过多的热量），当颗粒物是黑色的时（如黑炭），它们也会像黑衬衫一样吸热。当颗粒物是透明的时（就像火山爆发后形成的颗粒一样），它们就会反射阳光，使地球稍稍冷却。

另外，这些悬浮在空气中的颗粒物"帮助"水蒸气凝结并形成云，这对气候有复杂多样的影响……

好吧，这是另一个故事了。

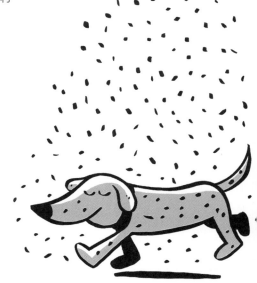

污染并不总是意味着给环境增加废物，有时污染反而是"减少"废物，砍伐森林就是如此。

砍伐森林意味着砍伐树木，但砍伐树木也意味着消灭所有在树上生长的生命——昆虫、动物、真菌。所有的**生物多样性**都会被破坏。伟大的生命就这样消失了，而本来每次你在森林里散步时它们都会让你感叹："看啊！"

在世界所有的森林中，最大、生物多样性最丰富的是巴西的亚马孙雨林，自1700年以来，它的面积已经减少了近五分之一。如果我们继续砍伐森林，它们会逐渐全部消失，因为森林会来不及生长。

我们并不是平白无故这样讲，因为每两秒钟我们就会失去一个足球场大小的森林。

两秒过去，已经少了一片森林。

一秒，两秒，又一片。

而这种情况已经持续15年了。

当我们不砍伐森林时，为了给田地、牛场空出地方，为了生火取热，我们就会点燃森林。而且，因为天气越来越热，点燃的火也越来越难扑灭。

来学词汇

生物多样性（意大利语Biodiversità源于希腊语中的bíos，即"生命"）是指某一生态系统中不同物种的多样性，它们本来处于一种完美的平衡中，而这种平衡本不应当被破坏。

白兔先生很热情，他指出，砍伐森林会在三个层面使气候逐渐恶化：

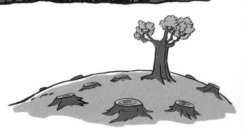

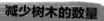
燃烧树木

把热量和温室气体释放到大气中。

减少树木的数量

减少了森林木材吸收的二氧化碳量。

放牧数量的增加

促进了肉类消费，饲养牲畜需要大量的粮食和水，这反过来又加剧了温室效应。

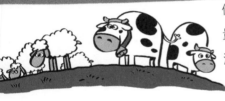

塑料的海洋

你已经知道如果海水变热气候会如何变化了，但是，还有一个问题几年来一直在恶化——塑料问题。这是滥用19世纪下半叶的一项发明的意外后果，即帕克赛恩，可能赛璐珞这个名字更有名。这种材料被凯亚特兄弟改进为赛璐珞，本来用于制作高品质的台球，而且可以不杀死大象取象牙就能制作台球，贝克兰先生用它制作了酚醛树脂（即塑料）。总而言之，塑料诞生了。

塑料非常坚固耐用，以至于当它最终进入大海时（而且数量越来越多），它会漂浮并使鱼类窒息，鱼类吃了它就会死亡，并被水流推到漂浮着的塑料垃圾聚集岛，形成一个由细菌和病毒、真菌和其他生物组成的小文明——塑料岛。

鸭子的海洋

由7200包黄色玩具鸭、红色玩具海狸、蓝色玩具海龟和绿色玩具青蛙形成的浮岛很有名，这些玩具在1992年没能到达目的地，因为运载它们的船只不小心把它们翻倒进了大海。从那时起，它们就被称为"友好漂浮物"，在我们的海洋上旅行。

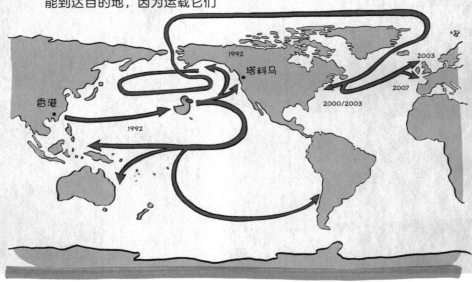

最严重的问题是堆积在海面上的塑料形成了一种无形的薄膜，薄膜类似于镜片，也像过滤器，能够强化或阻止太阳光正常地穿透水面，让所有你能想象到的灾难成为现实。

没有光，没有藻类，鱼会消失，就像你放在塑料袋子里的鲤鱼会死亡一样。

塑料永远都不会分解。

真的。

"旧"塑料（不是现代可生物降解的塑料）永远不会完全分解，其中一小部分永远存在。

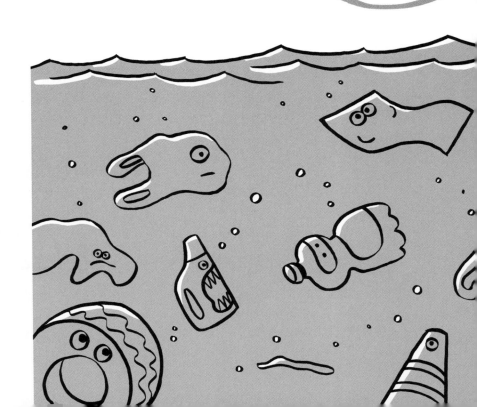

世界末日是什么时候？

一群玩世不恭但还是很可爱的科学家开始计算地球生态超载日：我们每年都会消耗地球能够自行再生的所有自然资源，而我们也正在消耗没有时间再生的资源，每年中有一天，我们会把地球本年度可再生的自然资源都消耗掉。

现在，你是不是觉得每年12月31日都应该计算一下地球生态超载日？

森林的呼唤

2020年以来，新冠病毒使全世界陷入困境，这种病毒很可能是从蝙蝠传染到穿山甲，又从穿山甲传染到人类身上的。物种之间的疾病传播与人类历史一样古老，并有一个名字——溢出效应。不同的是，在很久以前，蝙蝠和穿山甲生活在远离人类的森林中。现在太糟糕了，我们和它们之间的界限被我们抹去，所以"我们的"栖息地和"它们的"栖息地之间的障碍消失了。界限的消失并不令人惊讶，我们知道可能会这样，而且具体地说这样的情况已经至少10年了。

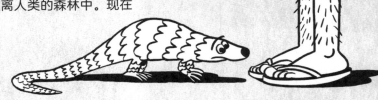

开始计算之后，我们发现超载日在不断提前，1970年的超载日是12月30日。

但是后来情况越来越糟糕，自从20世纪80年代，《怪奇物语》的主角们冒着被剥皮的危险来拯救世界以来，1985年地球超载日提前到了11月，然后又提前到了10月。

到了2002年，9月18日是地球超载日。

2020年是8月22日。

而在2021年是7月29日。

是的。

这意味着在2021年剩下的时间里，我们吃、喝、烧和制作的东西比我们整个地球能够生产的还要多，于是我们只能把本来明年才能用的资源用掉了。

它们渐渐消失，然后资源就被耗尽了。

你知道最糟糕的事情是什么吗？

我们现在告诉你。

成千上万、数以百万计的不负责任的成年人犯了无知的错误，尽管当时环境还没有这么糟糕，而现在你必须小心谨慎地计算你消耗的资源，淋浴时省一半的水，这些都会让生态恢复平衡。

有时候，你有点生气是正常的。

但是如果你生气之后打破了东西，你就要现在去把它修好！

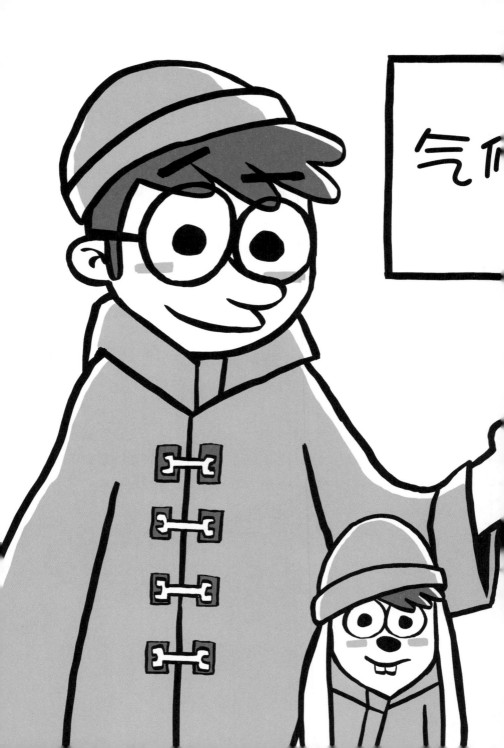

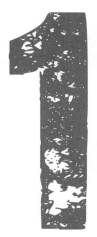
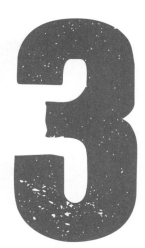

变化

13

气候变化问题有多重要？

气候变化问题有多重要呢？

很简单：如果温度上升了2℃，游戏结束。对你和下一代来说可能变化不大，但是地球上很多地区的人们将无法继续生活。

这就是所谓的不可逆点。

比如一旦你交上考卷，你就无法改变你的答案。

这就是为什么世界上195个国家在2015年签署了一份非常重要的文件，即《巴黎协定》，目的是在本世纪末将全球上升的温度限制在1.5℃以下。

但是，不是所有人都同意。

例如，美国先是签署了协定，然后改变主意，在2021年他们再次加入。所以他们加入的时间晚了四年。

正如他们所说，迟到总比不到好，对吗？

从变化到警告

现在你已经明白气候变化问题有多么重要了。

改变你卧室墙壁的颜色、你最喜欢的书和你最喜欢的歌曲，这很好。

但是我们生活的气候不应该被改变：如果它变化太大（2℃

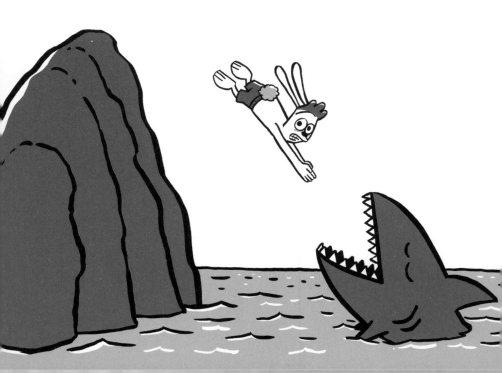

太多了），气候将成为我们最大的敌人。

而且我们将不得不与之斗争，就像在战争中一样。

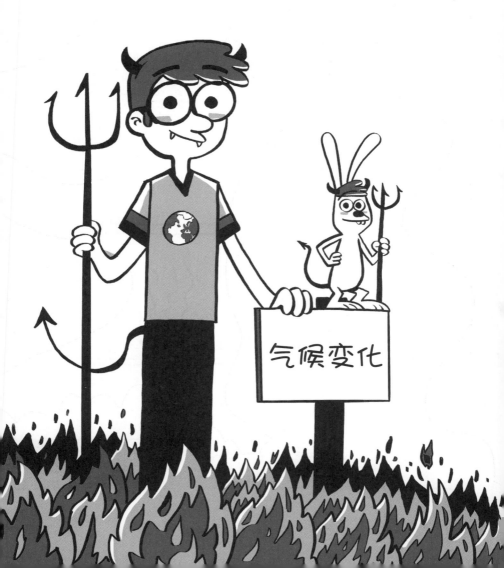

你可能会问自己：那又怎样？可能会发生什么？

剧透预警（我们强烈建议你要拉起对气候的小警报了），看
这里：

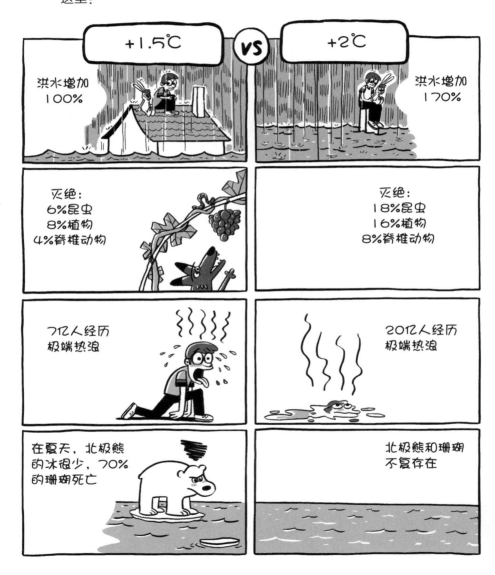

为了限制全球变暖，我们需要卷起袖子，少开空调，特别是卷起那些不想这样的人的袖子，甚至要卷起那些没有衬衫的人的袖子。我们希望能在2030年减少45%的二氧化碳排放，到2050年使其达到零。零指的不是不排放，而是排放森林和海洋以及人造技术能够吸收的二氧化碳的量。

因此，我们不仅要防止产生新的二氧化碳，还必须尽可能地消除已有的二氧化碳。

这是相当复杂的。因为我们不知道怎么消除二氧化碳。

但我们确实知道一件事：二氧化碳可以帮助我们种树。

你也种一棵吧，来吧，就现在。

我们需要大量的树木，然后照顾好它们，让它们做好自己的工作。

但是，只种树是不够的。我们也在进行一些研究，试图从空气中捕捉二氧化碳，然后"装瓶"，并将其藏在地下或海底。

这听着还挺有趣的，只不过我们不知道如果瓶子破了会发生什么。

来看数据

《全球升温1.5℃特别报告》是以来自44个国家的91位科学家的6000项科学研究为基础编辑而成的。

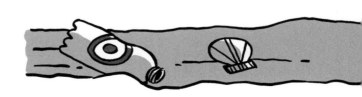

最重要的是，我们在气候问题上很难达成一致。

你很难告诉最贫穷的国家，你们不能像最富有的国家那样，你们多年的梦想是不能实现的。

我们也很难逼迫较富裕的人改变他们的生活方式，让他们以自己心中"更糟"的方式生活。

无所作为的后果

当然，还有一种选择，就是像什么都没发生一样继续下去。

在这种情况下，到2100年全球平均温度将上升5℃。在夏季，冰块将从北极的海洋中消失，海平面将上升80厘米。

到时候，将会有频繁的热浪和龙卷风。你在欧洲的家里把自行车绑在外面，当你出门的时候，它已经飞到了亚洲。还会有越来越频繁的流行病。

因此，过去几个世纪最伟大的成就之一——世界主要的大国，找到了正确的方向。为了实现这一目标，有两个关键词：

减缓

即缓和、减少温室效应，尽可能少用化石燃料和减少能源浪费，尊重大自然；

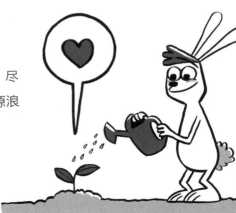

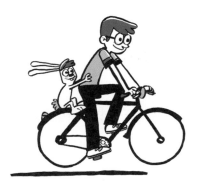

即为了生活在一个与以前不同的世界里改变你的一些习惯，这就是你在疫情期间必须做的事情。

还有第三条：承担责任。

这意味着不仅要读像这样的书，而且要让那些告诉你气候变化并不重要的人阅读这本书，或者让他们多去了解气候。

他不一定是故意这样说的。

需要你帮助他。

历史上最美丽的议程：《2030年可持续发展议程》

每年你都会给自己买一个记事本，或者一本日记。你会在上面写下作业、成绩、歌手的词句，在里面贴上照片，把它给你喜欢的人。但是有一个持续10年的议程，这可能是我们有史以来最重要的记事本。

已经写好了，这本议程很厚。

它包含了到2030年要在全世界实现的17个共同目标，以保障更可持续的发展、消除贫困。

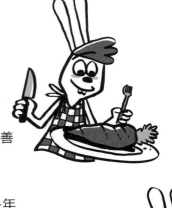

目标

1.在全世界消除一切形式的贫困

2.消除饥饿，实现粮食安全，改善营养状况和促进可持续农业

3.确保健康的生活方式，促进各年龄段人群的福祉

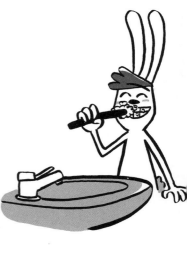

4.确保所有人的教育

5.实现性别平等

6.为所有人提供水和卫生设施

7.确保人人获得负担得起的能源

8.促进持久、包容和可持续的经济增长，人人获得体面的工作

9.促进具有包容性的可持续工业化，推动创新

10.减少不平等

11.建设安全、可持续的城市

12.采用可持续的消费和生产模式

13.采取紧急行动应对气候变化及其影响

14.保护海洋和海洋资源

15.保护陆地生态系统，防治荒漠化和遏制生物多样性的丧失

16.创建和平、包容的社会

17.重振可持续发展全球伙伴关系

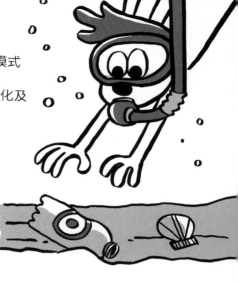

这些都是非常有野心的目标，也许很难实现。但是，人们也会跟在街上踢球的孩子说"你能赢得世界杯"，然后，由于信念的存在，有可能孩子真的能赢得世界杯。

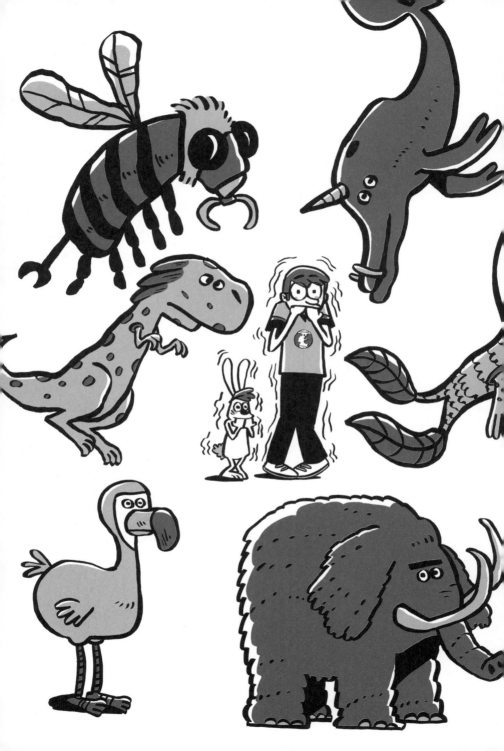

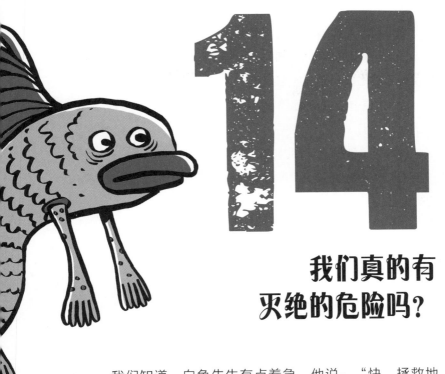

14

我们真的有
灭绝的危险吗？

我们知道，白兔先生有点着急，他说："快，拯救地球。地球正处于危险之中！"

并不完全是这样。

地球的状态好得很。

这是一个有几十亿年历史的星球，它经历了很多事情，如果气候变暖1℃~2℃或10℃，它也不会觉得有什么。

地球曾是一团炽热的、半融化的物质，然后它逐渐变成了雪球。在15亿年的时间里，地球上没有任何形式的生命，然后，当它开始孕育生命之后，它经历了不少于5次的大规模物种灭绝事件，其中大多数植物和动物物种都消失了。

地球释放、积累气体。

地球不停地在转动，新的物种取代旧的物种，新的植物生根发芽，新的生命飞翔、挖掘和爬行。

而我们是唯一处于危险状态的物种。

你、我们，还有白兔先生。

事实上，地球大体知道我们在做什么。

它有时会放火烧船，即便船上还有我们，地球也想看看会发生什么。

时间线
大灭绝事件

3.75亿年前

上泥盆纪也许是由于大气中的臭氧层减少，82%的生物物种消失了。

4.5亿年前

奥陶纪海平面下降，导致85%的海洋生物死亡。

2.5亿年前

二叠纪火山喷发导致83%的物种消失，包括昆虫。

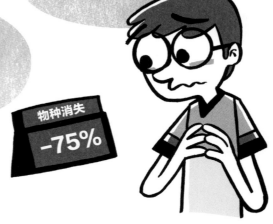

6500万年前

白垩纪可能由一颗小行星引起，导致75%的物种消失，包括恐龙。

2亿年前

三叠纪的气候变化导致34%的海洋物种消失，陆生物种也发生了重大变化。

物种消失
-75%

人类什么时候会灭绝？

好的，我们希望这不会发生。

但是，如果你愿意，你可以预测，结果是——人类灭绝几乎是不可能的，因为灭绝的过程很复杂，我们可以找到很多生存之路。

如果把科学家分为误导者和乐观主义者：误导者是那些告诉你灭绝比你想象的更容易的人，比如说：乔治·R.R.马丁写完《冰与火之歌》的最后一本书之后（大概在2090—2100年），我们会看到，现在居住在地球上的物种会消失一半。

虽然听起来有点疯狂，但现实情况是，我们已经识别和分类了大约170万个生物物种，至少有同样多的物种有待发现——特别是昆虫和居住在深海的生物。

在我们认识的物种中，最容易灭绝的物种被列入"红色"名单，其他物种则被列入"黄色"名单。确实有许多物种可能会消失。

但是，物种的消失在某种意义上也是一种自然现象。

仅在意大利就有12,100种陆地植物、60,000种陆地动物、2,800种海洋植物和9,300种海洋动物。其中有五分之一的物种只在意大利生活。

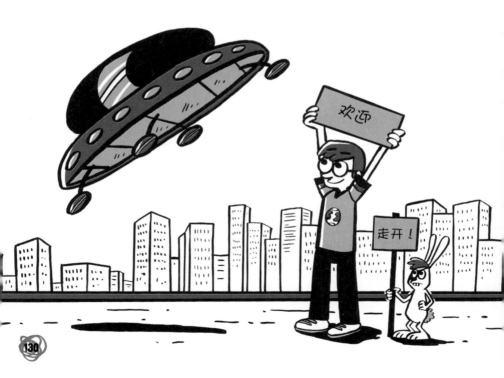

如果地球被入侵了怎么办?

如果幸运的话，也许你会见证下一次地球与智能外星物种的接触；如果你不走运，可能你会见到一个非智能的外星物种；如果你非常不走运，它可能是一个邪恶的智能物种。

如果见不到外星物种，唯一可能的入侵，将来自从它的自然栖息地迁移过来的某个地球物种。

入侵有点像灭绝的反义词，而入侵并不总是一件好事。

在最后发生的入侵里，美洲灰松鼠几乎取代了欧洲红松鼠；亚洲大黄蜂杀害蜜蜂；海狸占据了我们的沟渠；木耳菌——一种从美洲来的细菌，袭击了有几百年历史的橄榄树的树干，破坏了它们美丽的树冠，一个半世纪前，欧洲有很大一部分葡萄园因此被摧毁。

气候变化也是驱动因素。它不仅让人类不得不寻找新的生存方式，而且推动了所有生命形式寻找新的生存方式。

当我们学会在超空间的平行宇宙之间旅行之前，像我们心爱的胆小兔子一样，我们的世界，是我们唯一可以利用的。

这样，我们来看最后一个问题。

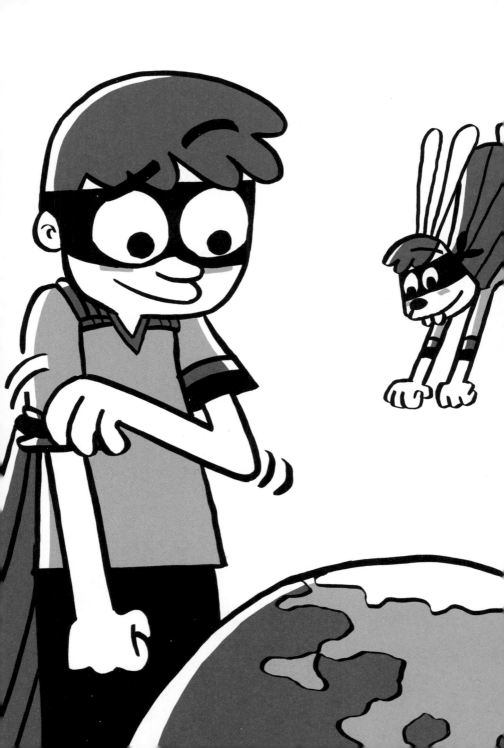

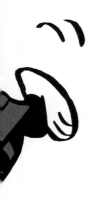
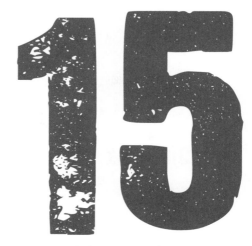

15

我可以做点什么来帮助气候吗？

好吧，你的曾祖父母、祖父母和父母犯下的错误需要由你来弥补，这确实让人生气。

更让你生气的是，如果你告诉他们，他们会生气。

不要紧，让他们生气吧。

我们不想吓唬你。

反正有白兔先生，他肯定比你更胆小。

我们想把自己知道的知识都告诉你，你也不需要太担心。

我们不应当担心，而应当关心，关心才是我们需要的词。

你必须照顾好地球。

133

即使是微小的举动，即使是小动作，比如不把金枪鱼罐头里的油扔到水槽里（下水道里多一升油，会使一百万升的水无法饮用），对自然都有用。

别骑汽油机车，改骑自行车也有用。

干净的学校

有可能你喜欢学习，也有可能你讨厌学习，学习只是因为自己别无选择。不管怎样，你每天都要在学校花很多时间。

但是，你有没有真正认真观察过学校？学校的楼是旧还是新，是在市中心还是在郊区？是热还是冷？有几层？

从环境的角度来看，学校的管理似乎有些问题。

散热器就是。有时暖气被设定为在清晨打开，到晚上才关闭，而晚上教室里已经没有人了。你可以通过召集教师、教授、校长和聪明的家长（比你想象的要多得多，真的）来改进学校管理。

租给我那条牛仔裤

你听说过泥巴牛仔裤吗？这个品牌的客户可以租用或购买牛仔裤，并将破旧的物品退回，以便将其回收为新产品，使裤子获得第二次生命。他们的座右铭是："如果你像热爱这个星球一样热爱牛仔裤，你就应该在这里。"

而且我们可以打赌，他们也在谈论你！

134

你们可以一起做这些事情：

关闭教室的灯

当教室里没有人的时候。

咔嚓

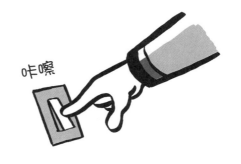

设置班级"能源大师"

每周有两个孩子轮流提前
五分钟到学校，把暖气片打
开，下课时把暖气片关到最
小。

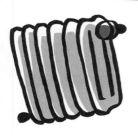

避免热量流失

如果学校很旧，窗户漏
风，就把布卷成条塞住窗户的
缝隙。

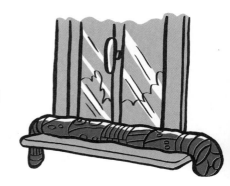

组织垃圾回收活动

可以在咖啡机、饮水机附
近收集。

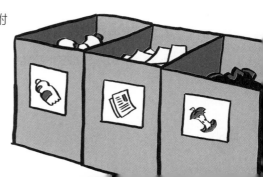

三个 "再"

一般来说，我们需要做到三个 "再"，也就是：

再减少：尽可能少地消费。如果你需要什么，就在家里找；买二手的，别买新的；喝自来水，别喝塑料瓶装水；少买且只买高质量的物品，而且只在你真正需要它的时候才买。

再利用：当你拥有某样东西时，要充分利用它。破旧的裤子可以变成袋子、补丁，修好坏掉的东西可以给你拥有的东西找到新用途，塑料瓶也可以重复利用。

再回收：当东西被扔掉的时候，也要妥善处理。你的旧手机中充满了锂、金、银和镉等金属材料，如果它仍然能用，把它送给可能需要它的人。

使用本地产品，参与全球治理，成为 "叛逆者"

你是对的：一个人只能做出微小贡献。

关掉灯泡是明智的举动，但是当亚马孙河流域的树木被烧毁、海洋中充满塑料时，这又有什么用呢？

如果你带着自己的水瓶去海滩，你就减少了一个落入大海的塑料瓶。

你不只是一个人。

你是一个由人组成的网络的一部分，这些人也认识其他人。

每天要做的10件事

1 不使用电器时要拔掉插头

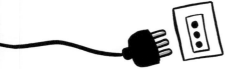

2 当你不在房间里时，请关闭灯光

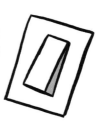

3 使用LED灯泡

4 使用洗衣机和洗碗机时尽量放满

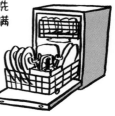

5 购买电器时，要检查能源等级是否正确

A

6 冬天保持适当温度，尽可能避免使用空调

7 垃圾分类

8 使用废纸做记事本

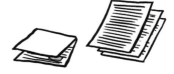

9 步行和骑自行车

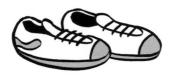

10 最后一件要做的事情，你来想！

想象一下，如果你明天去找市长，提出一系列的环保建议，比如你可以要求他或者她在你学校的屋顶上安装太阳能板。

市长会听你的吗？

可能不会。

这不是出于恶意，只是市政府的钱不多，他或者她必须把钱花在更重要的事情上。

有可能。

游击式园艺

近年来，在城市中形成了由公民组成的、手持铲子和耙子的团体。他们从事"游击式园艺"工作，其目的是用植物和鲜花填满花坛和城市中被遗忘的区域。

该运动于2006年由一群来自意大利米兰的年轻人发起，现在该倡议已扩展到意大利全国。

当然，这些环保活动你都能在网上查到。

甚至你学校的院子或大楼的露台，都可以受到环保活动的保护，你也可以寻求朋友、老师、家长和大楼管理员的帮助。

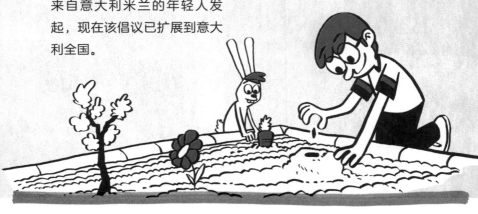

但是，如果你和你的朋友讲讲你的想法，他和他的朋友谈论，再和托马斯谈论，他提议成立一个委员会，让学校的所有学生都参与进来，这样委员会里就有马可（他的妈妈是一名记者）、卢西亚娜（她的叔叔是一名大学教授）、玛丽亚（她的叔叔是一名保安）、乌戈（他的叔叔负责安装太阳能板）……

所以，我相信最后市长会听取你的意见，并尽最大努力满足你的要求。因为他或者她会明白环境对自己的同胞很重要——毕竟在下次选举中投票的是他们。

有时候需要精准地掷出石子，而且石子不一定会碎。

石子会滚动。

它会发出噪音。

组成山峰的，也正是石子。

所以，如果你认为自己是对的，你就要说出来，告诉你自己，认真点，不要相信所谓的理论和阴谋，不要相信那些阻止你做事的大坏蛋。

要有感染力。

要充分了解自己的情况，也可以时不时地去拜访一下白兔先生，说不定这样会更精确。

而且要记住，美好的未来在等着你。

美好的气候。

气候会怎样？气候会怎样影响人类？这些都是未知的。

但是你值得拥有美好的气候。

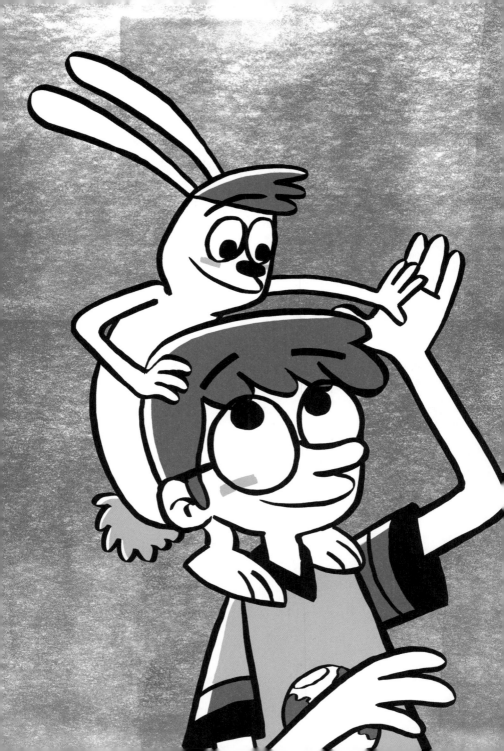

问候与告别

孩子们，我们的这次旅行多么美妙呀。

我们首先讨论了地球如何在太空中移动，我们与太阳和月球一起跳引力之舞，看它们如何达到微妙的平衡，使我们星球上的生命得以存在。

我们是疯狂杰作的一部分，我们和世界一样，希望一切都保持原样、各司其职。

比起兔子，白色、灰色或黑色的兔子，我们更像是蚂蚁。

孩子们，我们已经挖了所有能挖掘的东西，我们跑了、闻了、找了、找到了。我们请其他小蚂蚁帮忙，把最有趣的东西带回家。

现在我们的生活很幸福，我们也意识到：

1）有很多蚂蚁想像我们一样幸福。

2）我们必须把蚁穴（地球）修整一下，让所有人都能适应。

我们知道了很多关于自己的事情，有些事我们不一定喜欢。这就像你每天早上照镜子一样。如果鼻子再高一点，或者再低一点，如果眼睛再小一点，会更好看吗……还有那颗痣，好像也挺可爱。是的，但是……

你就是这样，我们就是这样。我们能在镜子里看到自己就已经很不错了（我们发明了这种工具，可以从外面看到自己）。我们这样做不是为了发现自己是丑陋的、不完美的，而是为了能够直视自己的眼睛。我们要告诉自己：我们在这里，我们要保护我们的家园。

从现在开始，你的计划、你的声音、你的方法，能够让一切变得更有意义。

是的，他们会告诉你，你是个讨厌的家伙，说你太过分了，你应该管好你自己的事。

但是，这是你的事。

如果你够仔细，你就知道你是正确的，因为有数据支持。

地球不是不说话，而是在用它自己的方式说话。

随着气候的变化，保护环境的小举动不仅对你有益，还对我们所有人都有益。

地球可能会责备我们，但是它也会说谢谢。

还有，祝你好运。

作者
帕多文尼高·巴卡罗尼奥

意大利最受欢迎的儿童读物作家之一，树上书屋创意项目发起人。他出版的读物被翻译成二十多种语言并在世界内销售逾两百万册。纵观巴卡罗尼奥的创作生涯，从小说、儿童游戏书到教材和人文读物等多种体裁都有所涉猎。他还与海狸出版社合作出版了《五十个问题》系列，该系列在全球都备受欢迎。

作者
费德里科·塔迪亚

新闻记者，电视节目主持人，作家和意大利儿童爱心推广大使。塔迪亚是位出色的沟通大师，他能通过儿童喜爱的语言绘声绘色地描述出各种事件。同时他也是《我思，我说，我动》的著者之一，并撰写了《五十个问题（儿童版）——五十次改变世界的革命》。

特邀专家
克劳迪娅·帕斯奎罗

米兰比克卡大学的海洋学和大气物理学教授。她曾在帕萨迪纳的加州理工学院、加州大学洛杉矶分校和加州大学尔湾分校任教。她与欧洲航天局合作，开发、研究与气候有关的卫星。

科学审订
郑远

科普自媒体"中国气象爱好者"主编。

绘者
古德

古德是达尼埃莱·博诺莫的笔名，他是儿童短篇小说、卡通连环画和插图小说创作者，以蒂莫西·托普为主角创作了系列小说，还和图努埃（Tunué）出版社合作推出了《乔和三只小老鼠》。古德不仅任职于意大利多所著名的漫画学校，也是罗马漫画节ARF!的发起人之一。

Pierdomenico Baccalario, Federico Taddia
Come sta la Terra?
© 2021 Editrice Il Castoro Srl viale Andrea Doria 7, 20124 Milano
www.editriceilcastoro.it, info@editriceilcastoro.it
© 2023 for this book in Simplified Chinese language – Shanghai Translation Publishing House
Published by arrangement with Atlantyca S.p.A.

Original title: Come sta la Terra?
By Pierdomenico Baccalario and Federico Taddia with Claudia Pasquero
Illustrations by Gud
From an idea by Book on a Tree Ltd. www.bookonatree.com
Project management: Manlio Castagna (Book on a Tree), Andreina Speciale (Editrice Il Castoro)
Editor: Giusy Scarfone
Editorial management: Alessandro Zontini
With thanks to Andrea Vico for his collaboration on the text
Cover and interior design by ChiaLab

Thanks to Elisa Palazzi, climatologist, lecturer at the Physics Department of the University of Turin, for her important contribution to chapters 1, 2, 3, 7, 8 and 12

图字：09-2023-0674 号

图书在版编目（CIP）数据

气候还会更糟糕吗？ /（意）帕多文尼高·巴卡罗尼奥,（意）费德里科·塔迪亚著；张羽扬译. -- 上海：上海译文出版社, 2023.10
（一口气读完的为什么）
ISBN 978-7-5327-9451-5

Ⅰ.①气… Ⅱ.①帕… ②费… ③张… Ⅲ.①气候变化－儿童读物 Ⅳ.① P467-49

中国国家版本馆 CIP 数据核字 (2023) 第 171896 号

植物真的会说话吗?

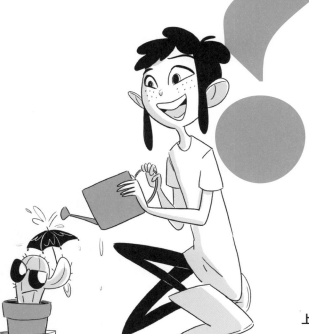

[意]帕多文尼高·巴卡罗尼奥
◎著
[意]费德里科·塔迪亚

张羽扬 ◎译

植物真的会说话吗?

上海译文出版社

目录

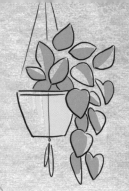

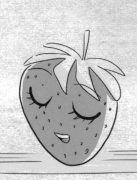

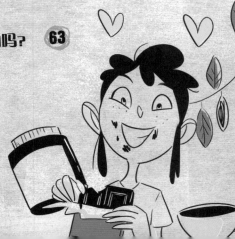

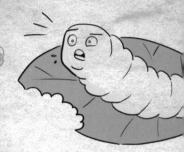
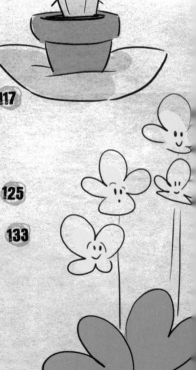

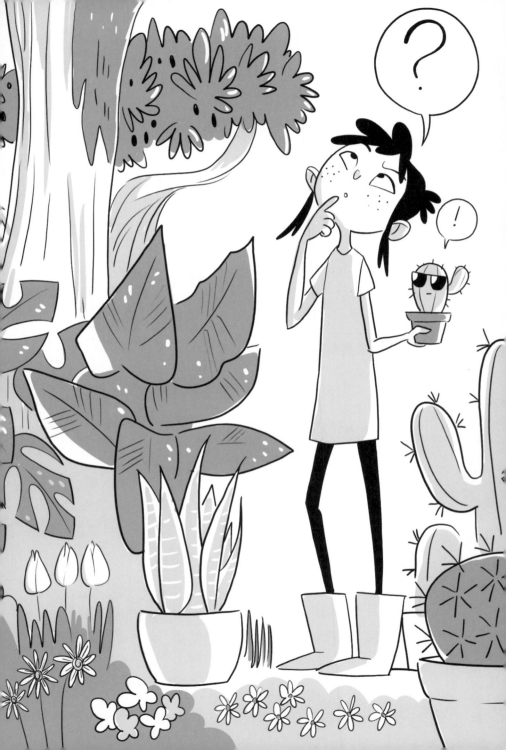

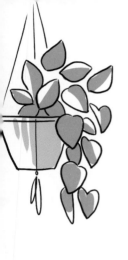

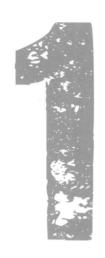

什么是植物?

什么是植物?

是啊，是啊，你肯定觉得自己知道：树木、花朵、小草，可能仙人掌也算在植物里。就是那些绿油油的植物嘛!

植物就在你的周围，在你的脚下、在你的头顶，坚韧的、神秘的、令人好奇的、动人的、顽固的、鲜活的、不可思议的植物。

你有没有问过自己，它们是谁? 到底是怎样的? 没问过吧，嗯?

让我们想象一下植物是怎样的。

写这本书的过程中，我们也在逐渐接近植物的世界。

在揭开植物的真实面貌时，我们也感受到了它们的情感变化：植物和你一样，是有生命的。它们有自己的性格、有自己的说话方式、有自己的意志，在是非对错上有自己的独到判断。它们会坠入爱河、会受到伤害，它们也时而欢喜、时而愤怒。有时它们也会打架。顺带一提，并不是所有植物都是绿色的哦，或者说，植物并不都是常青的。

给我们十分钟解释，你就会明白，植物比你想象的跟你更像。因此，你会喜欢某些植物，也会讨厌某些植物；有些能成为你的挚友，有些则不会。要想知道哪些是你的潜在好友，你得走出家门，更仔细地观察它们。你可以带上这本书。在创作这本书的时候，我们的书桌上也有植物相伴，即一株仙人掌。它静默不语，却一直在倾听。即使我们叫它胖胖，它也不会生气，它就像一位沉思的哲学家。我们还是叫它斯宾诺莎吧！

喂？在吗？好的。

我们出发！

哪一年植物出现了

35亿年前

出现了第一批细胞，现在我们仍然可以通过切割叠层岩观察到这些细胞。叠层岩是出现在格陵兰岛、加拿大和澳大利亚的有机沉积岩体。

20亿年前

细胞变得越来越复杂，它们学会了通过氧气获取能量，此时出现了光合作用。

15亿年前

出现了最早的有机体，我们可以称其为具有结构与生命的个体。此时它们有柔软的、圆盘状或棍状的身体，没有骨架，也没有外壳。

是谁先出现在这个世界上的？是我们还是植物？是动物还是植物？

这很难说。

但是，如果我们要打赌，还是把赌注押在植物上吧。

我们只知道4亿年前左右，植物就已经出现在地球上了，这一点已经得到科学证实。植物的年龄计算方法和我们的基本一致，我们经历的四季更迭，植物也能感受得到。

总而言之，当炙热的地球逐渐冷却，当海洋与山脉出现，当火山熄灭，流星雨不再降临时，某一刻，这里涌现出了许多其他的生物。就此，从细胞（一种极其微小的有机体）中产生了拥有清晰结构的生命体。

那这个细胞，究竟是什么？

6亿年前

出现了埃迪卡拉动物群，它是一种软体动物，名字取自澳大利亚的埃迪卡拉地区，从这里发掘出了优质的化石。

3.6亿年前

出现了我们今天所知年代最久远的树木。

4亿年前

地震和熔岩河撕裂地球，许多生命永远地留在了海洋之中。

第一批生命，也就是最初的陆地植物离开了海洋，其中最古老的（现在是化石）名叫库克逊蕨。

是植物、是动物、是藻类、是真菌，还是所有这些的总和？

这是个好问题，没有人知道答案。

那它是如何产生的呢？

我们能给出的最准确答案只有：嗯……或许，一道闪电击中大海，漂浮在水上的一系列微粒通了电，产生了细胞；又或者，正如希腊哲学家思考生命起源后得出的结论：生命是飘浮在空中的尘埃粒子"播种"产生的，这些粒子搭乘陨石或彗星的尾巴来到地球——这是"泛种论"，是希腊人最热衷于研究的经典复杂假说之一。

那我们怎么解释呢？

总之，我们只需知道它是这样产生的……

光的魔法

几百万年前产生了一种近乎魔法的重要现象，就是那个直到今天都存在的、让植物靠食用阳光生活的魔法。

这就是植物每天都在做的事情，植物利用能进行光合作用的叶绿素吸收阳光，或许已经有人教过你这个知识点了。

这个单词在意大利语里非常复杂（fotosintesi clorofilliana），但是你猜怎么着？

意大利语其实沿用了希腊语单词！

这是植物汲取养分的过程，其实，它不仅是植物生存的基础性过程，对于你来说也是如此，因为植物在这一过程中会释放氧气——没错，就是你用来呼吸的氧气。

下面是它的大致工作原理。

阶段一 ——光反应

白天，植物通过叶片上的**叶绿素**捕捉阳光，植物将叶绿素与从根部带上来的水结合，并产生能量分子，这是植物的能量之源，在这一过程中，氧分子被释放出去。

来学
词汇

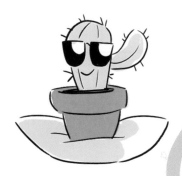

在构成植物叶片的细胞内，存在一种名为"**叶绿素**"的物质。叶绿素使植物呈现绿色，这一词语（chlorophyllase）是古希腊语中"绿色"（chlorós）和"叶片"（phýllon）的结合。

阶段二——暗反应

在暗反应中，植物通过将这些能量分子（它们被称为ATP）送到有需要的部位，来起到供能的作用。要做到这一点，植物需要通过叶片吸收二氧化碳，而它也就是你每次呼气时排出的气体。这一过程不需要光。

我们与植物的互动非常有趣：植物吸收着我们丢弃的东西，而我们吸收着它们扔掉的东西。

你消耗的能量跟朋友消耗的比起来可能多一点或少一点，植物也是如此——植物消耗的能量取决于它的体积，即它是小灌木，还是绿巨人；取决于它们生活在哪里，在城市还是在森林，在热带还是在欧洲，能得到精心照顾还是留在野外（这对它们来说一点也不坏）。

为了让你有大体概念，我们举个例子：一棵树龄在20到40年之间的大树，在城市里每年吸收10公斤到20公斤的二氧化碳；在森林里，则能吸收两倍。我们得对植物说谢谢，是吧？

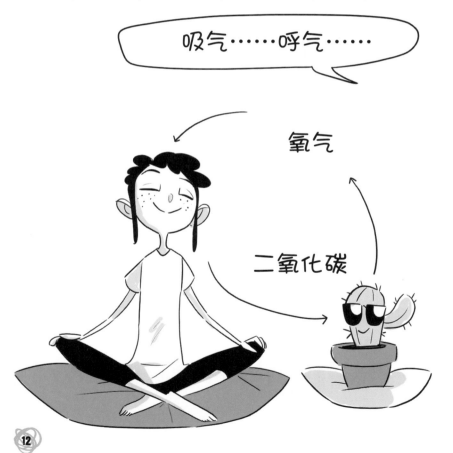

植物的构成

就像你有头、身体和皮肤一样，植物有根、茎和叶。

通过根，植物能从土壤中吸收水分和矿物质，这让它们能够有力气直起身来，特别是在刮风的时候。根部隐藏在地下，做着脏兮兮的工作，还能延伸几百米。但有些热带植物（那些特别喜欢水的植物）的根是飘浮在空中的，比如红树林就很特殊，它们的根部从地面长出来，进行气体交换。

很狡猾，是不是？

它们的茎有点像支撑着你的骨架，有点像保护你不受外界侵扰的皮肤，也有点像把你的血液带到各处的循环系统。

植物没有血，但它们有树液，其工作方式与血液大致相同。就像你会长大，它们也会变长，但它们这样做是为了吸收更多光。

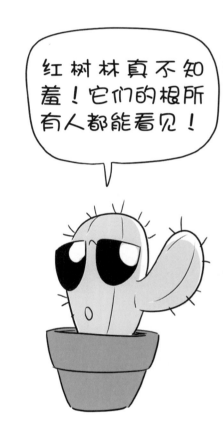

它们的树皮会变硬，就像你锻炼肌肉一样。而植物的阿喀琉斯之踵①，也就是植物最脆弱的地方，就在树皮下面，那里有树液流动，因此相对湿润。所以树木的心脏并不在树干的中心，而是在树干周围。

叶片能够让植物呼吸，捕捉植物食用的光。叶片有上表面和下表面之分：上表面有叶绿素，当叶片暴露于光线下时，可以捕捉太阳光线；下表面有气孔，能够让空气通过，吸收二氧化碳并释放氧气，这个过程就像你上厕所。

那植物会拉屁屁吗？会的，植物会把废物堆积在叶片上，只在每年秋天的时候通过掉叶子排放一次。而且，植物不会同时掉叶子，大多数温带植物在秋天掉叶子，但是在热带和亚热带区域，很多植物会在春天或者雨季来临前落叶。

裸子植物比其他植物的年龄大了约1.7亿年，它们掉叶子的时间就不一样。裸子植物一直在掉叶子，但总量要小得多，可能你都没注意到。

对于所有植物来说，长出新叶子都需要付出巨大的努力，即使是最强壮的冷杉，也要让自己的针叶尽量保持三年。

那么，你觉得为什么植物会掉叶子呢？

有人说植物掉叶子主要是为了长出更长的枝条，以抵御风的侵袭。其实不然，植物落叶主要是为了在旱季节约水分，这跟长出新枝条的关系不大。

让我们再来看看下一个问题。

来看数据

有好多种叶子！已发现的植物种类有350,000种，叶子种类超过190,000种。

---

① 译者注：原指神话中阿喀琉斯的脚后跟，传说中冥河水可以使人刀枪不入，脚后跟是阿喀琉斯身体唯一一处没有浸泡到冥河水的地方，因此也是他唯一的弱点。

"疯狂" 的叶子

颤抖的杨树

人们会这样描述杨树是因为它们的叶子好像一直在风中打哆嗦，因此，西方人在描述发抖时往往会说"像杨树叶一样颤抖"。实际上，杨树之所以会发抖，是因为通过摇摆，它们能够让叶子的两面（与其他树木的叶子略有不同）都吸收到阳光，这样就能更好地进行光合作用，从而让杨树更快地生长。

仙人掌

我们在前文里提到过仙人掌斯宾诺莎，它的外皮不透水，这样它费力地从地下抽出来的水就不会被阳光晒干（其实费力的是我们，我们得每个月给它浇水）。

仙人掌的叶子变成了刺，刺可以防止水的蒸腾，避免仙人掌被好奇心过强的动物的爪子抓到。有时候我们拿鼠标，还会不小心被旁边的它扎到呢！

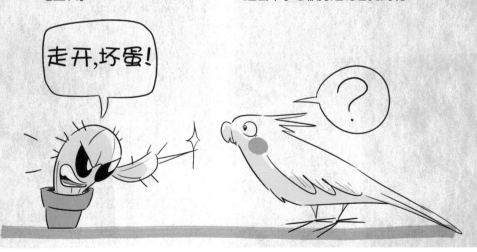

走开,坏蛋!

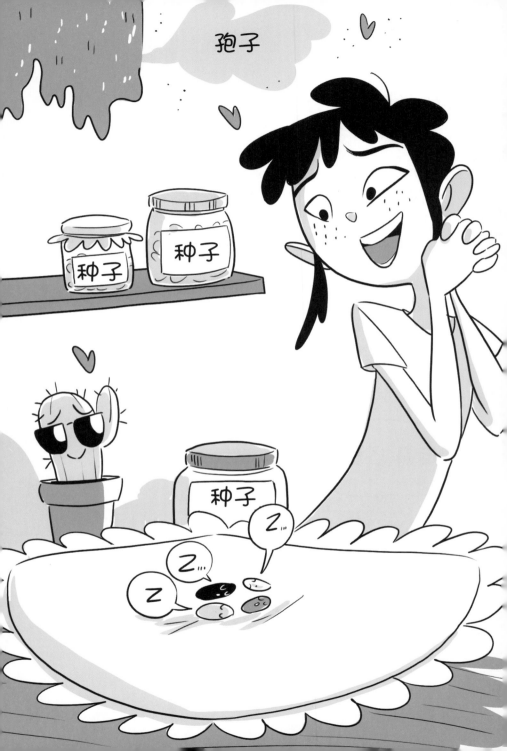

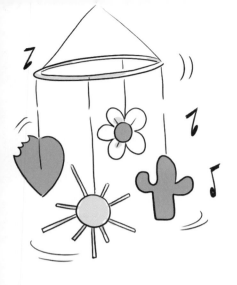
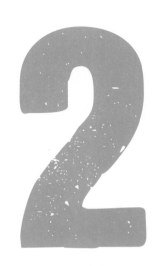

植物是如何诞生与成长的？

人可以种植植物，但这并不意味着植物一定需要人为种植。

植物能够在阳光的帮助下，通过孢子与种子在土壤中**生根**。并非所有孢子与种子都能成功生根发芽，但是这并不会让它们气馁，相反，这会让植物更加有活力。

来学词汇

意大利语中的"生根"（attecchire）一词有可能来源于哥特人语言中的"繁荣"（thikian），哥特人在罗马帝国末期入侵欧洲中部和南部，而随之而来的这一词汇也被赋予了"扎根""传播"的含义。

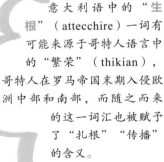

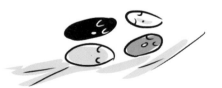

你肯定见过植物的种子，如果你说没见过，就去吃个橘子吧，你吐出来的部分就是种子。如果你没找到种子，那你吃的可能不是普通橘子，而是克莱门氏无籽小柑橘（中文里通常称其为"小橘子"）。这种橘子没有籽，吃起来就会方便很多（为什么要弄出无籽橘子呢？我们会在问题9中详细解释）。

就拿蕨类植物的繁衍来说，孢子要先萌发为原叶体，在这个像叶片一样的植物体上，有产生精子的精子器，也有产生卵子的颈卵器。精子与卵子结合产生合子，合子经过分裂，产生蕨类植物的幼苗，直到长成一株完整的蕨类植物。长到一定大小后，它会产生孢子。这是一个循环。

反观种子，它们体积较大，有的种子里生长出的植物与母体植物有相似性，但并不完全相同。有的种子在果实中诞生和成长，果实本身往往有一层皮，能够更好地保护果肉。果实就像一个装满邮票的软包装信封，将种子送往世界各地。也有的种子不在果实里，比如，裸子植物的种子就没有果皮包裹。

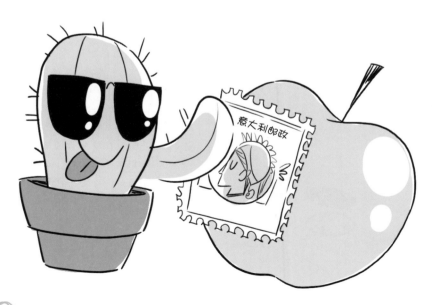

准备发送种子

你吃过黑莓吗？吃过野樱桃吗？吃过醋栗吗？

都没吃过？

那你需要现在出门溜达一下啦！

一般你吃完樱桃的时候会留下核，在家里，你会把核扔掉，在树林里，你就会把核吐在地上。如果土地足够肥沃，樱桃核就会生根发芽，这样，你就无意中播种了一棵新的幼苗。

很多人都会做这件事，动物也是。比如松鸦，这是一种喜欢橡子的可爱鸟儿，松鸦会吃橡子、消化它们，然后……呃，你懂的……松鸦会把橡子从它们原本在的地方运到数英里之外。种子就是这样旅行的。还有，松鼠会把坚果和橡树果实藏在无数个小仓库里（通常离它们居住的地方不超过10米），但粗心的松鼠经常会把它们忘掉，种子就会生根发芽。

有些植物还会通过爆炸播撒种子：一种叫响盒子的植物会侧向打开，像橡皮筋弹射器一样把种子抛出去，喷瓜这种植物则可以把种子抛到6米之外。

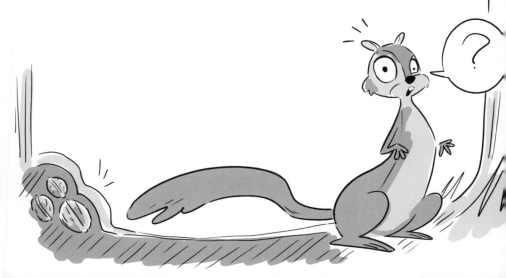

为了播撒种子，高大的树木只需要让自己的种子脱落就可以，即使有小动物看见种子，它们也无法接近它。

栗子树会把种子包得跟刺猬一样，身上长满刺的"小刺猬"会从树枝上掉下来，在地上打滚，嘴馋的小动物都无法靠近栗子树的种子。

低矮的灌木则会让种子吸附在路人身上，比如，牛蒡上面长满了小钩子，它们会粘在动物皮毛或者是你最喜欢的毛衣上，随后掉落在某些地方。

有的种子是防水的，可以漂在水上，通过水流旅行，比如椰子，它能够在水中停留数月，能够跨越海洋，内部的胚乳能一直保持湿润，为种子提供养分。

有的种子采取空中策略，它们有自己的"降落伞"和"滑翔机"，一阵风吹过，种子就会告别枝头，随风旅行，一个接一个地从树枝上掉下来。

你有没有吹过蒲公英？

来吧，来吹口气。

你见到蒲公英，肯定会忍不住对它吹气的。

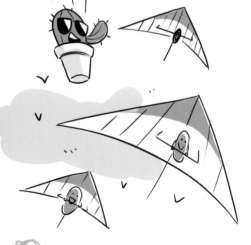

飞啊，哦，哦！

　　田野里枫树的果实——翅果，有一对能够使其乘风飞行的翅膀。翅果落下时，会通过旋转减缓下落的速度，即使是最轻微的风，都能让翅果滑行到数百米之外。它的飞行非常高效，人类甚至在设计第一架飞机的螺旋桨时，都从翅果的翅膀中汲取了灵感。白蜡树和榆树的种子也采取了空中策略，达·芬奇是最早注意到这一点的人之一：他曾设计过上千种飞行器，其中有一种就是通过观察这些种子设计出来的。

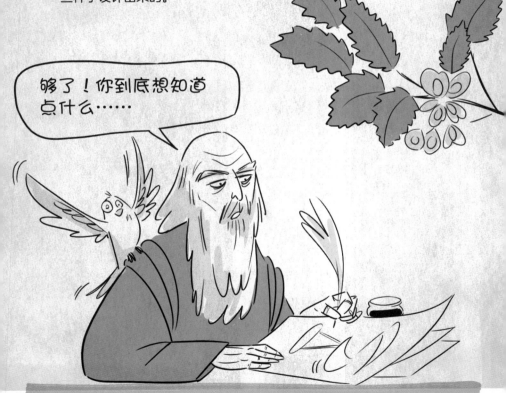

够了！你到底想知道点什么……

我们是孢子的孩子

你现在还是小孩子，我们那个年代，意大利有一首讲苔藓的流行歌是这样唱的："它们在那里，星星的孩子。"

你肯定在生活中见过苔藓，这是一种疯狂的植物，它能通过叶片从露水或雨水中捕捉水分。在森林里，苔藓不能告诉你哪边是北，但是它能告诉你哪里雨下得最多。如果你觉得苔藓看起来都是一样的，那是因为很多时候它们确实是一样的。苔藓幼苗诞生于另一株苔藓幼苗在风中传播的孢子，因为重量过轻，它们会在风中飘动。

世界上最古老的植物之一——蕨类植物也是如此，蕨类植物有宽宽的叶片和长长的茎，电影中的探险家必须切开这些植物，才能在丛林中开辟出前行之路，按照电影套路，落在队尾的探险家会有生命危险。

与电影不同，你要知道，现实里这些植物还象征着丰收和好运呢!

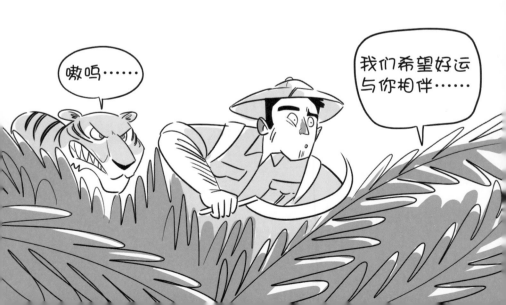

有的植物不需要借助任何外物就能再生，只需将母株的一根枝条放在水中或土壤中即可，这叫"扦插"。

这听起来有点像某种躲在丛林里的怪兽的繁殖方式，但是，其实猴面包树就是这样再生的，它的任何部位都能重新生长出植株。香蕉树、紫杉也是如此。

紫杉树虽然看起来像弯曲的干巴巴的松果树，但它们的年龄可能很大，有可能超过四千岁呢。

是鲜花，就会绽放

你能想象一个没有花的世界吗？

这样的世界真的很难想象：

没了鲜花，你给妈妈送什么生日礼物呢？你拿什么去跟被你的球砸了窗户的邻居道歉呢？

花朵美丽、芬芳、多彩，但是……既然植物不庆祝生日，也不会像你一样踢球砸了邻居的窗户，那么这些美丽柔软的花瓣，到底有什么意义呢？

花瓣，不过是一种异常多彩的叶子。花瓣以一定的方式（通常是对称的）排布在我们称之为"花冠"的地方，也就是花的上部。

来学词汇

意大利语的"花瓣"一词（petalo）源于希腊语（pétalon），这一单词在希腊语中指的是"叶子"或"薄片"，而叶子的希腊语单词又源于"开"一词（petánnymi）。花瓣是花的一部分，而它的美丽需要通过盛开来展示。

猴面包树
像海绵一样的树

可能在你阅读《小王子》，或者在观看某部自然纪录片时，你已经见过猴面包树了。它其实是"为猴子们提供面包的树"，就像你吃面包一样，猴子们吃它的果实。

猴面包树树干可以长到20米高。猴面包树的内部有储水装置，下雨时会吸收水，而且非洲雨水很少。传说，口渴的大象会用头撞击它的树干，从而在这个蓄水池里取水，猴面包树并不会因此死亡（虽然它肯定会不高兴），它的每一个伤口里都能再生出枝干。即使经历膨胀、收缩、爆炸，即使被烧毁或被砍掉，猴面包树都能再生，好像什么都没有发生

一样，它一点也不记仇。猴面包树不仅仅是一棵树，它还是当地的神灵，甚至在非洲某些地区，如果猴面包树死了，人们会举行葬礼来厚葬它。

猴面包树是如此雄伟、如此不可思议，以至于查尔斯·达尔文于1832年在佛得角第一次看到它时，也在上面刻下了自己的名字缩写，而这棵巨大的猴面包树有超过6000年的历史。十六世纪和十七世纪的许多其他欧洲旅行者也做了同样的事情，他们的名字还在那里，在塞内加尔猴面包树的树皮上。他们多么自大啊！

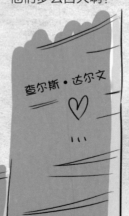

查尔斯·达尔文

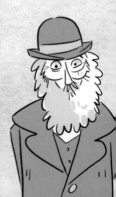

花瓣有什么作用？

花瓣主要有两个作用：第一，它们能保护一般位于花瓣中间的花粉和种子。花粉是一种金色或浅棕色的粉末，是很多昆虫最爱的美味佳肴。花粉营养丰富、味道鲜美，和花蜜一样，是蜜蜂最喜欢的食物。蜜蜂会派出"工人"去收集它们，将其带回蜂巢，制成优质蜂蜜。

于是我们就能发现花瓣的第二个功能——通过它们的色彩和气味吸引尽可能多的昆虫——蜜蜂、蝴蝶、黄蜂、甲虫等所有想成为"授粉者"的昆虫。

这有点像你选择去哪家比萨店，你去某家比萨店的原因有很多种。那么进到比萨店后，你带回家的比萨又是哪一款呢？

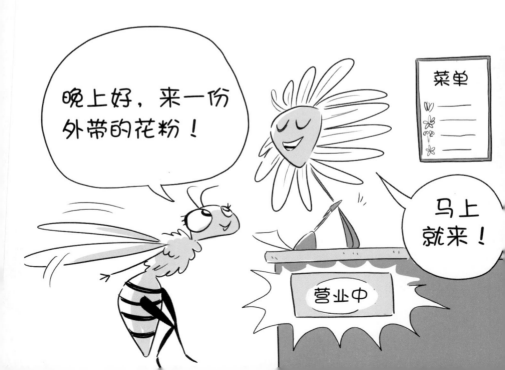

通过研究蜜蜂和鲜花之间的关系，人们发现，15世纪末，在意大利，一位名叫安德烈亚·切萨尔皮诺的医生猜测植物也有性别之分，但他不知道如何将这一事实告诉教皇克莱门特八世。切萨尔皮诺不想触怒教皇，毕竟，是他下令烧死了天文学家乔尔丹诺·布鲁诺。

"花是有性别的，有雌花和雄花之分。"

切萨尔皮诺选择了缄口不言，但他的猜想是对的：就像人一样，花也是有性别的，有雌花和雄花之分。带有花粉的花是雄性的，花粉会附着在昆虫的翅膀或外壳上，就这样旅行到雌花那里，给它授粉并结出果实。

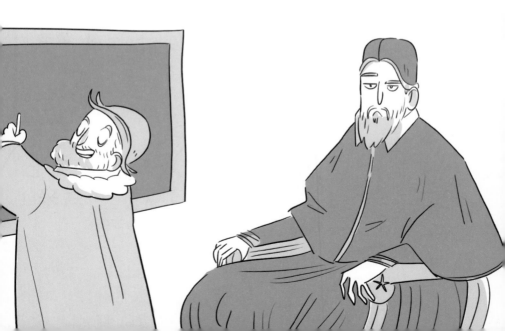

有些植物的花朵是雌雄同体的，它们能够自己完成授粉工序。其他植物都需要昆虫帮助。那么，昆虫在其中有何收获呢？它们只是运输工具吗？

其实，昆虫能吃到甜甜的花蜜，它特别美味，每个小昆虫都无法抗拒它的诱惑。授粉的时候，昆虫还可以美美地洗个花粉浴。

然而，并不是所有植物都通过鲜花、气味和颜色来吸引昆虫，有的植物很无情呢。比如说，铃兰会用一滴醉人的液体让昆虫喝醉，同时用花粉很好地覆盖昆虫；薰衣草会释放出强烈的气味，吸引所有在场的蝴蝶和蜜蜂，就像舞厅里最亮的夜灯。

其实，我们可以这样理解：你眼中的鲜花草地，对于昆虫来说，是世界上最大的糖果和甜食市场。

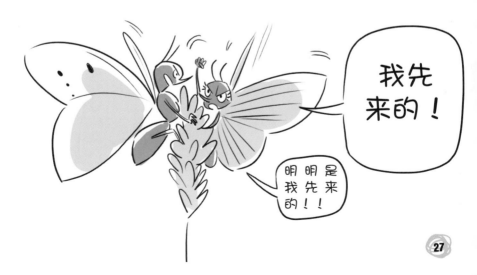

我先来的！

明明是我先来的！！

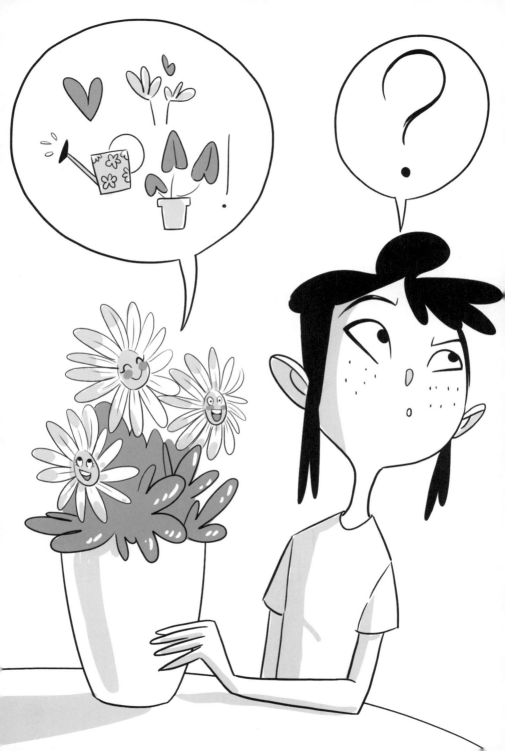

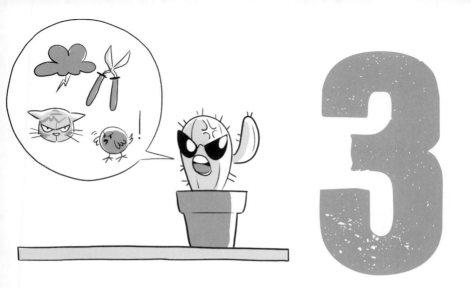

植物之间会沟通吗？

当然！

但是我们并不知道它们是以什么方式交流的，所以我们的标题不是"植物之间会沟通吗"。

因为我们不知道植物会不会说话，不知道它们会不会传消息，会不会聊八卦。说不定有的植物话更多一些，就像你班上的有些同学一样。

这是有可能的。

植物最喜欢的话题应该和英国人一样——天气。它们会谈论天气好不好，天气会怎样。它们也会谈论水的问题，比如哪里有水、哪里没有水、水质如何等，它们还会谈论动物的问题，比如讨厌的动物和喜欢的动物，它们甚至有时候还会吵架。

出差错的时候，植物会埋怨对方，甚至会发动战争——胜者为王，它们之间的战争可不是说着玩的。

植物之间也有真挚的友谊，尤其是在那些相似的植物之间：它们倾向于"形成家庭"来保护自己。

当然，不是所有科学家都这么认为。

一直到几年前，植物还总是被单独地、一株一株地研究，最近才有一些专家（自然学家、植物学家、林学家和农学家）有机会、有资金将森林作为一个整体来研究。你想想，只研究跟你住一栋楼里的叔叔阿姨的生活和你的生活，与研究你所在城市里的一切相比，哪一种研究获得的结果更多呢？

通过发出气味说话的植物

气味能告诉我们很多事情，能告诉你植物是激动、不舒服还是高兴。而且，正如我们刚刚看到的，花的香味不仅仅是一种香气，它还能够吸引或驱赶昆虫。而且不止是昆虫：非洲大草原上的伞形金合欢的叶子，会在有长颈鹿来吃植物的时候，在不到十分钟的时间里产生一种物质，散发出一种令人作呕（对长颈鹿来说）的味道；同时它还会向空气中"喷出"一种气味，实际上是一种臭味，就像敲起小鼓一样，警告100米内的所有其他金合欢——"小心啦，有长颈鹿！"

那么，可怜的长颈鹿怎么办？它继续前进到100米之外，去找那些还没有从朋友那接到通知的植物。

呕！

嗅

嗅

你身边的植物会用电信号交流

　　植物相互交流的另一种方式是通过微小的电信号交流，我们无法察觉这些信号，它们甚至比我们每次使用肌肉、踩到手指或者获得灵感时通过身体的信号还要微弱。

　　比方说，山毛榉、冷杉和橡树有一种共同的敌人，一种贪婪的毛虫，这种毛虫以它们的叶子为食。不是昆虫专家的人可能不知道它的学名——美国白蛾，因为我们不是专家，所以我们就叫它贪吃虫吧！

　　当贪吃虫接近叶片时，叶片会发出电信号，并以每分钟一厘米的速度在树枝上缓慢移动（是的，相当缓慢）。一小时内，整个植物都会接到通知，知晓贪吃虫的到来，并排放出驱赶它所需的恶心物质。不过，大概在同一小时，植物也会释放出诱人的气味，这种气味对于名字更难念的小黄蜂——异形长颊茧蜂——来说极具诱惑力，"爆炸黄蜂"会直接在贪吃虫体内产卵。它们孵化的时候会爆裂，这一过程想来不会有多美好……

嚼，嚼

哦，不！

在地窖里捣蛋的植物

植物好像也会在地下传播信号。

之所以写"好像"，是因为我们在写这本书的时候，相关前沿领域研究在这一点上还没有定论。有的研究人员记录到了根部发出的、频率为220赫兹的吱吱声①。

植物的根会吱吱叫?

为什么?

你可能想这么问。

我们不知道，但研究人员发现有的新芽会对这些吱吱声有"反应"，并朝着那个方向生长。

植物的根会给自己打电话吗?

有可能吧，目前这只是一种有趣的设想，但是相关研究的难度很大，因为在树林下面探测微弱的吱吱声并不是一件容易的事。

我们可以肯定的是，在地下，同一物种的树木会通过根部交换养分，这就像你的邻居来找你借点糖用用一样。就这样，树木能够帮助有困难的伙伴，给其他树木自己无法找到的养分，以此延续其生命。

嘿，嘘。

?

!

---

①编者注：最新研究发现，植物会发出超声波。

那它们为什么要这么做呢?

是出于友谊吗?

有可能吧。但更好的解释是,如果同物种的植物能够占据森林里的某一空间,这样会更好,而且其他更虚弱的植物,不可能生长到能窃取你生存所需光线的高度。这当然比一个空荡荡的、被其他物种占据的空间更好……

寻朋友者,得……蘑菇

树林里还有一些非常特殊的生物,它们可以联系不同物种的植物,并告诉这些植物周围发生的事情。

它们还是特别适合配意式烩饭吃的食物——蘑菇。

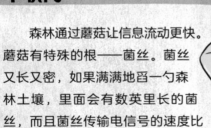

木联网

森林通过蘑菇让信息流动更快。蘑菇有特殊的根——菌丝。菌丝又长又密,如果满满地舀一勺森林土壤,里面会有数英里长的菌丝,而且菌丝传输电信号的速度比树木快十倍。

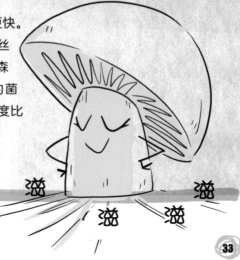

蘑菇既不是动物，也不是植物，它介于动物和植物之间。蘑菇主要由甲壳素构成，甲壳素是构成很多昆虫外壳的物质，也是形成你的骨骼的物质，但是蘑菇更轻，有更多的孔。

蘑菇不是动物，它们不会动，它们从来没有真正动过，不像你爷爷奶奶家的猫，猫虽然一直瘫着，但它会动；它们也不是植物，因为蘑菇不能进行光合作用，所以也不能像植物那样食用自己产出的食物。

但是，蘑菇确实一直陪着动植物。为了获得养分，蘑菇必须从植物或它们周围的土壤中偷取养分，因为土壤中死去的植物、昆虫和干叶子正在被分解。有的真菌速度很快，它们能通过自己的小根溜进树皮的第一道裂缝，吸走树的硬皮下流动着的所有营养成分。其他蘑菇则会做交易：如果你给我东西吃，我就让你用我的根来与朋友交换信息，而蘑菇的根传消息特别快，就这样，蘑菇建立了自己的社交网络。

但是，我们仍不知道蘑菇和树木达成这一协议的方法，以及为什么某些树木（如橡树）比其他树木更愿意签订协议。

"蘑菇既不是动物，也不是植物，它介于动物和植物之间。"

有可能是因为橡树更慷慨，也有可能是因为橡树特别想知道森林里的其他植物是怎么谈论自己的。比如，"嘿，你看到那个橡子了吗？对，就是那个。"

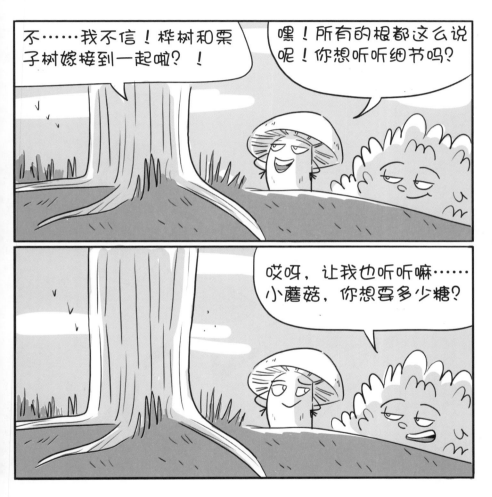

好的，好的。我们明白啦。
让我们来看看下一个问题吧。

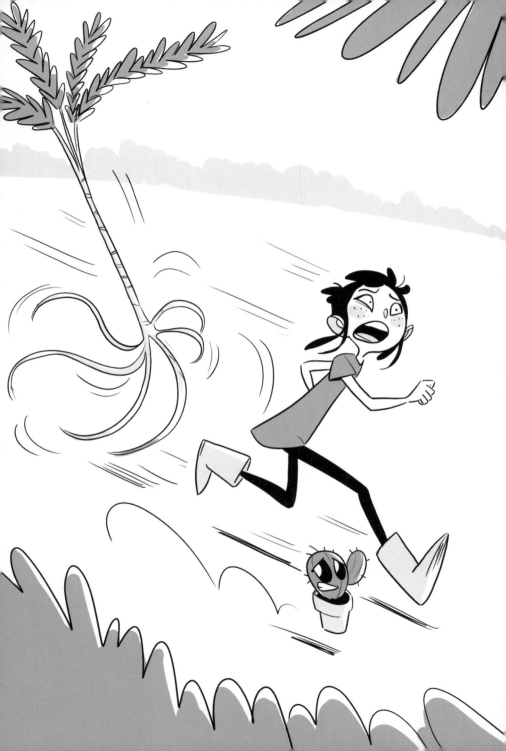

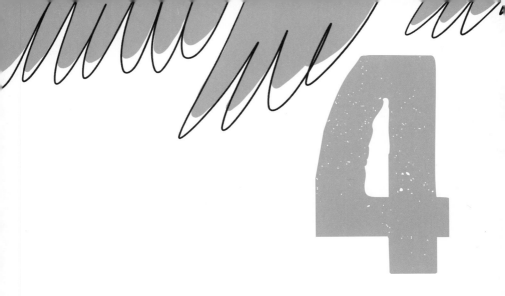

植物会移动吗？

如果你不想被砸到脸，可得注意那根树枝。

植物当然会动啦！而且它们可以不靠风力来移动。

你可以想想《指环王》里会在门上移动的植物，想想恐怖电影里的植物王国，那些植物终于受够了我们，决定把我们干掉。

不过在陷入想象之前，先看看你爸爸在阳台上种下的小树苗。要是你爸爸没种过树，你可以让爸爸种一棵。就说你在这本书上读到过，爸爸们都会种树。

其实，植物会四处移动，寻找光、水和养分。

其实你也会这样：如果你饿了或渴了，热了或冷了，你会移动双腿，伸出手臂寻找三明治、饮料、空调的遥控器或毯子。植物则会转过身来，歪着身子生长，它们会伸出枝条，把叶子、茎和其他部分转向正确的方向。

不过你要注意，这并不意味着植物喜欢这样做，从本质上来说，植物非常懒，但不会懒到抛下树皮不管。为了生存，植物会做调整，而这些调整则被称为"向性运动"——意大利语的"向性运动"（tropismi）源于希腊语的"我转身"（trépo）。

会"走路"的棕榈树

在所有会动的植物中，有一种非常特别的植物——棕榈树（Socratea exorrhiza，又称"行走棕榈树"），它的名字源于苏格拉底——一位通过在雅典城内来回行走来传授知识的哲学家（所以别埋怨你的老师，要想理解他的想法，你还得出去游历，走上几公里的路）。这种棕榈树生活在热带森林中，可以长到25米高。其他植物普遍有中央树干，而棕榈树则有许多较窄的树干，这些树干支撑棕榈树，并帮助它在地上移动。在明亮的地方棕榈树的根部会生长，在阴暗的地方则会干枯或腐烂。通过这种方式，棕榈树的根茎能够缓慢移动，一年内可以移动一米。它肯定不是飞毛腿，反倒比较像乌龟……

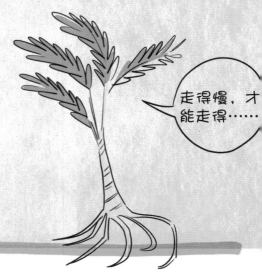

走得慢，才能走得……

我喜欢运动！来运动！

为了做进一步研究，英国科学家查尔斯·达尔文与他的儿子弗朗西斯·达尔文一起，对植物的基本运动方式进行了分类。

随着弗朗西斯·达尔文的成长，二人种下的幼苗也在成长，尽管速度较慢——甚至可以说，如果查尔斯忘记浇水了，有几株幼苗很可能会活不下来。

植物的运动是看不见的。植物的运动在根部，植物的根部是名副其实的"探险家"，它们不断寻找水和其他营养物质。虽然我们看不到植物在地下的运动，但有的根系能够不断生长，有的会死亡，有的则会被困住。

植物会对外部环境做出反应，不断活动：植物的树干总是会朝着太阳所在的地方延伸。如果风总是吹向另一个方向，那么树木就会弯曲身体以减小风对自己的影响。

那你猜猜，达尔文是如何称呼这些现象的呢？没错，在意大利语里，他也用了希腊语的名字：fototropismo。

来辨真假

只有一个达尔文。
假的。

18世纪末，查尔斯·达尔文的祖父伊拉斯谟斯·达尔文，因其关于植物之爱的诗篇而闻名。而他的儿子弗朗西斯·达尔文则是一位举世闻名的植物学家。1880年，查尔斯·达尔文和弗朗西斯·达尔文联合出版了一本书，书中讲了植物的运动及其对外部刺激作出反应的能力；1908年，弗朗西斯宣布他确信植物有自己的"原始"智慧。

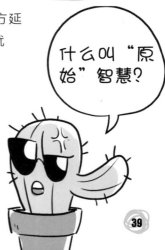

什么叫"原始"智慧？

39

向光性：寻找光线

这个很好理解的，来吧。

和你扭着身子给自拍寻找合适的光线不同，植物的向光性是指植物在追逐光线，有点像在海滩上，你转动日光浴床，让脸正对着阳光。

嗯，有些植物也能做到这一点，而且不用去海滩。

比如说，向日葵就可以，特别是在向日葵年轻灵活的时候。它们每天做的就是把自己的脑袋（如果你想知道，向日葵的拉丁语学名是 *Helianthus annuus*）从东晃到西，它们的脑袋跟着太阳走，以便吸收尽可能多的光线。

而在晚上，它们悄悄地做相反的动作。

你现在知道它们为什么晃脑袋了吧。还是不懂吗？那好吧……详细讲来很复杂，但是我们还是想告诉你！对向日葵来说，更丰沛的太阳光照等于更充足的光线和更多的食物。

那向日葵是怎么把阳光转化成食物的呢？

这比较复杂……向日葵拥有大量生长素，也就是用来发育嫩芽的激素。光照影响生长素的分布，有光照的地方，生长素的浓度低，没有光照的地方，生长素的浓度高。

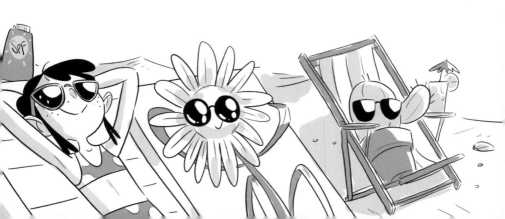

向水性和向地性：水和矿物盐类

向水性指的是植物根系的运动，当植物知道某一边有水时，它就会朝着水源移动。

向地性指的是，即使你转动或翻转植物，它的纺锤体总是向上生长，根系总是向地下生长。如果你在森林里见到了一棵被砍倒的树，你就会明白这一点，因为树皮上部会长出新的枝条，树皮下部会长出新的根。植物的向地性可以使植物的根生长得更深，充分吸收土壤中的养分，使它们稳固。

团藻：会游泳的生物

如果你没有根，那该怎么办？你得出去找食物，就像我们星球上最神奇的海洋生物——团藻——一样。团藻跟自己的表亲海藻不太一样，海藻随着水流前行，而团藻则通过一系列微小的触角——"鞭毛"——在水中移动。鞭毛有点像章鱼的触角，但是要小得多。那么，它们会到哪儿找点好吃的呢？

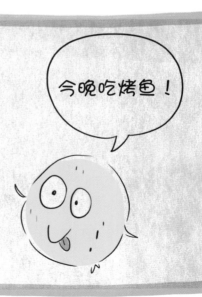

看看这个词

如果我们现在把冰块从脖子塞进你的T恤衫里，你可能会跳来跳去，试图把它弄出来。你跳的前几下，也就是你一"感觉"到冰就开始跳的动作，有的植物也会做。

如果我们刺激植物，植物就会做"感性运动"，就像你脖子里被塞了冰一样，它们也会生气，想让我们能滚多远滚多远。

> **"感性运动是一些植物对外部刺激做出的反应。"**

比如说，最初发现于南美洲和中美洲的植物——含羞草——就是如此。如果你触摸含羞草……呼哧！它会马上把自己闭上。

这是为什么呢？

首先，这是因为含羞草很害羞，它想自己安静待着；其次，它觉得你很危险，当它感受到"触摸"的动作时，它的小叶基部有一个叫叶枕的结构会放水，叶片就会合拢，进而保护自己。其他植物可能对你更凶，甚至有可能攻击你。

你见过食人植物吗？

这些植物会为它们的访客——一般是不小心迷路的小昆虫——布置可怕的陷阱。

有一种食人植物被达尔文称为"世界上最神奇的植物"，它就是捕蝇草。

捕蝇草叶子的形状会让人联想到有牙齿的嘴，有可能你曾在动画片中见过它。

捕蝇草看起来只是呆坐在那里，其实它会散发出能够吸引某些昆虫的香味。昆虫以为自己能得到一两滴多汁的花蜜，一旦这些倒霉的昆虫靠近或停在某片叶子上，植物的刺毛机关就会感觉到，并立刻触发一种能够困住虫子的弹簧。

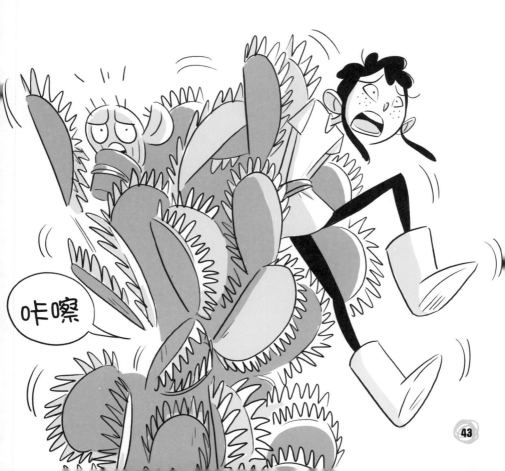

咔嚓

一旦虫子被困住，捕蝇草就会把美味的虫子吃得一点不剩。在整个消化过程中，叶子会保持封闭，大概需要一个月的时间。一旦完成消化，叶片又会打开，并散发出香味，诱人的花蜜……等待着下一个倒霉蛋。

怕冷的植物

植物的感性运动并不一定需要通过"触摸"触发。

只要天空中的云彩遮住太阳一会儿，害羞的酢浆草就会收起它的叶子。在云雾散去后，它才会再次开放，享受温暖的阳光。酢浆草迷人而优雅，有点像著名演员奥黛丽·赫本。

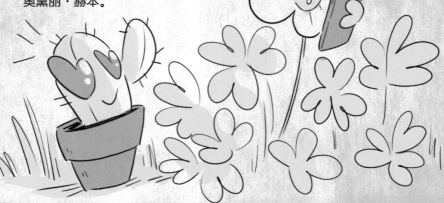

这里说会下雨，最好把自己裹起来！

我不成长：我爬树

有的植物没有真正的茎来支撑它们，比如你经常看到的挂在丛林树枝上的藤本植物，猕猴桃藤和葡萄藤。为了成长，它们需要依附在支撑物上。支撑物可以是另一种植物、一块岩石或我们故意放在那里的棚架——你见过葡萄园里的杆子或紫藤架吗？

抓住了支撑物之后，它们又是怎么选择往哪儿爬的呢？

植物末端较小的卷须可以360度移动，像牛仔的套索一样探索周围的事物。如果它们发现了看起来很稳固的东西，就会跳一跳，试图找到能够攀登的地方，但是并不是每次都能成功。

而攀爬者所倚靠的树木，也并不总是乐意让它们粘在上面。

而这一点，会将我们引向下一个问题。

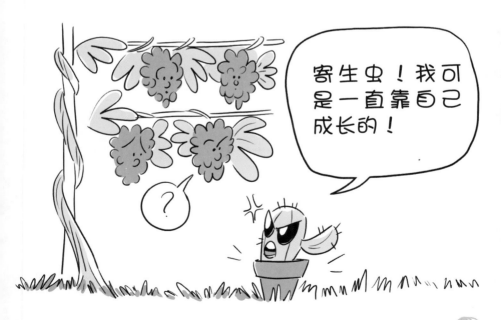

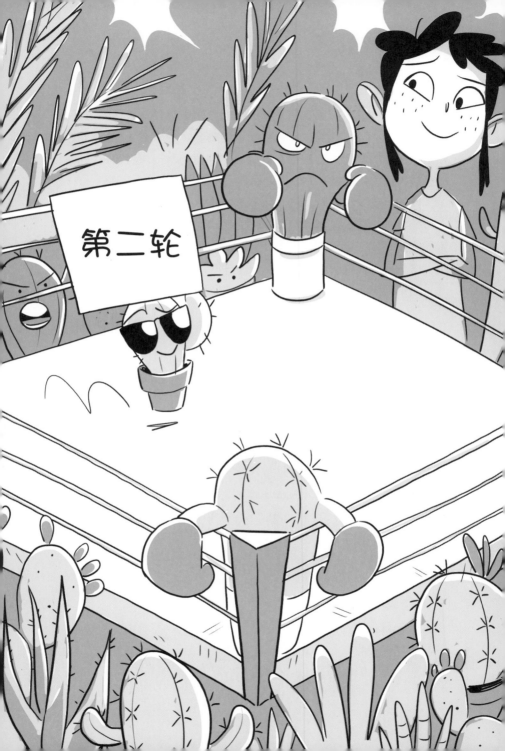

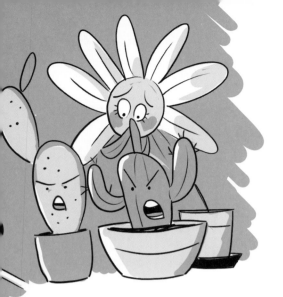
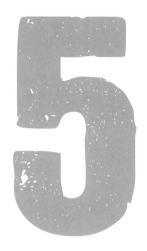

植物和植物总能和谐共处吗？

你可以现在先猜一下，别去看下一页。

难道如此缓慢、如此安静、如此雄伟的树木，也会相互争吵、无法共处吗？

像斯宾诺莎这样的仙人掌可能比较有攻击性，这倒是显而易见的。

那灌木丛呢？椴树呢？杨树呢？嗯……

植物也会争吵、争斗，而且比你想象中要激烈得多。

那它们为何争吵？为什么不能在某些规定上达成一致呢？

为什么会吵来吵去？

难道是为了争论超人或蝙蝠侠谁更厉害吗？

不。植物的争吵集中在光和水上。

谁先获得这些资源，谁就赢了。

输了的植物，往往要面临死亡。

改变一切，又什么都没改变

从达尔文的研究中我们得知，有时微小的差异能够决定某种生物是否能生存下来，是否比其他物种更强壮。

不仅对植物来说是这样，对人类来说也是如此：每个微小的、有利的差异都是优势，优势也能遗传给下一代。

所以说，你今天看到的植物与它们的祖先相比已经发生了很大的变化，它们有过成百万、成千万次的改变。

你今天能见到的只有那些懂得改变的植物。为了生存，许多植物参与群体生活，就像动物会形成畜群一样。有的植物会一起开花，这样同时流通的花粉量更大，花粉混合在一起的可能性更大，而这样能使后代产生更多变化（植物已经意识到了，变化是一种优势）。

世界上最孤独的树

世界上最孤独的树是一棵西特卡云杉，只有10米高，位于新西兰南部的坎贝尔岛，距离最近的树木超过220公里。它不是故意让自己待在这的，一位研究人员把它种在那里，以庆祝他的探险。

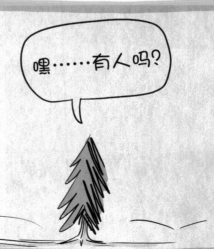

嘿……有人吗？

其他树木则会提前安排好一切：春天，如果你走过一片森林，你会看到脚底有许多小花同时开放，它们会试图在高大的树木生出叶子、吸收掉所有光线之前开放。

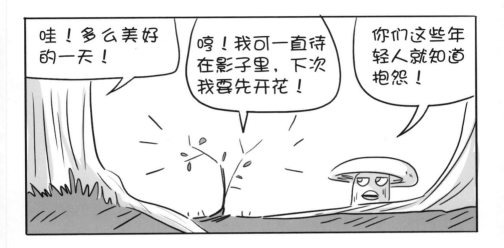

同样，橡树也会尝试同时抛出它们的橡子：野猪和狍子喜欢吃橡子，但是如果量太多就吃不了了。如果每棵橡树只顾自己的橡子，森林里的动物就会在橡子落下时，把它们挨个吃掉。因此，通过这种合作方式，橡树群落可以保证有一部分橡子不被路过的贪嘴动物吃掉。

所以，要做到这一点，植物需要群体意识和相互帮助的精神。

但是，当某些"外来者"来临时，一切都会改变。

森林礼节：我的光照，你的死亡

只有当光照被阻挡，植物发现自己能够吸收的光线有了变化时，它才会意识到对手的到来，而改变光线的是其他叶片，叶片会拦截光线，吸走光中的红外能量。

植物能做出三种反应：

①忍受这种变化并改变自己的进食方式；

②向另一个方向移动，寻找更丰沛的光照；

③在对方的上面生长以拦截并率先吸收光线以战胜竞争对手。

你可能想问，植物如何选择最有效的解决方案呢？

这在一定程度上取决于植物的性格，有的植物更具攻击性，比如匍匐委陵菜，它会评估自己旁边有什么样的对手，并采取相应的对策。有的植物则会尝试改变自己。

在没有人类存在的情况下，独自生长了几百年的最古老的森林几乎都是由同族的树木组成的，它们是征服了这片领土的树木。当然，也可以说，它们消灭了竞争对手。

这种森林里有一种友谊：友好的树木能够获得必要的生存空间，也就是足够高且足够宽的空间，它们的树枝可以向所有方向延伸。

如果在特殊情况下，两棵树苗从同一颗种子中发芽——这是有可能发生的，就像双胞胎一样，或者两颗种子扎根的距离太近，那么这两棵树就很难以同样的方式生长：它们会争夺光照，以避免过量的积雪折断较弱的树枝，还会抢夺珍贵的雨水。森林知道它们的结局，其中一个最终必须接受最坏的结果——死亡。

如果你在松树林中散步，抬头看看，你会发现，即使松树是挨着长的，树冠之间也往往相互不接触。植物似乎在避免接触，仿佛肢体接触是不友善的。这种现象被称为"树冠羞避"，早在20世纪20年代就已经被发现了。

到了20世纪50年代，植物学家麦克斯韦·拉尔夫·雅各布斯开始研究这一问题，他观察到了桉树的树冠羞避现象。

后来，另一位植物学家，法国人弗朗西斯·哈雷提出，树冠羞避是植物特有的现象。即使在今天，我们仍然不知道这一现象产生的原因。

也许，有些树的树冠会相互交流，达成协议，分享空气和光线。它们避免接触，也是为了避免给有害昆虫的传播提供通道。

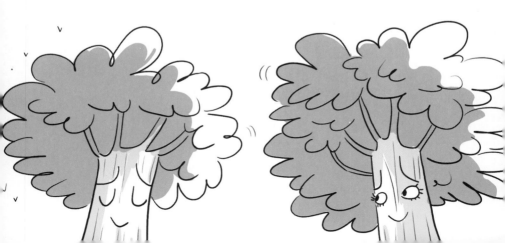

但是，并非所有植物的生存方式都相同。有的树木会让树枝交叉在一起，相互支撑，以更好地抵御风雪。

会复活的植物

一旦被吸收，水就会被珍藏起来。阿拉伯有一种名叫含生草的植物，干涸后会扭曲成一个毛线球，但是，只需要一点水分，就能让它再次伸出枝条，重新焕发生机。美国加州有一种植物叫鳞叶卷柏，又被称为"会复活的植物"，它能弯曲枝条假装死亡，甚至能这样保持多年。非洲西南部有一种名为生石花的植物，它的叶片肿胀，呈灰色且畸形，看起来非常像小石头。它与石头唯一的不同之处是，随着雨水的到来，这些石头上会冒出大片的黄橙色花朵。

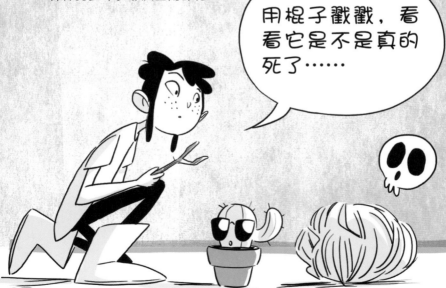

用棍子戳戳，看看它是不是真的死了……

秋天的森林

随着夏季的结束，森林中传递着这样的信息：是时候结束夏季模式，逐步进入冬季模式了。

在适当的时候，也就是森林"感觉"到的时候，落叶树（也就是那些树叶颜色变得极为鲜艳，变成黄色、红色和紫色的树木）从叶子中抽出叶绿素，并让叶片落下。然后，植物通过把水藏得更深来保护树皮下的水，这样水就不会像在管道里那样结冰，随后，植物就会开始冬眠。

但是，在评估树木年龄时可要注意：那棵带刺的老紫杉树可能从恺撒大帝时代就已经在那里了。当你变成老人、把它展示给你的孙子时，它可能还在那里。

你不相信它们能活那么久？

那你觉得，一棵树的寿命有多长？

让我们猜一猜吧。

现在，让我们继续讨论下一个问题。

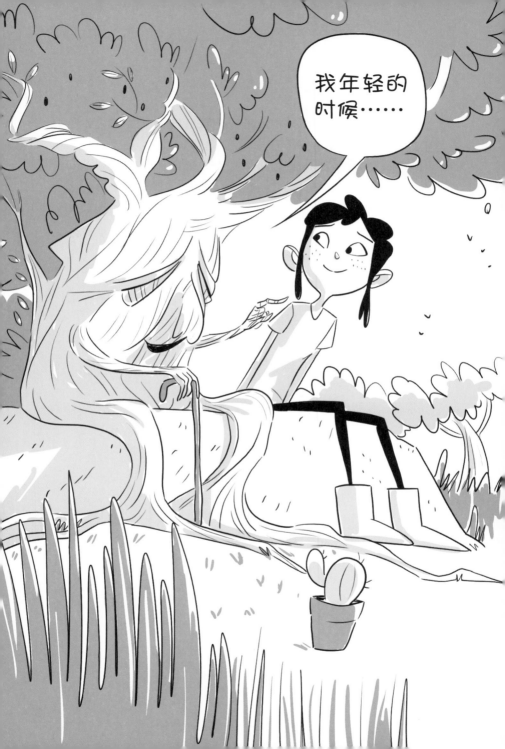

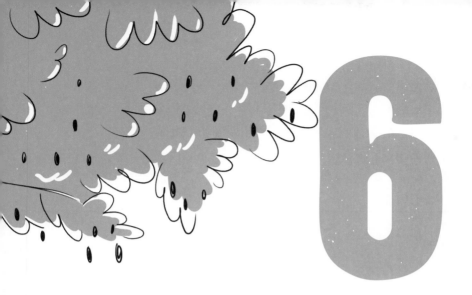

植物能活多久？

世界上有许许多多的植物，对于它们能活多久这一问题，我们无法给出确切的答案。

有的植物只能活几天，有的却能活几千年，这取决于植物的种类、环境条件、生长的气候以及许多其他完全随机的事件。

不过，植物有点像我们，就拿意大利的情况来说，即使现在我们人类的平均预期寿命是83岁，人们还是希望自己至少能活200年，但是：

1. 存在各种不可预见的事件；
2. 你肯定不想在学校读上100年书。

如果你想知道自己多少岁，可以看看出生证明。但是，植物只能用另一种方式来知道自己的年龄：如果树木已经被砍断，你可以数出它的树干的同心圆，每一个圆圈对应着一年。如果这棵树是活的，你可以用软尺测量它的周长，进而计算其年龄。从距离根颈（根部的开端）约1.5米的地方开始测量，然后再除以2.5，结果就是大概的树龄。当然，这种测量方法并不适用于所有的树种。

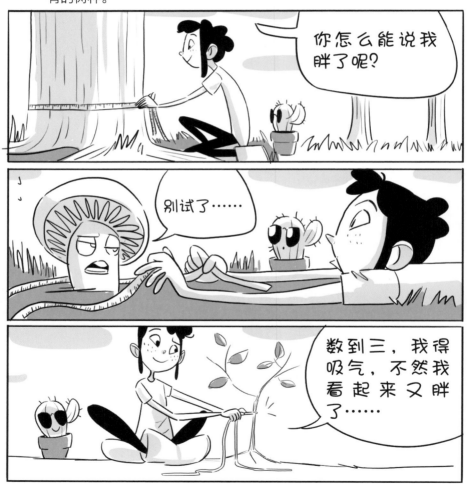

一位过度热心的学者

1964年，唐纳德·腊斯克·柯里被派去研究一棵编号为WPN-114的树。他需要在树木上做采样，即从树干上切下一个非常小的部分。但他不知道的是，这棵名为普罗米修斯的树是世界上最著名的刺果松之一。当采样设备被卡住时，柯里决定砍倒整棵树，他取了一块树干，开始数圆圈，数出了4844圈——柯里很可能已经砍倒了世界上最古老的树。

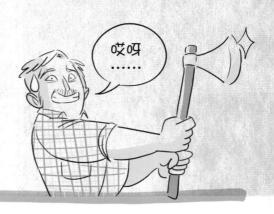

哎呀……

所有的树都可以活很久，大约能活400~500年，但事实上，大多数树活不到100岁。

正如我们所说，它们的实际年龄取决于许多因素，但有一点是可以肯定的：所处环境里剧烈变化越少，对它们就越有利。植物可以适应环境，但它们适应的速度很慢。

据说，紫杉树可以活到2000岁，但它可能并不是最初的那棵树，因为紫杉树能够"分裂"成许多相同的副本；柏树可以活到一千多岁，橄榄树和栗子树也可以做到。而对橡树的描述，则是充满诗意的：它们需要300年的时间出生，300年的时间来生活，300年的时间死亡。

分辨树龄的技巧

如果你知道一棵成年树木的高度与每年的平均生长速度，你就能计算出它有多少岁。

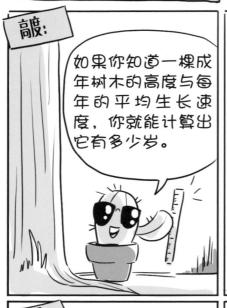

依附在树木上的苔藓位置越高（苔藓会从树皮底部开始向上延伸），树木就越长寿。

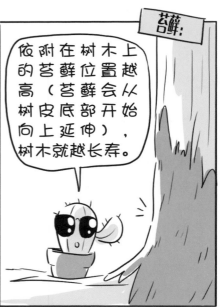

过了百岁生日，树木就会失去树冠上的头发。

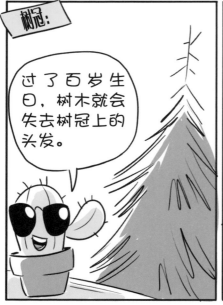

在针叶树中，一环轮生枝（每一圈水平的树枝）相当于一年的时间。

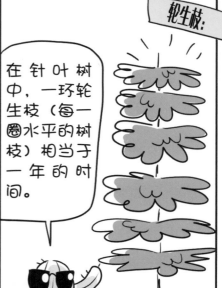

树皮是如何变老的

树皮就像你的皮肤，不过要厚得多。

随着你的成长，树也在成长，每年都会长高1.5~3厘米；而在前一年长出的树皮周围，每年都会增加一圈新的树皮。

树皮之间差异很大：有些非常光滑，如山毛榉树的树皮；有的粗糙且有鳞，比如松树的树皮。

即使一棵老树不再长高，它的树皮仍会年复一年地生长，树木的周长也会继续扩大、增加，树木生命的延续也体现在周长的增加上。

有的树木能长到很高：世界上最高的树木被称为亥伯龙树，它是一棵红杉树，经核实后的高度是115.66米。

来看数据

世界上最大的树叫"谢尔曼将军"，它"只有"83.8米高，（底部）直径为11.10米。它是地球上最大的生物体，其重量有25辆坦克那么重；它所包含的木材，能产出建造115所房子所需要的木板，或者是50亿根火柴。

2006年，它于加利福尼亚州的红木国家州立公园被发现，但它的确切位置并未得到披露，以免有太多好奇的游客前去参观，破坏了这棵树。

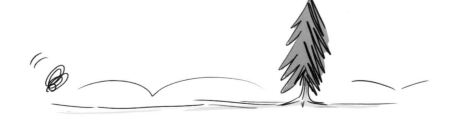

时光之环

全世界的植物，每年都会产生一个新的圆环——年轮，而几年前的狂热研究（研究项目名为COSMIC）则证明，年轮圆环的增长速度在本行星系上是同步的。

换句话说，尽管不同植物都有年轮，但年轮就像日历一样，在相同的日子里同步计数。

意大利的古树

在意大利有年岁上千的橄榄树：撒丁岛有一棵千年橄榄树（最古老的橄榄树在萨萨里，位于卢拉斯地区卡拉纳的桑图·巴托鲁，是一株至少有3000年历史的油橄榄树）；埃特纳火山的百骑大栗树（据说它曾在暴风雨中为骑士的军队提供庇护）已经庆祝过了3000岁生日。在最古老的柏树中，有一棵位于韦鲁基奥（里米尼附近）的方济各会修道院，据说是由圣方济各亲自栽种的。我们相信这是真的！

祝你生日快乐……

不同植物的年轮有差异，这和它们的生长状态有关，有时还会出现年轮缺失的情况。

现在你已经听懂了吧?

还没听懂?那你可以去玩点别的了……

树木吸收二氧化碳，注意，二氧化碳的化学式是CO_2，树木会释放氧气（O_2）并保留碳（C），这也是它们需要做的。这个"C"本身就很特别，因为它含有一定量的碳-14，而碳-14的量则会受太阳运行方式的影响。

这听起来很难懂，其实则不然：简而言之，通过测量年轮中的碳-14含量，我们可以估量那些年世界各地的大气状况。比如说，公元774年至993年间，在有人居住的五大洲上，在27种不同树木的年轮中，这种特殊碳的含量有很大的变化。

那么，发生了什么事?

谁知道呢?

这仍是未解之谜，但我们知道的是，在那些年中确实发生了一些大事。

而在1940年至1960年期间，由于人类用氢弹进行了各种核试验，大气中碳-14含量的提高让树木的年轮也产生了变化。

这一切，都被记录下来了。

这些变化都记录在木头上，而不是石头上，足以见得树木是如此不可思议。

如果没有树木怎么办呢?

我们如此依赖它们。不论是在地球上，还是在宇宙中，我们都需要植物。

什么?

月球上也有树吗?没有吧……

但是，呃，完全没有。

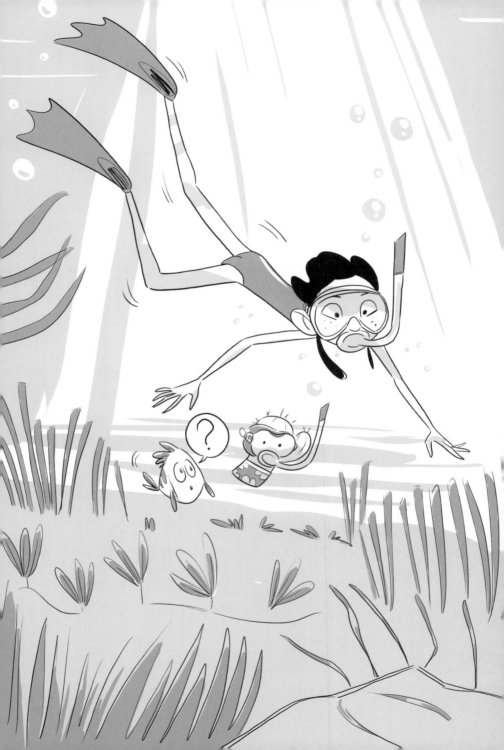

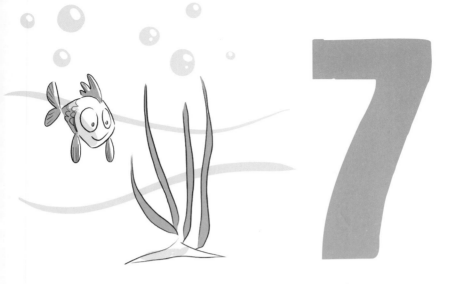

海洋和太空中也有植物吗？

把海洋和太空放在一起讨论，好像有点奇怪。

但是，我们主要想研究的问题是，如果植物的根下没有土壤，它们会不会生长？

答案是：会的。如果没有土壤而只有水，植物也能生长。

让我们从简单的部分——海洋开始：海里有很多植物，它们并不都是绿色的，也不全是藻类。就像你有可能猜到的那样，海里也有海草。

如果你没想到海里也有草，那么这些海草到底是什么呢？

能连上你的游戏机吗？

这倒不行，游戏机我们还是下次再玩吧，现在让我们来看看海洋植物吧。

藻类是由单一结构组成的植物有机体，即叶状体。藻类是结构简单的叶状体生物，没有茎、叶和根的划分，有三种不同颜色——绿色、棕色和红色，其色彩取决于过滤到水中的光量和它们吸收的光量。

大体就是这样，你能听懂吗？

海草与它们在陆地上的表亲更相似，它们有根、茎、叶和果实。和陆地上的草一样，各类海草的拉丁语名字都非常难念！

由于气候变化，海草正以每年5%的速度消失。

如果你想在电脑上搜一下，看看海草是什么样子，你可以搜小海神草、大叶藻、诺氏大叶藻、长萼喜盐草，它们也是地球上最古老的生物。海草与陆上植物同样重要：它们能促进水中的氧循环，为动物提供住所和食物，防止海水侵蚀、巩固沙底。当然，海草也处于濒危状态：由于气候变化、海水变暖，海草正以每年5%的速度消失。

有的植物一半生活在盐水外，一半生活在盐水里，比如红树林。这些植物的根系非常茂密，分布在水里水外，广泛分散在热带海洋海岸的浅滩上，会不时地被潮水淹没。

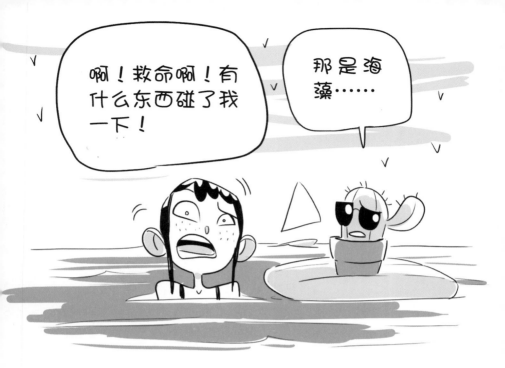

海藻的秘密世界

所有的水域里都有藻类，从天寒地冻的南极到你家后面的池塘里都有。

海藻有不同的形式，有些微型海藻是由单个细胞组成的，有的海藻是你在海滩上看到的"小破布"。比方说，当你走在路上时，突然踩到了一块小破布，你就会惊呼："这是什么玩意？"

这就是海藻。

有的海藻是黏糊糊的、把自己缠成一团的小野草，它们比针尖还细。有的海藻体积巨大，长达60米。

我们可以把海藻看作陆地上的野花、野草。

海藻通过利用穿过水的光线，进行光合作用，从而产生氧气，而海藻是海洋动物赖以生存的基本物质，海洋动物吃海藻就像牛吃草一样。

你可能听说过浮游生物，当然，即使没有浮游生物你也能生存。但是你需要知道，浮游生物是团状的水生生物，既包括动物也包括植物。鲸鱼除了吃磷虾也很喜欢吃它们，鲸鱼会张大嘴巴吞下它们，又会随着吹气呼出一些浮游生物，就像你的小妹妹吹汤碗里的小星星麦片那样。

同样，在海里，植物也要遵守光照规则：哪里有光，哪里的植物就能生存。植物在游荡着神秘生物的海洋深渊则无法生存。

就像在陆地上一样，海洋污染也会伤害海洋植物。石油泄漏产生的浮油、燃料残留物、洗船用的清洁剂以及无意间扔掉的塑料袋，都会漂浮在水面上，阻挡或过滤掉大部分的太阳光，使植物无法正常进行光合作用。

总而言之，我们不仅会吃藻类，还不让它们好好吃饭——吸收阳光。

来看数据

2018年、2019年两年内，在地中海地区回收了3万吨垃圾，其中90%是塑料、纸张、玻璃、金属和纺织品。大河的河口处也在排放废物，其中有23%是泡沫盒，29%是塑料瓶和塑料袋，其余是无法识别的物体碎片。

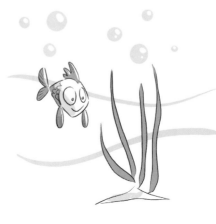

海水变暖也是一大问题。

海水的温度越高，海藻就越难释放氧气并令其回归循环。因此，当温度上升时，为了像之前那样给海水制造同量的氧气，需要更多的藻类。

在红海，研究人员测量了需要增加多少海藻和红树林才能让生态状况恢复如初，才能再次拥有一个每种生物都能找到东西吃的、有氧气的海洋。

研究结果是：我们需要的海藻量太大了。

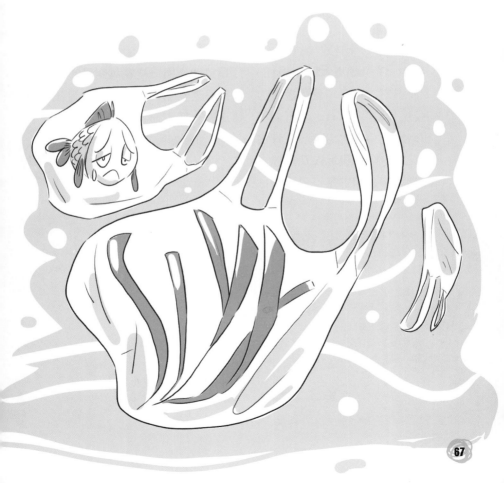

火星上的植物

　　最后，我们讲另一种不需要土壤的植物，它们的根部悬浮在空气中（还会时不时喷气）或水中，它们是气耕法或水耕法栽培的植物，古代阿兹特克人和巴比伦人曾经做过类似实验，但是这种方法没有传下来。与古代相比，现在的植物能够在大型温室中生长，有特殊的照明灯具，能够控制温度和湿度，使所有植物得到适量的氧气和矿物盐。

温室栽培

　　V-Gelm是意大利人设计的冰屋温室，可以承受最极端的温度。温室中含有一个可以种植微型蔬菜的水培菜园，开发者让它可以在极地以及月球上正常运作。那它是不是也能在火星上运作，就像在电影《火星救援》里一样？其实我们离实现这一点并不遥远。但你需要注意：如果你想成为一名宇航员，你最好尽快习惯吃蔬菜。

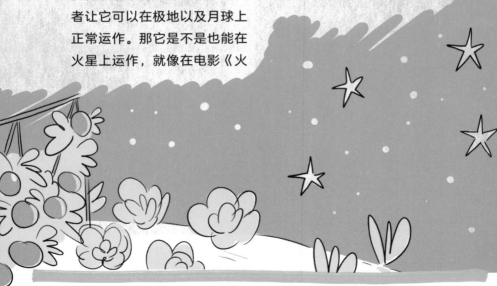

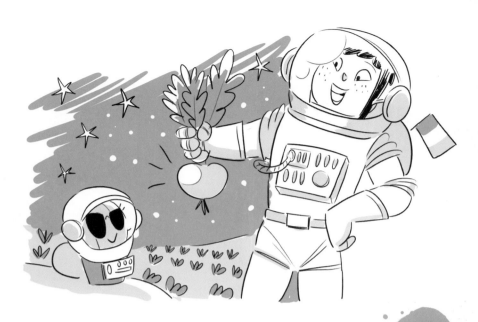

这样，我们就能把温室带入太空。

在不到30平方米的区域里，人们能耕种自己的菜地，从而保证每月供应90千克新鲜食物，也就是为每位宇航员每天供应0.5千克蔬菜。

然后，宇航员每次上厕所时都会"帮助"蔬菜生长。就像你可能已经发现的那样，植物喜欢你排出的东西。

那么，就让我们从每天记得冲马桶开始吧！

来看数据

在南极洲，人们会接受训练，模拟在太空的生活。2019年，12.5平方米的菜地在9.5个月内生产了268千克蔬菜，其中包括67千克黄瓜、117千克生菜和50千克番茄。

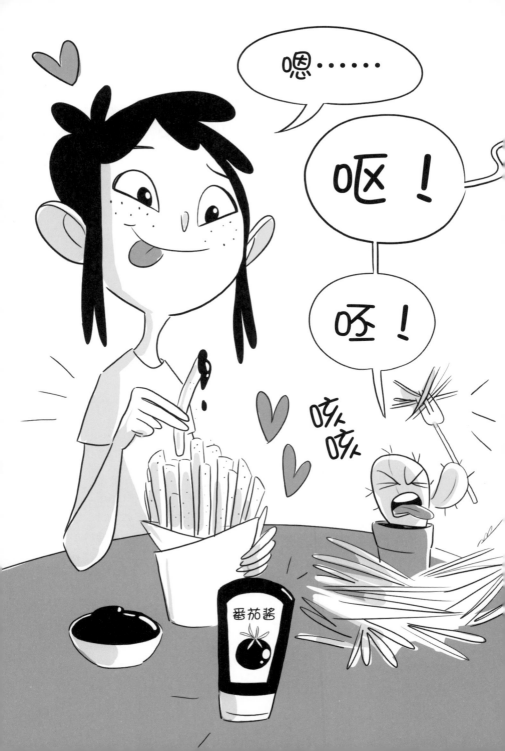

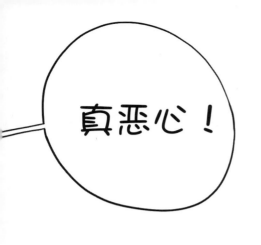

真恶心！

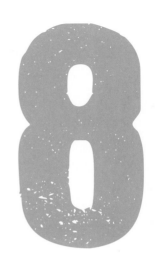

我们是怎么发现可食用的植物的？

　　这是个好问题。

　　我们已经大体了解哪些植物不能吃了，有的植物吃了会害死你，但是很多我们吃的植物好像也不是太好吃……

　　好吧。我们理解，蔬菜确实不算太美味，当然，我们不能在这里说蔬菜的坏话，毕竟我们写的是一本严肃的科普书嘛！

　　你可能会问，是谁决定了沙拉里该放什么菜？为什么不做干草沙拉？

　　事实上，经过了几千年的时间，经过了很多寻找美味的尝试，在那些误食毒草的人的引导下，我们已经基本明白了哪些是好吃的、哪些是最好不要吃的食物。

人是杂食动物，也就是说人什么都可以吃：水果、蔬菜、蘑菇、肉类、昆虫、甲壳类动物、鱼类。有些东西你不吃，也许是因为你不喜欢它的味道，或者是你家里从不做这些菜，比如英国人不吃兔子肉，更不吃马肉。也有可能是因为你的瘦瘦的朋友劝你，告诉你要像她一样做"水果主义者"——只吃自然掉落的水果。

一般来说，最好是什么都尝一尝，选出喜欢的来吃。学者们发现，我们的祖先开始正确认识蔬菜、开始认真思考植物的作用，是从他们烹饪块茎植物开始的——土豆、甜菜和菊芋。

总之，通过这一点，也许你可以科学地论证炸土豆有助于你做好数学作业……不过在进食的时候，你也能从肉类、水果、蔬菜和种子中获取碳水化合物、蛋白质和脂肪。

烹饪！

餐厅里，有人会点寿司，有人会点牛肉沙拉，有人会点一盘切成细丝的生西葫芦。但是，其实每天都吃生食的人很少。烹饪猎获的肉类和收获的蔬菜有很多好处，因为生的土豆、豆类和茄子是不能吃的，而且煮熟的辣椒、洋葱和芦笋更美味、更容易消化。随着控制火的技能增进，我们的祖先学会了烹饪，并对食谱进行了调整。而现在，我们的肠道比猴子的肠道短，因为猴子不会烹饪。

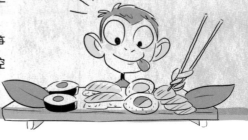

能做饭的闪电

根茎类植物在几百万年前就已经散布于世界各地了，但是因为它们是生的，所以在闪电或偶然出现的大火把它们变成美味的露天烧烤之前，很少有人吃。我们的祖先比猴子还好奇，他们意识到根茎类植物并不难吃，而土豆、洋姜、木薯、萝卜、甜菜根不仅好吃，还含有大量的淀粉，煮熟后吃很容易被消化，能够在体内转化为能量。

虽然很奇怪，但是如果想的话，我们也能吃扁桃仁。然而，野生扁桃仁不仅很苦，而且致命：它们含有苦杏仁苷，在消化过程中会产生氰化物——也就是侦探小说中马普尔小姐在某几次调查中发现的受害者的死因。

所以呢？

其实扁桃树在历史上也发生了变异，扁桃仁逐渐变得没那么苦了，而鸟儿有时会吃扁桃仁，不过，我们的祖先一般不吃扁桃仁，他们会直接吃鸟。

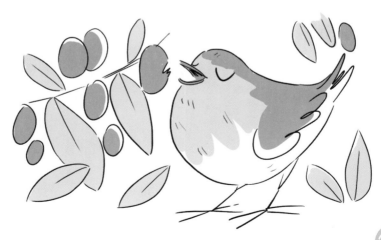

不同的植物还是同一种植物？

你可能已经猜到了，如果有一条规则适用于全部植物和整个自然界，那就是：一切都处于永恒的变化之中，而且是有必要的。变化并不是件坏事。

这就是不同的植物存在的原因，甚至有的植物在你看起来是一样的，比如说，有很多种番茄。如果你不信，那么，去意大利的比萨店里，你能看到不同的名字：帕基诺番茄、圣玛扎诺番茄、红褐色番茄、佩里尼番茄、牛心番茄……名字不同，味道也不同！

> "对于自然界来说，变化不仅是持续的，而且是必要的。"

桃子呢？你有没有问过你家楼下的水果店老板？有白桃、黄桃、油桃、蟠桃、水蜜桃。沙拉里也有不同的菜：生菜、苦菜、羊莴苣、芝麻菜、莴苣菜、许多其他种类的蔬菜。

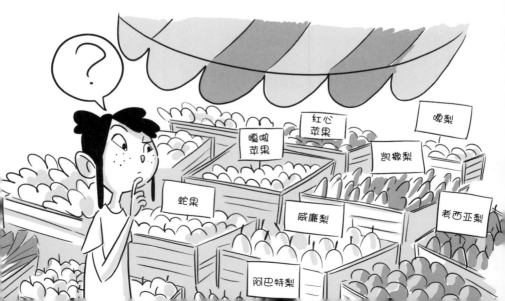

也许你没在超市里见过这些蔬菜，但这是超市进货的问题，超市只会选择几个品种，以此节省成本。

而大自然更喜欢生物多样性（"生物多样性"的意大利语是biodiversità，而bíos在希腊语中是"生命"的意思），即尽可能多的品种，而且，多样性能够让各个品种更有可能抵御气候冲击或突发疾病。

所以说，如果你想成为征服所有薯片的世界冠军，你应该至少把世界上5000多个品种的马铃薯尝试一遍，各种马铃薯在形状、大小、表皮颜色和质地上都有所不同。

马铃薯饥荒

1845年，一种被称为疫霉菌的真菌消灭了爱尔兰的所有马铃薯，因为爱尔兰种植的马铃薯属于同一品种，而该品种马铃薯是最贫穷的人的主食，它比所有其他蔬菜都便宜。

单一品种马铃薯遭受的破坏造成了爱尔兰历史上最严重的饥荒，死亡人数达到一百万人，许多人被迫移民，这其中包括后来的美国肯尼迪总统的曾祖父。

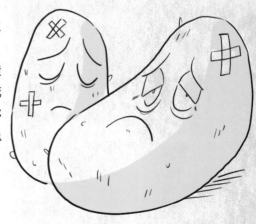

让我来种下你

要想知道人类是何时开始栽培植物的并不容易，我们将在下一个问题中进一步谈论。我们现在只要知道它发生在11万~12万年前就足够了。

你可能不知道，这对我们和植物来说，其实都是有益的。

有的植物开始受到人类直接的保护，比如谷物和果树，而作为对果实的回报，人类对它们进行了精心的呵护和栽培。其他植物则被我们打得落花流水，背井离乡，也不那么爱我们了。

在人类的干预下，自然选择机制得到加速，这决定了哪些植物可以生长、哪些不可以，以及植物在哪里生长。

还有嫁接技术的应用，即在一棵树的树干上种植其他树木的树枝、令其共生的技术。通过嫁接技术，你也会明白你的祖先是如何发明新树的。而且，嫁接技术在"转基因生物"这一概念出现之前就存在了。

至少在一位名叫格雷戈尔·孟德尔（Gregor Mendel）的摩拉维亚修道士和生物学家（你看，眼见不一定为实哦，看起来是修道士的人也有可能是生物学家）之前，人们并不明白遗传学规律。他是第一个知道嫁接原理的人，当然，当时没有人相信他。

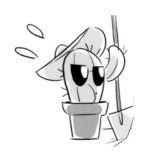

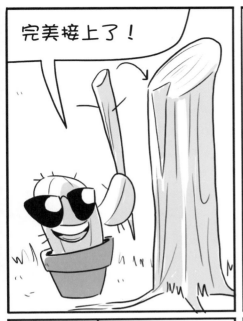

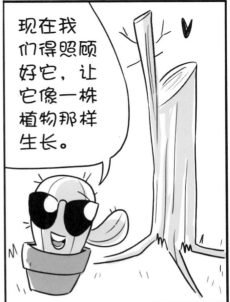

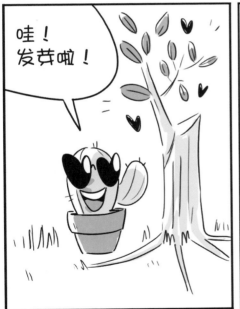

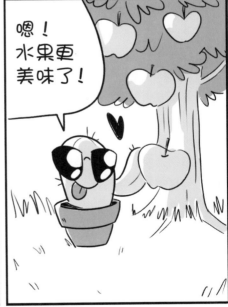

孟德尔的豌豆

几乎所有与格雷戈尔·孟德尔同时代的人，都没有注意到他的研究。他在豌豆上进行了数千次实验，因为在他拥有的植物中，豌豆是生长最快的。他观察到了连续几代豌豆是怎样"传递"或"不传递"某些特征的，比如叶片的形状、颜色等。他意识到植物的遗传性状来自父母双方，有些性状是显性的（倾向于展示出来），有些是隐性的（倾向于不展示出来），因此人们可以研究和预测这些特征是如何传递的。总而言之，植物遗传中有一些简单的数学规则，孟德尔发现了遗传学规律，但在他的年代，这些概念太

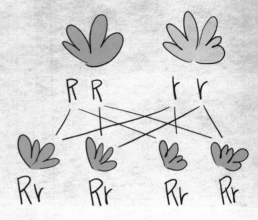

过超前。但是，正是因为有他的研究，你才知道自己为什么看起来跟父母很像。

但你与豌豆的不同之处在于，你的父母无法预测他们的哪些特征会被你继承、哪些不会（啊，你的鼻子跟你爸爸的真像！你的耳朵跟你妈妈的真像！好看的基因怎么没遗传？跟原来期望的完全相反）。

在理解基因如何在生物之间传递、为什么所有生物都会在几代的时间里发生变化、生物如何适应新的生活条件中，孟德尔的研究具有根本意义。

所有的生物都是这样。

因此，植物为什么以及如何随着时间的推移而变化、当它与其他植物杂交时会发生什么、我们如何能够获得一个全新的物种，这其中都有相应的规则。

在科学家介入研究之前，只有一个群体知道遗传的秘密。

现在我们有请农夫先生。

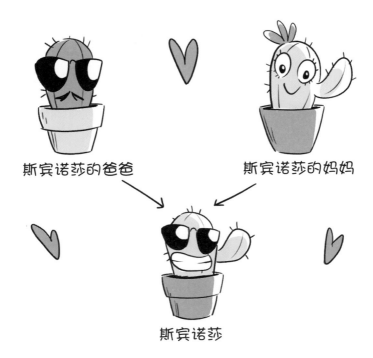

斯宾诺莎的爸爸　　　斯宾诺莎的妈妈

斯宾诺莎

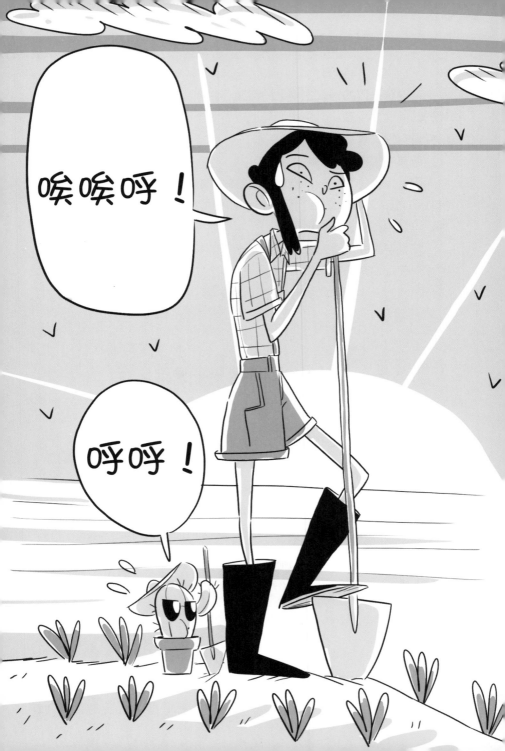

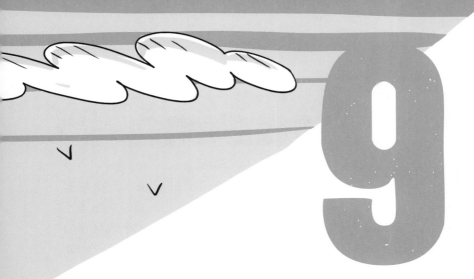

什么是农业？

这真是个有趣的问题。

让我们直接走到餐桌前，看看做了些什么菜吧。

你吃的东西是从哪里来的？

从商店出来的？

没错，那么在商店出现之前呢？

不知道，是吗？

你知道怎么玩贪吃蛇（如果你不知道这个游戏，可以下载玩玩看），你却不知道贪吃蛇和你吃的是什么。

你天天低着头玩手机，知道怎么在社交媒体上发帖，却不知道怎么清洗朝鲜蓟。

来学词汇

《小王子》中的狐狸很好地为我们解释了"**驯化**"的内涵（来自拉丁文 domus，家）："我不需要你。你也不需要我。但如果你驯化了我，那我们就会彼此需要。对我而言，你就是举世无双的；对你而言，我也是独一无二的……"

自第一个智人开始栽培他偶然采摘的植物，自他开始畜养以前猎获的、性格温和的动物以来，你桌上的蔬菜已经见证了 11，500 年的历史。

驯化的过程，在地球上不同的地方同时开始，或许起初曾经历过几次失败，有的尝试更加成功、结果更好——比如发生在"新月沃土"上的栽培尝试（现在位于伊拉克国土上）。

入乡随俗

农业不是纸上谈兵，也绝非一夜之间就能发展起来的。农业不是一项发现，也不是一项发明。农业没有确切的指导手册，人们曾做过许多尝试，犯过许多错误。但是错误并不意味着我们会停止四处采集东西和打猎，因为这些事物和我们的选择一起，已经逐渐融入到了我们的生活方式中（打猎、采集和最初的菜园）。

世界各地最早的花园和农田的产量差异很大，差异不仅源于智人的种植技艺高低，也源于当地气候（比如说，难道你能在雪地里种仙人掌）、山脉（你难道想每天爬山摘西红柿吃）、河流、森林、沙漠……

相信你已经明白啦！也就是说，你能在欧洲、印度河流域或底格里斯河与幼发拉底河之间的山谷里种小麦，你却不能在加拿大种菠萝，也不能在冰上养猪。说不定这也是为什么在魁北克至今仍有人吃火腿和菠萝比萨，毕竟在那里菠萝很稀缺[1]。

后来发生了很多事情，有些地区的原住民没有继续尝试耕种新的作物，如日本人；有些地区居民的尝试却从未停止过，比如新几内亚的农民。

需要更多尝试。

当然，尝试有时也是破坏。五千年前，撒哈拉还没有这么多沙漠，当时有草原、有森林。随后，由于气候变化、人类的农耕和放牧活动以及罗马人进行的森林砍伐等一系列破坏后，出现了我们今天所知的沙漠。当这些民族向南迁移时，他们遇到了生活在尼日利亚和喀麦隆的密林中的人，但他们还是想继续在更广阔的土地上种植甜菜。

那么结果如何呢？

非常糟糕。

最早的农业战争就产生于此。

---

[1]译者注：意大利人非常讨厌菠萝比萨。

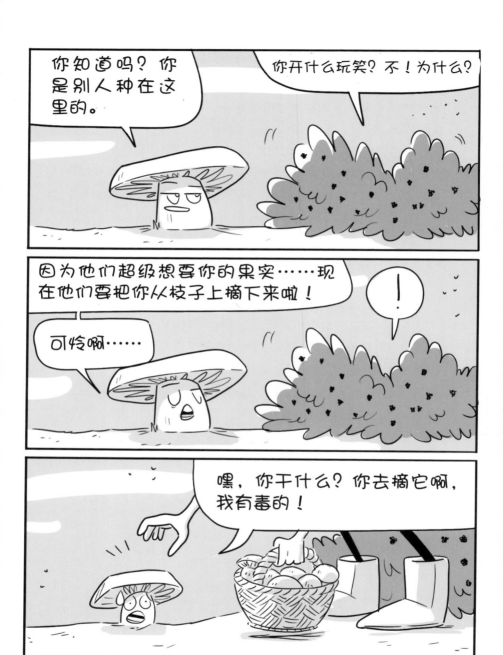

吃我！吃我！

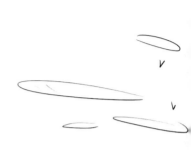

那么问题来了：为什么我们不像猪那样吃橡子、去种橡树？

这是植物的口味问题吗？还是有更多其他原因？

我们栽培的几百种植物和其他没被选中的20万种植物又有什么区别？

首先，我们选中的植物是可食用的，然后，按顺序还有以下原因：

a)它们是否有营养

b)它们是否能有好的收成

c)它们的生长速度是否比其他植物快

d)它们是不是太苦、太难吃

e)它们是不是更容易收割

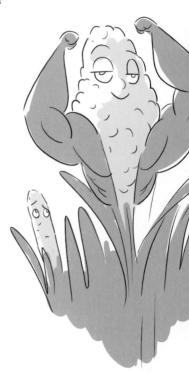

惊人的是，植物们也明白这些道理。

栽培苹果比野生苹果大3倍、栽培豌豆比野生的大10倍、栽培玉米比野生玉米大45倍；扁桃仁变甜了，现在的香蕉也没有籽了；朝鲜蓟，也就是你现在还不知道怎么洗的朝鲜蓟，几千年前就知道怎么穿得像穿山甲一样。

那卷心菜呢？

嗯，真的有种卷心菜的大师哦！

最早的卷心菜之所以能被人们种下，是因为它们有种子。但是，你的祖先非常喜欢卷心菜的其他部分，所以他们把卷心菜培育成了我们想要的样子；我们的祖先还基于卷心菜等植物培养出了花椰菜、甘蓝、空心菜、球子甘蓝（笔者认为，球子甘蓝现在还是很难吃，但这只是个人观点，我们要向培育它的人致敬）、罗马花椰菜（它长得很神奇，看起来简直像《星际迷航》的特效人员设计的）等等。

六千年前的爆米花

早在6700年前，秘鲁北部海岸的居民就把爆裂型玉米当做零食啦。我们现在在世界各地种植精心挑选的玉米，而大约8700年前，一种经历了基因突变的野生灌木植物，开始在墨西哥推广种植，它的枝条较少、穗子较多，体积逐渐增大，变成了现在玉米棒的样子。

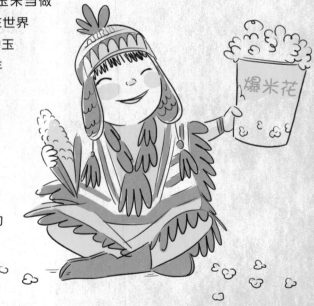

作为本章总结，我们可以说，蔬菜喜欢自己被吃掉。而一种植物，如卷心菜，可以成为很多种名字不同的植物的来源。

那么，你来听听这些名字：卡雷拉、佛手、秋葵、奇瓦诺、释迦、龙。

它们是什么呢？

是科幻游戏里起着怪异名字的角色扮演者，还是世界上不同地区种植着的水果的名字？而其中的某些水果，你可能从来没有尝过？

我们给你个提示，释迦是马克·吐温的最爱，而马克·吐温是位著名作家，不是玩电子游戏的。

所以呢？

没错，现在我们来谈谈植物的名字吧。

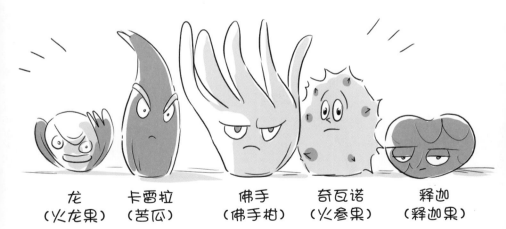

龙	卡雷拉	佛手	奇瓦诺	释迦
（火龙果）	（苦瓜）	（佛手柑）	（火参果）	（释迦果）

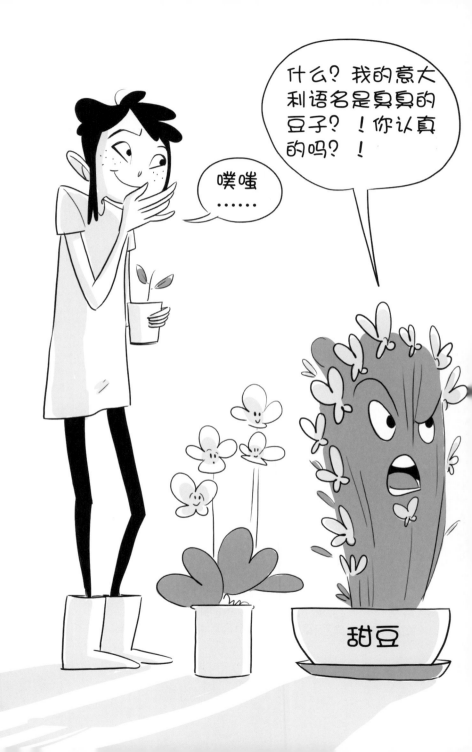

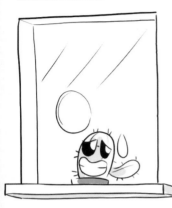
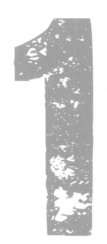
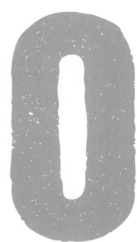

是谁给植物们起的名字？

肯定不是植物自己起的名字。

因为植物不能说话，无法表示反对，它们只能发出嘎吱声、臭味和电信号。

植物没有名字的时候，活得也很快乐。

但是，人类喜欢给所有事物起名，甚至会起很拗口难读的名字，还会用希腊语取名，也可能用数字编号来对我们认识的东西进行分类整理——用希腊语起名简直是故意不想让别人听懂。

但是，这样就很好啦。如果你是植物学家，那么再复杂的名字对你来说也是很简单的。而且，植物也希望自己能保持神秘。

名称之源——希腊人和拉丁人

最初给植物起名的是古埃及人，也有一部分墨西哥的智者曾为植物起名。但是，在历史的长河里，他们的记名方法没有流传下来；再加上习惯使然，今时今日，我们认为是现代植物学之父狄奥弗拉斯图在公元前300年左右开始将植物分为开花和不开花的两种，研究植物的性别及其果实的来源。他是希腊人，也正是他想出了一些今天在意大利语中仍然沿用的名字：芦笋（asparago）、胡萝卜（carota）、水仙（narciso）。

今天，我们讲述的关于植物的"故事"里，有些是真实的，有些则完全是编造的，这一点在老普林尼的《自然史》——古代世界最伟大的自然学奇书中也有体现。普林尼描述了（或至少试

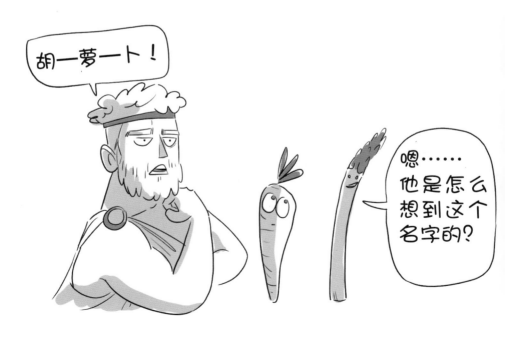

图描述了）世界上存在的一切，在创作过程中，他还抄录、发明了许多美丽的传说，例如关于住在森林里的、不朽的海伯利安的传说，他还有一些令人害怕的发明——狼人，甚至这两千年来，我们一直在讲述这些故事。

植物羊

中世纪，人们相信植物能够自己变成动物，动物也能变成植物。我们知道的是，神话中有一种植物叫勃拉梅兹，据说它能生出浑身是毛的小羊羔。当时有很多人想找到它呢！普林尼称其为"gossipion"，认为它是一种原产于阿拉伯的灌木，植物上结出的浆果上包裹着绒毛，而这些绒毛就是棉花。

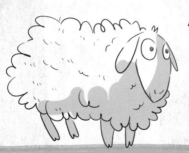

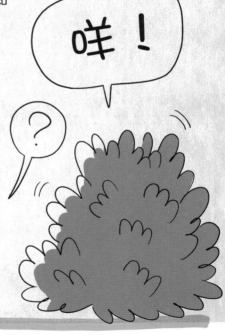

用系统学的方法分类

　　很久以前，区分、系统分类植物的唯一方法是看外观，即按形状、颜色、结构来划分。随着显微镜的发明，我们的分类越来越精准，直至真的发展出了一门学科——"系统学"。这一学科以对植物和动物进行的大致分类为基础，逐渐细化、精确化各个类别。

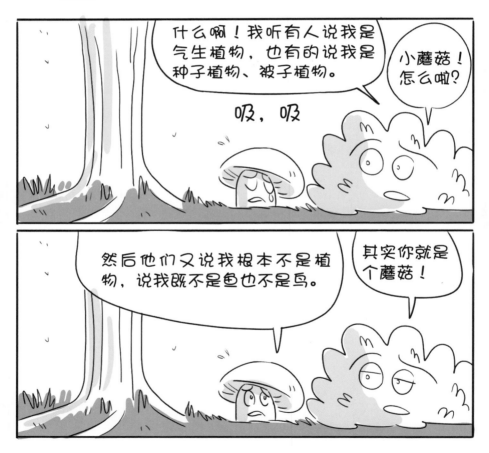

有两种区分植物的方法，一种是自然分类系统，一种是人为分类系统。

使用第一种方法的人，是那些非常了解植物、以植物为生的人，如农民、园丁，也包括木匠。他们知道如何给植物分类：有的喜欢阳光，有的喜欢阴凉；有的喜欢水，有的讨厌水；有的喜欢这种土壤，有的喜欢那种；有的木质硬，有的软。

第二种方法则需要分析植物的每个细节。以斯宾诺莎为例：它是野草、树木还是仙人掌？它是仙人掌。它产果实吗？不。它有叶子吗？有，但是很扎人！它有树皮吗？我不知道，但它很扎人。它有花吗？别人说有，但我从来没见过。它是什么颜色？有多少花瓣？诸如此类，不一而足。

也许斯宾诺莎觉得自己被监视了。但是，当你分析完这些特征后，你会发现，自己把那些看起来相似而实际上不相似的植物归到了一类，却把长得像双胞胎的两种植物区分开了。

这时，你需要给林奈教授打电话啦。

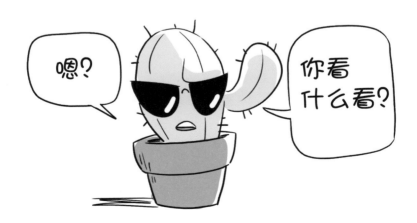

系统规划一切的人——林奈先生

完善整个植物名称系统的人是一位18世纪的瑞典医生和博物学家，确切地说，是卡尔·尼尔森·林奈教授，他后来改名为卡尔·冯·林奈。

植物世界的名字本来很混乱，林奈则是所有名称的伟大统领。他用的方法现在已经得到广泛应用，而且因为没有人能够了解地球上的所有植物，所以他发明了一个通用的分类系统，可以不断更新并适应所有的新发现。

简单、实用、巧妙。

他在植物上应用了人类的命名法。他的编码不是你见过的那种——至少含有八个字符、一个大写字母、一个数字和一个特殊字符的密码。他应用了更传统的方法，包括名、姓和绰号。

他严格使用当时科学家的常用语言——拉丁语，给植物的"种类"起一个名、"属"起一个姓，而植物的绰号，则与发现它的科学家或植物学家的名字有关。

如果你现在合上这本书，看看封面上我们的名字，就会发现与植物"种类"对应的名字是"帕多文尼高"、"费德里科"，而与植物"属"对应的则是"巴卡罗尼奥"、"塔迪亚"。在这种情况下，发现我们的人则是"海狸出版社"。

生物的种和变种是两个最小的组别，植物可以以此分类，而"属"则是范围更广的分类。

　　在"属"以上，还有一个更大的分类——"科"，再往上是"目"，后面是"纲"，最后是"界"。

　　这就是植物王国的分类法，按照这种体系，你基本可以区分各种类型的植物。

　　复杂吗？

　　不，来试试嘛。

　　这种分类法对所有生物都有效，包括动物。

　　克莱奥帕佐，那只每次看到你就开始毫无理由地摇尾巴的、隔壁叔叔的狗，它不只是一只傻乎乎的小狗，它的种是"灰狼（犬亚种）"、属是"犬属"，和狼和豺一样是"食肉目"动物，也是"哺乳纲"动物。

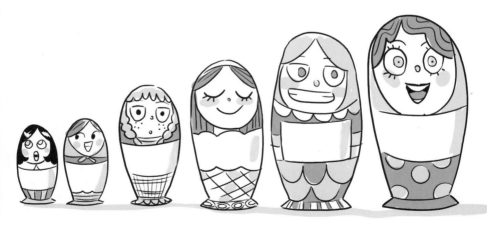

种属科目纲界

你们家里的"将军"

自来水公司工人奥古斯都·T.多德先生是第一位发现加州巨树的欧洲人。

1852年，他在打猎时发现了巨树。英国人想以威灵顿将军的名字命名这种巨树，即巨杉。但是，法国植物学家约瑟夫·达凯斯内建议将其命名为"巨型红杉"，因为它们看起来与红杉属的树木相近（其实他错了，但别介意）。

美国人倒是欣然接受了这个名字，因为他们不想以一个英国英雄的名字来命名美国最美的树木。

现在我们找朵普通的花，比如雏菊。

好的。

有人会一片一片地摘花瓣：她爱你吗？还是不爱你？

在林奈的分类法下，草地里的常见的雏菊名为"法兰西菊"。这是为什么呢？

雏菊的"属"名来自两个希腊单词，"白色"和"花"，这是对花的颜色的描述。而它的"种"名则是形容词"常见的"，因为找到雏菊很容易，它们到处都是。

找到雏菊很容易，但是，我们将在下一个问题中看到，要想找到一个一直愿意帮助你的人或植物，却是非常难的。

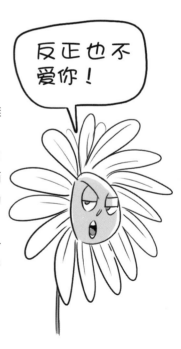

反正也不爱你！

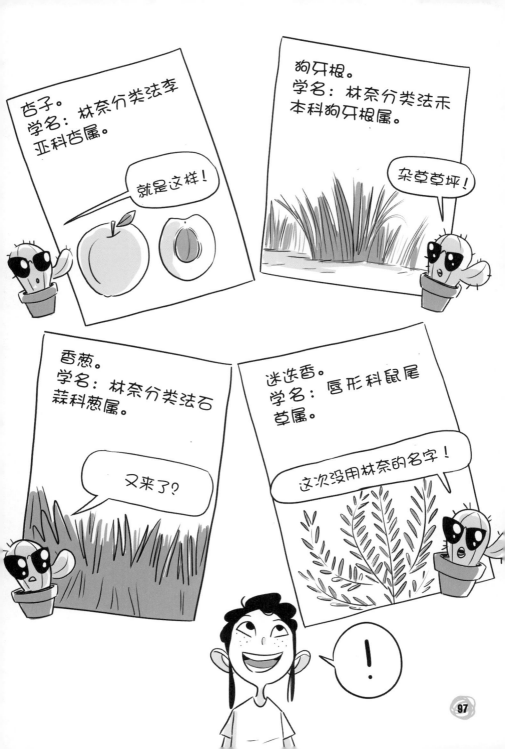

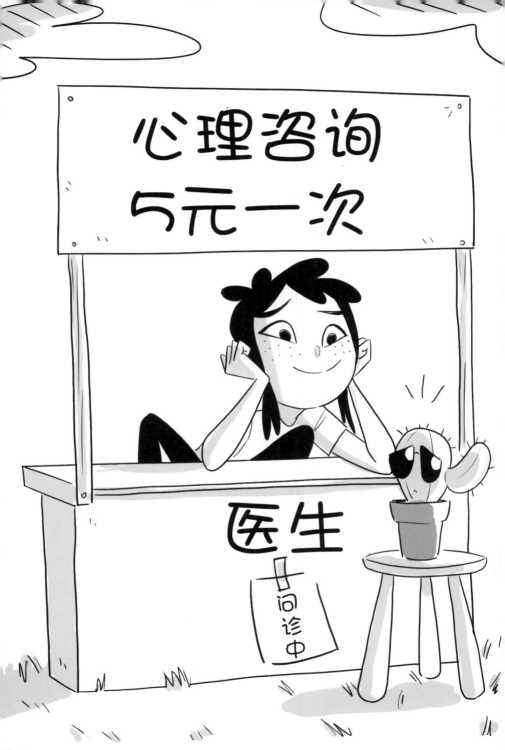

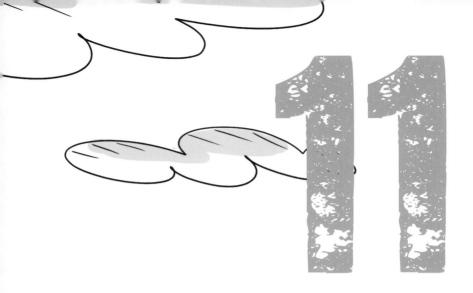

植物和我们：谁在帮助谁？

是的，确实有一定数量的植物生长在我们的花园里、露台上，甚至在我们的客厅里，它们很开心。

但是，其他植物其实并不想在这些地方生活，非常不想。

其实，是我们需要植物，有了植物，我们才能呼吸，才有蔬菜、肉类（为我们提供肉类的动物也需要植物），才有鱼可钓，才能喝到草食动物产的奶，吃到用奶制成的酸奶和奶酪，才有桌子上的香料与各种口味的菜肴，有桌子、有椅子、有屋顶和地板（如果是木质地板），有炉子里提供热量的柴火，有肥皂、美容产品、糖、巧克力，有我们喜欢的饮料或果汁，甚至有叔叔闻起来臭臭的雪茄。

这一切都要归功于植物。

我们已经学会了用各种方式利用植物，但是，植物长成什么样并不是它们自己能决定的：枫树长得又高又壮，并不是因为它们自己想这样，更不是因为它想在长大后变成你卧室的镶木地板；大自然本来也没打算让你的烤肉或姜黄烩饭更好吃，更没想过能通过蔬菜帮助你更好地消化。恰恰相反，辣椒不遗余力地让自己变得无法食用，因为它们的辛辣特性是用来防御啮齿动物的，这样，这些动物就不会咬它们，尽管有人非常喜欢它们；香茅草能驱蚊，不是为了让你高兴，而是因为昆虫会啃它；薄荷和桉树也是如此，它们周围之所以如此凉爽，只是因为昆虫不喜欢凉爽的感觉。

这些极端的特征，很有可能吸引了我们祖先的注意，他们边走边闻迷迭香、罗勒和欧芹，顺便尝了尝，然后决定把它们种在花园的某个角落。但让人难以预料的是，他们所做的远不止这些：植物晒干的果实（胡椒）、种子、树脂、根（生姜）或树皮（肉桂），这些具有不可抗拒的气味和味道的香料，也曾引起战争。

原始人的药房

尼安德特人曾经咀嚼过甘菊，我们之所以能够发现这一点，要归功于在西班牙北部艾-瑟栋溶洞找到的骸骨：他们的牙菌斑上有小粒的蓝烃——即甘菊活性成分的痕迹。甘菊是好东西，但不是很有营养，你的曾曾祖父母之所以食用它可能是因为他们知道它有镇静功能。在其他牙齿中，我们发现了蓍草的痕迹，这是一种具有镇痛和消炎作用的植物。

药剂师黑猩猩

　　20年来，我们一直在观察乌干达卡尼亚瓦拉的野生黑猩猩，因为它们偶尔会吃一些楝科鹧鸪花属植物的叶子，这些叶子并不是很有营养，却能有效防治疾病。它们知道叶子有这种作用吗？很有可能知道。某个大脚趾受伤的年轻成年男子，在受伤后的几天里大口咀嚼柔毛老鼠簕和森林砂纸榕的叶片，黑猩猩可能明白他这样做的原因。布隆迪的医者用这些植物治疗皮肤感染，而且经过实验室分析，它们的确能有效促进伤口愈合。

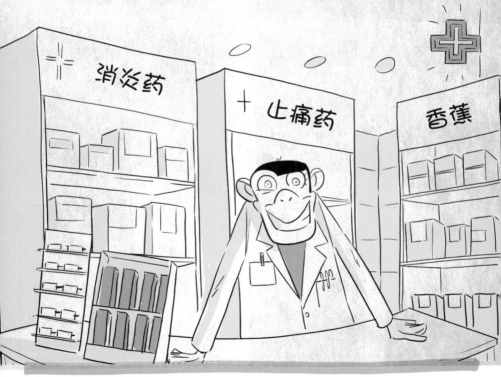

从这个故事里，你能了解到什么？

是你的祖先们没有好好刷牙吗？

也对，但更重要的是要知道他们已经开始用草药进行治疗了。而做到这一点，需要认识草药。我们的祖父母知道洋甘菊、锦葵、蜜蜂花、椴树叶和缬草等药草是可以服用的，他们不需要等着问医生，这就是代代相传的自然传统疗法。

他们把药方传给你了吗？

没有吗？

没关系，你需要知道的是：

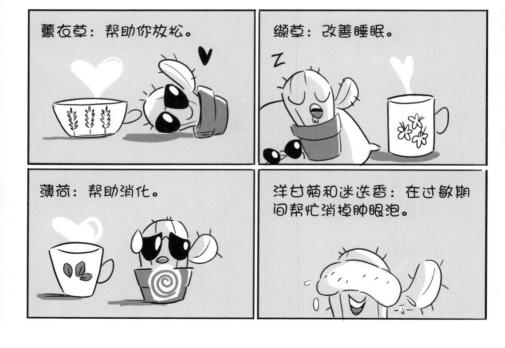

薰衣草：帮助你放松。

缬草：改善睡眠。

薄荷：帮助消化。

洋甘菊和迷迭香：在过敏期间帮忙消掉肿眼泡。

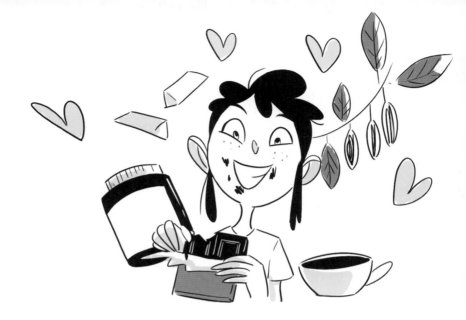

美味的植物

如果你觉得植物的用途听起来都很无聊，那看完下面的内容，你的想法马上就会被改变。

如果没有巧克力，世界会变成什么样？

你的朋友，植物学家林奈称巧克力为"神的食物"，但是，你在学校课本里看到的古代欧洲人中，没有一个尝过它。

巧克力来自美洲，哥伦布发现美洲之前，当地的人们在厨房里做任何菜都会加上可可豆——包括美味的鸡肉，如果你查一下食谱，你可以学着自己做。他们喝热可可，有时用可可豆当货币。

巧克力被发现后，又被传播到世界各地，特别是非洲国家，现在非洲的加纳等国有巨大的可可豆种植园。

吃巧克力时，我们只有一个建议：少吃一点，精挑细选。应该选高质量、高品质加工的巧克力。

发现香草的小男孩

1845年，在留尼汪岛上，年轻的奴隶埃德蒙发明了人工授粉，在这之后我们才知道怎么种植香草，并将其用于我们每天吃的冰激凌、糖果和甜食（当然，最好还是不要每天吃），可以说这就是他发明的。在埃德蒙的发明之前，只有墨西哥生产香草，因为在一年中花可受精的那一天，唯一一种能够为香草授粉的蜜蜂物种生活在墨西哥。虽然香草的开花时间只有一个晚上，但是花和蜜蜂的工作，其实也没有想象中那么简单。

唉……呼……

你怎么这就累了！你一年就工作一天！

同样来自美洲的，还有一种原本为了治病而发明，却没有什么治疗功效但是味道很好的饮料，它就是可口可乐。

美国药剂师约翰·彭伯顿先生研制了这种配方，并以两种主要成分命名："可乐"指的是富含咖啡因的可乐果，数千年来，撒哈拉的旅行者一直通过咀嚼这种果实来消除疲劳，对他们来说，可乐果非常珍贵，他们甚至愿意用黄金交换；"可口"指的是古柯叶，安第斯人至今仍然通过咀嚼古柯叶让自己在高海拔地区工作时保持大脑清醒。

药剂师的灵感来自一种在法国、意大利流行的马力安妮酒，它是由古柯叶和波尔多的红酒制成的。

彭伯顿先生去掉了酒精，加入了气泡，世界上最著名的饮料就这样诞生了。

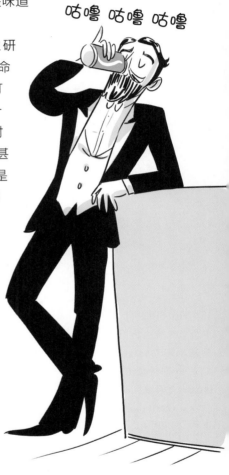

咕噜 咕噜 咕噜

美丽的植物

有的植物的花朵异常美丽，让人很难相信它们只是偶然出现的。

事实上，作家、画家和诗人以千百种方式捕捉、歌颂了花的至美。

花的美丽并非毫无用处，植物之所以如此美丽，也是为了吸引其他植物、昆虫以便繁殖和生存。因此，美是至关重要的。而就像蜜蜂和大黄蜂一样，你也是花的色彩、花瓣的美丽、芬芳气味的"快乐受害者"。

如果我们需要变美，植物也能帮助到我们。

从古代开始，人类就会用肉桂和玫瑰果的精华来熏香，而绅士们则使用黑胡椒、香菜和小豆蔻制成的香水。香水也有 **防腐** 作用，比如为了更好地保存木乃伊，人们会在制作木乃伊时用上香水。

我们可以在自己身上涂抹与花的颜色相似的色彩，尤其是散沫花，也叫指甲花，这种花经常用于化妆品。这种花出自非洲中东部高原的多刺灌木，研磨植物干燥的叶子和树枝后，人们最终能得到可以涂抹于皮肤和头发上的红色粉末。

来学词汇

防腐（意大利语 antisettico）的意思是它能杀死微生物，这是一个英文单词（antiseptic），它是由希腊文 anti 和 sēptikós 演变而来。anti 是"反对"，sēptikós 是"腐烂的东西"。因此，这个单词指的是防止微生物出现，保存食物和饮料的作用。

在中东和南亚，手和脚上的散沫花文身有特殊的象征意义，这种文身与现代人随意文身的意义不同，高傲的法老拉美西斯二世也用它来涂指甲。

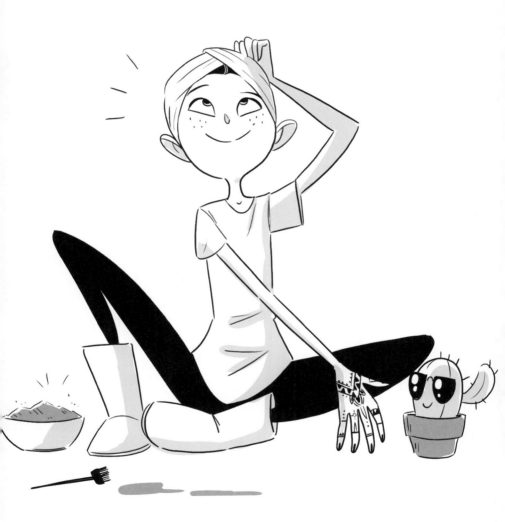

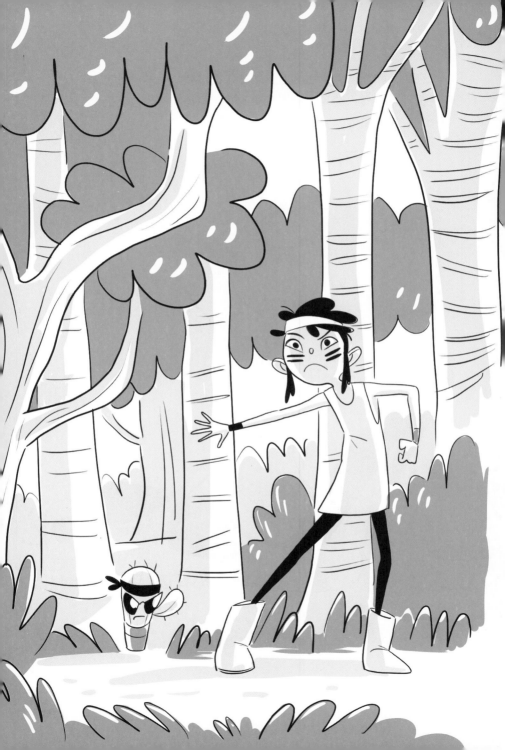

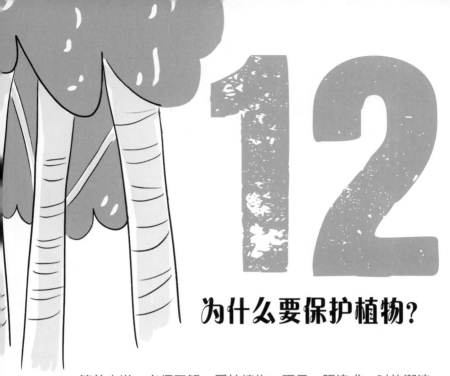

12

为什么要保护植物?

简单来说，必须了解、爱护植物，而且，跟追求一时的潮流不一样，这是最重要且需要长期坚持的事情。

每天你大概会消耗0.9千克的氧气，也就是说，如果想过上健康的生活，你应该有两棵属于自己的树。

地球上的每个居民都是如此。

你有吗?

啊，好吧，你很幸运!

但是，如果那些是"你的树"，那么你的妹妹有吗?

你的父母有吗? 你的同学们呢? 老师呢?

没有?

好吧，那么所有其他的人呢?

树林：有林务人员，至少有一半是高大的树木，面积约为2000平方米。

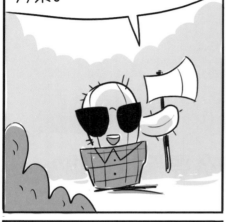

森林：没有人员照看森林，只有高大的树木，面积为5000平方米。森林是鸟类、猴子和小型啮齿动物的王国。

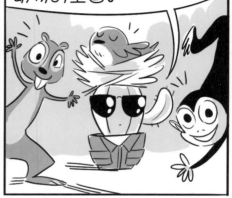

密林：各种类型的树木与其他灌木一起生长的区域。

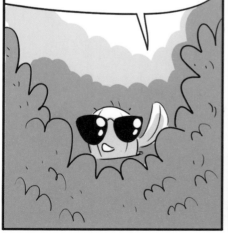

丛林/热带雨林：典型的热带雨林位于印度和马来西亚。它是地球的绿肺，因为热带雨林能够产生湿气、反射光线，从而调节整个世界的气候。

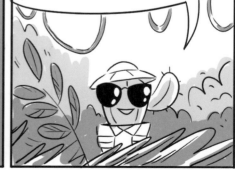

世界上一半的氧气产生于树木，而另一半则来自海洋，这很重要。

我们在大约50年前开始进行科学测量和观察，从那之后我们意识到，因为18世纪末以来，人类大规模地用机器耕种田地，地球的绿肺已经减少了19%。

这是谁的错？

罪魁祸首其实是欧洲和美洲殖民者，尽管他们在砍伐和焚烧森林用作耕地时并不清楚他们所做的事情会有什么后果。但是从今天来看，他们的所作所为完全是错误的。如果我们再砍掉一些，比如砍掉四分之一，森林就很难再生了。

森林会变成沙漠或大草原，或干涸的平原。

地下丛林

世界上最不可能出现、其存在最出人意料的丛林位于越南的韩松洞，这是一个高200米、宽80~150米、长4公里多的洞穴，有一条河流从中流过。洞穴上方的岩石有一个大缺口，光线能够照亮洞穴，并为这片热带森林提供能量。洞穴于1991年被发现，其勘探工作在2009年才完成，工作人员研究了高达30米的树木，对生态系统中未受干扰的鸟类、爬行动物和两栖动物进行了分类。

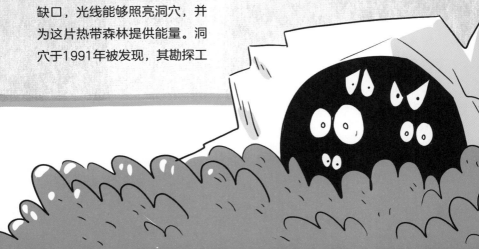

但是，既然我们知道这些，为什么还要继续砍伐树木呢？

我们这样做不再是为了烧柴取暖。过去人们说，有四种与木材有关的取暖方式：砍树、运输木头、把它搬到炉子里、点燃炉子。而现在，人们砍伐森林是为了获得更多能耕种的土地。

人们烧毁巴西的亚马孙森林，以种植香蕉、菠萝和咖啡豆；其他地方的人们播种豆类和谷物，特别是大豆和玉米，它们不仅可以用来做你喜欢的爆米花，还被用来生产成吨的牛和猪的饲料。

有一点是真的：我们烧毁森林是为了吃牛排。

意大利的情况

幸运的是，意大利的森林面积正在逆势增长。根据第一份"意大利森林状况报告"，2005—2015年，森林面积增加了5%，大约37%的意大利领土被树木覆盖，也就是说，自中世纪以来，意大利的森林面积首次超过了农业区。

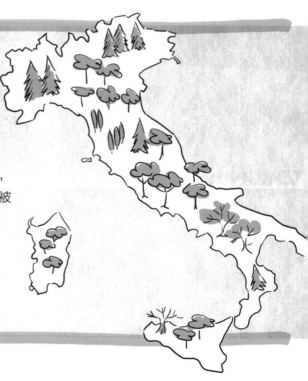

还有一些珍贵的木材在国际黑市上贩卖，木材非法贩卖是世界上第二大非法市场，每年的流动资金在300亿~1000亿欧元之间。所以，当你购买新的卧室用品时，要注意标签，看清楚PEFC标志，它指的是森林认证认可计划，可以保证家具所用木材不是走私而来的。

PEFC中国办公室于2007年10月在中国北京成立。

2014年中国森林认证体系（CFCC）实现与PEFC的互认。

15年来，世界上每两秒钟就有一片面积等同于足球场的森林消失。2019年对世界森林来说是最可怕的一年：截至2019年8月底，在巴西发生了42,000起火灾，而在澳大利亚则有900万公顷的森林化为乌有。

燃烧：

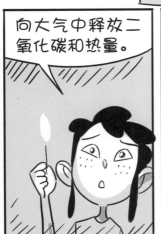

向大气中释放二氧化碳和热量。

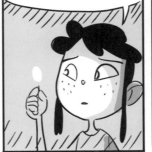

减少了会吸收这些二氧化碳的植物的数量。

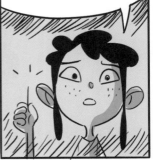

使得对抗温室效应更加困难。

城市中的树木

你知道在森林里散步有什么作用吗？

这可以改善你的血压、肺活量和动脉的弹性，简单来说，你会感觉更舒畅，而且你也会变得更加平静、心情更好。

是啊，你不能把森林搬进家里，但你可以开始观察哪里缺少树木，并在这些地方种植树木。只需要在走廊上、在房间里、在教室里、在窗外漂亮的草坪上放一盆植物，就能让你感觉更好。

如果你认为草坪和植物总是需要别人来打理，那你就错了。

爱护树木，从你我开始。

如果说意大利的许多城市被沥青和混凝土覆盖着，那英国人则不同，他们喜欢自己的树篱、花园和树木。特别是在夏天，当大地像烤箱一样的时候，只需要几棵树、几个凉棚、一些攀缘植物和树篱，温度就会下降3~5摄氏度。

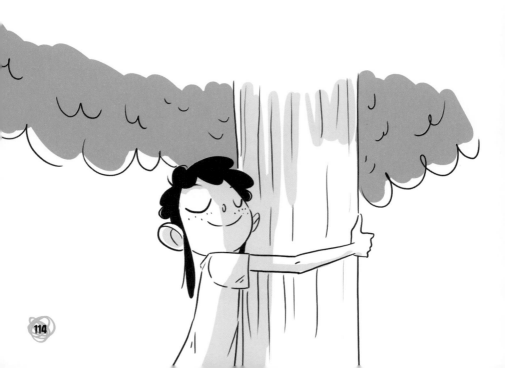

由于下列原因，对你来说，城市中的一棵树比森林中的一棵树价值还要高一倍：

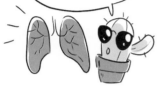

吸收二氧化碳并且吸收使你的肺部变弱的微尘。

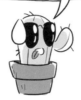

在最热的时候，通过削弱太阳光线来保持水分。

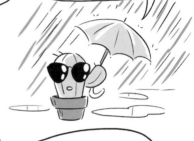

树木能缩小沥青所占的表面积，从而更好地捕获雨水。

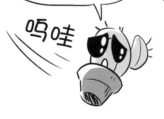

树冠能降低风速，而风会携带污染物。

呜哇

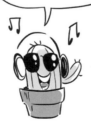

通过吸收噪音来减少噪音污染。

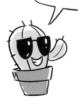

为鸟类和昆虫提供庇护，而这些鸟类和昆虫又是食物链中不可缺少的。

人类处于食物链的顶端，但是，领导者总归需要帮手，比如树木。而且，树木也能让人类更快乐幸福。

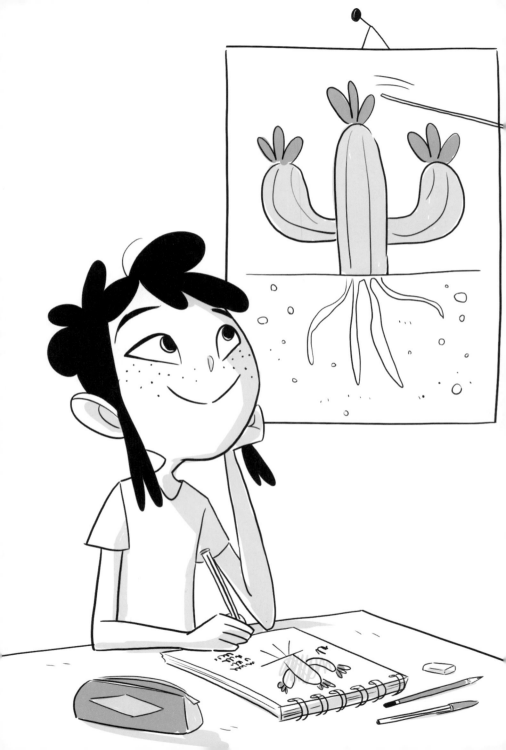

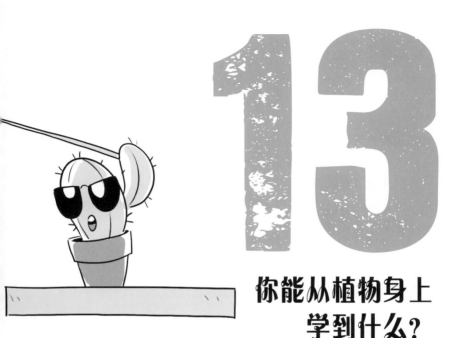

13

你能从植物身上 学到什么？

你现在可能已经意识到了，人类其实很自负。

我们透过窗户看世界，夸耀自己是世界上最聪明、最复杂的生物。

我们把植物归到最不感兴趣的东西里，我们甚至不知道如何区分牵牛花和海棠。

我们看着桌子上快乐的仙人掌斯宾诺莎，却无法想象我们与植物有同样的目标：你、我和它都希望能生活在尽可能安静的环境中，吃好喝好，长大后也许能生几个小斯宾诺莎，带孩子们看看世界有多美。

天才物理学家爱因斯坦说过："你能想象的一切，自然界已经创造出来了。"他是完全正确的，自然界中还有很多值得我们学习的地方。

发明还是抄袭?

　　我们的森林和海洋是无边无际的实验室,人们在这里进行了各种实验,学会了如何让交通更便利、抵御寒冷、保护自己不受敌人伤害、征服海拔更高的地方以接近太阳。

　　我们观察大自然,也根据自然造出了各种物件。

　　有几十种发明的灵感源于大自然,比如盐罐和胡椒罐。

　　你认为它们一直都存在吗?

　　是不是有人发明了它们?

　　在第一个盐罐产生之前,你必须用手拿起盐或胡椒,然后把它放在盘子里。

　　大约公元一千年左右,第一个盐罐出现在了富人的桌子上,其外形模仿了罂粟果实,它的中心结构有小孔,形状像一个顶部封闭的杯子,里面装着种子;当花被风吹动或被昆虫摇动时,种子就会从顶部的小孔中出来,就像盐罐中的盐一样。

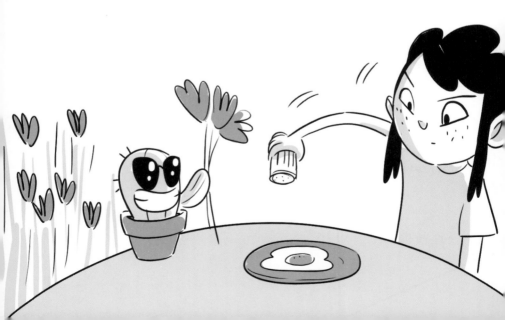

天啊，它们好黏！

　　乔治·德·梅斯特拉尔是一名瑞士的工程师，他喜欢在阿尔卑斯山上长时间漫步。每次回到木屋，他都要在进屋前，清理一下狗的皮毛和自己的毛衣，因为它们上面会不可避免地粘上很多牛蒡果。某天晚上他坐在壁炉前，发现有一颗牛蒡果仍然牢牢地固定在他的肘部下方，他对这种果实的吸附力感到吃惊。他拿起它，仔细看了看。他发现那些乍一看像许多小刺的东西其实是一个个小钩子。德·梅斯特拉尔将一把牛蒡带到了他的实验室，在显微镜下研究它们，并试图以人工方式再现它们的结构。经过八年的辛苦实验，他在1948年发明了维可牢尼龙搭扣（velcro）。这个词来自两个法语单词："天鹅绒"（velours）和"钩子"（crochet），也就是今天用来扣好鞋子和夹克的合成织物（魔术贴）。这对美国国家航空航天局的人非常重要：试想下，人们在太空中怎么系鞋带？

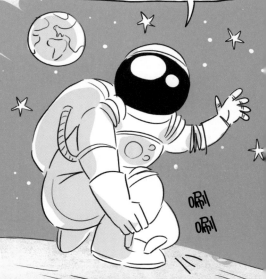

没有冒险精神?

好的,让我们再看看乔治·凯利爵士的例子吧。他生活在1773—1857年间,是英国航空之父。

那么,这是为什么呢?

有一天,他观察到了婆罗门参的种子和果实是如何在接近地面的空气中滑行的,而这就是降落伞的发明过程。

基于热带藤本植物大果翅子瓜,波希米亚工程师伊戈·埃特里希设计了一种高效的单翼飞机。这种藤本植物产生的种子有长而薄的翅膀,末端向上弯曲,与他在1904年建造的滑翔机原型一模一样。

不是很具体?

好的,1961年,皮埃尔·路易吉·奈尔维在都灵建造了劳动宫。屋顶由一系列非常高的钢筋混凝土柱子支撑,梁柱展开,呈放射状排列,从下面看和蘑菇的菌盖一模一样。

你呢?你能想出什么新发明吗?

或许你可以多研究一下植物?

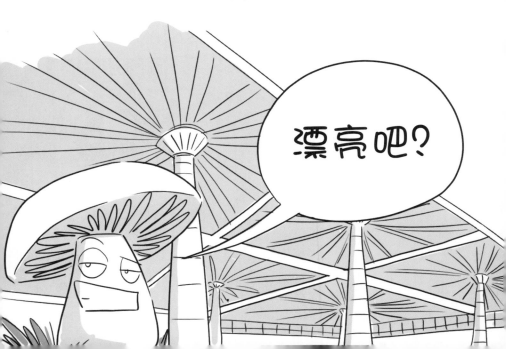

仿生学

　　1940年左右，大学里出现了一门新的学科——仿生学，其重点在于从技术创新的角度研究植物和自然生命。它也被称为生物拟态学、生物模仿学或生物启发学，是一门横跨工程和生物、化学和建筑、植物学和解剖学的学科。

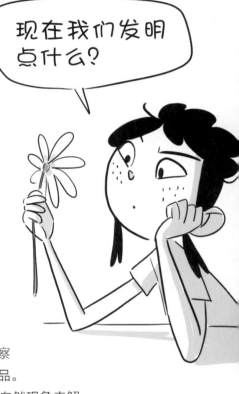

现在我们发明点什么？

　　要知道，bíos在希腊语中的意思是"生命"，mimēsis的意思是"模仿"，因为仅仅坐在花园里拿着笔记本是不够的，你必须观察，并努力将观察到的事情"转化"为有用的物品。

　　仿生学研究如何通过复制自然现象来解决日常问题。

比如，你露营时使用的半圆帐篷，它们的支撑杆可以弯曲而不断裂，这是通过模仿芦苇、竹竿和禾本植物的茎（小麦、大麦、黑麦）而发明的。玫瑰花不仅仅可以扎人，它的结构和花瓣的倾斜角度也能够让太阳射线以最佳角度落在花上，从而促进能量吸收。一群德国科学家通过模仿它们，创造出了革命性新发明：玫瑰花形状的太阳能电池板。

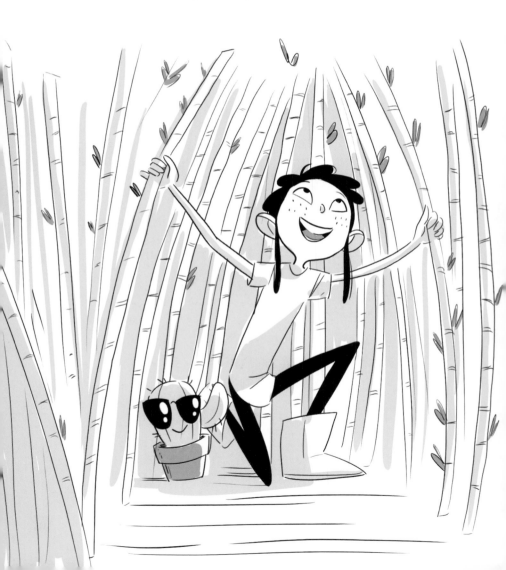

上世纪90年代中期，在米兰地铁的帕莱斯特罗站首次出现了一种为盲人设计的，像草莓皮一样粗糙的地板，瓷砖的粗糙程度能够为盲人指示他们离黄线的距离。而在世界各国的地铁中，黄线能够指示列车到达时不能跨越的安全范围，以及售票处、出口或月台的入口。

这不是未来发生的，这是今天在家门口就能看到的。

就像我们一开始强调的那样：你得出门，你得多走走，去记记你看到的东西的名字，尤其是那些有生命的东西。

你不需要做什么重要的事情来拯救植物，它们一直都很享受生活。

你呢？

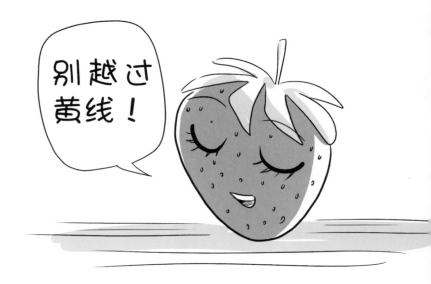

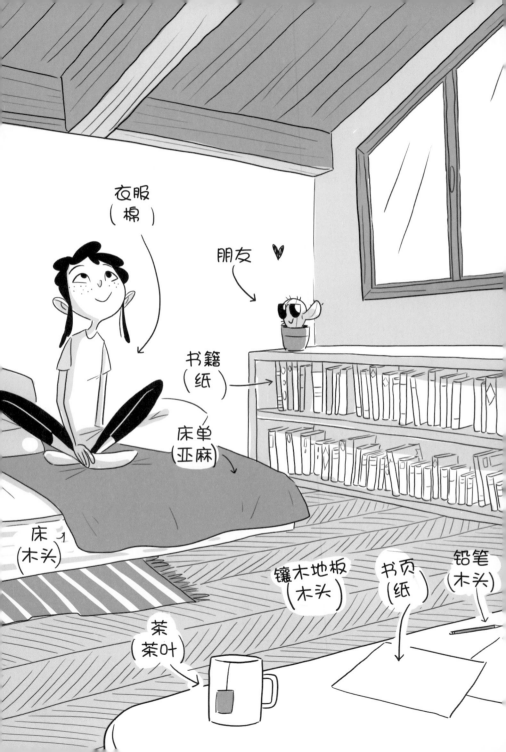

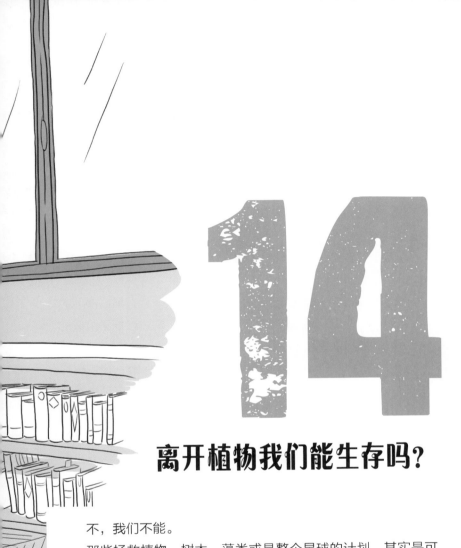

14

离开植物我们能生存吗？

不，我们不能。

那些拯救植物、树木、藻类或是整个星球的计划，其实是可笑的。

不论发生什么，植物过得总归比人类好；需要被拯救的不是它们，而是我们人类。

你的生命依赖植物。

你要感谢你周围的一切：你要感谢制成手里这本书的纸张，感谢制成你的衣服的棉花，感谢制成你自行车轮胎的橡胶；你能猜到自行车轮胎是由橡胶制成的吗？

让我们找一个更清晰的概念来解释。

用于建筑和供暖的植物

事实上，我们一直在用树木建造房子（不仅仅是树屋哦）和保暖。

考古学家发现，最古老的木屋位于法国一个名为阿玛他地的遗址，距今有约40万年的历史。它呈椭圆形，树枝和杆子组成的结构支撑着中间的炉灶。

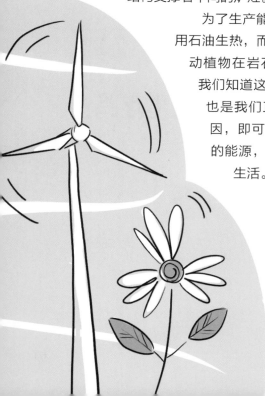

为了生产能源并帮助我们保暖，我们现在用石油生热，而石油是恐龙时代甚至是更早的动植物在岩石下压了几千万年后产生的。我们知道这种取暖方法无法延续下去，这也是我们正在研究其他可再生能源的原因，即可以在我们消耗的同时快速再生的能源，这样我们就能保持现有的舒适生活。

当然，还有太阳、风、潮汐。还有一个新的主意：使用专门为燃烧而种植的植物来生热，如大豆、棕榈、油菜、向日葵。

用它们生热也会释放出大量的二氧化碳，但比燃烧石油释放的少得多，而且，人类可以控制种植的植物数量和燃烧的数量来让生态尽可能处于平衡中。因为，正如我们向你解释过的那样，植物生长时会"消耗"二氧化碳，与人类燃烧植物时排放的二氧化碳量相同。

用于衣物的植物

让我们现在来看看你的T恤，你认为它是用什么做的？

它是合成的吗？如果你穿的是合成材料制成的衣服，它会让你闻起来怪怪的。

现在就去穿上棉质衣服吧。

你知道什么是棉花吗？

它是一种植物。

棉花就像亚麻一样。有意思的是，亚麻在过去非常流行，埃及人很喜欢它，法老的衣服是用亚麻布做的，腓尼基人在整个地中海地区进行亚麻贸易。它的拉丁语正式名称是 *Linum usitatissimum*，意思是"非常常见的线"，因为它到处都能见到，所以我们也用它来编织网和绳子。亚麻种子的油能用来处理和保护木材，是发胶和肥皂的基本成分之一。非常常见，确实如此！

没有桑树，就没有丝绸，而丝绸是用蚕丝纺织得到的，而蚕丝是蚕吃了很多桑叶后产生的长丝，所以，如果没有桑树，就没有妈妈的漂亮围巾了。如果羊群不在草地上吃草，奶奶就没有羊毛衫了。

不过，现实没有这么糟糕！

用于旅游的植物

我们乘坐由世界各地的船工建造的木船跨越河流、湖泊和海洋。木材有弹性、易加工、易获取，最重要的是，几乎所有木材都能自然漂浮。

航海家克里斯托弗·哥伦布"发现了"自行车轮子用的橡胶。当时橡胶只是一种弹性材料，用于制作当地人玩蹴球游戏（tlachtli）的球，这是意大利足球运动的原型。

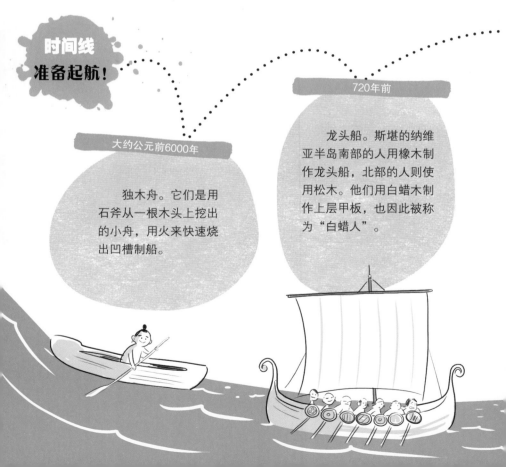

时间线
准备起航！

大约公元前6000年

独木舟。它们是用石斧从一根木头上挖出的小舟，用火来快速烧出凹槽制船。

720年前

龙头船。斯堪的纳维亚半岛南部的人用橡木制作龙头船，北部的人则使用松木。他们用白蜡木制作上层甲板，也因此被称为"白蜡人"。

1770年，英国化学家约瑟夫·普里斯特利先生意识到，橡胶可以用来清除铅笔的痕迹，你猜怎么着？他因此发明了橡皮。1839年，美国商人查尔斯·古德伊尔通过他口中的"硫化"工艺让橡胶变硬，第一个轮胎由此诞生。

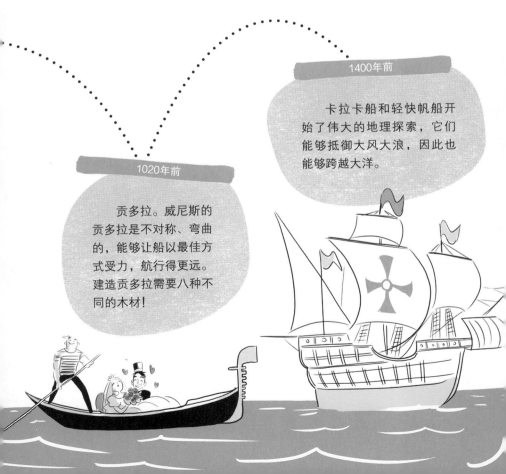

1400年前

卡拉卡船和轻快帆船开始了伟大的地理探索，它们能够抵御大风大浪，因此也能够跨越大洋。

1020年前

贡多拉。威尼斯的贡多拉是不对称、弯曲的，能够让船以最佳方式受力，航行得更远。建造贡多拉需要八种不同的木材！

意大利语中的**橡胶**（caucciu）来自于ca-outchouc，其字面意思是"哭泣的树木"，这是印第安人对橡胶树的称呼，我们也能从中看出他们收集乳汁的特殊方式：他们通过不损害植物的切口收集橡胶。

在原产于亚马孙雨林的巴西橡胶树树干上，从螺旋状口子里滴下的乳胶能够制成天然橡胶。

在很长一段时间里，"橡胶树"一直是南美洲的秘密资源。1876年，通过秘密任务，第一批种子被偷偷运到伦敦的邱园。

用于音乐的植物

你可能从未想过，但是钢琴、打击乐器、管乐器、弦乐器和音箱，其实都利用了木材或葫芦能发出声音的特点，比如北非马格利布地区的音乐演奏，就是利用了植物的这种特性。鼓可以产生不同的声音，声音的不同源于植物皮膜直径、厚度的差异，也取决于所使用的木材类型，较软的植物会产生较低的声音和较长的回声，而白桦木制成的鼓发出的声音则极大、极强。

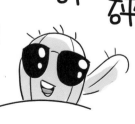
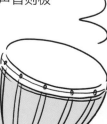
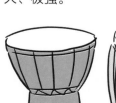

同样，吉他、曼陀林、西塔琴、小提琴、中提琴、大提琴也是用植物制成的。红木吉他能演奏出深沉的低音和特别有力的高音；桃花心木吉他发出的中音则更为饱满。

所以，当你每次戴上耳机，听你最喜欢的歌曲时，也请想想这些植物。

全能型植物

全能型植物的代表是竹子，你知道这是为什么吗？

因为你可以住在竹屋里，早上从竹床上起身，穿着竹凉鞋，用竹碗、竹筷子在竹桌和竹椅上吃竹笋；你可以用竹火取暖，看人抽竹烟斗，用竹笔在竹纸上写字，这些都由竹子制成。你可以在竹桥上旅行，（至少在菲律宾）可以乘坐完全由竹子制成的飞机。总而言之，这听起来很疯狂。

竹子来自亚洲，但它能够在几乎任何类型的土壤上生长，而且非常迅速。竹子有中空的木质树干，既轻巧又结实，熊猫能在上面攀爬，武士能用它战斗，就像电影《十面埋伏》中的武士那样。

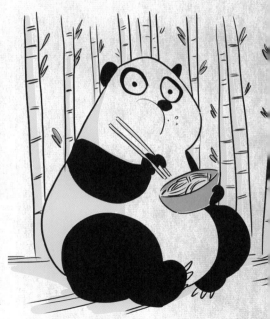

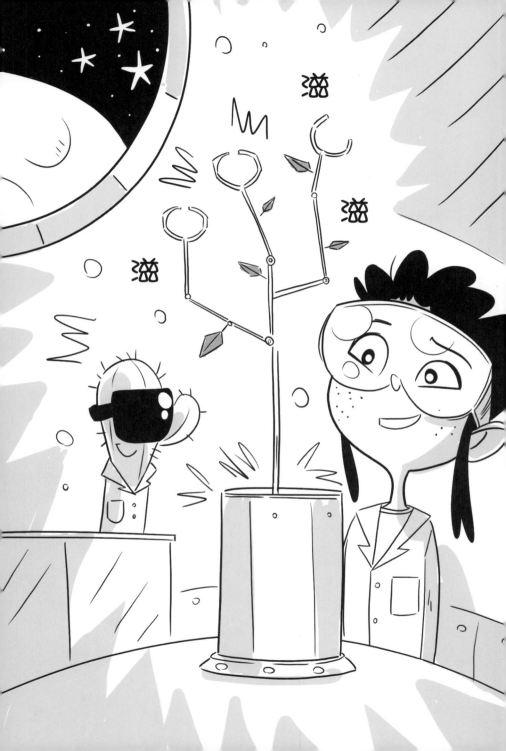

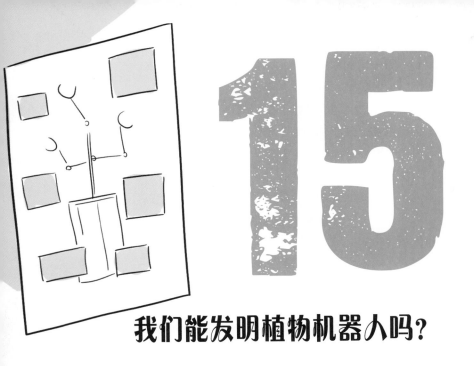

我们能发明植物机器人吗?

好主意!

事实上,已经有人想到了这一点!

你、我们、所有人都需要用大脑思考来决定做什么,但是有智慧的生命并不一定有大脑,就像有人每次看足球都猜不准谁能赢,这说明有时有大脑并不意味着聪明。同样,你可以不通过口头语言进行交流、做出决定。

正如达尔文的儿子所猜测的那样:白桦树会用它们的树枝拍掉邻近树木的叶子进而获得光照,蘑菇和橡树则通过联手试图主宰森林。

无论你有没有注意到,这些都是植物做出的决定。

想一想植物的形状，如果植物像我们一样有大脑，它的生活会更好吗？

事实上，因为植物不能移动，只存在于同一区域的大脑其实更脆弱、更容易受到攻击。但是，植物从根系到叶片，有数百万个能够做出小决定的微小末梢，而这也是分散式智慧的一个例子。

植物的根尖尤为重要，它们可以感知特定的环境参数，比如通过湿度、营养物质的分布情况，来"决定"植物需要向哪个方向移动。单个根的决定可能是正确的，也可能是错误的，很多决定都与植物的性命有关，但是植物一般不会犯下致死的错误，因为所有其他根也会一起做决定。

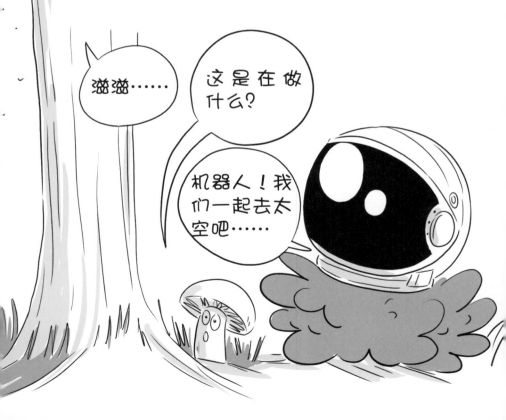

集体智慧

通常来说，如果某种行为是由成千上万个微小决定性行动组成的，我们会称其为集体智慧。植物的生长行为，有赖于成千上万的根（微小的决定）以及面向或不面向阳光的枝条（微小的行动）。我们很难衡量这些决定与行为的结果，因为这些过程是非常缓慢的。植物的生长、繁殖，其实是它们自我意识影响下产生的结果。

动物世界中，部分群体拥有自己的集体智慧，比如鸟群、鱼群和蜜蜂群，当它们在天空或海洋中以非常快的速度变换队列时，每一只动物都在运动，而且不会碰到相邻的动物。

它们是怎么做到的?

为什么要这样做?

这是为了制造出一个能够吓跑任何掠夺者的景象。

通过研究这些行为，机器人学的一个分支已经开发出了名为"群集智能"的计算机，可以很好地应用于植物。

如果有充足的时间来研究植物独立的状态或它们在群体中的状态，那么我们也许就会发现，森林中的树木、鱼群中的鱼和城市中的居民，其实没有什么区别。

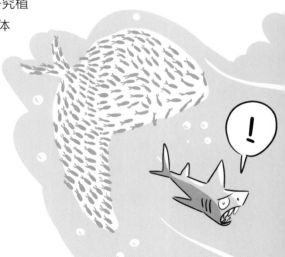

群体中的动物数量极为庞大，却能够精确地向着自己的目标移动，这些小点组合在一起，形成了更壮观的景象，它们甚至可能没有意识到这一点。

植物神经生物学

为了更好地了解植物的集体智慧，21世纪初，科学界诞生了一门新学科——植物神经生物学。

和其他哺乳动物一样，你有一个几乎将你的头骨全部占满的大脑，还有一系列神经负责将所有信息传递到你的头部。但是植物没有集中的大脑，也没有大脑从中心到外围的指挥层级划分。植物智慧主要用于解决问题、收集信号、利用少数（同一物种的树木一起工作）或全部（森林中所有的树木一起工作）资源。我们有记忆，树木没有，但它们有一个数据档案：热量、严寒、水量多少、白天的长度和日照时间、害虫……这一切都会被记录下来，作为经验用于处理下一个紧急情况。

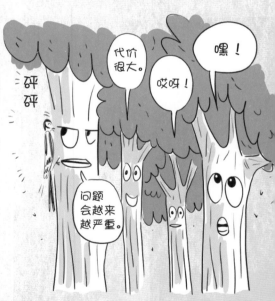

类植物

世界上第一批植物机器人已经在意大利的蓬泰代拉造成，它们被称为"类植物"。

好吧，名字听起来可能有点普通，但是这一发明会让人感到非常惊奇：类植物的人造根部配备了电子微控制器，可以像真正的植物一样做出决定。这样，类植物的根可以往它先前无法探测的方向生长，而且类植物的成长仍是它基于对环境的感知而做出的"选择"。植物的每一条根都有传感器，可以测量水、化学品、重力、温度的情况，以及与光源的距离。

而且，就像在自然界一样，类植物的不同部分在生长过程中有不同的优先次序。比方说，在植物生长的早期阶段，它们会试图避开障碍物并好好地将自己扎根于土壤中，之后按顺序寻找水、氮或磷。扎根过程对植物来说很重要，之后，它会根据周围的环境情况或新的需求而改变生长策略。比方说，如果植物整体生长压力较大，需要大量的钾，那么它就会将此信息传达给根部：多找点钾！这样，每条根都会在生长过程中寻找钾，直到找到为止。类植物会不断重复这一过程，以满足它的每个新的生长需求。

> "类植物有人造根部，可以像真正的植物一样做出决定。"

为了增强生长适应性，植物会以不可预测的方式改变形态。

　　植物机器人的根部配备了一台微型3D打印机，能够一层层打印出机器人的"身体"，就像植物根尖会生长出新细胞一样。

　　机器人内部的躯干是中空的，其中有为其提供动力的电线。

　　植物机器人是人工制品，所以它的生长和移动速度比"真正的"植物要快。比方说，玉米的根每小时能够移动1~3毫米，那么植物机器人的根每分钟则能够移动2~5毫米。

　　当然，植物机器人也有叶子，它的叶片是由能够随着环境湿度变化而移动的软塑料制成的。聪明的叶子能够像根一样，与周围环境互动。

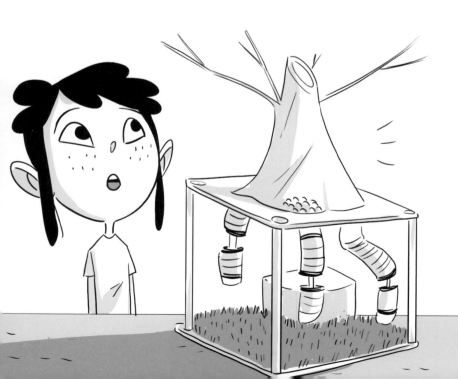

为什么我们对制造植物机器人如此感兴趣？

你想一下：有了植物机器人，我们就有了能够通过变化外形适应环境、探索周围地形、自行生长的机器人；它可以被用来在危险地区移动，而不会与操作者失去联系；它可以通过穿透碎片或瓦砾来探索不稳定的地点，在土壤中进行考古，探测农业用地中的水、营养物质或污染物；微型机器人也可以应用在人体内，并且它能够在不造成组织损伤的情况下在体内活动。

当然，它还有另一个很重要的作用——可以被送到遥远的外星球。

你猜，植物会不会在我们之前探索未知的宇宙？

你也知道，那些不了解它们的人，还说植物不会移动呢。

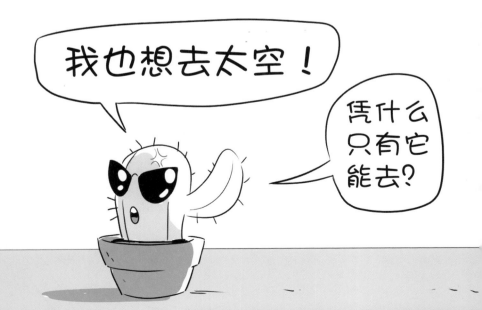

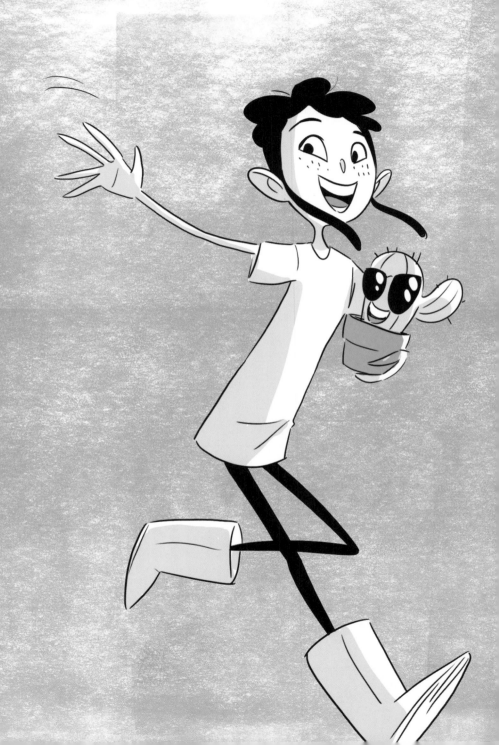

问候与告别

伟大的博物学家理查德·梅比曾写过一本很有趣的故事书。这本书是关于植物和人类的，他在起标题时用了这样一句话："（植物和人类是）地球上最伟大的奇观。"

他说得非常正确。

在这本书中，我们也尝试展示了某些神奇的植物。看完这本书，你会感觉自己好像参加了一场音乐会的排练——植物为我们带来了一场延续一生的表演，各位观众被植物围绕，而植物则引导我们度过生命中的每一刻。有时植物会让我们感动，植物记得我们，也一直等待着我们发现它们的秘密。有时植物是神秘的，甚至是令人恐惧的，但是，大部分时间里，植物都是简单而美丽的。

植物形成的奇观会让你不敢相信自己的眼睛，植物能刺激你的所有感官——眼、耳、鼻、舌，能影响你的味觉，比如热那亚的香蒜酱或辣椒就会刺激你的味觉。

植物能够伴随你一生。仙人掌斯宾诺莎就可以，它一直默不作声地伴随着我们。还有阳台上的天竺葵，院子里的牵牛花，有时候它们会随风哗啦一下落在你身上。还有当你欣赏美丽的风景时，叼在嘴里的那根野草。每次你清理了野草，它们都会马上长出来，好像故意跟你过不去一样。还有烈日炎炎时，为你提供荫庇的大树。

令人难以置信的是，我们很难接受自己竟如此离不开植物。内心深处，我们总觉得植物需要人类的照料。事实却恰好相反。

植物会让我们反思自己，而反思的结果并不令我们满意。我们会思考获得生命的机会、寿命的极限、时间和衰老、死亡和重生、生存空间大小的重要性。我们会看到植物美丽的一生，而你，也是这一切的见证者。

因此，请好好出门走一走，多走一走，穿过这无边无际的景象，脑子里回想诗人约翰·济慈的诗句："勿忘我，风铃草，紫罗兰，神秘的美人。你，究竟拥有着怎样的奇异魔力。"

你也拥有这些奇异魔力，因为这些花朵属于你。

你需要知道的是，植物一直在你身边。

作者
帕多文尼高·巴卡罗尼奥

意大利最受欢迎的儿童读物作家之一，树上书屋创意项目发起人。他出版的读物被翻译成二十多种语言并在世界内销售逾两百万册。纵观巴卡罗尼奥的创作生涯，从小说、儿童游戏书到教材和人文读物等多种体裁都有所涉猎。他还与海狸出版社合作出版了《五十个问题》系列，该系列在全球都备受欢迎。

作者
费德里科·塔迪亚

新闻记者，电视节目主持人，作家和意大利儿童爱心推广大使。塔迪亚是位出色的沟通大师，他能通过儿童喜爱的语言绘声绘色地描述出各种事件。同时他也是《我思，我说，我动》的著者之一，并撰写了《五十个问题（儿童版）——五十次改变世界的革命》。

特邀专家
芭芭拉·马佐莱

生物学家，工程师。她曾研究过"基于生物学的软体机器人"，也是意大利技术研究院机器人研究处的副主任，她正在发明和完善不同类型的植物机器人。

科学审订
史军

著名科普作家，中科院植物学博士。

绘者
埃琳娜·特里奥罗

来自托斯卡纳的年轻插画家和漫画家。她曾在社交网络上发布过一系列讽刺性漫画，广受公众关注与好评。她曾与意大利最大的出版商合作，业余时间也教大人和儿童画漫画和插图。

Pierdomenico Baccalario, Federico Taddia
Gli alberi parlano?
© 2021 Editrice Il Castoro Srl viale Andrea Doria 7, 20124 Milano
www.editriceilcastoro.it, info@editriceilcastoro.it
© 2023 for this book in Simplified Chinese language – Shanghai Translation Publishing House
Published by arrangement with Atlantyca S.p.A.

Original title: Gli alberi parlano?
By Pierdomenico Baccalario • Federico Taddia with Barbara Mazzolai
Illustration by Elena Triolo
Text written in collaboration with: Andrea Vico
From an idea by Book on a Tree Ltd. www.bookonatree.com
Project management: Manlio Castagna (Book on a Tree), Andreina Speciale (Editrice Il Castoro)
Editor: Giusy Scarfone
Editorial management: Alessandro Zontini
Cover and interior design by ChiaLab

图字：09-2023-0674 号

图书在版编目（CIP）数据

植物真的会说话吗？ / (意) 帕多文尼高 · 巴卡罗尼
奥 , (意) 费德里科 · 塔迪亚著 ; 张羽扬译 . -- 上海 :
上海译文出版社 , 2023.10
（一口气读完的为什么）
ISBN 978-7-5327-9451-5

Ⅰ . ①植… Ⅱ . ①帕… ②费… ③张… Ⅲ . ①植物 –
儿童读物 Ⅳ . ① Q94-49

中国国家版本馆 CIP 数据核字 (2023) 第 171897 号

[意]帕多文尼高·巴卡罗尼奥
[意]费德里科·塔迪亚 ◎ 著

张羽扬 ◎ 译

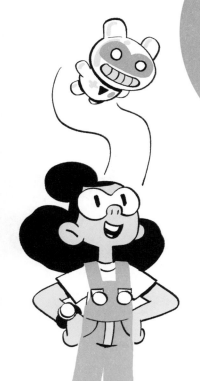

人会被机器取代吗?

上海译文出版社

目录

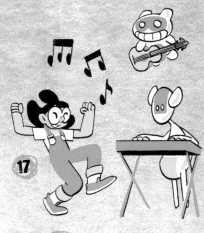

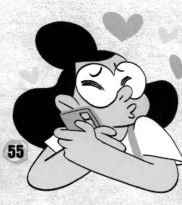
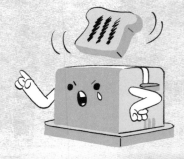

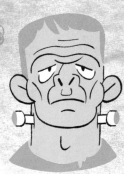
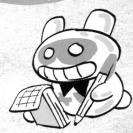
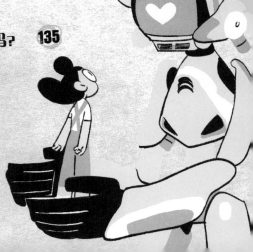

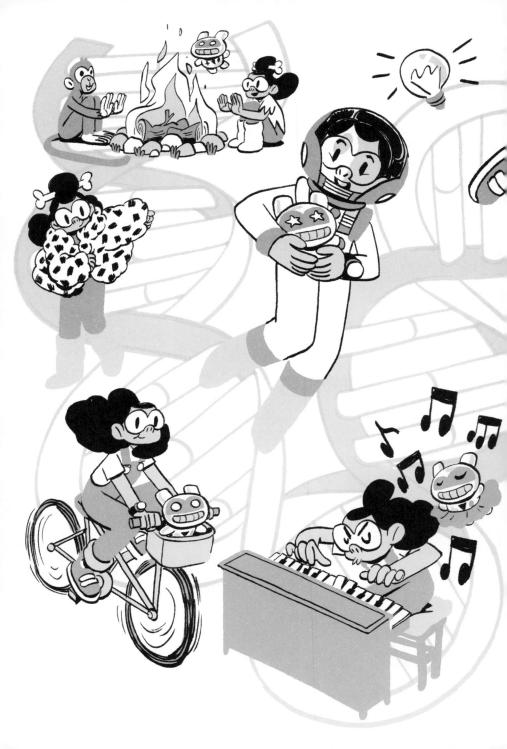

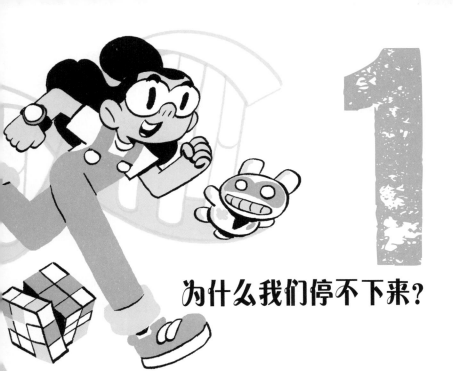

为什么我们停不下来?

哎呀,有时候我们也会停下来。

我们会停下来读这本书、写这本书、画这本书。

同时,在我们阅读、写作、绘画的时候,眼睛、手、大脑也没有完全停下。

你说得有道理,我们从来没有真正停下来过。

甚至在睡觉时也没停下。

我们无法停下。

我们看起来停下来了,其实并没有:我们在思考缺漏的东西,思考如何改变、修复"发明"。

我们需要两个词:要"发明"东西,再"使用"东西。

人类发明东西，然后再使用。

人类是猴子变成的天才。

听了这话你不高兴？

不用反反复复看自己，你的DNA中约有98.2%跟黑猩猩的一样。

你不知道什么是DNA吗？

好吧，如果你不知道，人类和黑猩猩基本没差别了。

妈妈、爸爸、奶奶和爷爷的DNA里，有98.2%跟黑猩猩是一样的，就连科学课老师和学霸同桌的DNA也是这样。

黑猩猩的身体最多让它们活到40岁，而你可以设想自己至少活到80岁。不过你不能天天吃带双份熏肉和焦糖洋葱的汉堡。

在未来，你有可能变成潜水员、宇航员、科学课老师，甚至变成某家公司的总裁。而黑猩猩只会在树枝间跳来跳去度过一生——很好，没什么可说的，这就是它们的全部工作。

虽然黑猩猩跟我们很像，但是没有哪只黑猩猩曾想过发明魔方、电话、摩天大楼或土豆削皮机。

这又是为什么呢？

人类与黑猩猩DNA里1.8%的不同中，包含着很大的差异：人类渴望自己能理解、修改工具、发明工具、寻找替代品、探索可能性。可以说，未发明的东西是不存在的（未发明的东西是猜想、梦想、创意、艺术，你可以选择用自己喜欢的词来描述它），有时候人类会发明出新东西，从那一刻起，它就会逐渐融入到我们的生活之中。

第一个用野猪毛做画笔的人是谁？

谁发明了轮子、眼镜、叉子？

我们是不是可以用一把扇子来给食物降温？

这种发明会不会出现？

是啊，这就是技术，包括我们为改善生活而发明、建造和生产的所有人造物品。但是你要注意区分技术和技巧：技巧指的是做某件事的方法，比如你在弹钢琴时必须学会的技巧；而钢琴则是一项技术发明，是由许多其他技术——切割木材的技术、制作琴弦的技术、制作琴键的技术等组合而成的。

"技术是从一个小点子开始的吗？"

有关科学的学科需要技术（包括机械学、计算机科学、设计、工程……），目的是改进现有科技的性能。

那你知道创新是怎么开始的吗？

是从某个点子开始的。发明时你还有可能挨骂："你干吗非得搞明白这一点？"

因为至少会有一只小猴子，不理解那只发明东西的小猴子。

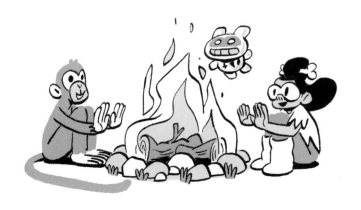

很久以前的一个小点子

如果说过去的生活比现在好，那肯定不对。

我们生活的时代是最舒适、最平静的，你出生在人类历史上最美好、最富有、最幸福的时代。

现在我们也面临着很多问题，没错，但是比起智人刚刚出现的日子，我们的生活真的很美好。

那时有凶残的野兽，人们住在滴水的洞穴里，冷的时候很难受（没有羽绒被可盖），热的时候也很难受（不过那时候你可以光着身子走来走去，没有人会觉得惊讶）。

旅行？别做美梦了！

骑自行车？那时连个车轮都没有，更别说一整辆自行车了。

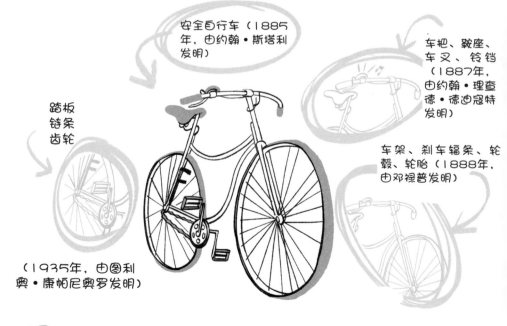

安全自行车（1885年，由约翰·斯塔利发明）

车把、鞍座、车叉、铃铛（1887年，由约翰·理查德·德迪寇特发明）

踏板
链条
齿轮

车架、刹车辐条、轮毂、轮胎（1888年，由邓禄普发明）

（1935年，由图利奥·康帕尼奥罗发明）

然后有一天，或者是某个晚上（很多发明家在传记中说，他们的灵感是在晚上出现的，不知道是不是每个人都这样），你的曾曾曾祖父母想拿一块燧石（一种石头，打碎后会变得锋利）来制作一个新东西。

他做了什么？

你猜猜，燧石能用来做什么？

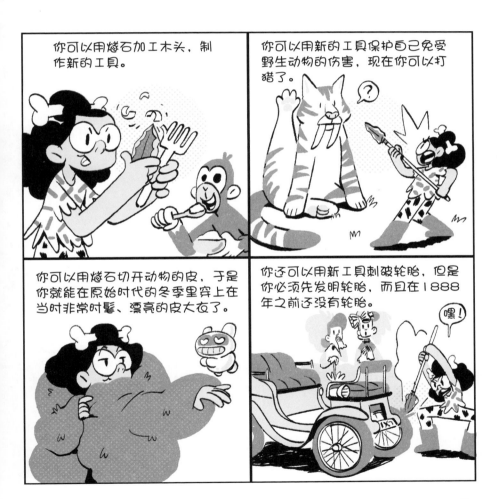

从一个小点子上，我们有了发明其他东西的灵感。

你猜一猜，最重要的发明或发现是什么？

不，不是奶油。

不，也不是电动削笔器。

最重要的发现是水……还有火！

对，就是它们！

直立人发现了驯服火的方法。之所以说"驯服"，是因为在某种程度上，火是有生命的。火能移动，能烧到别的地方；它是温暖、明亮的，我们能用火煮熟食物；人们能在火堆旁聊天，讨论怎么解决各种问题。

是的，语言也是讨论时产生的发明。

发现和发明

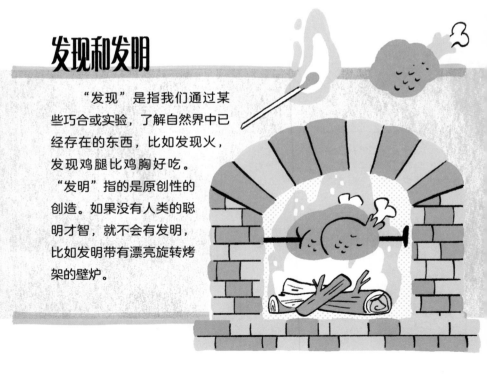

"发现"是指我们通过某些巧合或实验，了解自然界中已经存在的东西，比如发现火，发现鸡腿比鸡胸好吃。

"发明"指的是原创性的创造。如果没有人类的聪明才智，就不会有发明，比如发明带有漂亮旋转烤架的壁炉。

我们的曾曾曾祖父母不仅用嘴来"切菜"，还用嘴来发出声音。而随着食物变得越来越软，他们的大牙齿也变得越来越小，也就是说，当人们用手打造锋利的刀具时，他们就越来越不需要嘴里的"刀具"了。现在，嘴巴在我们的头骨里占比更小，大脑占比更大，而大脑则是各种发明的诞生地。

……未来的新点子

从第一个发明的出现到今天，一切都发展得越来越快，我们观察、学习、改进、复制，尤其是从我们伟大的榜样——自然那里。

法国的埃菲尔铁塔之所以屹立不倒，不仅因为它是由700多万千克的铁和螺栓组成的，更是因为它的组装模式模仿了人类股骨和膝盖骨的安装和支撑方式。

不过，你猜怎么着？埃菲尔铁塔刚刚建成时，所有人都嫌它太丑了。

你有没有在同桌面前的窗户上贴了个贴纸来取笑他？

你看，通过研究壁虎如何贴在墙上、离开墙面，人们发明了胶水。

在非洲的津巴布韦，人们建造了一个没有空调的购物中心，温度控制在31℃左右。

这是怎么做到的？这是因为他们模仿了白蚁洞穴的通风系统。

这些都是"生物拟态"技术的产物。"生物拟态"指的是通过对生命的模仿，针对问题制订有效、高效的技术解决方案，而这些方案也更接近养育我们的大自然。

如果你想看一看，AskNature网站上有很多很棒的点子，也有很多最新的、壮观的图片，最重要的是，有的点子可以为你的下一个发明提供灵感。

你说什么？

哎哟，这是英文网站？

时间线
技术革命

400年前

科学
我们发明了用统一模式定义事物的程序，我们还学会了如何用科学方法发现新事物。

70000年前

认知
人们带着自己所有的故事、神话、感情、社会体系、纽带、家庭，带着所有的一切从非洲迁来欧洲。

12000年前

农业
我们厌倦了打猎，开始耕种土地、整治河流、驯养动物、建造城市。

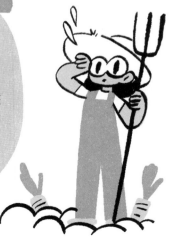

那又怎样?

区区几个有点难的单词，就把你吓倒啦?

这可不像你的性格!

来吧，好好利用只有你才有的那1%的DNA。

我们再来看看下一个问题。

1870年

电气

我们学会了用燃料来生产能源，这些能源在世界各地传播，为其他机器及其发明提供动力。

大约30年前

计算机

科学家蒂姆·伯纳斯·李和欧洲核子研究中心的其他研究人员找到了一种让分散在世界各地的计算机相互交谈的方法。网络就此诞生。

1770年

工业

我们制造的机器受机械能（水、蒸汽和化石燃料）驱动，这些机器在第一批工厂里投入使用。

1900年

化学

我们开始创造自然界中不存在的材料：塑料、爆炸物、合成药物、抗生素等。

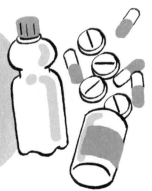

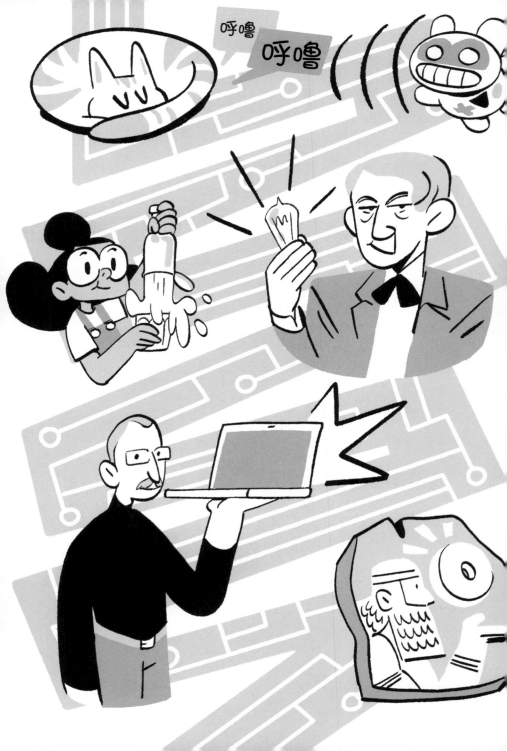

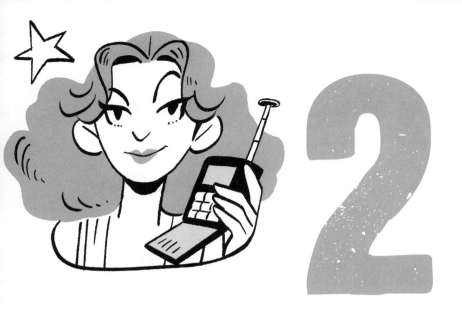

还有什么可发明的吗？

　　年轻的发明家们，世界上还有很多尚未开发的技术和尚未被人想到的发明。

　　你可以发明"猫咪呼噜翻译机"——一个能够解读猫咪呼噜声的系统，或者在花园里给你自己造个火箭，或者用你最新的好点子造个"开底器"——一个能让人从底部开瓶子的工具。

　　每个人都希望自己至少能有一个这种工具吧？

　　那就开始工作吧！

　　但是要知道，发明东西不一定能让你变得富有或有名：爱迪生、亚历山大·弗莱明以及其他成千上万人的天才创举，只有在他们去世后才得到了人们的认可。

比如海蒂·拉玛。

你认识她吗？是不是不认识？

移动电话之所以能运作就是因为她发明了传输信息数据包的系统。她也是好莱坞天后，曾被认为是世界上最美丽的女人，但是，她聪明智慧的那一面被人忽视了。

许多发明家甚至没有名字，但他们的发明流传至今。

公元前3500年左右，古代美索不达米亚地区已经有人发明了车轮，但是对于创造这一卓越发明的人，我们一无所知。

现在我们更喜欢发明了，而且我们也了解了更多事情，却很难再有全新的创造，也很难从零开始或只靠个人的力量发明新东西。不过谁知道呢，永远不要说得太绝对……

发明者的许可证

18、19世纪之交，苏格兰人詹姆斯·瓦特先生制造了蒸汽机，为工业革命提供了驱动力。在他的发明的帮助下，人们不再仅仅使用马力，转而开始使用蒸汽机的机械动力，而机器是由热量驱动的。

他的发明彻底改变了农业和工业领域，从缝纫机架到电梯、机车，都有了巨大改变。蒸汽机的发明也促成了历史上第一个世界性展览的举办，即1851年在伦敦举行的万国工业博览会。展览体现了发明家的现代性、独创性、魄力及其企业家精神。发明可以致富，但是发明家并不总是伟大的企业家；恰恰相反，当下最受欢迎的很多发明并没有给发明者带来巨大的财富。

事实上，在发明东西和出售它获取利润之间有非常重要的区别：要想销售产品，你必须为它申请"专利"，即发明者生产和销售该发明的独家权益，有了专利，其他人就不能制造类似的东西了。

专利的概念是很古老的，它的出现可以追溯到古希腊时代。当时，在锡巴里斯，新的发明有一年"保护期"，也就是说发明者可以获得该产品第一年的利润。文艺复兴时期，发明者开始拥有"专利"。1852年，第一个现代专利局在伦敦成立。

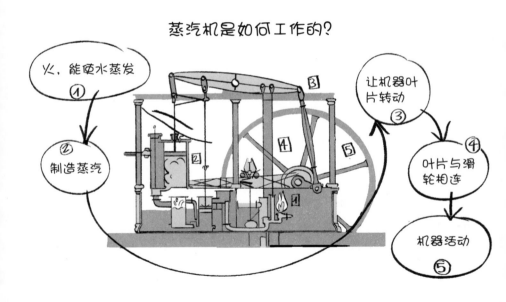

蒸汽机是如何工作的？

创新产品（容器、物品、机械、装置）以及制作产品的过程都可以申请专利，甚至食品、化合物和药物也可以申请专利。

所以，如果你想为自己的开底器或猫咪呼噜翻译机申请专利，首先你要确定它们的名字，然后你还要核实它们是否是新的、创新的、合法的以及适用于工业生产的。

新的，一项从未在世界其他地方获得过专利的发明。比如，到目前为止除了你，没有人发明过类似于开底器或猫咪呼噜翻译机的东西。

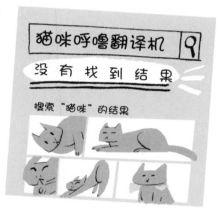

创新的，产品必须有所进步，也就是说，与市场上已有的或正在使用的东西相比，它需要有原创性。当然，要有原创性是很难的，没人能想出一连串有创新性的点子。

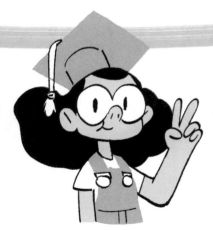

合法的，你不能为违背道德和公共秩序的物品申请专利，当然这些标准会随着时代的发展而有所变化。但是你也可能发现猫咪打呼噜时说的是很可怕的事，这样你就会有其他的危险。

不过，无论如何，倒着开瓶子好像没什么危险的，对吧？

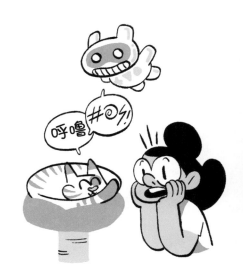

适用于工业生产的，你的产品必须能大规模投产。

如果你获得了专利，那么它的有效期为20年。

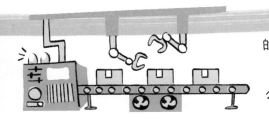

某些著名专利

阿方索·比亚莱蒂在20世纪30年代获得了摩卡壶（意式手冲咖啡壶）的专利。

沃尔沃在1959年获得了安全带的专利。

计算机微芯片是费德里科·法金在20世纪70年代获得的专利。

费利克斯·霍夫曼在1897年获得了阿司匹林的专利。

像托马斯·阿尔瓦·爱迪生这样伟大的发明家的产品之所以能被人记住，是因为他们首先为这些产品申请了专利，但其实有时并不是他们发明的。比如，虽然爱迪生因灯泡而被记住，但是灯泡其实是约瑟夫·威尔逊·斯旺爵士发明的。他说他对爱迪生的"盗窃"行为感到非常惊讶。还有爱迪生发明的留声机——第一个记录声音的设备，其实是由爱德华·莱昂·斯科特·德马丁维尔制造的。又比如，人们认为莱特兄弟发明了现代飞机，而事实上它是古斯塔夫·怀特海的创意。

还有很多类似的例子……

现代最伟大的创新者之一史蒂夫·乔布斯也是这样。其实他更像一位企业家，也就是说，他能够注意到他周围的发明并高效率、高质量地利用它们。这也是因为技术越复杂，我们就越是需要在多个不同领导的组织下一起进行小组工作。

我们生活中的遥控器、光伏板和移动电话其实都是团体研究和开发的成果。

来看数据

托马斯·阿尔瓦·爱迪生共有1093项专利，包括电灯泡、留声机和电影院等。

伊莱休·汤姆森共有696项专利，包括交流电。

杰罗姆·勒梅尔森共有597项专利，包括工业机器人和传真机。

埃德温·兰德共有535项专利，包括即显摄影。

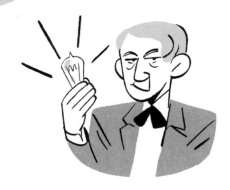

被人遗忘的发明

1935年

安有无线电接收器的男式帽子。

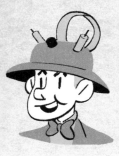

1947年

解酒用的脸部冰罩。

1961年

汽油提供动力的机动旱冰鞋。

1936年

可以在脸颊上制造酒窝的仪器。

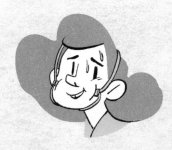

2006年

香屁药丸，发明者是克里斯蒂安·伯安什瓦尔。

1939年

可以罩住脸的防暴雨锥形罩子。

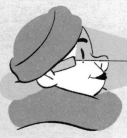

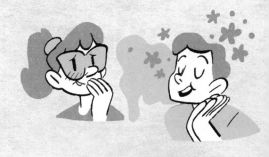

塔比莎·巴比特（1779—1853）于1813年发明了圆盘锯，目的是让伐木工人的工作变得更简单，但是，她所在的宗教社区阻止她申请专利。

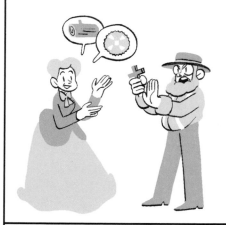

安东尼奥·梅乌奇（1808—1889）发明了电话，但在申请最终专利时还差10美元。美国人贝尔利用了这个点子，在找到梅乌奇的图纸后，他为相同的装置申请了专利。

发明

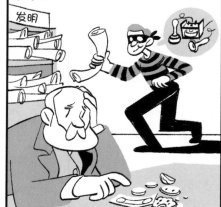

约瑟芬·考克兰（1839—1913）在1886年为洗碗机申请了专利，她喜欢邀请别人共进晚餐，但是她很讨厌用手洗碗。

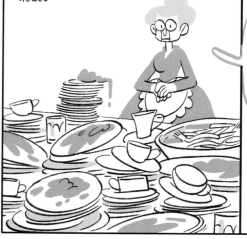

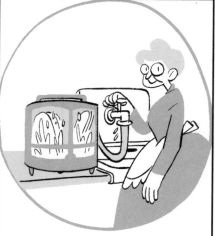

她的工厂现在归惠而浦所有。

伊丽莎白·马吉·菲利普斯（1866—1948）在1904年为世界上最著名的棋盘游戏《大富翁》申请了专利。她用这个游戏来证明为什么"富者愈富，穷者愈穷"，简而言之，在这个游戏中，开局时人们就不是处在平等地位的。

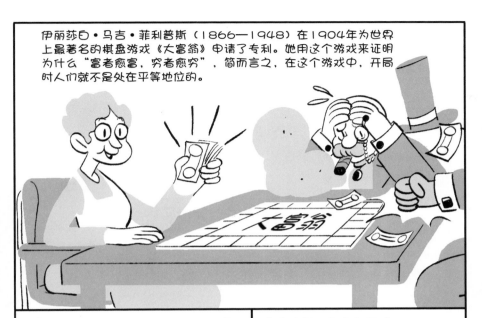

约翰·洛吉·贝尔德（1888—1946）发明了电视，并通过将黛西·伊丽莎白·甘迪的图像从他实验室的一个房间传送到另一个房间，来展示电视是如何工作的，这是有史以来第一个出现在电视上的女人。

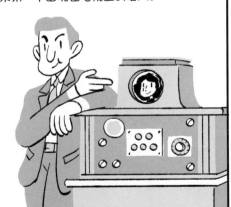

道格拉斯·恩格尔巴特（1925—2013）在1967年为计算机设计了鼠标，可是直到专利到期后他的发明才开始流行。

所以几乎没人知道他是谁。

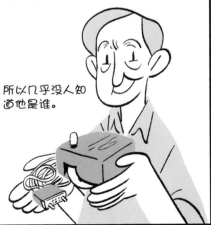

从发明者到开发者

19世纪中期德国的卡尔·蔡司和恩斯特·维尔纳·冯·西门子是最早建立技术"发明"实验室的人：蔡司专门从事科学仪器的生产，西门子则专门研究电话和照明仪器。很幸运，这两个工业"品牌"现在仍然存在且运营良好。

最早懂得研究、开发实验室的重要性的是那些敏锐的美国企业家和工业家。他们紧跟时代步伐，有时甚至能走在时代之前，或者在别人想到之前先为创意申请专利，可以说他们简直能嗅到赚钱的商机。

托马斯·阿尔瓦·爱迪生利用了很多别人的专利，年老时，他在新泽西州的门洛帕克镇聚集了二十多个技术人员、发明家和工匠，这些人为爱迪生想出了很多奇妙的点子，如创建电影院。

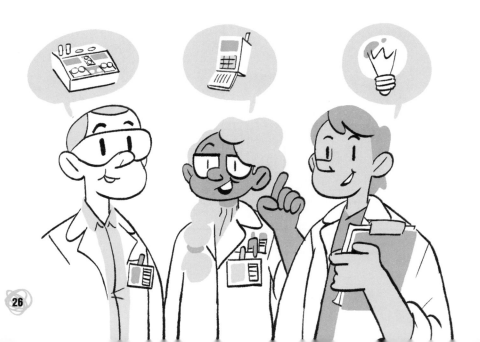

贝尔实验室位于新泽西州默里山，这里的研究人员也在不断创新。首先做出创新的是伊丽莎白·A.伍德，20世纪50年代，她的研究成果推动了对讲机的发明。

为了不落后，只能不断创新。但是，如果只有企业家拥有技术，那么提出创意的人又是谁？他们叫什么？他们是发明家？还是科学家？

发明家一般都是实用主义者，他们利用已知的科学或可以实现的技术来创造有用的东西，并希望自己的发明能起作用。

> "要想与时俱进，需要不断创新。"

爱迪生和马可尼（无线电报发明者）有点像科学家，但是说他们是发明家更准确。他们并不会费心解释为什么按动开关会打开一盏灯，为什么移动一根杠杆可以向海外发送一条无线电信息。同样，发明车轮的人也没有针对让轮子运动的物理定律提出很多问题。轮子能转，这就够了。

而科学家们则发现了世界上很多大大小小的规律、原理，他们是渴求知识的人。他们还将知识提供给那些发明新事物的人，或者那些希望更有效地使用已有原理的人。

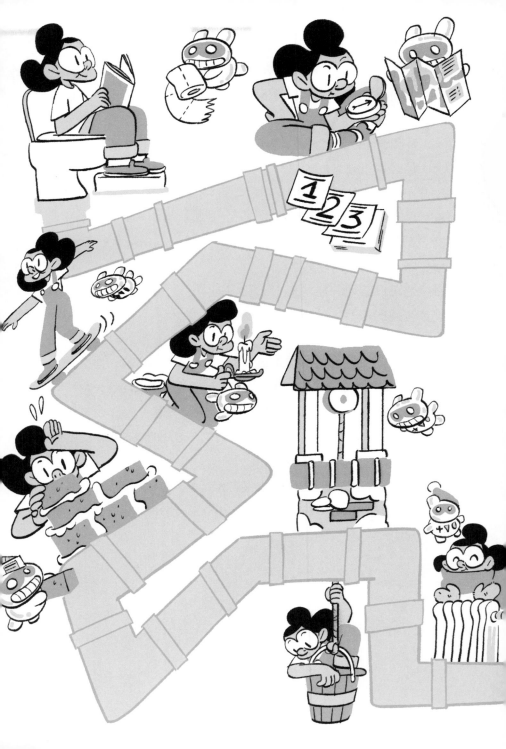

没有技术我们能生活吗？

不，我们不能!

技术不是可有可无的电子设备或小玩意的集合，它无处不在：纸张、指南针、眼镜的镜片、每次上厕所都用到的下水道、管道、排水管、车轮、报刊、日历和T恤衫，都需要技术。除非你想光着身子走来走去，只用蜡烛照亮你的房子。啊，不，房子也需要技术，墙、水泥、砖、木头、房梁、屋顶、地板，都需要技术。蜡烛也是技术产物，放蜡烛的地方以及蜡和烛芯、点亮蜡烛，也需要技术。

好了，别想这些小玩意了，仔细看看周围!

最常见的技术产物是什么?

如果你实在想不出来，可以试试直接用手抓着米饭吃，然后告诉我们怎么样。

最常见的技术产物

让我们从厨房开始：盘子、杯子、锅碗瓢盆，还有刀子、勺子和叉子，或者筷子，都是很常见的技术产物。它们太常见了，以至于我们认为它们的存在是理所当然的，只有当我们吃巧克力布丁发现没有勺子时，才会意识到技术的重要性。

你可能会说，我们也可以用手吃啊。当然，现在印度人也这样吃，但是那样我们的饮食结构也会有所变化。

没有技术，你就吃不到冰激凌了。冰激凌筒是圆锥形的，你说是不是？

是的，冰激凌筒也是技术的产物，是在技术工厂里用非常高科技的机器生产的。

好吧，不说了，相信我，即使是小说家也编不出没有发明的世界。他和我们现在所有的人一样，都生活在充满技术的世界里。而且，如果没有技术，他怎么写书，他能写在什么东西上？

写在莎草纸上？这是埃及人发明的。

写在纸上？这是中国人发明的。

用圆珠笔写？这是拉兹洛·约瑟夫·比罗发明的，是都灵男爵马塞尔·比奇以品牌名"Bic笔"生产的。

自从过上使劲摩擦两块石头才能生火的日子以来，人类已经走过了很长的路，没有理由再重返原始世界。

这就是技术，既不好也不坏。

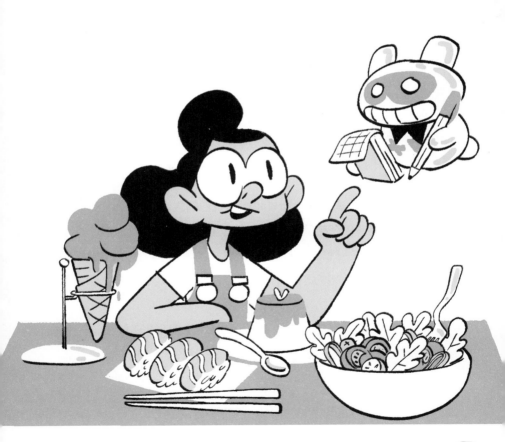

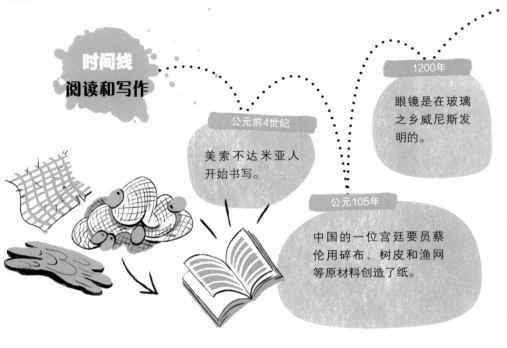

公元前4世纪

美索不达米亚人开始书写。

公元105年

中国的一位宫廷要员蔡伦用碎布、树皮和渔网等原材料创造了纸。

1200年

眼镜是在玻璃之乡威尼斯发明的。

新的恶魔

有时候，不只是你的父母拒绝使用最新的技术发明，历史上，一直以来都有人指责新技术毁了我们的生活。

19世纪末，在英国，卢德主义者（以内德·卢德命名，这个人可能并不存在）大肆破坏机械织机，不想让自己的工作被机器取代。现在也有人以同样的态度看待机器人或人工智能，即它们是人类的终结者。

这就是人类的技术发明史。但是我们之所以还能在这里抱怨，也是因为我们还活着，而技术减少了我们的生病次数，让我们得到了更好的治疗。

1455年

约翰内斯·古腾堡发明了西方活字印刷术。

1945年

匈牙利记者拉兹洛·约瑟夫·比罗发明了一种有墨水储存器的笔，他用自己的名字为其命名（Bic笔）。

2021年

帕多文尼高·巴卡罗尼奥和费德里科·塔迪亚只用一本书就讲完了六千年的历史。

人工智能

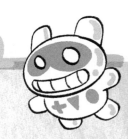

这是一门计算机科学学科，横跨哲学等许多其他学科，涉及技术、理论和应用，以设计能够模拟、学习的机器，它们甚至能模仿人类的智慧进行活动。在理想状态下，人工智能和人类一样。

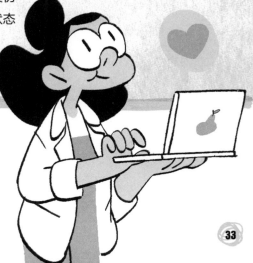

如果穿越到20世纪70年代……

你去度假

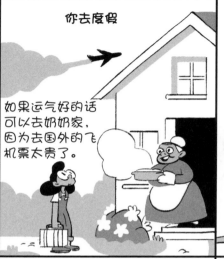

如果运气好的话可以去奶奶家，因为去国外的飞机票太贵了。

如果天气热，你顶多开……

风扇。当时还没有空调……

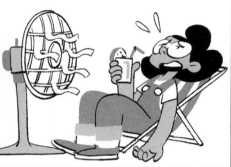

看电视的时候，你选……

一台或二台。而且仅有的两个台还是黑白的。

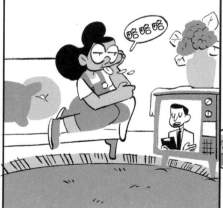

略略略

吃完午饭你洗盘子，用……

手洗。因为能买得起洗碗机的人真的很少。

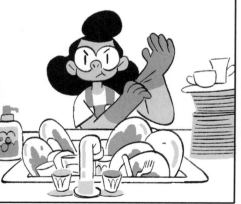

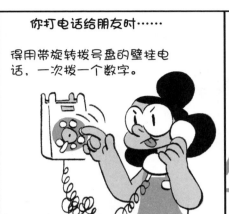

你打电话给朋友时……

得用带旋转拨号盘的壁挂电话，一次拨一个数字。

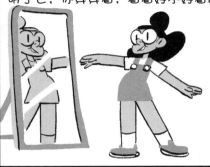

你可以穿……

迷你裙，因为玛丽·昆特在1963年发明了它，你穿穿看，看看好不好看。

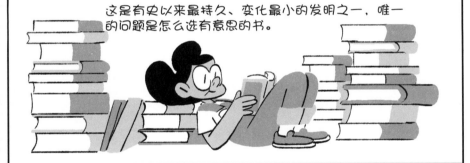

你可以读书……

这是有史以来最持久、变化最小的发明之一，唯一的问题是怎么选有意思的书。

如果你想释放野性

你可以搜一下约翰·普兰特的"野外求生"课，他是一位以原始方式生活的工程师，会教你如何在今天用几千年前的技术生活。比如，怎么用树枝搭建临时住所，用燧石打猎，用随手捡的东西钓鱼。他的课程很棒，当然，他在互联网已经有1000万个粉丝了。

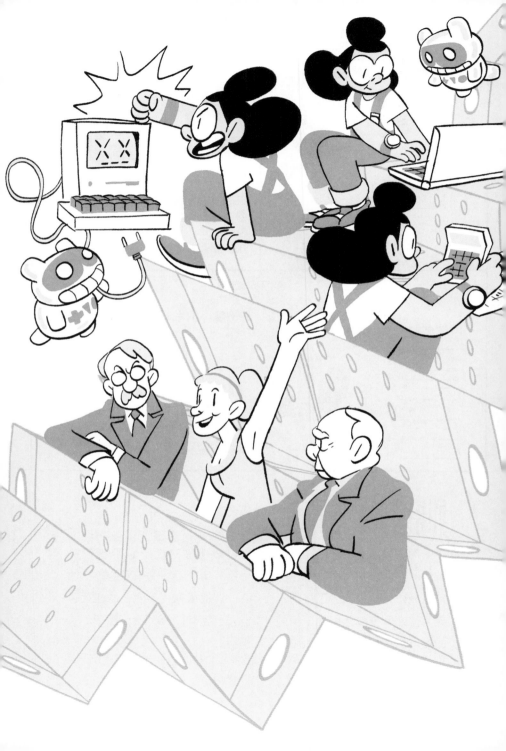

第一台电脑也会宕机吗？

我们可以打个赌猜一猜，不过很有可能解决方法和今天一样——关机重启。

如果还是不行，那你可以试着拔掉插头再重新插上电源，出去走走，按下某个朋友曾经告诉你的秘密组合键，如果还是不行，那就算了吧。

你是"技术型智人"还是"笨拙型智人"其实并不重要，反正你生活的世界已经被各种发明完全改变了。

其实仅仅在五十年前，还很难想象计算机会出现在几乎每个家庭中，这也是因为当时的第一批计算机个个跟仓库那么大。更不用说手机了，而现在几乎每个人的口袋里都有一部手机，谁知道我们是什么时候发明的它们的呢？

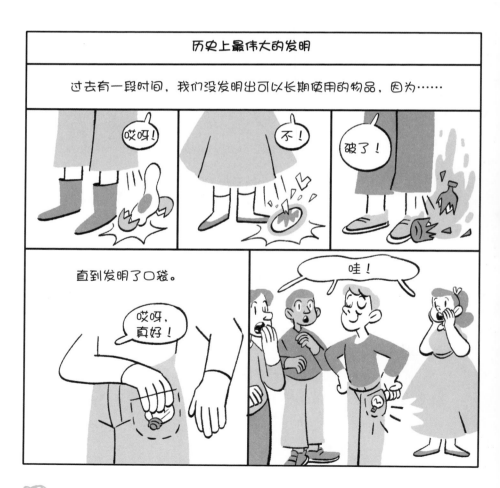

幸会，阿达

从上学的第一天起，你就一直在心里重复问：为什么我要学心算？

在19世纪上半叶，一个富有的伦敦书呆子查尔斯·巴贝奇和你一样意识到了这一问题。

好的，请大家为巴贝奇先生鼓掌，谢谢！

巴贝奇先生讨厌计算，但他专心起来能算得很准。几十年前，同样在英国，詹姆斯·瓦特发明了蒸汽机，所以巴贝奇先生想到了建造一台由煤机驱动的计算机，它能够通过开口读取打好孔的卡片。

1833年，42岁的查尔斯·巴贝奇向科学界展示了他的机器。听众都是比较年长的科学家，有四十多岁的，甚至五十多岁的……他们很怀疑他的发明到底能不能做出来。

幸运的是，当时他遇到了一个比他年轻很多的女人，刚满18岁的阿达·洛芙莱斯。

阿达·洛芙莱斯非常聪明，但是因为她是女性，所以当时她不能上大学。幸运的是，她的母亲和她一样聪明，在养育她的过程中也让她学到了应有的知识。

阿达爱上了巴贝奇的发明，并为之献身。

自此，她成为了历史上第一位女性计算机科学家。

每年十月的第二个周二，我们都会庆祝阿达·洛芙莱斯日，一起纪念所有为计算机技术发展做出贡献的女性。

实际上比起巴贝奇和阿达的故事，计算机的历史要复杂得多，而计算机的发明主要是技术发明（硬件）和智能（软件）的结合。

时间线
计算机的历史

公元前2700—前2300年

算盘算珠
可能是苏美尔人的发明，在巴比伦和古埃及，人们用它算数。

820年

代数
以当时最重要的代数作品的作者阿尔·花剌子模的名字命名，他还描述了星盘的构造，星盘是一种基于太阳和星星等天体计算自己位置的机械。

约公元前200年

安提凯希拉装置
已知最早的计算机械，一个由齿轮驱动的天象仪，它能计算太阳的位置、月相和天象，还能计算古代奥运会的周期。

1642年

滚轮式加法器
由法国数学家布莱斯·帕斯卡尔制作的一个带有旋转齿轮的机械装置，可以做加减法，世界都为之惊叹。

莱布尼茨乘法器
莱布尼茨是一位伟大的哲学家和数学家，他发明了一种"机械齿轮"，试图在帕斯卡尔的计算机器中加入乘法和除法。

差分机
巴贝奇和克莱门特制造了第一台能够进行六位数计算的机器，它的体积非常大，能占满整个房间。

机械计算器
托马斯·德·科尔马设计了第一个可以在办公室使用的、基本精确的机械计算器。

埃尼阿克电子计算机
有史以来最大的电子数字计算机。有18000个电子管，能塞满整个体育馆。

学习一下RAM、CPU和USB

从巨大的计算机械到我们今天的电脑，计算机经历了漫长而复杂的变化，其中又出现了许许多多的发明和各种复杂状况。

意大利奥利维蒂公司的发明家团队找到了开发计算机的方法：没有微处理器的可编程台式计算机，比19世纪70年代出现的个人计算机更早。

不过，意大利奥利维蒂公司的对手是国际商业机器公司（IBM），也是当时最大的计算机公司。第二次世界大战之前，IBM就已经申请专利并开始出售穿孔制表机了，这种机器是用于快速普查人口的。但是，因为纳粹也获得了IBM的机器，所以他们很快就抓到了全部犹太公民。IBM一直关注着奥利维蒂公司，甚至为奥利维蒂公司的创新速度过快而担忧。可惜的是，与美国的情况相反，意大利的政客缺乏远见卓识，没有给奥利维蒂公司应有的支持。结果呢？发明家的个人计算机专利权很快到了美国公司的手里。

如果现在你看看计算机里有什么，就会发现大体都是类似的东西。

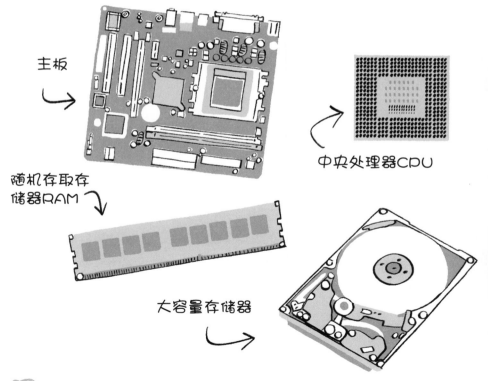

主板

中央处理器CPU

随机存取存储器RAM

大容量存储器

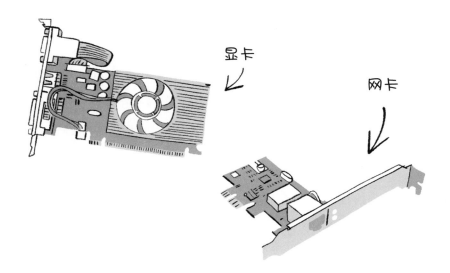

显卡

网卡

所有这些实物都是"硬件"：屏幕、键盘、鼠标、扬声器、调制解调器、操纵杆、控制器和便携式设备（数码相机、智能手机、数字音乐播放器）。

为了把各种设备拆卸和安装到计算机上，又设计了通信端口，其中最有名的是USB，它能让数据快速进入和离开机器。

所有在电脑上运行的程序，不管有没有用，是重要的还是好玩的，都是我们所说的"软件"的一部分。

要想理解"软件"，我们必须首先理解另一个词"数字"。

但是，这可跟你用手指数数不一样。

不过也有相似的地方。

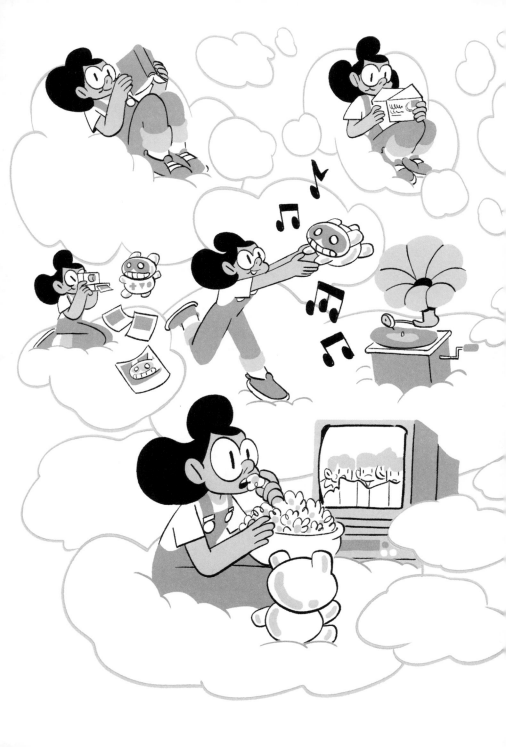

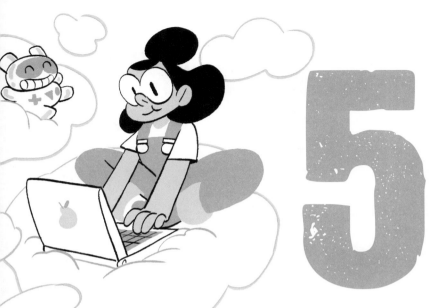

什么是"数字"？

有人提到了"**数字**"？

其实我们每个人都在提它：数字电影、数字电视、数字音乐、数字信号。

数字化，就是把照片或文字带到电脑上的过程。

数字化的对象是所有经过计算机处理并被计算机读取、处理、传输、修改的东西。

数字（意大利语digitale）一词来源于英语单词"数字"（digit），而这个单词又来自拉丁语的"手指"（digitus）一词。教皇西尔维斯特二世是第一个用这个单词（digitale）表示数字的，他非常喜欢研究数学。数字化就是将信息"转化"为数字，并由计算机处理。

"数字"一词经常用来跟"模拟"一词作对比。比如，黑胶唱片用模拟信号，CD用数字信号。数字和模拟，分别代表了衡量物理量大小（如声音、温度、空间、电力、颜色、湿度）的两种不同方式，这些物理量是不能直接看到的，我们只能通过符号体系使用和复制它们，也就是说，将它们转化为"数据"。而随着电子产品和计算机的普及，人们逐渐不再使用笨重的旧媒体（唱片、磁带、家用录像系统），新的产品内容是"虚拟"的、象征性的，只需传输和复制即可，同时，它们在云里"休息"，比如连接到家里信息中心的数据云，或者在你口袋里的某个设备中待着。

古代的纸质记录一直在经受恶劣气候、洪水或火灾的考验。想想摧毁亚历山大图书馆的大火，那可是古代藏书最多的图书馆。现在，只需要"云"和一系列相互连接的计算机，就可以储存信息。

可见数字化的优点有：成本低、不占空间、保存时间长。

模拟 当你试图不用计算机再现图像和声音，而是用磁带、录音机或爱迪生发明的更古老的蜡筒留声机（他用蜡筒记录了那个时代伟大人物的声音）时，这是以模拟方式进行的。"模拟"这一词汇（意大利语analogico）来自希腊语的"类似"（analogikós）。

那弊端呢?

如果云端或连接网不工作，你就没有办法访问数据了。更重要的是，没有办法弄清楚如何获取这些数据。

数字的诞生

计算机电路的原理其实非常简单，虽然简单，却能形成非常复杂的信息。

想一想，你能从0到9数十位数。而计算机和组成计算机的电路，都是根据布尔代数进行推算的。布尔代数是代数的一个分支，只有两个值：0和1，其中0代表着"低电平"，1代表着"高电平"。

计算机只理解这两个概念。

所有从外部世界传来的信息都会被转换为比特序列，即二进制数字0和1。有了这个系统，计算机就能简化一切，将它们收到的海量数据压缩到一个非常小的物理空间里。

显然，数据到达目的地，被存储、被传输之后，可以再次被转换成原来的信息，包括你最喜欢的电视剧、歌曲、你和好朋友度假时两个人漂在海浪上的照片。

来看数据

1字节等于8位。

1千字节（KB）等于1024字节。

1兆字节（MB）等于1,048,576字节。

1吉字节（GB）等于1,073,741,824字节。

1太字节（TB）等于1,099,511,627,776字节。

一台计算机在一个字节（8位叫1字节）或很多字节里能存储数量惊人的电影、歌曲、游戏、文件，而如果计算机能连接到互联网，相互之间能传输的数据量更是惊人。

但是，即使存在这样的空间，即使它能不断扩大，总归还是会被耗尽的，最先进的计算机也是这样。

好的，现在你又回到了起点：怎么才能节省和保存空间，来做你需要做的事情？

"硬盘就像在很小的空间里的巨大图书馆。"

要解决这个问题，你不一定需要买最新版本的智能手机。不过一般来说，买新手机也是有用的。

虚拟空间问题

以数字方式保存数据需要一个存储器，一般我们会用硬盘。

硬盘的工作方式有点像我们提到过的那些大图书馆，不同的是，和一本书一样大的硬盘，就能装下整个图书馆里的书。

不过硬盘迟早也会被填满。

大多数普通硬盘的容量是以ＧＢ（或ＴＢ）为单位的，但是硬盘容量会"缩水"，所以市场上有的内存盘上面写着"800GB"，而实际容量至少还得减去7.4%。因此买的时候最好注意一下，好好计算。不论大小，你都需要管理好自己拥有的空间，这很重要。

让我来考考你，你知道一个MP3文件要占用多少空间吗？

一段5分钟的音乐，大约会占5MB。

一段视频呢？1分钟的视频需要大约375MB的空间；1小时的视频则需要22.5GB；5小时的视频就能把你128GB容量的智能手机填满。

在2GB的空间里，你可以存储接近400张1200万像素的照片，或者存储380首你最喜欢的歌曲，或者……

够了，数字太多了，再继续下去你会比查尔斯·巴贝奇更讨厌数字了！

来辨真假

流媒体能解决空间问题。
真的。
用流媒体浏览时，你还没有把文件内容下载到你的设备上，所以它不会污染或者消耗你的设备空间。文件会留在装着它的数字平台上，你可以通过连续的数据流来浏览它。

节省空间和连接网络

清理你的硬盘

硬盘很快就会被你不需要的文档和文件填满，你得时不时地清理一下。有的电脑程序可以帮你清理。

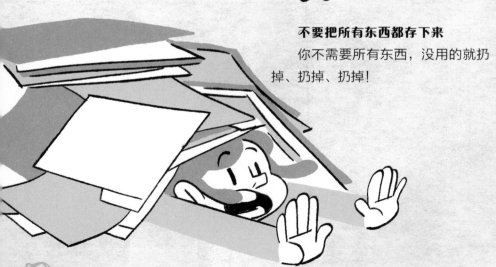

不要把所有东西都存下来

你不需要所有东西，没用的就扔掉、扔掉、扔掉！

测测你的网速

　　找到一个能对连接速度进行基准测试的程序，要想连网更快，可以断开家里所有其他设备的网络连接。

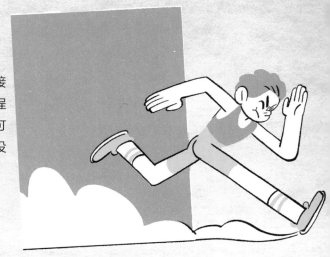

降低清晰度

　　你不一定要用最高清晰度来看东西，特别是刷小视频的时候（比如小猫打扮成独角兽的视频），看个大概就行！

物联网

任何带有微电脑的物体或场所，也就是能够相互连接并交换数据的物体和场所，都可以成为物联网的一部分。

物联网是给谁用的？当然是给你啦。

这样，你就可以给你在意大利佩希纳山峰小房子里的取暖炉发一条信息，跟它说："开机，再过两小时我过来。"

发现黑客怎么办？

只要浏览网页，迟早会遇见黑客。有的黑客还不错，有的会让你觉得新奇，有的会污染你的电脑。所以你要小心，如果你不知道是谁发来的信息，就不要回复，也不要回复陌生人的加好友请求，最重要的是，你要清楚自己是不可能纯靠运气赢得几百万美元的。另外，你还得想出保险的密码来，比如直接用你发明的产品"开底器"的外文名就不行，即使你用0代替o也不行。因为用数字代替字母被称为"黑客语"，而黑客肯定懂这个。

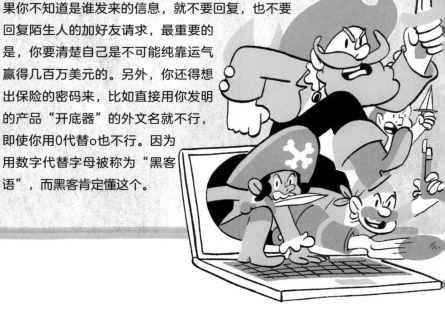

或者像在西班牙桑坦德那样，在街道上安装成千上万个传感器，这样你就可以在应用程序上找到最近的免费停车位。还可以安装只在有人经过时才亮、不需要时就会熄灭的路灯，这样既保护环境又省电，在荷兰阿姆斯特丹已经装了这种路灯。还有那种已经出现在很多城市、可以随处取放并用手机支付的电动滑板车或自行车。

当然，如果东西放在街上，总有人会破坏它们，这也是发明史的一部分，总有人不想接受新事物。

物联网正在以极快的速度发展。物联网连接了数据，所以可能会出现很多种不同的使用数据的方法。比如我们可以建立人工智能系统，这样人们就能知道佩希纳山峰所有的取暖炉大概什么时候开，消耗多少能源。佩希纳山峰所在地的市长就可以去找供暖用天然气的销售者，提出很好的方案。比如，不再全年每个月买等量的天然气，某些月份只买一半。

你有没有想过，当别人问你长大后要做什么时，你也可以成为发明机器、让它替你思考的人？

就像发明计算器的那个人一样。

当然，现在机器种类更多了，而且它们还连上网了。

对的，连网。

下面让我们认真研究一下这个话题。

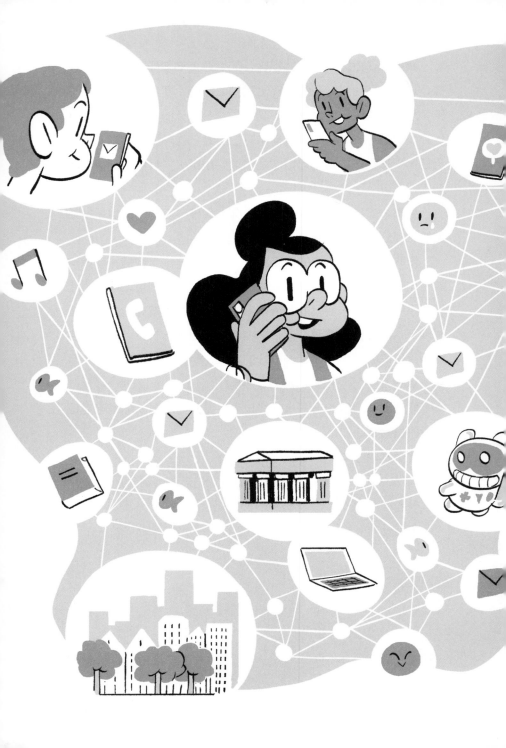

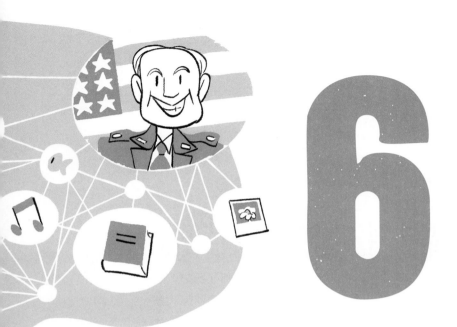

我们是什么时候连上网的？

世界（World）。

大（Wide）。

网络（Web）。

万维网（www）——像世界一样大的网络。

你一定会坠入其中，是不是？

但是，不是它俘获了你，而是你想要它。

让你不再专心于现实世界的不是网络，毕竟没人逼你每时每刻都上网。

要知道，你不是鱼，你是网上的一个绳结。而你捕捉到的，是你想做或想知道的事情。

在人们发现了火，坐在火堆旁聊天之后，人类又建造了城市、寺庙、学校，印刷了书籍，制造了电话，并研发出了与他人快速、直接交流的技术。

互相交谈、交换信息、分享科学发现和日常小事会让人感到很快乐。你在哪个社交软件上花的时间最多？

交流是灵魂的内在需求，建立交流的不是技术人员，而是热爱交际的人。

蒂姆，主意很好，但是有点模糊

1989年，在日内瓦欧洲核子研究中心（欧洲最重要的物理实验室）工作的计算机科学家蒂姆·伯纳斯·李向他的主管提出了关于某个软件的构想，该软件会建立全体工作人员都可以访问的页面，他的科学家同事可以通过这些页面交换数字格式的文件。这基本上就是互联网。他的项目得到的评价是"模糊但有趣"，主管决定总归要试一下。一年后，即1990年12月20日，蒂姆上传了历史上第一个网站，仅17天后就有了第一个"访问者"。

这个网站就是网络的起源。1993年，该网站的源代码被放在了公共分享区，免费提供给所有想开始制作自己第一个网站的人。

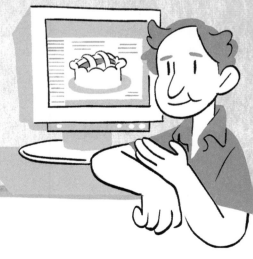

只要有机会，这些人就会在社会、职业、社区建立交流网络。网络变得越来越大、越来越大、越来越大……

超级计算机的超能力

它们可以在数千公里外相互交谈；它们的信息会隐身，只有到达终点时才会重新出现；它们能控制几乎所有在世界各地游荡的信息；如果你给别人发了一封带有"开底器"或者"猫咪呼噜翻译机"项目内容的绝密邮件，就会被它拦截。

开玩笑的……

不过现实也差不多如此。

我们上面说的是超级计算机和它们的超能力——不断分割和重组的能力。

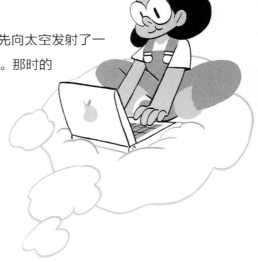

20世纪50年代末，苏联率先向太空发射了一颗人造卫星（斯普特尼克1号）。那时的计算机和房间一样大，就像巨大的金属柜子，而且人们还不知道它能用来做什么。

计算机装着数据，而且是重要的数据。如果其中一个房间被摧毁，这些数据会怎样？

艾森豪威尔组建了智囊团，汇聚了那个时代最聪明的头脑，共同发明了第一个计算机网络ARPAnet，它能够在不用人力搬运的情况下快速传输信息。

在1969年的第一次连接实验里，洛杉矶的计算机与600公里外的帕洛阿尔托的计算机取得了联系。

但是，怎么才能安全地传输这些数据，而不让它们被敌人截获、复制、占有？

很简单：把它们分成更小的包裹，每个包裹都独立旅行，不同数据甚至可以走不同的路线。但是，每个包裹的最终目的地都是相同的。

也可以这么说，我必须把1000个人从A地转移到B地，但是，我不让他们坐在有1000个座位的火车上，而是让他们分别坐在有100个座位的10辆公共汽车上，并且告诉每个司机："在这个时间，你必须到达B地。"

这个系统就是我们今天仍在使用的TCP/IP（传输控制协议/网际协

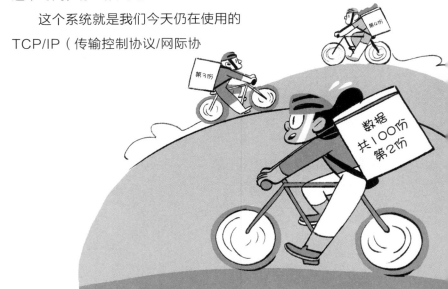

议），这是一种程序规范，是一种全世界计算机无论用哪种硬件或软件都要努力遵守的协议。也正是它，让一个关键词"互联网（internet）"首次出现在了计算机语言中，互联网的原意是"国际"（inter）"蜘蛛网"（net）。

这就是你今天网上冲浪的地方。

网络，是通过使用一个允许计算机远距离相互交谈的协议，一个快速移动数据的系统，一种用于在世界任何计算机上编程的通用语言（HTML，超文本标记语言，蒂姆·伯纳斯·李的另一项发明），以及一个在任何地方都能得到定位的统一地址系统（URL地址）来形成的。

> **来学词汇**
>
> URL（统一资源定位系统）是一个字母数字字符串，用于识别网络上任何文件、视频或其他资源的统一的、确定的地址。它就是你经常提的"网址"，即最常以www开头的字符序列。

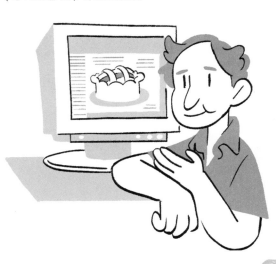

网络未来

熟悉"网络"的"蜘蛛侠"总说"能力越大，责任越大"。

你能想象出，比把世界上所有的计算机联系在一起更强大的力量吗？

而且网络还能把洗衣机、冰箱、取暖炉和其他任何你能装上芯片的东西联系在一起。

很难想象吧……

今天，你能在网络上完成几乎所有事情，网络的能力、可能性、速度都是惊人的。

网络既是广场、图书馆，又是电影院、商店。你既可以看视频，又可以创作视频，既可以购买作品，也可以销售。只需一个摄像头，所有人就都能看到你。你可以关注名人，再给他们发评论，并收到他们的生日问候。你还可以在网络上阅读和参与编写世界上最大的免费百科全书。

来辨真假

互联网是人类创造的第一个全球网络。

假的。

英国电报的电缆系统建于1858年至1902年，它将伦敦与整个世界连接了起来。巨大的电缆从一个美丽的海滩上延伸到了澳大利亚，而这个海滩恰好被称为"电缆海滩"！

当然，在网络上你会发现真实而有用的东西和虚假而无用的东西，但是，也有虚假且有用的东西，以及真实却无用的东西。

比如，在网上你能学到如何用一根火柴棍和一枚回形针建造一个微型火箭（这是真的，能做出来），或者用橡皮筋和意大利面制作微型火箭（这是假的，这是我们刚刚胡扯的，但是我们现在要做一个假视频放到网上）。

可以说，网络就像是一片充满刺激的森林，每隔一段时间就会有人不是很负责任地把虚假、粗俗或带有歧视的内容带进来。有的人会散播"仇恨言论"，还有些人只是为了攻击而攻击，或者他们是收了钱来攻击你的，这些人被称为"巨魔"。

总之，在网上你会看到那些不好的东西，你可以避开它、忘掉它，或者向管理员举报它。

网络上存在多种声音，这是一种财富；网络囊括了参与其中的人的各种想法，也是有史以来最伟大的教育工具，正如玛丽·肯尼斯·凯勒修女多年前说的那样。

编程BASIC语言的修女

玛丽·肯尼斯·凯勒出生于1913年，于1932年成为修女，退休后在美国艾奥瓦州的一个修道院工作。1958年，她去达特茅斯学院任职，成为了第一位在该学院任职的女性，此前该学院只对男性开放。

在那里，玛丽修女积极参与BASIC语言的编程工作，该语言彻底改变了计算机世界，使每个人都能在自己的家里拥有一台个人电脑。她也是美国第一个获得计算机科学博士学位的女性。

新网络，老问题

在整个大网络中，你又处于更小的网络——社交网络。

你可以在朋友和熟人组成的虚拟群里聊天，跟他们分享内容。

微信、抖音、QQ，还有专题社交网络，如针对图书影音爱好者设计的豆瓣，针对求职者的领英，音频社交软件网易云……每天都有新的应用诞生，旧的应用消亡，互联网正在一点一点地演变和被改变。

互联网上的一切看起来都很有趣，有时很有用，甚至是不可缺少的：现在地球上最偏远的地方特别需要网络传播关于自己的新闻。但是，有时一连串的爆炸性新闻也会让人焦虑。

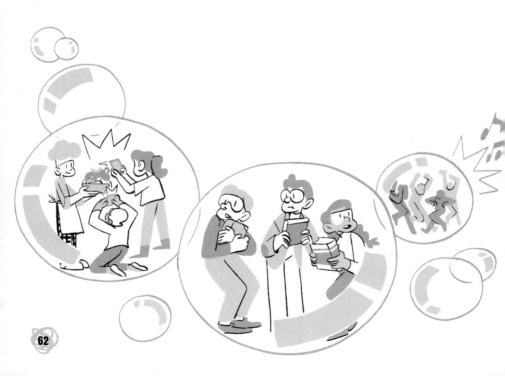

这也是因为社交媒体上的不都是好人，他们也不全是善良的。

那些想知道你住在哪里、你的生日的人，不一定是想给你送礼物。好吧，玩得开心，但是一定要小心。

1, 2, 3……WEB

网络（Web）的历史和它的内容可以分为三个部分。

Web1.0是第一批网站和浏览器（上网的程序），可以用于查阅别人提供的信息，以及使用电子邮件。

Web2.0是社交网络，在这里，用户是网络成长过程中的一个"演员"，既是分享者，也是参与者。

Web3.0是许多相互连接着的设备的互动，是数据和人工智能的系统化使用，以及信息的共同创造。

智能网络

不要随意打开陌生人发送的电子邮件附件。

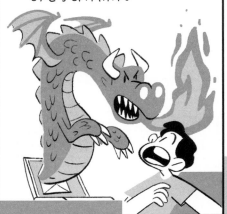

定期修改你的密码，或者用可以帮你修改密码的程序。

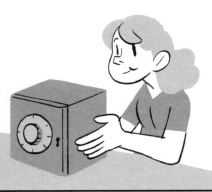

不要向不认识的人提供太多关于你的信息。

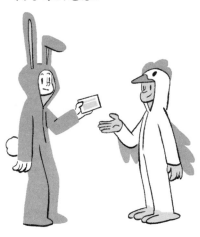

如有疑问，请停下、删除并拔掉所有插头。

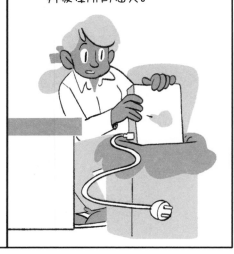

网络暴力

霸凌者的唯一目的就是用令人不快的评论来骚扰你,并且利用你的不安全感来取笑你,比如嘲笑你太高、太矮、太瘦、太胖、太穷、太富……总之对他们来说你永远都不够好。

事实上,当一个人把时间浪费在评判别人的好坏上时,他自己也是有问题的。

网络世界也有霸凌者。避开他们,别取悦他们,你也尽量不要批评别人。在网上,你会发现很多人一开始也许很友好,但是他们也会给你写或发送很糟糕的东西。

网络霸凌者当然感觉很安全,因为他们可以躲在显示器后面。如果有人骚扰你,你应该怎么做?向社交平台和网络警察举报他。

不过,你自己也不能做霸凌者,你写的东西和发布的信息要让所有人看到都不感到被冒犯。你可以反问自己:"我将来会不会因为这个帖子、照片,或这条评论而感到羞愧?"

还有一些小建议:如果写英文,尽量不要用大写字母(看起来就像你在喊话),不要立即回复生你气的人,不要侮辱任何人。语气柔和一些,不要太在意评论,关闭手机,出去走走。简而言之,就像日常生活一样,不要把时间浪费在那些想浪费你时间的人身上。

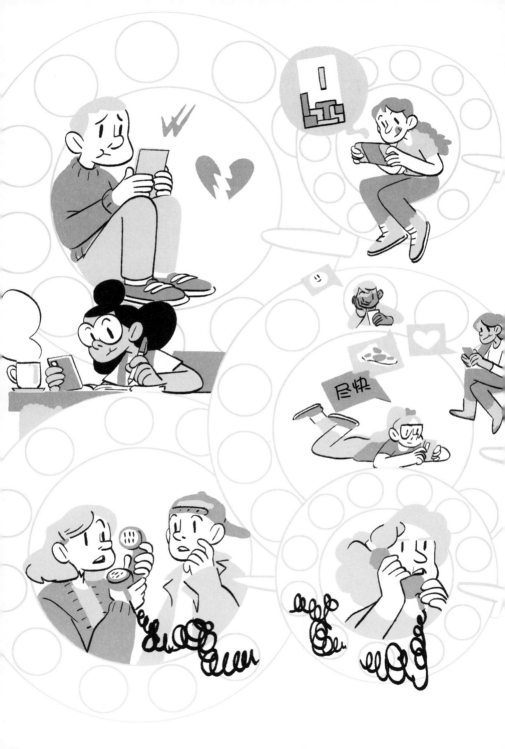

智能手机是你最好的朋友吗？

希望不是。

如果你的朋友是有血有肉，是会打呼噜，有喜怒哀乐的真实的人，就更好了。

总之，你明白的。

但是智能手机确实是一项伟大的发明。我、你、每个人都想要一部智能手机，因为事实上……它们真的很有用。

你用它学习、搜索信息、聊天、玩游戏。

在你给好朋友发了信息后，你拿着手机，焦急地等待他的回信。但他能收到吗？

会不会你不小心发错，把它发给你的学霸同桌了？

你那淘气的弟弟在手机上乱点，他不是刚刚在社交媒体上发了一堆你的丑照吗？

手机会让你分心，也能让世界向你开放，同时，它还会让你陷入焦虑、自我封闭，这一切都取决于你如何使用它。

记住，在"手机发明之前的世界"（真的存在这样的世界，相信我们），你们这个年龄段的孩子花的钱可少多啦。手机会让你多花很多钱。

而且，不要以为你是第一个把手机当作世界上最重要的东西来"照顾"的人。

> **"手机已经改变了我们的习惯。"**

当你的父母还是孩子的时候，他们就会花好几个小时等电话响，他们想知道怎么打电话，在什么时间打电话，还会根据接电话的人是谁来准备要说的话。当时用的是固定电话，谁都有可能在听筒旁。可能你给"佩斯"家打电话时，他的妈妈会接，然后你才发现自己和朋友只叫过他的绰号"佩斯"，没人知道他真名叫什么。

所以呢？

你可以说："对不起，女士，您能让佩斯接电话吗？"

你也可以直接挂断。

电话不响铃的时候

安东尼奥·梅乌奇发明了电话，然后亚历山大·贝尔申请了专利，但是，他们都没有解决接电话时的铃声问题，而贝尔的助手之一沃特森发明了铃铛。如果仔细想想，这真的很荒谬，因为铃铛在英语中跟"贝尔"一样（bell）。"华生①，你发现了盲点！"这是现实里的夏洛克·福尔摩斯从来没说过的一句话，不过没关系。

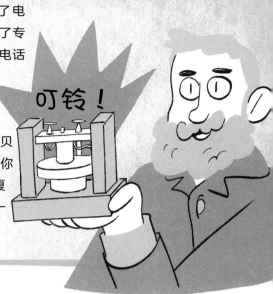

叮铃！

你好，是哪位？

电话是上个世纪最伟大的发明之一，那么它究竟是怎么运作的呢？

让我们首先讲讲固定电话的运作方式吧。

当你拨号时，会在两个相距很远的电话之间建立连接，占用通用电话的一部分"带宽"。也就是说，这种联系是私人的，是只属于你的。这跟你在电影院的某个座位上坐着有点像：在你起身离开之前，其他人都不能坐在那里，而电影院大厅则是整个"带宽"。

①译者注：华生的英文名和沃特森一样，都是"Watson"。

固定电话的整个管理体系非常复杂：你的家庭电话和电话公司的一个办公室连着，办公室将你的电话分到一个分部的中心，然后到另一个部门，一直送到最后的听筒。

初期人们打电话并不拨号，而是拿起听筒与人交谈，要求拨打某个号码，然后工作人员手动分类整理。

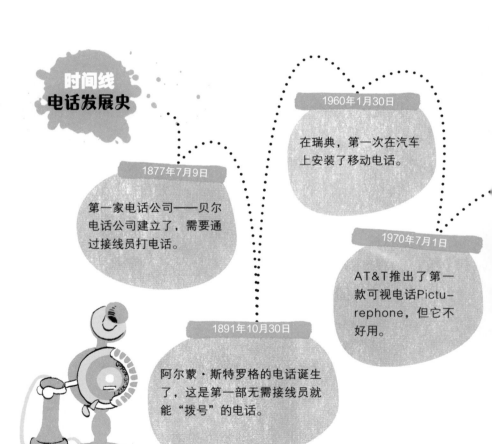

时间线
电话发展史

1960年1月30日
在瑞典，第一次在汽车上安装了移动电话。

1877年7月9日
第一家电话公司——贝尔电话公司建立了，需要通过接线员打电话。

1970年7月1日
AT&T推出了第一款可视电话Picture-rephone，但它不好用。

1891年10月30日
阿尔蒙·斯特罗格的电话诞生了，这是第一部无需接线员就能"拨号"的电话。

直到有一天，有个人拿了个庞然大物，长得跟一升装的牛奶一样，但是里面装的不是牛奶。

　　这个人就是摩托罗拉公司的工程师马丁·库帕，他手里拿着的是第一部手机，这部手机是他受通讯器的启发而制造的，而通讯器则是他最喜欢的电视剧《星际迷航》中的便携式设备。

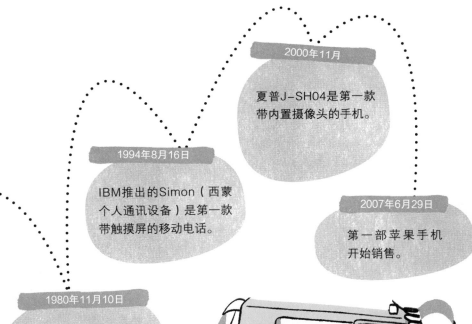

2000年11月

夏普J-SH04是第一款带内置摄像头的手机。

1994年8月16日

IBM推出的Simon（西蒙个人通讯设备）是第一款带触摸屏的移动电话。

2007年6月29日

第一部苹果手机开始销售。

1980年11月10日

第一部手机AEG Telecar诞生了，它的大小是228mm×127mm，重量超过1千克，这就像你打电话时胳膊下夹着一只猫一样重。

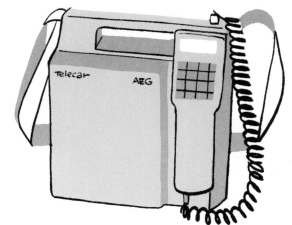

1973年4月3日，马丁·库帕用第一个手机拨打了第一通移动电话。

9年后，一个更轻的型号（800克）上市销售了，当时它的尺寸小到让人不敢相信，只有33厘米。可惜的是，它的电池只能持续30分钟，充电需要10个小时，可以存储30个号码，而且买它还得花4000美元！

不过当时的人已经能窥见未来趋势了：有趣的技术总是会吸引人，很快许多公司都开始研究手机。

渐渐第一批坚不可摧、电量永远耗不完的手机出现了，就像传说中的诺基亚3310，即使你淘气的弟弟把它从楼梯上扔下来，也连个划痕都没有。

2009年，15%的意大利人使用智能手机，到今天有73.8%，30岁以下的人目前达到了用手机的最高峰。2009年，中国正式进入了3G时代。截至2020年，中国有12.89亿户4G用户，5G用户的数量也在迅速增长，已经突破了2亿户。现在，中国有9.86亿手机网民，他们每年消耗的移动互联网流量达到了1656亿GB。

那些都是过去的好日子，你爸爸说，那时候的手机坏不了，也从不关机。但他们那时不能用手机拍照，也不能在手机上点两下预定假期旅程，因为当时的手机还没有触屏功能。这些功能，还得等到2007年，那个大发明家史蒂夫·乔布斯的出现。

你不知道的关于智能手机的五件事

一、

手机技术基于至少25万个不同的专利。

二、

在手机屏幕上看数字信息时，我们在某个固定的刺激物（例如一幅画）上集中精力的时长大约为8秒。

三、

一项研究表明，人们平均每天花7个小时在手机上，包括打电话和浏览网络。

四、

世界上有60亿人平均每人有一部手机，但是只有45亿人平均每人有一个厕所。

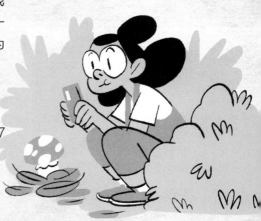

五、

你的智能手机，可能比把人送上月球的美国国家航空航天局的计算机都要厉害。

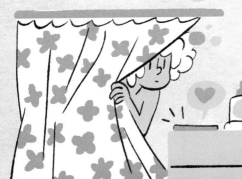

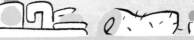

应用程序的时代

他是有远见、有毅力、在市场上极其机敏的企业家——他就是史蒂夫·乔布斯，20世纪最伟大的技术人才之一。从一个小车库和一个伟大的想法开始，他最终建立了一个帝国。

也对，为了创造你的"开底器"和"猫咪呼噜翻译机"，你可能需要一个车库，但这是不够的，你还有一些任务需要完成。

你需要让新技术比以前更好、更容易使用。让它变成无线的，让用户不用手册就能看懂它，让它变美观，让它抓住用户的眼球，让用户想用它们。

通过改善人与事物的关系，让用户愿意在这个技术上多付一些钱。

假设在2007年，你会如何改进市场上的智能手机？

很简单：把键盘从所有手机上移开，放大屏幕，用手指——最"数字化"的方式运行应用程序。

注意，史蒂夫的想法没有一个是他自己的。触摸屏不是，电话不是，日历不是，计算器不是，时钟不是，所有在第一部苹果手机上运行的应用程序都不是。他和他的团队所做的是把这些应用程序放在一个设计精美的"盒子"里，然后把和他们笔记本电脑中一样复杂的处理器放进去，这样，人们就拥有了最早的能拿在手里的微型电脑。

那时的手机上只有几个应用程序，而今天有超过3500亿个，应用程序能让你做任何事情：玩、听、发现新东西，甚至告诉你冰箱里缺什么。

所以是不是"猫咪呼噜翻译机"也能被做成一个简单的应用程序？

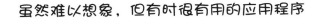
虽然难以想象，但有时很有用的应用程序

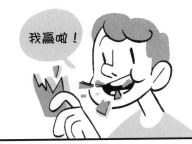
"舔冰块"是一种数字冰，你用舌头舔屏幕就能让"冰"完全融化。

我赢啦！

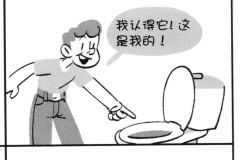
"便便日历"可以用来记录你的大便：根据世界大便分类系统的形状、颜色、频率区分。

我认得它！这是我的！

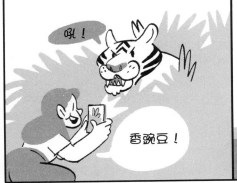
"植物识别"帮你通过拍摄植物或花朵的照片，来了解它的名字。

吼！

香豌豆！

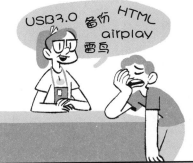
"技术术语"是一个词汇表，用于理解科学界的各种词汇和缩写的含义。

USB3.0 备份 HTML airplay 雷鸟

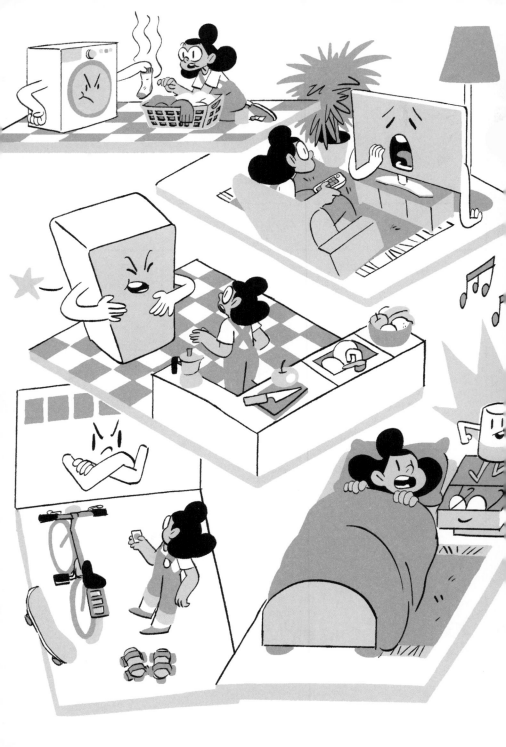

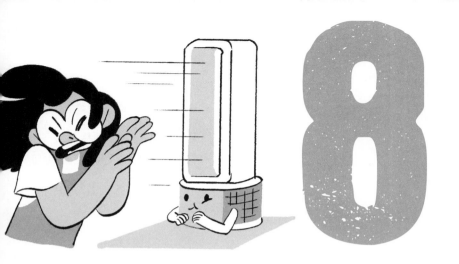

我的电器之间会不会交流？

只有在你晚上睡觉的时候，它们才会交流。

可怜的洗衣机抱怨你袜子的臭味，智能电视受不了重复看同一部电视剧的那两集，每天下午你不断地开关冰箱，冰箱感觉自己的门好疼。

它们有点儿暴躁，但它们也是真心喜欢你，别担心。

除了极少数脾气暴躁的电器之外，房子里的其他设备，都是为了你和与你一起生活的人的幸福而设计、制造和编程的。

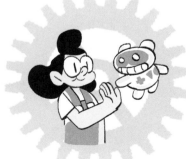

家庭自动化技术，是一门通过使用技术来提高家庭生活质量的科学，一般应用于人类居住和生活的环境中。

得益于现代的家庭自动化技术——这是一个正在飞速发展的物联网分支，你可以控制和提前设置好家用电器，在你想要的时候打开和关上它们。比如，当你在超市购物时，你能知道冰箱里有什么，也可以在你妈妈下班回家前，启动你忘记打开的洗衣机。

别让布拉德生气

智能烤面包机还有一个更可爱的名字——布拉德。布拉德是一个能够传达自己感情的烤面包机，这是意大利设计师西蒙娜·雷鲍登戈的创意。

你不经常用它，它会觉得自己被忽视了。

你经常用它，它会觉得更幸福。

如果它不幸福，布拉德就会通过互联网，连接到一个由像它一样的智能烤面包机组成的网络上。如果它发现其他烤面包机更受欢迎？其他面包机每天都会被打开、使用，布拉德会吃醋的！我们需要马上让它运行起来，告诉它我们爱它！

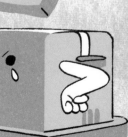

家庭自动化的一千种创意

撇开会吃醋的烤面包机不谈，家庭自动化是一项正经工程。

威廉·佩恩·鲍尔斯不小心成了这个学科的创始人，他在19世纪末创办了一家生产温度自动调节器的工厂，调节器即将改变全世界数百万人的生活。

每个人都可以改变房间温度，决定某个温度维持多久，这样，人们的幸福感会呈指数级增长，同样消耗也会急剧下降，毕竟以前要想住在有暖气的房间里，只能一整天都用最大火点燃壁炉和取暖炉。

同样，美国芝加哥一家大型酒店的客人的生活也发生了变化。该酒店安装了一种在当时很重要的电器——空调，这也是历史上第一家这么做的酒店。

现在对你来说这可能不算什么，事实却并非如此，就像当时还没有人关心怎么去协调舒适与节能、保护地球和废物回收之间的关系。技术的需求正在发生变化，而那些没有在生活中见过某种技术的人，常常会觉得它是空想。

在"智能家居"中（你的家有可能也是，至少有一部分是），通过简单直观的界面和触摸屏，你可以与电器沟通，电器通过互联网连接并互相传递信息，它们聊的倒不是你袜子的味道，它们交流的是管理房子的总系统的运行状态。

你忘了关水龙头？

中央装置能接收来自连接到水龙头外围的装置的信息，并在房子被淹之前告诉你。

有人想偷偷溜进房子？

警报又响了。

在一个舒适、安全的家里，所有成员都能生活得更好，包括

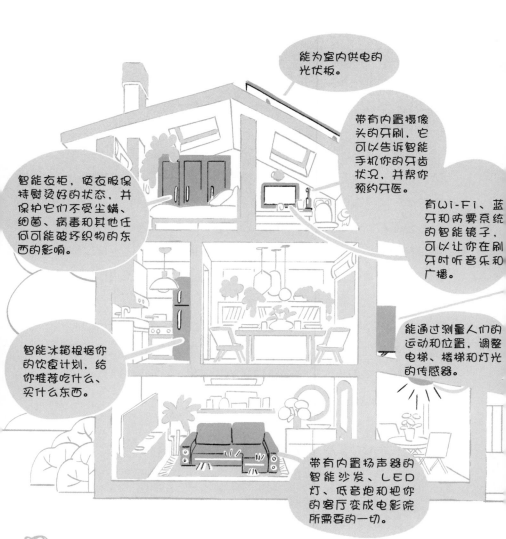

能为室内供电的光伏板。

带有内置摄像头的牙刷，它可以告诉智能手机你的牙齿状况，并帮你预约牙医。

智能衣柜，使衣服保持熨烫好的状态，并保护它们不受尘螨、细菌、病毒和其他任何可能破坏织物的东西的影响。

有Wi-Fi、蓝牙和防雾系统的智能镜子，可以让你在刷牙时听音乐和广播。

智能冰箱根据你的饮食计划，给你推荐吃什么、买什么东西。

能通过测量人们的运动和位置，调整电梯、楼梯和灯光的传感器。

带有内置扬声器的智能沙发、LED灯、低音炮和把你的客厅变成电影院所需要的一切。

孩子、动物、女人、男人和机器人。

当然。机器人也需要舒适的环境。

我们将在下一个问题中讨论。

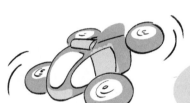

能持续过滤空气的、有计算机操作系统的空调和暖气。

空中的无人机出租车和无人机快递员。

可以让火车以每小时1200公里的速度运行的轨道。

有加固的轮子以运输重物的自行车，它与其他自行车连接，能实时推荐路线。

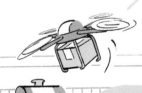

可以压缩垃圾或为公共花园生产堆肥的回收箱。

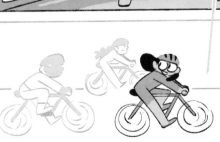

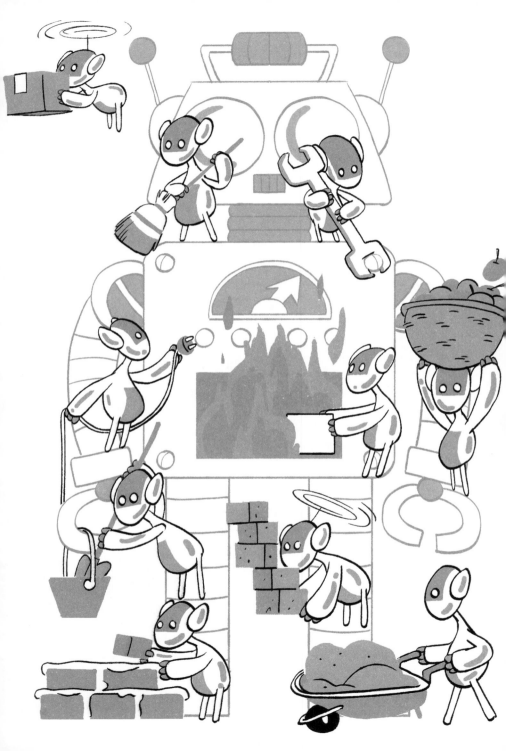

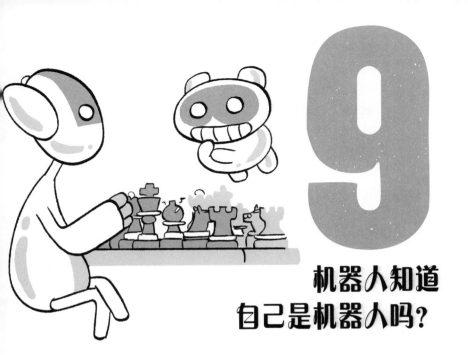

9

机器人知道
自己是机器人吗?

机器人藏在我们中间，它们看起来越来越像人类，而且正在秘密计划着占领世界……

好吧，哎呀，我们不是生活在《银翼杀手》里，这部著名电影想象的事情并没有发生。如果你没看过，就去查一下。

机器人既不好也不坏，它们做事、完成工作。而且它们力量超凡，能代替我们去做累人或太危险的工作，比如拆除炸弹、清洁房屋，一个接一个地拧紧数以百万计的螺栓，或在不健康且难以忍受的条件下工作，它们连眼睛都不眨一下。

有的机器人很有礼貌，尊重你、陪伴你，简直和你的猫一样好，但是它们不会发出呼噜声。

所以，几千年来我们一直在试图制造机器人，给它们起不同的名字。

炼金术仆人

人们认为有些炼金术士知道如何用马粪孵化小矮人做仆人。从复活死人的传说里诞生了弗兰肯斯坦的神话；而从赋予黏土生命的神话中，诞生了魔像的故事，据说拉比能通过在魔像额头上的魔咒唤醒黏土仆人。

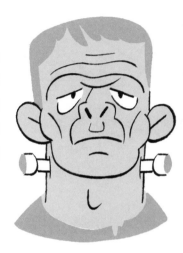

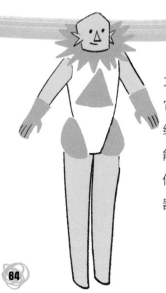

机器人

机器人源自捷克语Robota（即"苦力"），作家卡雷尔·恰佩克在1920年用它来描述机器仆人。一般来说，机器人是被编程做重复性工作的机器，但是随着人工智能的发展，它们也开始自主在某些小事上做决定。你的全部家用电器都可以看成是机器人。

小型机器人

这些是最早的以机械方式复制有生命生物的试验品，包括舞者、棋手或穿盔甲的骑士。显然它们自己会动。

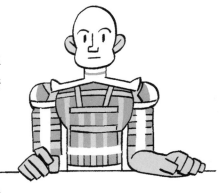

安卓

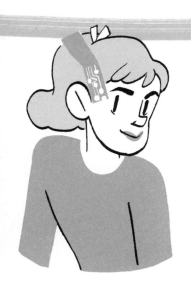

19世纪，"安卓"指的是具有人类特征的玩具。现在它是具有某种形式的人工智能设备，人们可以与之互动。最著名的包括：日本的阿西莫（本田公司），一个背着包的小宇航员；被设计成电影明星奥黛丽·赫本模样的索菲亚（汉森机器人公司）。

赛博格

赛博格是机器人科学的前沿研究成果，代表了机器人科学的未来，它结合了生物和电子或机械结构，现在有很多假体都以这种方式运作。在未来，可能我们会拥有像《终结者》中的T-800一样的机器人。

从古中国到3D机器人

公元前10世纪，中国的偃师制作了类似真人的木偶，它还能和着乐拍唱歌跳舞。木偶是由木材和皮革制成的，大量胶水把各个机械部分固定在一起。

我们不知道偃师的自动木偶唱得怎么样，能不能在超级机器人大战中获胜，也不知道它能不能连跳一小时，和网上风靡一时的波士顿动力公司的机器人一起跳舞，但是我们知道，古希腊人也曾痴迷于创造类似人类的机器。几个世纪后，超级天才达·芬奇也设计了能够站起坐下、转动脑袋和张嘴的机械骑士。

18世纪，法国发明家雅卡尔·德·沃康桑制造了一只能力惊人的鸭子。它不仅会飞、会叫、会吃，还可以消化，甚至也能拉屁屁……

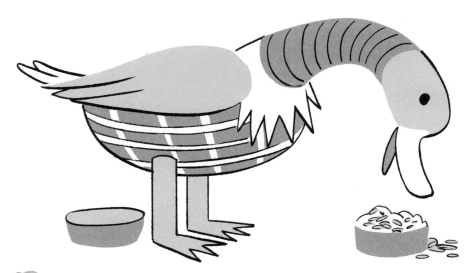

恰恰是在18和19世纪之间，机器人研究有了飞跃式发展，这既与全世界的工业发展有关，也与精神主义概念的出现有关：灵魂和机器、身体和机器这两组元素逐渐融合。

在同一时期，作家玛丽·雪莱创作了作品《弗兰肯斯坦》，这并非巧合，弗兰肯斯坦创造了一种生物，这些生物是由在各处捡到的人体零件组成的，一股奇迹般的电流流经，它活了过来，变得有生命力。弗兰肯斯坦的故事为人类过去和现在都在面临的最大的问题之一提供了答案：如果技术失控，会发生什么？

> "19世纪的机器人技术中，人们试图融合身体、灵魂和机器。"

到了20世纪，热衷于科幻小说的俄罗斯作家艾萨克·阿西莫夫也问了自己同样的问题，当时他提出了"机器人学三定律"。

仅仅几年后，1961年通用汽车公司在其汽车生产厂安装了有史以来第一个机器臂，同时，在日本出现了最早的具有人类特征的机器人。

从那时起，我们把可怜的机器人送到能把螺丝都冻住的南极洲，送到海洋深处，送到山顶，甚至送到火星。

你可能想问它们会不会思考、在想什么，想问它们觉得你怎么样？

事实上，我们已经问过自己这个问题了，并且它已经变成了一门研究学科——机器人伦理学。日常伦理中的重要问题也被放到了机器人身上：跟你的妈妈撒谎还是永远跟她说实话？假装头疼不参加考试，还是直面糟糕的成绩？

　　所以，在向机器人提出类似的问题时，我们必须确保它们的发展完全是为了知识的共享和人类的福祉。

　　这些福祉需要触及每个人的生活：就像第一批移动电话非常昂贵一样，现在家用机器人也非常昂贵。那么，如果家用机器人只是富人的另一个奢侈品，那还有什么意义？

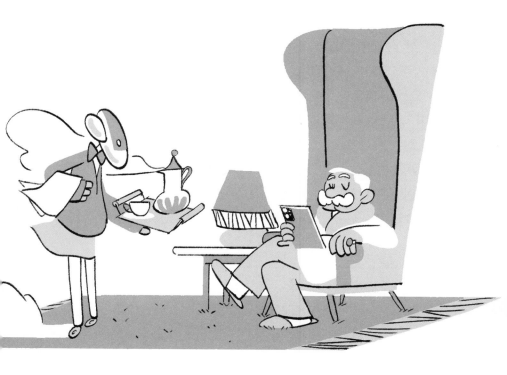

宠物机器人

机器人狗

超级机器人狗能够背负多达180kg的材料跨越世界上最崎岖的地形。Cheetah是一只超现代非洲豹，跑得比博尔特还快，能跳过40cm高的障碍。

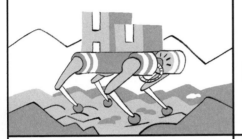

蜘蛛侠

一种机器人蜘蛛，可以在井和工业厂房中最偏远的接缝处进行焊接工作。

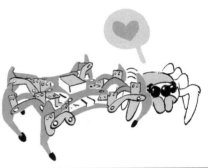

无人机小蜜蜂

授粉是地球上的生命必须进行的活动，可惜的是，由于蜜蜂的数量越来越少，它们很难正常授粉。一种无人机小蜜蜂诞生了，它可以像真正的蜜蜂一样给花朵授粉。

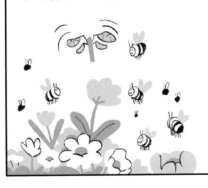

机器海豚

由加利福尼亚动画专家设计的270kg重的机器海豚，在水族馆中能像真正的海豚一样长大。

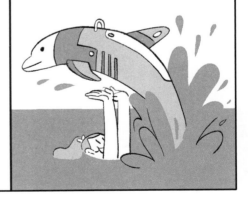

给朋友一个机器人

所以，你想给朋友买个机器人吗？

你喜欢派博吗？

这是一种日本家庭机器人（日本是机器人研究领域的领先国家之一），它们可以跟人聊天，了解人们的需求和情绪。你想想，有的连锁服装店已经"雇用"它做售货员啦！

还有罗密欧，一个被设计用来在日常生活中帮助老年人的人形机器人，可以帮老人提购物袋、帮助他们下床。

位于热那亚的意大利技术研究院多年来一直在研究iCub，这是一种可以移动、爬行、看、听的儿童机器人，它可以通过经验获取信息并不断改进。iCub对儿童学习过程的研究有巨大帮助，这些机器人每天都在变得更像我们。

有一个你的包裹！

目前只有美国华盛顿州的斯诺霍米什县使用这种技术，不过也许有一天你也能见到这样的场景：包裹不再由真人配送，而是由配备了轮子、传感器和GPS的机器人运送。这是一家大型电子商务公司的点子，而且就像人类劳动被机器取代时常常发生的那样，它引起了很大争议。

拓展研究

机器人学三定律

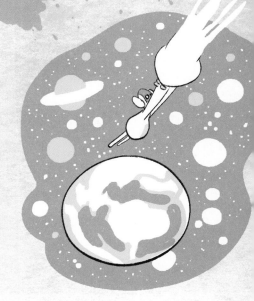

第一定律

机器人不能伤害你，或者目睹别人伤害你而袖手旁观。

第二定律

只要你的命令不违背第一定律，机器人必须服从人类给予它的命令。

还有阿西莫夫在多年后补充的第四定律。

第三定律

只要不违背第一和第二定律，机器人必须尽量让自己生存下去。

第四定律

机器人不得伤害人类，也不得让人类因其不作为而受到伤害。

最后一条法则从针对你——机器人的主人，转移到了作为人类整体一员的你身上。

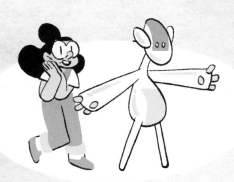

去上学的机器人

现在机器人学校越来越多，不过这可不是机器人或铁皮脑袋组成的学校，而是学习机器人技术的学校。有些在线课程和很多工具箱可以帮你学习机器人科学，当然也会引导你一步步地制作你的第一个机器人——说不定你能做个金刚战神。

网络上有很多教育平台，比如非常有名的Arduino平台。它用起来很容易，你可以在上面创建交互项目，学习激活小电动机或开LED灯。

金刚战神

《UFO机器人古连泰沙》（又称《金刚战神》）诞生于日本，故事源于一位法国商人的灵感。后来它来到了欧洲，又到了意大利。1978年，金刚战神瞬间变成了全意大利小女孩和小男孩最好的朋友，而且，它可能是有史以来最著名的机器人。它的盔甲闪闪发光，还有它的太空戟、银河系冒险，在全球大获成功。但是，这样一个"暴力"（不过它是正义的）的机器人对儿童的思想有好处吗？20世纪70年代末的家长，曾经问自己这个问题，就像今天的家长对平板电脑和智能手机的担忧一样。你需要让他们不再忧虑：在学校努力好好学习，然后正确使用电子设备。

当然，如果你喜欢这个学科，为了更好地理解它，学习一点编码和编程的基础知识可能会有用。

伟大的天体物理学家斯蒂芬·霍金曾经说过，机器人是回答21世纪几乎全部未解之谜的先决条件。

你害怕数学吗？如果你长大后想在机器人行业中工作，你就必须克服对数学的恐惧，这个行业在世界各地都有巨大的发展，包括旧大陆——德国、瑞典、丹麦、比利时和意大利，在世界上工业和高度自动化部门使用机器人的比例上，这几个国家排前十。特别是在意大利，金属加工行业的机器人使用率比世界平均水平高五倍。因此，为了建立共同未来，我们必须拧好一颗又一颗螺栓，设计一个又一个代码。

对女孩来说更是如此，事实证明，她们非常优秀，女孩有能力在男孩认为只属于自己的领域中击败他们。也许，她们能将美好的人性和共情能力带入源代码中。

人工智能需要人类的智慧，它不只需要做快速计算。它是一个整体。

总而言之，它需要你。

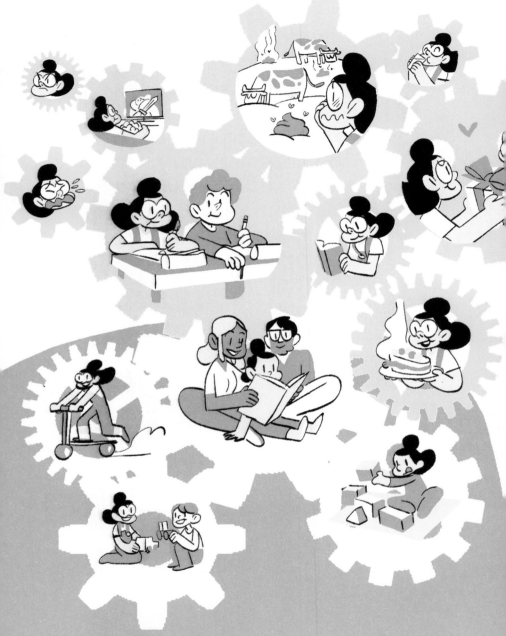

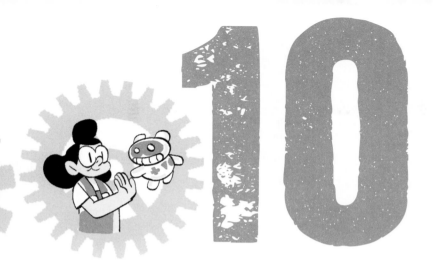

人工智能真的智能吗？

存在非人工智能吗？

好吧，听着：我们也不想让你的生活变得更复杂。

智力是各种生理和心理能力的结合，智力首先是来自经验，而经验是一系列非自然刺激的产物。

你之所以能聪明绝顶，也是因为父母从你婴儿时期起就开始对你进行"编程"，他们给你读故事，跟你说话，用某种方式向你展示世界，把你和他们、和其他人联系起来。然后，你继续通过上学来为自己"编程"，如果你不上学，也能通过读书、看电视剧、电影、动画片、上网来为自己"编程"。

你之所以这么聪明，也是因为你的感觉器官（眼睛、鼻子、嘴巴、手、耳朵）多年来一直在储存大量的数据和越来越多的信息，它们可以被你的大脑利用、识别和重复使用，然后用一种特别的、自己独有的方式将其关联起来。

还有什么比刚挤出来的牛奶或刚用动物粪便施过肥的田地闻起来更有生命力呢？

不过，有可能山顶洞人——生活在农业革命之前的人——并不觉得粪田臭，不然他们怎么在用一只手捏住鼻子的同时发明车轮？

"一切都是智能，一切都是人工。"

一切都是智能，一切都是人工，包括拿叉子、做算术、写汉字、系鞋带、了解你需要在何时安慰他人等等。

人工智能在一方面是关于记忆的问题：计算机是无懈可击的，精确而强大，而且它做的工作是重复性的，总是在以同样的方式运算，所以从人的角度来看，这……非常无聊。它不能让事物联系起来、不发明、不创造、不能忘掉数据（不能有意识地忘记），而你总会忘记你奶奶的生日，一旦意识到这一点，你会立即编造一个借口或临时找一个礼物来弥补，这些事情是难以预料的，也是人特有的。

但是我们也不能直接下结论说，计算机记忆是对人类大脑的威胁，会让我们失去认知能力，成为没有任何个人记忆的、在大街上游荡的僵尸。

　　埃隆·马斯克，一个想把每个人至少是那些买得起票的人带上太空的美国亿万富翁，已经开始生产可以植入我们头部的电极了，这种记忆卡可以增强我们大脑某些部分。这是恐怖电影吗？为什么要这么做？世界上有多少人因为安装了心脏起搏器或人工手臂而得以继续生活？如果能把你在艺术史课上学到的东西都放在一个芯片上，这不是个好主意吗？

　　难道不是吗？

　　还是说，把拉丁文放在芯片上会更好？

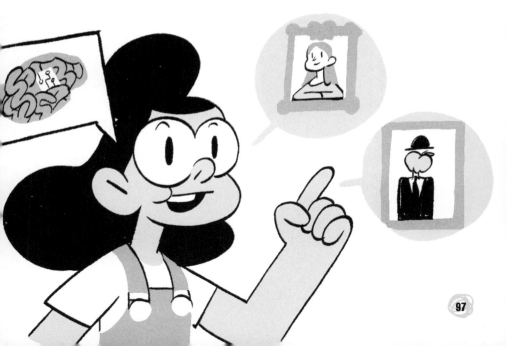

很高兴认识你，AI

人工智能是目前备受关注而且很有趣的研究领域，特别是因为研究者都是极其聪明的人！

自20世纪50年代以来，人工智能专家一直在思考如何将某些推理或解决问题的过程转化为复杂的数学公式（算法），这样就可以复制它们了。比如，当你看到地板上有灰尘时，你会拿起扫帚打扫地板。

如果没有扫帚怎么办？

（1）不扫地板

（2）买一把扫帚

（3）用猫打扫

以此类推。

事实上，机器只有"情景记忆"，也就是说你给机器信息，它们就会记住而不做其他事情。但是，人类有"语义记忆"，即对世界的一般知识，所以人能够在相差甚远的概念之间创造性地建立联系。

比方说，你可以告诉机器有的恐龙有翅膀，鸟类也会飞，但它们永远也猜不出鸟类的祖先是恐龙。除非你对它们进行编程，让它们知道。

从某种意义上说，经过一系列机器学习的过程，你赋予了机器推理的能力。

所以，你也是它们的负责人。

人工智能如何工作

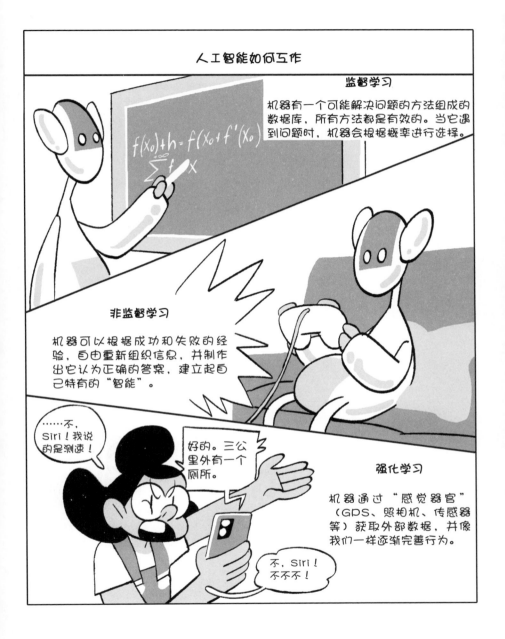

监督学习

机器有一个可能解决问题的方法组成的数据库，所有方法都是有效的。当它遇到问题时，机器会根据概率进行选择。

非监督学习

机器可以根据成功和失败的经验，自由重新组织信息，并制作出它认为正确的答案，建立起自己特有的"智能"。

$$f(x_0)+h=f(x_0+f'(x_0)$$
$$\sum_{\infty}^{\infty}f\,x$$

……不，Siri！我说的是测速！

好的。三公里外有一个厕所。

强化学习

机器通过"感觉器官"（GDS、照相机、传感器等）获取外部数据，并像我们一样逐渐完善行为。

不，Siri！不不不！

人工智能，人类智能

机器永远不会累，它能精确而快速地执行复杂的计算，它有着人类没有的力量。

但是，它也没有我们的直觉或创造能力。

而且，任何不是用数字表达的东西，都不能进入它的脑袋。

深度学习是机器研究的一个分支，它试图缩小血肉和骨头组成的人体，与螺丝和接头组成的机器之间的差距。

我们不知道自己能不能成功。

我们甚至不知道这是不是好事。

毕竟按照我们自己的模样制造机器，意味着它们也有我们的优点，但是也放大了我们的弱点。

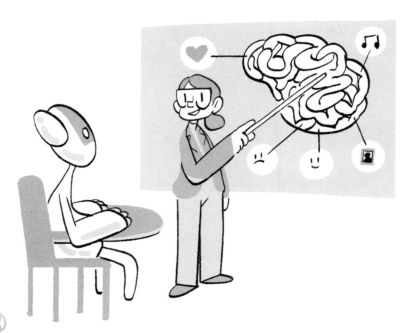

尽管还有很长的路要走，但是直到目前，机器给予我们的帮助是至关重要的。有人认为AI很快就能做复杂的人类工作，如公证员、会计师、律师或金融分析师的工作。

但是，如果机器要写出像这本书一样的作品，它就需要自己决定什么内容有用、什么内容没用、在哪里开个玩笑、在哪里放插图，如果它能做到，人工智能确实会变得跟我们很像。

那我们还能做什么工作呢？

被机器打败

2015年《自然》杂志发表了一篇令人震惊的调研。一台用非常灵活的算法编程的机器，在指令下玩了57个经典电子游戏：乒乓、太空入侵者和其他很老的经典电子游戏。5年来，这台机器在所有的游戏中都取得了令人震惊的成绩，击败了全部专业玩家。

机器之所以能做到这一点，是因为它们能从错误中学习，无限尝试各种游戏组合，甚至能开发出连程序员都没有想到的战术。

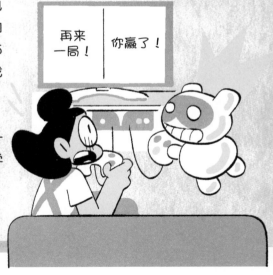

再来
一局！

你赢了！

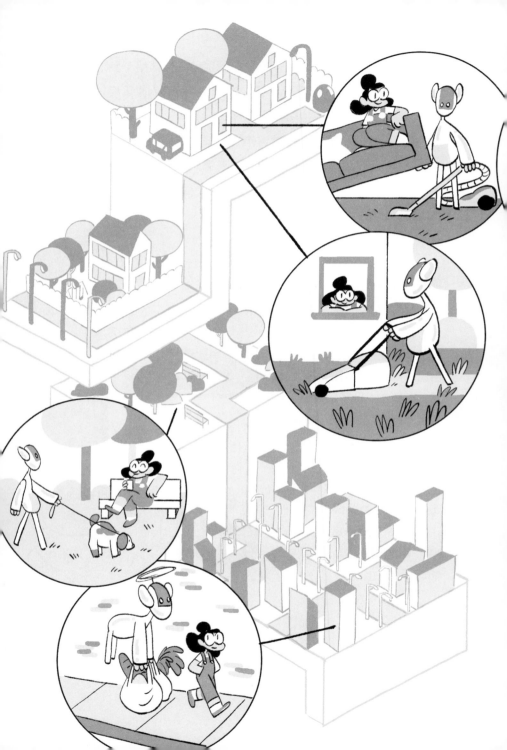

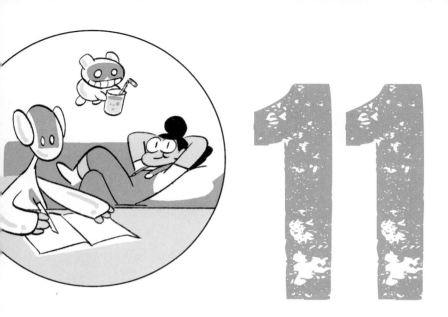

人工智能可以替你思考吗？

　　我们知道你想做什么：你会在第一时间买一台能代替你思考的机器，把它放在你的房间里，看着它做功课。

　　或者你会把它放在花园里：在你设计下一个伟大发明时，它负责修整草坪，而"开底器"马上就会被发明出来了。

　　这些想法会让你害怕吗？

　　你是不是暗暗觉得，随着机器变得越来越聪明，有一天它们会组成联盟来反对我们，并接管这个星球？

有很多电影和小说都讲述了类似的故事，让我们感受到了来自全世界的恐惧。机器在国际象棋、电子游戏上打败了我们，它们在股市上投注的速度比我们快……

　　然后呢？

　　我们有"机器人学三定律"（对的，这是一位科幻作家发明的，但他不仅仅是一位作家，写作只是他的爱好），我们背后有坚实的道德基础。最重要的是，做决定的是我们，机器只是执行。

　　但是，让我们来假设一下，我们将正在收集的数十亿数据放到网上，通过这些数据，我们给机器能让它们变得越来越聪明的任务。它们成功完成了任务，然后某一刻它们可能认为，作为一个物种，人类已经对地球造成了很大的破坏，然后机器人觉得我们是危险的……

　　　　哦，是啊，它们不能消灭我们——有阿西莫夫的机器人学第四定律。

　　　　我们能活得很好，对不对？

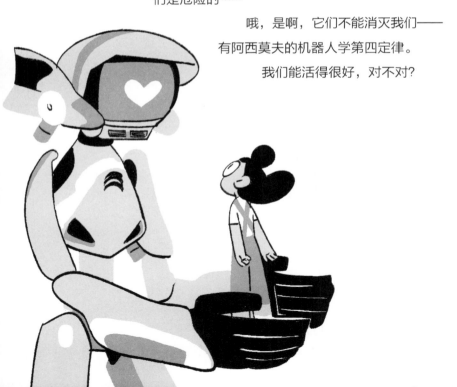

机器能有多聪明

有趣的是，为了测量人类的智力，人们使用IQ（智商）测试，其中包括一系列逻辑问题，但是也不只是关于逻辑的问题。它能测量你的大脑有多敏锐，就像测机器CPU的速度一样。不同的是，用来评估人工智能的是图灵测试，测试的是机器以和人相似的方式进行推理的能力。

来学词汇

智商，又称智力商数，是通过回答标准化测试获得的分数，智商测试以数学方式评估一个人的认知能力，即智力。

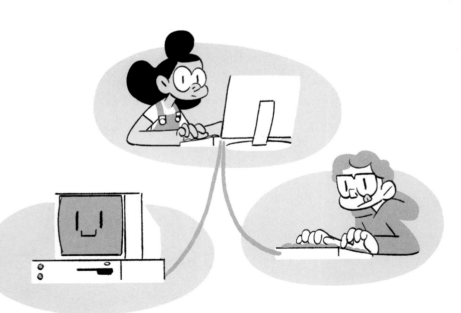

要想通过图灵测试，机器必须回答某个人提出的一系列问题。这是一种"盲测"，也就是说，提问的人不知道哪些回答是机器的，哪些是真人的。

这也是图灵测试被称为"模仿游戏"的原因。如果机器给出的答案与人的答案基本相似，换句话说，如果它成功地欺骗了考官，那么它就通过了测试。

这种测试也证实了人类智力是不同类型智力的组合，包括逻辑的、直觉的、情感的、社会的智力。

弱人工智能，它们是最不智能的机器，只能模仿你的一些基本认知能力。比如，它们有能力击败两位国际象棋冠军：1997年，卡斯帕罗夫被一台名为"深蓝"的超级计算机击败；2006年，克拉姆尼克被计算机"深弗里茨"击败。但是，这些机器并没有其他能力。

强人工智能，可以获得某种经验甚至有自我意识，它们不仅能够在国际象棋、纸牌、各种电子游戏中打败你，而且能够在做这些的时候跟你谈论它们的感受，有可能它们还能够理解你的感受。是不是还挺好？有可能吧，谁知道呢？

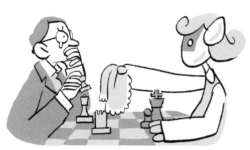

如果你想知道人工智能应该写成"IA"还是"AI"，这取决于你使用的语言：在意大利语中是IA，在英语中是AI（英语把形容词放在前面了）。这听起来像是在搞笑……注意！笑话和玩笑比可怕的、冒险的或惊悚的东西更难编程，因为笑话和玩笑是很难具体定义的。

被机器统治的世界

电影《黑客帝国》于1999年上映，在今天它仍然有现实意义。主人公尼奥是一名黑客，他质疑自己的存在，而墨菲斯则告诉了他答案：尼奥看到的世界是虚拟的，不是真实的。这是一个由人工智能创造的控制人类的项目，由一个名为矩阵的程序管理着，尼奥决定与机器作战，并取得了胜利。在现实中又会如何？

如果你想成为一名人工智能专家

　　如果你想成为地球上最伟大的人工智能专家，并且希望能一下子回答所有关于机器的重要问题，比如：它们真的会思考吗？它们真的像我们一样思考吗？为什么每次我要用手机的时候，它就没电了？

　　继续努力吧，你能行的。

　　在不久的将来，人工智能将成为人类工作、创造和进步的重要领域之一，而且它肯定也需要你的帮助。

　　要想成为人工智能领域的佼佼者，你首先需要有充沛的热情，在任何领域都是如此。但是，在这样一个快速发展进步的领域，你需要保持信息通畅，多去学习，有时甚至要学习与你的研究没有直接关系的东西。

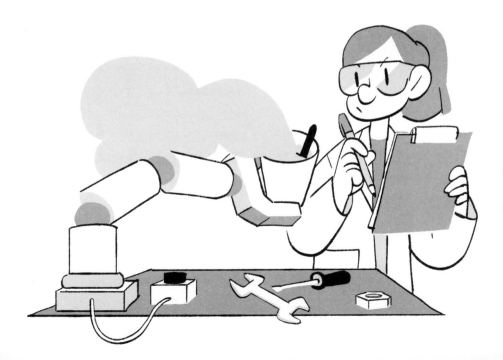

马克·扎克伯格和埃隆·马斯克，他们在博客和社交网络上发表了演讲和文章，你可以下载、研究。

当然，这些文章很多是用英语写的。我们知道你已经在努力了，但是，英语是必不可少的：人工智能的世界是讲英语的。

所有的一切你都可以在网上找到，有很多课程、教程、非正式的学校，有很多是免费的。比如，谷歌就有自己的人工智能绘图平台AutoDraw，它甚至能在你画完之前就猜到你在画什么。

如果你对科技还有更多热情，想进一步研究它，你可以在步入大学之后选修相关课程。世界上有很多在科技上有卓越发展的城市，无论你住在哪里都能找到，就是选择起来并不容易。

"从网上，你可以找到需要了解的一切。"

记住一件事：人工智能不只是数字，最重要的是它的创造力。我们正在发明新的人工智能，而且有创造力的人最有可能发明那些尚未存在的东西。只有在他们成功之后，大家才会说：我就知道他能行。即使是一张数据表格，也可以用一千种不同的方式来解读。

而且总有一种新的、有创意的方法来做某件事。

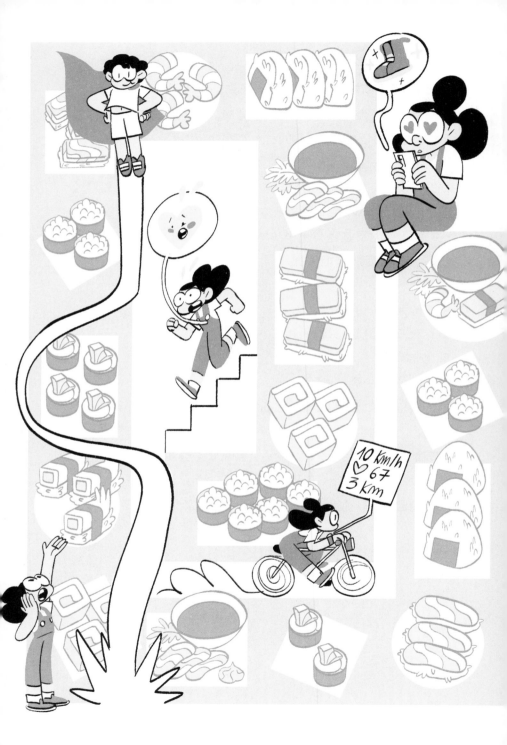

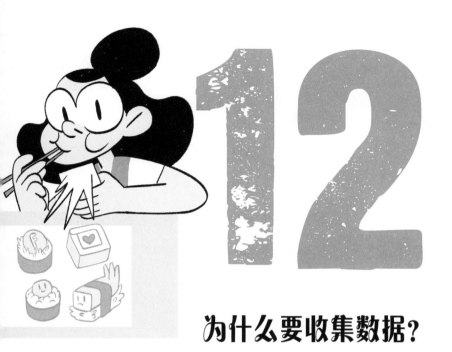

为什么要收集数据？

你今天几点钟起床？昨天呢？一个月前呢？

你早餐吃了什么？

你在电视上看了什么？看了多久？你什么时候停下不看了？你什么时候又开始看了？

你跑下楼梯时的心率是多少？

你骑了多远的自行车？你走了哪条路？你什么时候换的路？为什么？

好了，好了，停下。

最后一个问题：你知道世界上每天有多少人用社交媒体吗？

答案是35亿，占世界人口的45%。使用社交媒体会产生数据，很多数据，大数据。

当数据变成大数据时

有可能你没意识到，其实你每次连网和浏览网站时都会产生数据。

连网或者不连网都会产生数据，电脑也会记录：你多长时间连一次网？你什么时候连网？你什么时候不连网？

还有你为那双超酷的鞋子照片点的赞、对朋友发的消息的评论、下载的应用程序、浏览器的搜索记录"有没有应用程序翻译小猫的呼噜声"，以及为"开底器"注册互联网域名的申请www.kaidiqi.com。

每4小时你会积累大约12GB的数据，再加上电子邮件以及这些数据所涉及的内容，最后会有很多数据。

我来保护你！

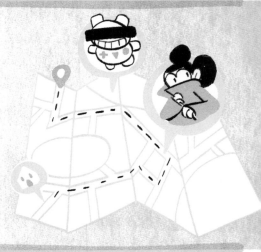

互联网巨头在数据保护方面已经有所进步。比如谷歌地图可以让你隐身浏览，这样你就不会留下任何关于你要去或想去的地方的痕迹。同样，谷歌地图的"街景"则掩盖了人脸和车牌。WhatsApp会对你的聊天记录进行端对端加密：只在你的设备上保存数据，而不会分享这些数据。

所有这些数据在谁手里？他会用它们来做什么？

互联网上有一句老话：如果产品是免费的，那么产品就是你。

你的邮箱是免费的，是因为系统会分析你如何使用它。在系统眼里，你的行为很有趣，而且你会变成产品的目标客户。

你知道毡垫吗？就是有的人为了不破坏地板，而精心贴在家具下面的那些小橡胶方块。会不会有人想知道谁想买？买多少？

再比如说，如果银行把保护家具不受划伤作为判断人是否认真负责的标志，那么，购买毡垫的人就会比连毡垫长什么样子都不知道的人更有可能获得贷款。这很不可思议，是不是？

"如果产品是免费的，产品就是你。"

你有没有这样的经历：用电脑鼠标给那双超酷的鞋子照片点了赞之后，你神奇地发现在你的智能手机上蹦出了相关广告，或者是它出现在了其它社交平台上？

这倒不是魔术，你的房间里没藏着微型摄像头，也没有人形机器人躲在衣柜的黑暗中偷偷看着你。这只是数据分析团队卓越工作的结果，这些工作人员是大数据丛林的无畏探索者，他们能通过复杂的算法，分析和解释你的数字信号，从而给雇佣他们的公司提供信息。

他们会知道你平时读漫画、你的弟弟还很小、狂欢节就要到了。然后，砰！他们给你推送了关于超级英雄服装的广告。

这个广告是为你量身定做的，而且推荐的衣服尺寸跟你的弟弟穿的一样。

数据是谁的？

从技术上来说，你的数据就是你的。

不过在实践中，要想保护好自己的数据其实不那么容易。

每次在互联网上看到"允许网站使用cookies"时，如果点"是"，你的数据就会被推送出去。这叫网络饼干（cookies），也就是你在浏览网站时留下的信息碎屑，别人可以沿着这些碎屑再次找到你，就像意大利童话里的小拇指。

你需要知道，在互联网上你无法看到所有东西。你可能觉得很多内容或是观点是随机推给你的，其实并不是。你看到的是互联网认为最接近你生活的内容，这是基于你在一天、十天、一百天前看的东西推荐的。如果你支持英国球队，系统会试着先给你推送关于英国球队的好消息，再给你看坏消息。以此类推，全部都是这样。

有什么办法可以拿回我的数据吗？没有，但是也没人会把你拴在电脑上。

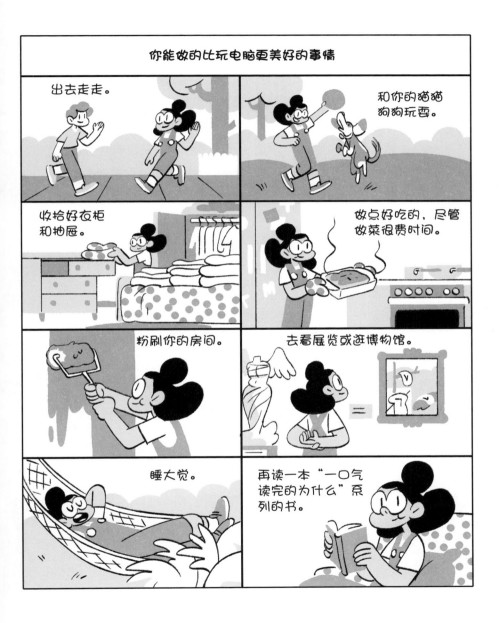

小心大奖

太棒啦！您是我们的第100万名客户！点击www.sheidian-sheishijirou.org（"谁点谁是鸡肉"网），赢得一部智能手机。

可千万别点！现在你已经知道这是诈骗邮件了，但是，也要记得向家里那些不太熟悉这些诈骗邮件的人解释一下。

上面的骗局（是的，它真的是骗人的）是一种网络钓鱼诈骗，网上的骗子会让你点击一个链接，并要求你提供重要信息，比如你是谁、你住在哪里、你的信用卡资料、你的手机号码。然

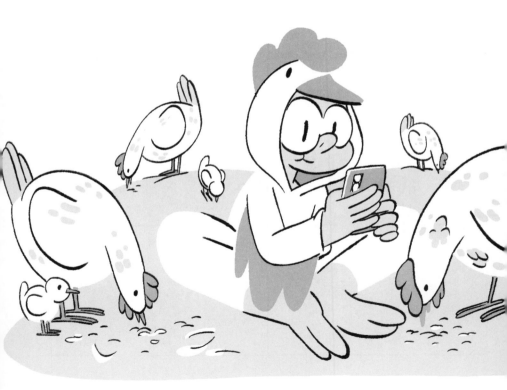

后他们再把这些信息卖出去。

你收到的类似短信叫钓鱼短信，它们本质上是一样的，务必远离它们。

鲶鱼欺诈是一种更复杂的欺诈行为：有人会用虚构的身份社交，并且对你和你的生活感兴趣。欺诈者可能是真人或机器人。如果你上了当并开始给它发短信，它就会把你的秘密拿去卖掉。

勒索软件是一种能感染你的计算机的程序，在你支付一定的金额之前，它会用一种横幅阻止你使用屏幕。

不用说你就知道：别付钱。

你需要用杀毒软件保护自己，但是有的盗窃行为很难被发现。在最受欢迎的500个应用程序中，有93%的应用程序会偷偷用跟踪器，它们在不明确告诉你的情况下窥探你的行为。

它们这样做可能是为了让你浏览网站的体验更加愉快、舒适。不过，我们的下一问题也是关于舒适这一方面的。

来看数据

14岁以下80%的意大利人有一个社交账户，10人中有6人在网上遇到过机器人。2020年，中国有1.83亿未成年网民，他们中的大部分都曾经与聊天机器人互动过。聊天机器人是一种人工智能，它可以像人类一样与你交流。现在，聊天机器人被广泛应用在教育、电子商务、健康、娱乐等领域中。

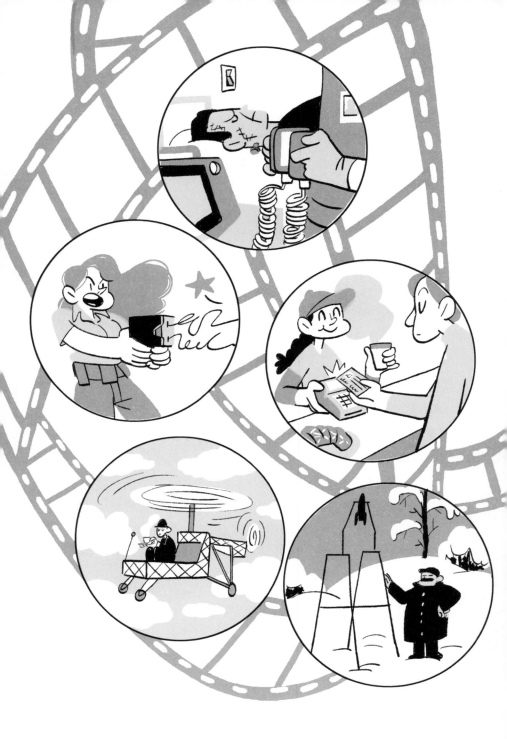

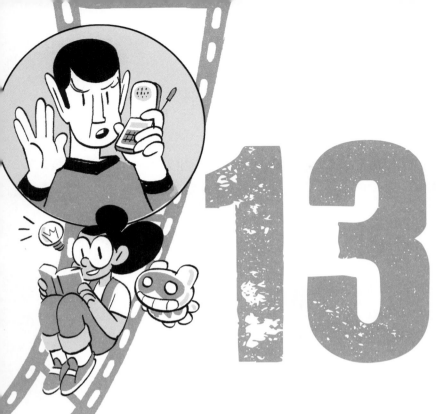

未来的生活会更舒适吗?

　　未来的生活是不同的，这是可以肯定的。

　　就像今天长大的孩子们与20世纪70年代长大的孩子们的生活不同，70年代没有遥控器，电视是黑白的，还只有两个频道。

　　他们出生的时候还没有电脑或手机，能坐上沙发就已经很令人惊奇了。不过，你可能觉得没有沙发听起来更荒谬。

什么？

那时候我不能从沙发上坐着点冰淇淋甜筒外卖？

不是有无人机把它带到我的窗口吗？

科幻小说中充满了虚构的发明，实际上，这些发明有很多已经成为了现实，还有许多其他发明没有成为现实，有的发明还是别变成现实比较好。但是如果说除颤器是作家玛丽·雪莱的发明，这就有点太夸张了。不过，19世纪末，爱德华·贝拉米确实在小说《回顾》中发明了"信用卡"这一概念，这是事实。电击枪（一种手持的放电装置）的发明者美国核物理学博士杰克·科弗说，他之所以会想到"电击枪"是因为他小时候在汤姆·斯威夫特的一本科幻小说中读到过。

"科幻小说一直是很多发明的起点。"

同样，伊戈尔·西科斯基小时候曾被儒勒·凡尔纳的《征服者罗比尔》迷住，后来他设计了第一架直升机。而罗伯特·戈达德之所以能制造出太空火箭，是因为他在赫伯特·乔治·威尔斯的小说中读到过。威尔斯也是《时间机器》的作者。

所以，如果存在时间机器，我们就可以看一看三十年后的世界……

我们会看到什么？

肯定有你的"开底器"和"猫咪呼噜翻译机"。然后呢？

未来我们吃什么?

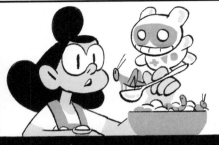

一杯完美的、没有奶的酸奶配上脆脆的混合昆虫

在2020年,对我们的星球最有害的排放物中就有18%是来自密集型畜牧业,而且动物们也很可怜!

一块合成牛排

如果你真的不喜欢虫子,还有合成肉汉堡可选,就像硅谷实验制作的那些汉堡,它们的味道和老式汉堡完全一样,而且没有杀害任何动物。

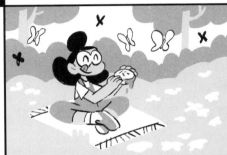

3D烤箱

厨师可以发明食物,然后你可以在家里用3D烤箱打印菜肴,机器会用很酷的方式对食物及其组成部分进行建模。选择、下载、打印、品尝!

巨大的水果和蔬菜

很久以前,胡萝卜是白色的,桃子又小又咸,李子像鸡蛋。为什么它们不能再次变化?

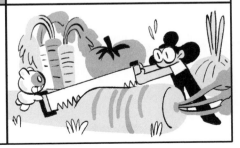

2050年的着装

衣服会自动清洁？

为什么不呢？

澳大利亚的科研人员正在研发一种新织物，它们能通过热量清洁自己。

在编织时，织物中也添加了特殊的颜料，只要简单连接应用程序，就可以改变衣物的颜色。

这还没结束！2050年，你可能会穿碳纤维制成的衣服，当外面很冷的时候，它可以吸收热量，热的时候它可以释放热量。换句话说，会出现四季都能穿的毛衣，基本上你永远不用再费力气去换衣服了。

但是如果这样，他们怎么再向你卖新衣服呢？

你可以穿能跟你说话的训练鞋，这样你的脚就能得到保护；可以穿能将你的健身情况发送给虚拟教练的运动服；穿能让你拉上拉链后连接到智能手机的外套；穿上能通过身体运动为你的设备充电的衣服，就好像你是电池一样。运动可以产生能量，对不对？

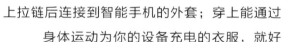

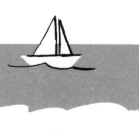

总而言之，织物会变得很智能，极其智能。而且它们是由生物材料制成的，所以对生态也很友好，生物材料可以是蜘蛛网或菠萝的废弃边角料，这些材料在2021年就已经开始投入使用了。

能读懂你想法的衣服

荷兰技术设计师阿努克·维普雷希特创造了它，并将其命名为"穿山甲礼服"，就像穿山甲——一种身体覆盖着鳞片的小食蚁兽一样。这件衣服能根据你的情绪而变化，有1024个散布在全身的微型传感器，能接收和传递刺激。

当你的心情极其平和时，衣服会变成紫色。当你有压力时，它会震动。当你生气了，衣服会变成全黑的。

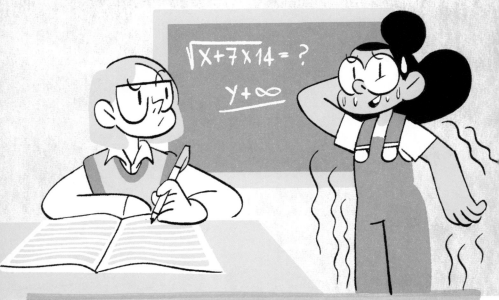

越来越健康

我们希望你身体健康、长久地享受生活。现在的趋势是我们的寿命越来越长，因为现在我们吃得更好，能把自己照顾得更好。

最重要的是，世界上战争更少了。

我们发动的战争更少。

此外，我们活得越久，就越经常记录和给医生发送自己的身体数据，这将成为一种习惯，机器人可能会代替医生处理最简单的事情。

你不信？

机器自动化可以让医生在病情复杂的病人身上花更多时间。现在远程治疗病人也越来越有可能，还有很多医生已经通过手机出诊甚至做手术了。

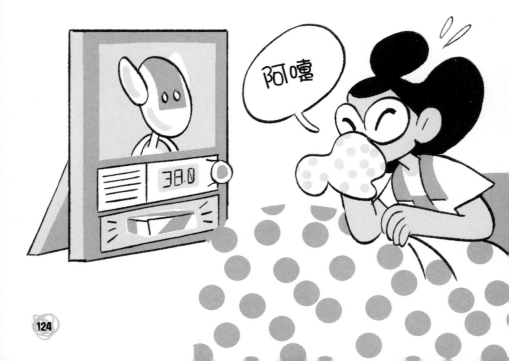

也许技术也能在人情交往中帮助我们，机器能够让我们选择、认识那些没有它可能永远不会遇到的人。

你可以通过应用程序找到朋友，你用它不只是为了在这上面发照片，更是为了关上其他应用程序、让机器人停下，和别人说说话。

聊什么呢？

要不要聊聊在地球上的生活情况？

对。

这也是个问题。

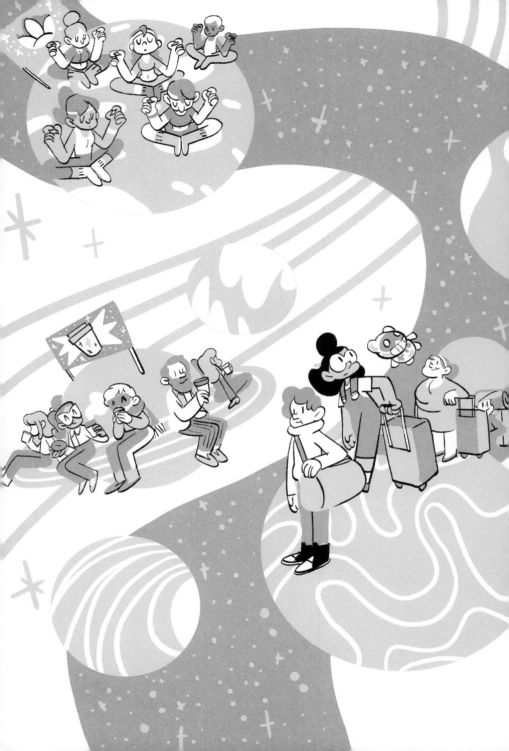

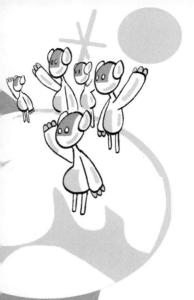
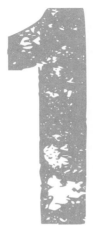
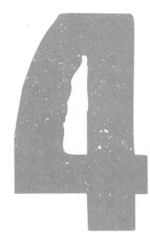

机器人会取代我们吗？

地球上的人口数量越来越多。

但是，如果人数到了100亿，我们真的会考虑去太空和其他星球吗？

如果我们想在火星上生活，我们必须先把它"地球化"，也就是把它变得与我们的星球相似。

要做到这一点，我们必须先把智能机器人送到那儿。

如果机器人太聪明，它们有可能会更愿意把我们送入太空，让自己住在地球上。

问题是：我们会变成机器人的宠物吗？我们会为它们服务吗？有了数字技术，有了可修复和可替换的身体，我们会不会变得越来越像它们？就像赛博朋克小说中的那样？

技术奇点

今天我们创造了机器人，但是如果明天它们创造了自己呢？

"技术奇点"定义的是文明史上的某个时刻。技术发展如此之快，到了"技术奇点"的时刻，人类将无法再理解技术的运作方式。

到那时，不断进化的机器所积累的信息量会是十分惊人的，它会自己储存这些信息，这样它就能在股票市场上赚取数百万美元、赢得大选或者记住世界上所有国家的法律。

科学和计算机领域的伟大人物，如斯蒂芬·霍金和比尔·盖茨，都曾多次警告我们不能滥用科技和无节制地使用人工智能。

同样，直到目前，我们已经见过很多次机器人掌管世界的场景了。但是，我们是带着一大盒爆米花，舒舒服服地坐在电影院里见到的。

直到目前为止。

音乐与人工智能

未来的音乐听起来是怎样的？电子音乐越来越多，这也是现在很多年轻听众喜欢的，年轻人总是在搞音乐。随身听和CD会完全消失。不过只要有人喜欢音乐会，乙烯基塑料唱片就不会消失。我们能听到虚拟乐队演奏，比如Auxuman——一个创意人工智能组成的3D人物团体的演奏，它帮助和支持人类，却并不取代人类。现在一起随着音乐跳舞吧。

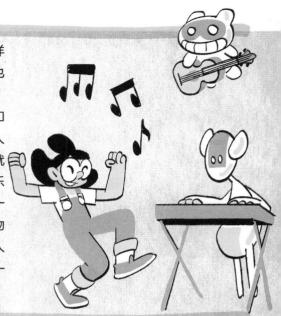

半机器人

现在你已经完全明白了，人类和人工智能之间的互动是有风险的，也是必要的。对于我们这个物种来说，进步是不可或缺的，即使有时需要承担一定风险。

试想一下，现在很有可能实现的是用仿生肢体替换在事故中失去的部分，比如手臂。类似的技术怎样才能改善失去手臂的人的生活？

既然已经知道该怎么做了，我们肯定不会停下，我们从来没有停下过。

基因工程是生物技术的一个分支，能够分离、克隆和修复基因，并让医学研究取得令人难以置信的突破，让人类在地球上以更健康的方式停留更长时间。分子纳米技术和所有关于纳米机器人的医学研究，能让我们大幅度干预、有效治疗很多疾病。更不用提那些抗衰老治疗、可穿戴的智能设备和监测情绪的药物了。

也有很多错误的、不应出现的实验，甚至连长生不老也不再是一种"禁忌"了，整个超人类主义运动，正在通过数百万美元的投资来推动科技研发，目的是让人类不再依赖人体。

可是如果有人把灯关掉怎么办？

人类还怎么感受触摸？

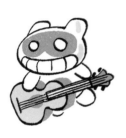

争取长生不老?

2011年，俄罗斯亿万富翁德米特里·伊茨科夫发起了"2045计划"，这个基金会有一个宏伟目标——让人类永生。伊茨科夫的设想是将一个人的大脑，连同其储存的记忆、经验和意识，植入到一个完美的、不可摧毁的机器人身上。他是疯子呢，还是一个有远见的人？如果他能在700岁生日时向我们解释他的计划，那他确实是有远见的人。

我们和它们一起

世界级人工智能专家杰里·卡普兰向大家保证：计算机永远不会比我们更好，因为它们与我们不同。被编程后它们获得了计算能力，但是它们没有人类的感受和判断能力。

我们可以相信它们吗？可以，来吧！

这也是因为我们将需要尽一切努力，让我们的技术在最有趣的挑战之中胜出——征服太空。

一边有它们，这些机器拥有计算能力和仿生力量，它们的电路不知疲倦、永远年轻。

另一边有你，带着你的发明和创造力，实现某个愿望。

欧洲航天局（ESA）最近更新了宇航员培养计划，如果你想成为一名宇航员，就必须完成该计划，这是一个综合了学习、技术和体能训练的计划。在你准备的时候，其他人负责设计、发明和建造，而在模拟月球环境的训练中，你也能体验到太空的生活条件。培训需要数年时间：你必须学习俄语、工程学、数学，且都要达到超高水平。

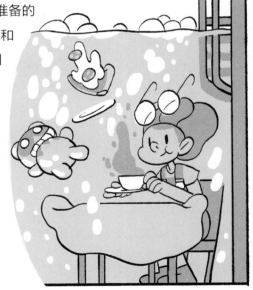

想象一下，在为模拟失重行走而建造的巨型游泳池中潜水和游泳，会是什么样的感觉？

我们正试图找出阻挡太阳辐射的最佳方法，在太空中，太阳辐射不像在地球上那样能被大气层过滤掉。

我们也在研究如何训练自己以应对太空"碎片雨"。

或是研究如何在外部环境变得太过混乱之前，收集留在太空中的废物，如旧卫星、飘浮物等。

还要研究用什么、怎样在其他星球上建造我们的家园：我们是从地球上带来功能齐全的家，或者在星球表面下挖掘一个栖息地，还是利用当地的土壤建造房屋。

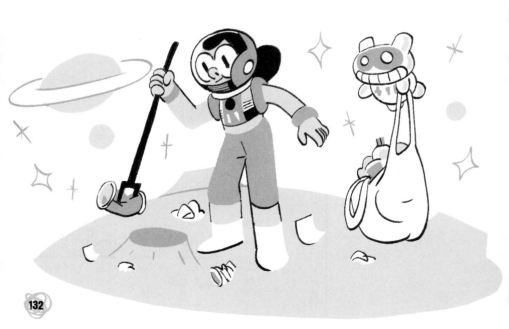

这听起来是不是很超乎想象?

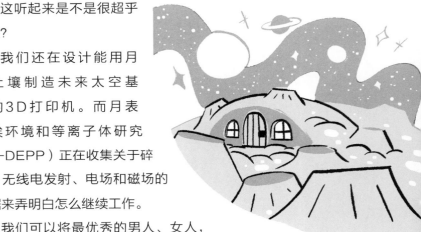

我们还在设计能用月球土壤制造未来太空基地的3D打印机。而月表尘埃环境和等离子体研究（L–DEPP）正在收集关于碎片、无线电发射、电场和磁场的数据来弄明白怎么继续工作。

我们可以将最优秀的男人、女人，或者将我们最好的机器人送入太空，又或者把他们都送入太空。

机器人可以帮助宇航员更好地移动他们的手，因为要想戴着手套移动手可不容易！你可以先试试用足球守门员的手套，打好一个鸡蛋而不让它从杯子里蹦出来，然后我们再讨论。

其他机器人、先进的太空漫游车可以在行星表面移动，而宇航员则坐在旁边分析数据，或者观看他们最喜欢的电视系列纪录片——《蓝色星球》。

现在，我们越来越需要清洁技术了。

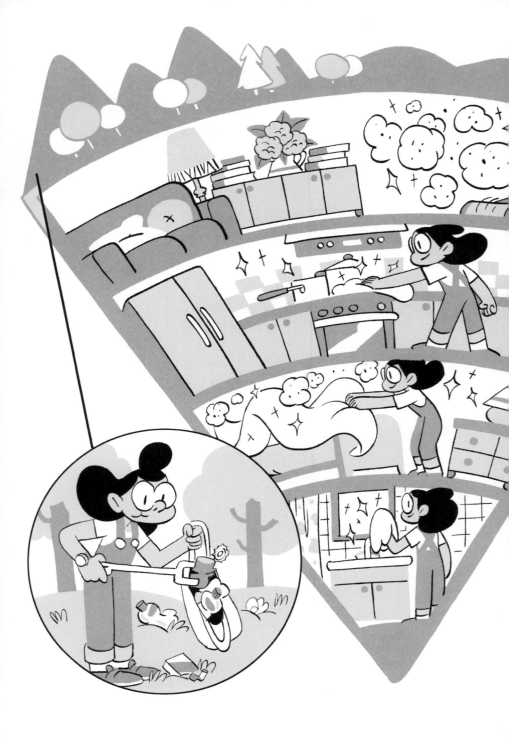

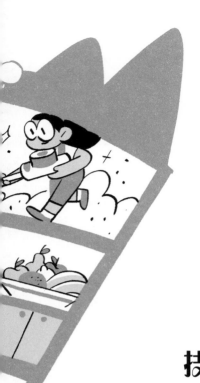

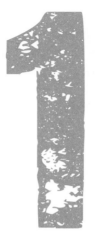

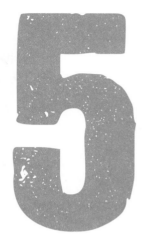

技术可以帮助地球吗？

技术不仅可以帮助地球，而且必须帮助地球。

人们从燧石开始，制造出火箭，走向星辰。

或者说得更有"远见"一些，人们也会见证你的功能齐全的"开底器"的诞生。

多么美好的旅程。而且我们不用离开家乡，不用离开我们美丽的蓝色星球。后面会有人给我们解释为什么不叫它水球，而叫地球。正如你的父母教育你的那样，家必须是整洁的。如果在过去我们没能做到，那么，为了保护我们的地球，我们首先必须修复它。

除了这种想法，你还需要两个工具——实现它的耐心和实践时的热情。

计划性淘汰

有很多东西被故意做得很快就会破损或损坏，所以你就不得不买新的，这叫"计划性淘汰"。比如，你的手机电池在用了18个月后突然坏掉了（这种情况经常发生：苹果公司为此在诉讼中赔了上百万美元），或者你几乎不用的打印机墨盒突然自己报废了（惠普也因此被起诉了），这样做的目的是逼你为不需要的技术设备买单。而且这并不新鲜：早在1924年，灯泡制造商就推出了"太阳神计划"，把灯泡寿命设定为不超过1000小时。

今天用3D打印

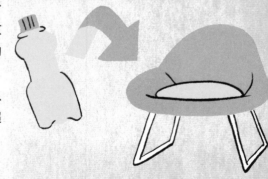

离你家很近的地方有一个数字化制造公司，即一个回收塑料、用3D打印机创造物品的公司。3D打印市场持续增长，根据预测，2025年该市场收入将为240亿美元，2027年将超过400亿美元。

真不错！

不同的是，现在你知道他们这么做了，而且像你一样，很多人不喜欢这种事，他们会就此讨论、给出建议。所以，在买任何技术设备之前，请你先阅读互联网上对它的评价，试着不要只凭外观买东西，而是买看起来能用最久的物品。

然后你就可以说，你手中掌握着的技术能让我们的家园保持清洁。

走向未来：循环技术

技术创新正在改变世界，但是，如果不能进一步关注地球的健康，就无法改变世界。

要想更加尊重地球，首先我们不能乱丢东西。每年需要115000辆卡车来堆放世界上出现的所有电子垃圾，这么多辆卡车连在一起有地球周长的一半那么长。这是因为你和我们，还有很多像你和我们一样的人，扔掉了还能继续用的手机和耳机。

在未来的世界里，我们将越来越多地讨论循环经济，这种经济模式基于一种革命性理念——"废物"不存在。

我们现在扔掉的东西可以被重新利用，在我们看来已经达到生命终点的物品可以成为其他物品生命的开始。比如，我们可以用旧轮胎制造鞋底，通过转化空气中的二氧化碳生产塑料，用没卖出去的蔬菜制作织物染料。这只是几种想法，目的是鼓励你也想出新方法。

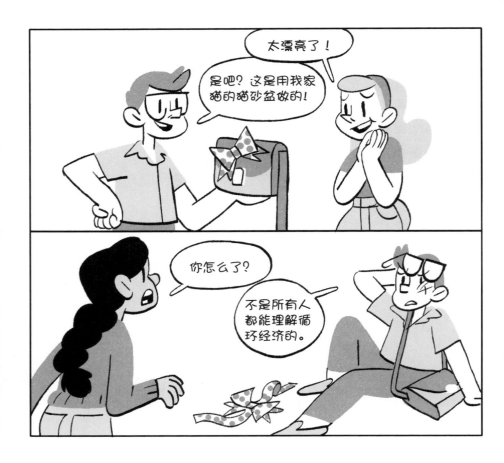

可持续，就是使用可回收的、对环境影响较小的原材料。同时我们也需要节约能源、寻找新的方法储存能源、以节能的方式生产能源，而这方面的技术也是人类在未来必须解决的另一个重要问题。

重大的技术发明需要一种"绿色意识"，比如太阳能窗户；日常的小细节也能体现"绿色意识"，比如刷牙时关闭水龙头。

回收很酷

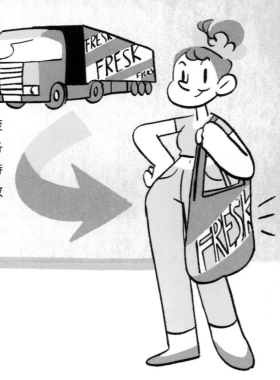

在意大利和世界各地正涌现出这样一批公司，如Fresk，它们回收各种废物，并用废物创造出超级时尚的产品：用旧卡车防水布制作的手袋；用废弃食品纤维制作的打包袋；各个电商网站，都在推销由可持续和耐用原材料制成的零排放产品。

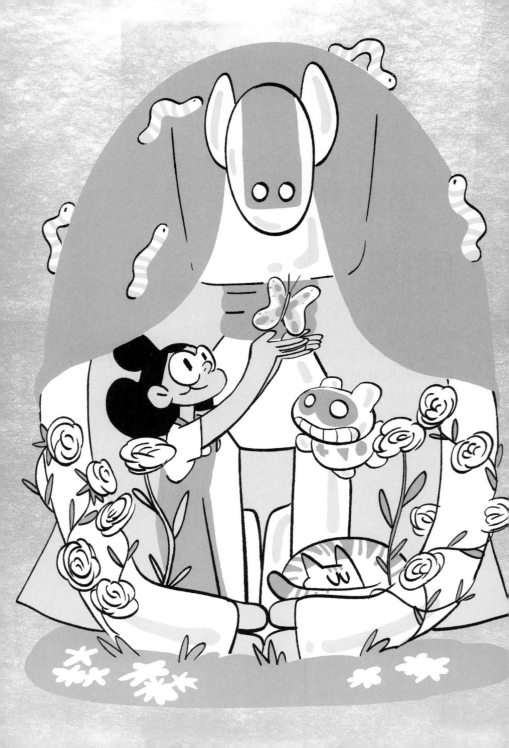

问候与告别

在近年来所有的创新者和思想家中，我们想向你介绍两位。

第一位的名字叫杰伦·拉尼尔，他被《时代》周刊评为2010年100位最具影响力的人之一。你可以在网上找找他的视频，听听他对社交媒体的看法，以及他辞去在硅谷的工作的原因。这是因为他不想变得像机器人，这里指的当然不是像金刚战神那样与银河系入侵者作战的机器人，而是变成没有人性的机器人，变成那种把我们所有人的生命和梦想当作一场游戏的、身体强壮但心智不成熟的机器人。

请你记住，电脑和手机是伟大的工具，但是这并不意味着你总需要它们。几千年来，没有手机我们也活得很好，而这是有原因的。

另一位创新者则有一个梦想。她的名字叫内里·奥克斯曼。在她很小的时候，祖母就教她观察自然，现在她在著名研究中心麻省理工学院工作，并且把工程、艺术、科学和她小时候看到的东西结合起来，建造了世界上最不可思议的房子：房屋的墙体不会变热或变冷，可以自我修复；穹顶由数百万条蚕每天编织的丝绸制成，蚕丝缠绕在机器架子上；起伏的表面由虾壳制成，可以捕捉空气中的二氧化碳，全部都是可生物降解的。这确实是"活"的房子。

　　这也有可能变成你的房子。不过，不管怎样房子里都需要有只打呼噜的小猫咪，帮你研发"猫咪呼噜翻译机"。

　　如果你成功用"开底器"倒着开了瓶子，哇……干杯！我们将是最早和你一起为你的新发明干杯的人。

作者
帕多文尼高 · 巴卡罗尼奥

意大利最受欢迎的儿童读物作家之一，树上书屋创意项目发起人。他出版的读物被翻译成二十多种语言并在世界内销售逾两百万册。纵观巴卡罗尼奥的创作生涯，从小说、儿童游戏书到教材和人文读物等多种体裁都有所涉猎。他还与海狸出版社合作出版了《五十个问题》系列，该系列在全球都备受欢迎。

作者
费德里科 · 塔迪亚

新闻记者，电视节目主持人，作家和意大利儿童爱心推广大使。塔迪亚是位出色的沟通大师，他能通过儿童喜爱的语言绘声绘色地描述出各种事件。同时他也是《我思，我说，我动》的著者之一，并撰写了《五十个问题（儿童版）——五十次改变世界的革命》。

特邀专家
马西莫 · 滕波雷利

物理学家。25年来，他一直致力于传播科技文化和创新技术。他的研究主要集中在人与技术的关系上，以及这种关系对当前和未来的人类与社会的影响。

科学审订
严骏驰

上海交通大学计算机系教授，人工智能专家。

绘者
克劳迪娅 · 拉佐利

1983年出生于意大利佩夏，曾进修于佛罗伦萨的国际漫画学校。2012年，她加入了意大利Mammaiuto文化协会，并定期在"NUKE日记"网站上发布作品。她的印刷作品和网络作品风格多样，既有写实的水彩画，又有技艺高超的简约派画作。

Pierdomenico Baccalario, Federico Taddia
Saremo tutti robot?
© 2022 Editrice Il Castoro Srl viale Andrea Doria 7, 20124 Milano
www.editriceilcastoro.it, info@editriceilcastoro.it
© 2023 for this book in Simplified Chinese language – Shanghai Translation Publishing House
Published by arrangement with Atlantyca S.p.A.

Original title: Saremo tutti robot?
By Pierdomenico Baccalario and Federico Taddia with Massimo Temporelli
Illustrations by Claudia Razzoli
From an idea by Book on a Tree Ltd. www.bookonatree.com
Project management: Manlio Castagna (Book on a Tree),
Andreina Speciale (Editrice Il Castoro)
Editor: Maria Chiara Bettazzi
Editorial management: Alessandro Zontini
With thanks to Elena Peduzzi for her collaboration on the text
Cover and interior design by ChiaLab

图字：09-2023-0674 号

图书在版编目（CIP）数据

人会被机器取代吗？/（意）帕多文尼高·巴卡罗尼
奥,（意）费德里科·塔迪亚著；张羽扬译. -- 上海：
上海译文出版社, 2023.10
（一口气读完的为什么）
ISBN 978-7-5327-9451-5

Ⅰ.①人… Ⅱ.①帕…②费…③张… Ⅲ.①人工智
能－儿童读物 Ⅳ.① TP18-49

中国国家版本馆 CIP 数据核字 (2023) 第 171898 号

［意］帕多文尼高·巴卡罗尼奥
［意］费德里科·塔迪亚 ◎ 著

周卓靖 ◎ 译

大脑是怎样运行的?

上海译文出版社

目录

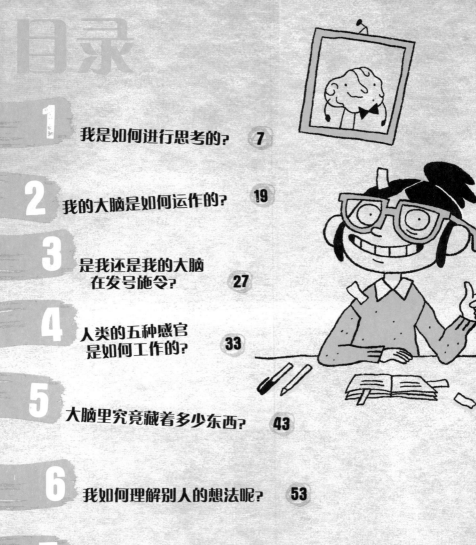

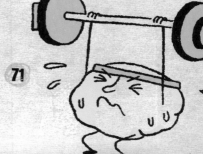

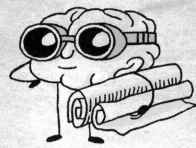
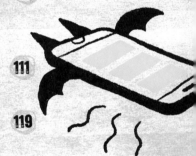
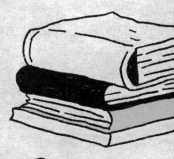

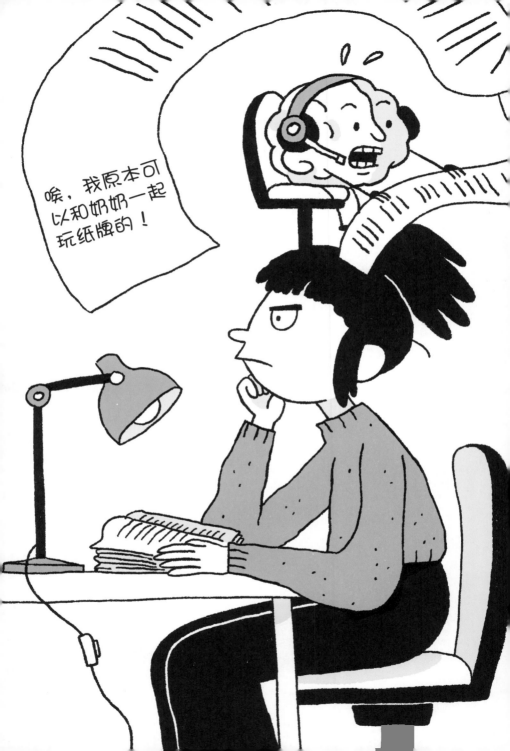

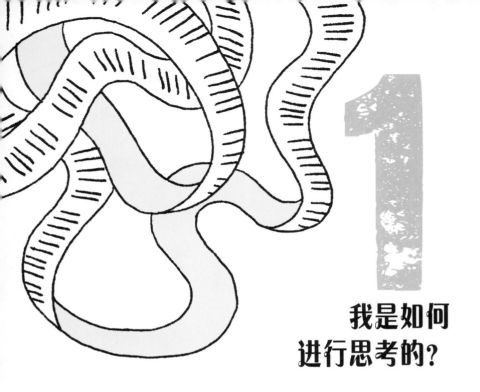

1

我是如何
进行思考的？

嘿，没错，说的就是你。

我们知道你听见了！

什么？我们是如何知道的？因为我们也和你一样拥有高速运转的大脑，而正是大脑及其里面蕴藏的奇妙事物促使我们不断思考。尽管我们猜不透你究竟在想什么，但毋庸置疑你一定进行了思考这个行为。也许你正纳闷，自己为什么要阅读书上这段文字？或者你正在纠结：究竟是谁在进行阅读这个动作呢？是你本人还是你的大脑呢？又或是在考虑除了读书以外有没有其他更有趣的事情？也许你正在畅想未来的生活，或是在怀念过往的点点滴滴……简而言之，无论你手头正忙活着什么事情，你的大脑都在一刻不停地忙碌着。

这时，好奇的你肯定会忍不住提出一连串的疑问。

我们每个人都有大脑吗？

是的。

那每个人都会思考吗？

是的。

既然如此，大家思考的是同一件事情吗？

这倒不是。

这又是为什么呢？

问题的答案看似简单，实则非常复杂。

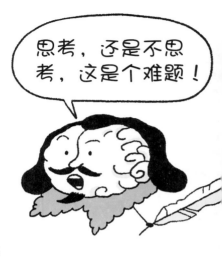

思考，还是不思考，这是个难题！

之所以说其简单是因为，世上每个人的大脑构造都大同小异，几乎都是由数十亿个特殊细胞组成的集群，这些细胞会在肌电信号的作用下不断活动。不过，别担心也别惊慌，与家中常用的电网不同，人体内的肌电信号是难以被感知的。我们的大脑会安稳地待在头骨内部，并且从来不会"关机"，即使在我们睡着的情况下，它仍在孜孜不倦地工作，控制着身体的每一个部位。

尽管单从人体构造上看，每个人的大脑都如出一辙，但暗含在其内部那数以十亿计的微观差异则直接导致了世上每个人迥异的工作方式和生活方式。

换言之，我们每个人的大脑中都蕴藏着学会所有知识的潜力，但实际上从未有人能够真正掌握世间所有智慧。这也就清楚地解释，为何我们既不能像意大利跳水运动员塔尼亚·卡格诺托那样精通跳水，也不能像英国文豪莎士比亚那样笔下生花，尽管我们的大脑结构看似和他们相差无几。

头部以外的"大脑"

用直白浅显的语言来说，位于头骨内部的大脑被称为"脑髓"，在意大利语中有"在头部里面"的含义。人类身体各部位所传输的信息都将汇集在那个神秘的地方并被转化为思想，其中既有来自指尖的触感（"嗯，挺柔软的，手感不错。"），来自舌头的味觉（"谁往意面里加了辣椒？"），也有来自内心的感受（"我才跑了9公里，为什么心脏跳得这么厉害？"），等等。

你可以试着站在镜子前好好观察一下自己。

看见了吗？我们常说的大脑就藏在眼睛后面的区域，那里便是你身体各部位的指挥中心。

现在你向侧面转动一下，看见自己的肩膀了吗？

其实是这样的：大脑这个指挥中心依靠一条特殊的"高速公路"与身体其他部位相连，这条"高速公路"主要由脊髓组成，里面有无数不断在你脊柱内部传导的微型信息。

大脑和脊髓共同构成了"中枢神经系统"，之所以用"神经"一词来对其命名并非因为这个系统时常莫名其妙地生气，而是因为系统内部富含各式各样连接着人类身体每个角落的神经组织。这些神经组织又是由神经纤维束、血管、蛋白质和其他微型营养物质组成的小通道，每当周围有事情发生，它们便会立马被激活。人类的神经非常警觉，它们从不会错过任何事物，而且每当被激活时，都会产生电流信息（小型冲击），随后这些信息会传播到脊髓，再由脊髓将其送往大脑并在那儿被加工为人们常说的"思想"。

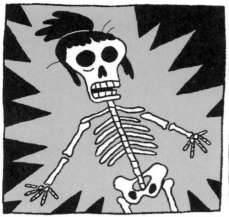

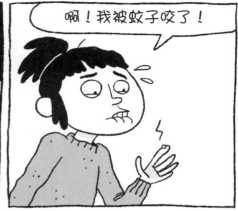

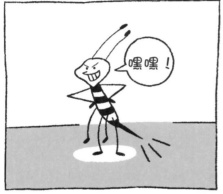

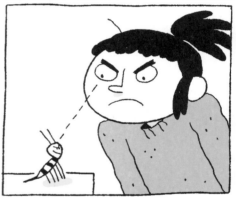

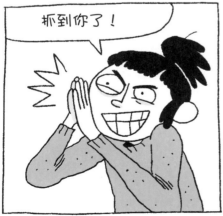

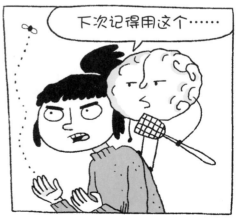

散布在你身体各处的神经构成了"外周神经系统"，它们就像众多小哨兵一样监视着你体内的某个特定区域，及时向指挥中心发送信息并接收回应。

例如，当拇指上的神经发出了"刺伤！"警告并随即生产出相应的电子信息，这些信息就会经过脊髓组成的"高速公路"来到大脑，再经由神经元进行分类并被识别为疼痛，随后这一信息又会被大脑反馈给身体各部分并触发一系列反应。

你的大脑轻松管理着全身上下752块肌肉，比如当你在阅读时，你的双眼会不停移动，同时你也动用了手指和双腿，双耳倾听着周遭的噪音，你的心脏正沉稳地跳动着，你的肺部不断重复着充气和放气的动作，你的胃部也正艰难地消化着邻居阿姨做的三层巧克力蛋糕。

大脑总是在不知不觉中指挥着我们做出一系列看似很寻常的行为，比如走路、跑步和吃饭等等。早在几百万年前，我们的祖先便已掌握了这些行为，他们才是第一批实施这些举动的人。

而当我们的大脑学会某些动作后，通常不会将其忘掉，正如当你学会骑自行车以后，无论时隔多久未曾骑车出行，你都将永久性地掌握这项技能。同理类推，当你在儿时学会用嘴咀嚼和用脚走路后，便再也不会忘记这项能力。

神经元的威力

你的大脑是由特殊的细胞——神经元组成的。正是得益于它们的存在，你才能完成行走、查看、倾听、闻嗅、触摸等一系列动作并最终学会思考。世界的运行规律正是如此，我们得先学会完成各种动作，随后才能掌握思考的能力。这就好比当你遇见一

不爱动脑的海鞘

海鞘是一种一生只思考一次的动物。它的身体细长，呈流线型，部分海鞘甚至通体透明，唯有鱼鳍处略有色彩。它时常依附在岩石上，嘴巴始终张开，等待其他小型生物经过并将其吸食与消化。海鞘的大脑只用于寻找适合依附的岩石，一旦找到栖息所，它便会永久吸附在岩石上，大脑也从此陷入休眠状态，永不工作。

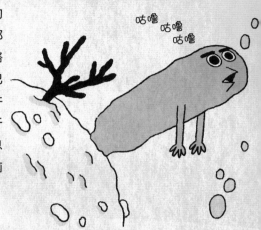

头威武凶猛的狮子时，你会毫不犹豫地拔腿就跑，然后脑海里才冒出"嘿，我从狮子身边逃走了"的想法。简而言之，神经元驱动着人们的一举一动。无论是自愿还是非自愿的，冲动的还是深思熟虑后的。同时，也驱动着人们错综复杂的思想。这一生命规律不止出现在你身上，也会出现在所有其他动物身上，除了生活在深海里的海绵。因此，如果你不想像海绵那样被用来洗碗的话，那就好好使用自己的神经元吧！

神经元是一个特殊的细胞，与其他所有细胞一样，它也有着包含有遗传物质的细胞核中心区域，其中细胞核就

来看
数据

一般而言，分布在你大脑内部和神经组织里的神经元约有80,000,000,000~90,000,000,000个。

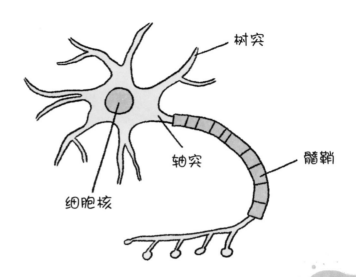

树突

轴突

髓鞘

细胞核

像汽车的操作中心，遗传物质则是驾驶说明
书。而真正将不同神经元区分开来的则是
从中心区域向四周延伸的延长部分，
它们看起来既像蓬松的头发，也像
伸展的树枝，因此人们将其称为
"树突"。树突会一直向不同方向
延伸，有时颇为密集，有时又较为
稀疏。

　　尽管每个神经元都有其
各自的特点且生长方式也并
非完全相同，但它们都无一
例外地起着天线的作用。

　　当树突捕捉到电子信号
后，便会迅速将其传送到轴突。但轴

来学
词汇

　　"树突"的意大利语
为dendrite，该词来源于
希腊语albero，本意为树
木。事实上，位于神经核
四周的树突也正如树枝那
般纵横交错在一起，不断搜寻着电
子信号，就像一台寻找网络连接的
手机那般。电子信号越强烈，树突
也就越活跃。

突也并不能光凭自己的力量抓捕所有的信号，而是需要通过神经组织将信号传递给下一个相邻的神经组织。

那么，神经组织之间究竟在传递什么呢？它们在传递一种特殊的小分子，也就是被称为"神经递质"的特殊小化学信号。

通常，用于保护神经元的神经膜是封闭的，但在其表面有塞子或盖子状的开口。这些开口由蛋白质构成，当外部小分子对其做出适当刺激后，它们便会打开以便小分子进入神经元内部，而这一过程便是传输信号的过程。

时间线
大脑
发展史
（1）

6亿年前

世界上第一批具有神经元的生物体与水母颇为相似。在生物的日常活动过程中，神经元主要用于交换各种信号和小动作。

5.4亿年前

错综复杂的神经元交缠在一起组成了"神经节"。同时，世界上诞生了第一个真正的大脑，它的构造类似今天苍蝇用于控制飞行的大脑。

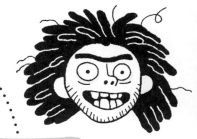

5.3亿年前

其他生物的大脑也在不断进化，这一进化过程始于七鳃鳗和管状水生动物，然后轮到鱼类和两栖动物，再到爬行动物和鸟类。

1.7亿年前

最后轮到人类的祖先，世界上第一批哺乳动物——智人。之所以选择这个名称，是因为我们具备其他物种所没有的思考能力。

你的脑袋真聪明

所有哺乳类动物都具备以下两大特征：一是大脑体积远大于其他动物；二是大脑几乎完全处于头骨以内，即大脑受到头骨的保护。

简而言之，哺乳类动物自诞生以来便处于激烈的竞争当中，势必要比拼出哪个物种拥有最大的大脑，更确切地说，哪个物种拥有最大的神经系统控制中心并懂得最大限度地将大脑物尽其用。

可见争强好胜是大自然几百万年来一路传承的生存规律。在所有物种中，智人的大脑体积最大——相较于其自身身材而言。但为什么偏偏是我们的祖先智人，而非一匹马或是其他生物的大脑最大呢?

这一谜团背后主要有两大原因。

第一个原因在于躯体状态。作为直立的人,我们的头部可以在脊椎上方保持平衡。而马则不同,它的头部明显地向前突出,甚至显得有些过于"沉重",因此迫切地需要一条长尾巴来保持肢体的平衡,特别是在疾驰的时候。在直立状态下,我们的头部安稳地倚靠在脖子和颈椎上方,而脖子和颈椎又由盆骨和双腿进行支撑,因此人类的躯体可以轻松承受更多重量。与此同时,直立姿态解放了人类的双手,使它们得以进一步发展,人类也由此

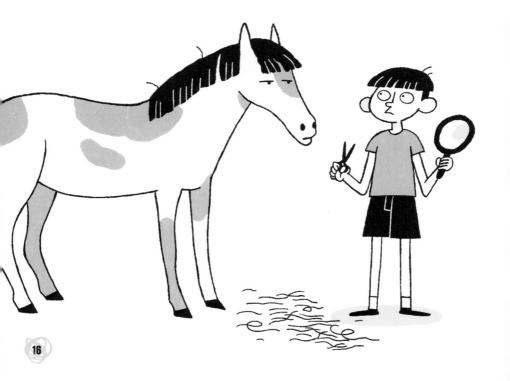

收获了两件有用的"工具"并用其完成更多复杂棘手的任务。

　　第二个原因则在于语言的使用。人类是社会性动物，长期生活在大大小小的社区当中。随着时间推移，人类逐渐完善了各式各样或简单或复杂的规则，比起过往针对某一微小问题提出解决方案，智人时期出现了更多关于如何群体行动和集体狩猎的生活指南。例如如何狩猎狼、猴群或是其他具备一定智力的动物，等等。由于生活中出现了越来越多繁复的概念，我们的祖先也逐渐发明并开始使用语言。

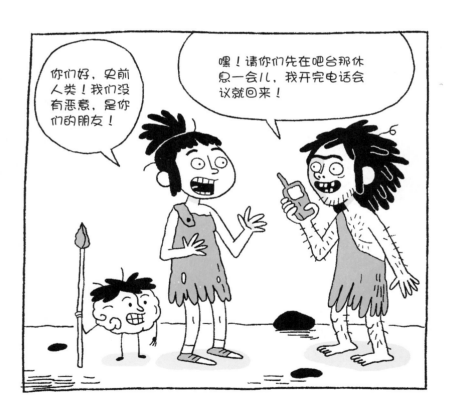

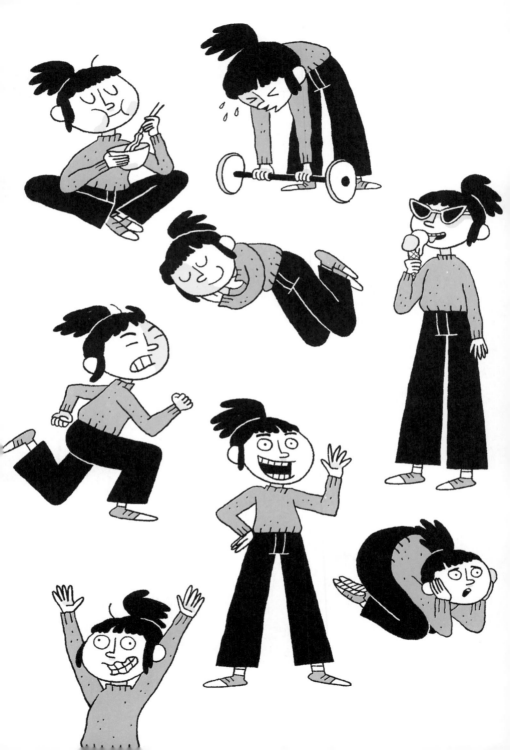

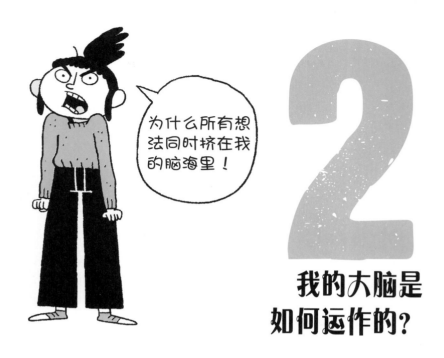

为什么所有想法同时挤在我的脑海里！

2

我的大脑是如何运作的?

　　想象一下，你的脑海中所产生的每一个想法都会被切分为数百万个更小的微观想法，而每一个微观想法又会被委托给一个神经元进行传输。因此，成千上万的神经元就如同一幅巨型拼图中的拼图碎片，在它们被正确组合之前，你对拼图的全貌，也就是自身所产生的具体想法一无所知。

　　由此可见，你的头脑里无时无刻不漂浮着各式各样构成"拼图"所需的碎片，尽管这听起来有些抽象与深奥，但事实远不止于此，甚至要更复杂得多，其中神经元便充当着拼图碎片的角色。

　　幸运的是，神经元之间总是频繁地进行着各种交流，它们齐心协力地聚集在一起只为拼凑出更多拼图块儿，使你的某些想法或行为得以显现。但它们也随时面临着被拆毁的危机，以便创造出其他拼图。

身为拼图碎片的神经元通过神经递质来"呼叫"其他同伴：那些看似不起眼的小分子的任务就是唤醒一个又一个的神经元。

"嘿！"其中一个神经递质对其他神经元说，"快让主人产生运动的念头！通过什么运动？当然是通过双腿了！快让他跑起来！没错，就是这样！谁在控制他的双腿？当然是我！双脚？也是我！跑步时为了保持平衡而不断摆动的双臂和双手呢？是我，是我，还是我！"

那我们在跑步时应该播放什么类型的歌曲呢？

你如何决定要跑步又准备以什么方式来跑步呢？是跑上坡还是下坡？快跑还是慢跑？穿着鞋子跑或光着脚丫跑？听着音乐跑又或是听着自己的呼吸声跑？

每当你需要做出选择时，体内便会触发一系列如化学反应般的机制，这种机制一般分为两个阶段。

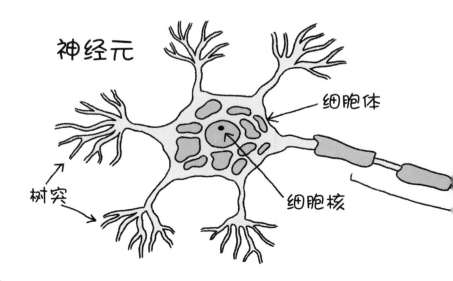

神经元

细胞体

树突

细胞核

第一阶段

神经元的外围包裹着富含钠粒子的咸味水分。由于钠粒子无法透过神经元外部的神经膜，因此嵌在神经膜中的蛋白质就如同安装在封闭排水管顶部的盖子，当神经递质到达神经元后，便会轻敲膜上的盖子，当盖子打开后，钠粒子们便会争前恐后地挤进神经元里。如果只有一个神经递质敲门，那么盖子便会迅速打开又合上，此时只有少量钠粒子得以进入神经元，随后又会被神经元内的安全泵挤出去。

然而，如果在某个刹那有许多神经递质同时敲打着神经膜上的盖子，那么神经元便会意识到门外的信号是紧急且重要的，因此盖子打开的时间也相对更长，大量钠粒子也将趁此机会涌入神经元内。

此时，神经元内便会产生一个电场，到目前为止一直保持平静的轴突将会被电场内的震动惊醒。

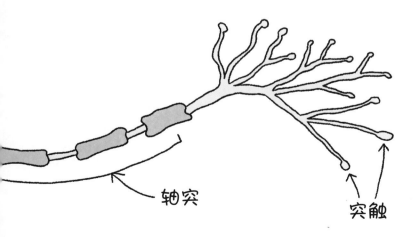

轴突

突触

第二阶段

与神经元相似，轴突也有自己的保护膜和嵌在膜上的、如井盖般的蛋白质。因此当大量带电分子到达轴突时，被激活的轴突会将带电分子悉数从一端传输至另一端连接着下一个神经元的部分。轴突与神经元的接触点则被称为"突触"，该词在希腊语中意为"连接，接触点"。

事实上，带电分子的传输在过程中常会出现滞后的现象，仿佛众多神经元正在开展抓人游戏，而这场游戏之所以能顺利进行，离不开神经递质的帮助，它如同通信员般将信号传输给不同的神经元。

上述过程看似繁琐，实则发生在极短的时间内，大约是千分之一毫秒。

就在你眨眼或呼吸的每个瞬间，类似的过程将在你的体内重复上演数百万次。

神经递质

输入电子脉冲

受体

突触前部

输入电子脉冲

突触后部

我只相信看得见摸得着的东西

因此，我们所产生的每一个细微的想法或是行动，背后都隐藏着一连串连锁的能量反应——带电粒子的移动唤醒了平静的轴突，随后轴突将信号传输给对应的神经元，神经元之间又会进行相互传递。就这样，信号将沿着外周神经系统向其他分支移动，随后到达位于脊椎的中央神经系统并最终进入大脑。

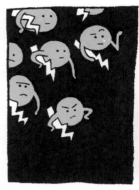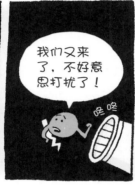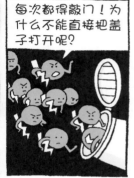

你可以把轴突的结构想象成一串项链，每个神经元都是项链上的一颗珠子。轴突的任务是将所有分散的信息流聚集在一起，其中某些信息流颇为绵长，得从脚尖传入脊髓，再进入我们的大脑。

除此之外，人们体内还游移着数以百万计的其他信号，并为人们传递出多样化的信息，比如身体警报（你刚刚光脚踩到了一只海胆），激活肌肉的提示（如果你想成功击打空中飞舞的球，就得使劲儿跳起来），放松肌肉的提示（你的眼睛提醒你杯子已经触碰到桌面了，因此你可以放松手部肌肉，把杯子放在桌面上），同时也少不了令人愉悦的信息（你时常会因美好的天气而发出感叹）和令人不快的信息（那是什么可怕的气味）。

一团结构完整的布丁

大脑是人体中最为复杂与神秘的器官。直到120年前，人们对于大脑的工作机制仍旧毫无头绪，尽管在当时，诸如肝脏、肾脏、肺等许多人体器官已经被"拆开"并进行相关研究，但在大家的印象中，大脑看起来只是一团重约0.68千克、外表近似布丁的白色糊状物。

随着医学技术的不断发展，时至今日，我们已经知道大脑是一个结构完整的器官，由众多精细微妙的组织共同构成。

当朋友拉着你的手或当你听到最喜欢的音乐时，你在那一瞬间所感受到的全部信息并不会随意地混杂在一起并一窝蜂地涌入大脑；相反，每一个信息都得遵循其特有的传输路径。

海量的信息将被分为五大类，分别是气味、触感、记忆、预感和图像，大脑中也有与其相对的五大特定区域，每类信息将均匀分布在轴突上，直至抵达大脑内的对应区域。

简而言之，我们可以将自己的大脑想象成一座大房子，每个种类的信息都有其对应的房间，此外房子里还有不少空房间用于装载其他尚未完全成型的信息。

来看数据

通常，一个神经元的平均直径为100微米（一微米等于千分之一毫米）。然而，除却普通体积的神经元外，也不乏微型神经元（5微米）和巨型神经元（200~300微米）。

一间安放着所有想法的大房子

丘脑负责接收沿着脊椎顺流而上的信号小车并引导它们驶向下一个房间，其中某些信息小车将驶入丘脑下方的房间，也就是我们常说的"下丘脑"，它控制着许多时常被人类忽略的行为，比如感到口渴、饥饿、炎热、寒冷，或是不由自主地咳嗽和打喷嚏，等等。至少在事情发生前没人会注意到它。

总之，所有其他尚未成型的信息都由丘脑负责管理并进行分类，以便大脑的每个区域都能更好地理解这些碎片化的信息，对其作出正确评估并诱发相应的反应。

有时也会出现这样的情况：碎片化的信息到达大脑其中一个区域后，该区域发现无法正确组织与处理这些信息，于是便将其传递给另一个区域。如此反复，直到它们到达某个能够正确处理并诱发合理反应的区域。

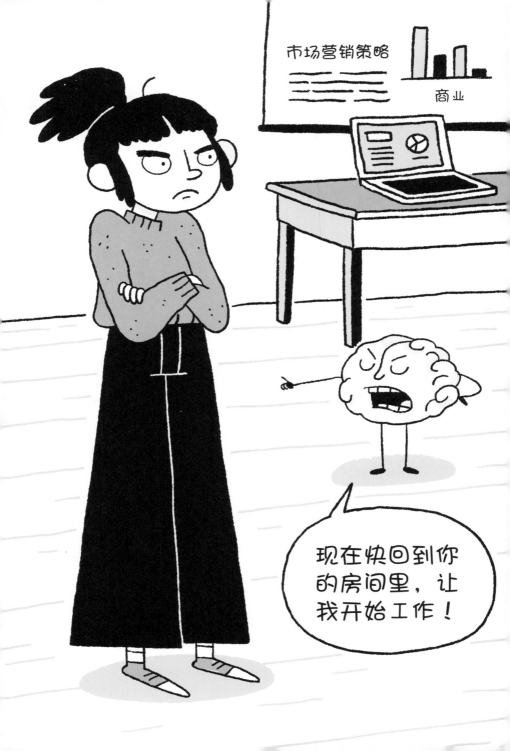

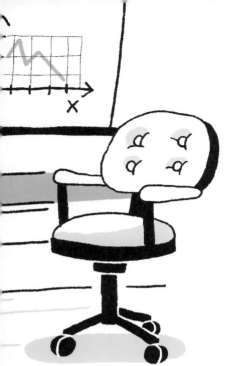

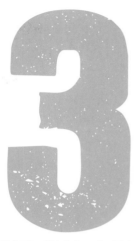

是我还是我的大脑在发号施令?

除了大脑，你的身体还包含了许多其他部位。

而你的大脑是你所有行动的指挥舱，也是情感、思想、创造力和各种智慧的聚集地。

那么问题来了——智慧究竟是来自你本人，还是来自你的大脑呢?

假设你尚未了解某件事情，那么你是永远无法识破它的真实面目，还是能找到办法探寻其中的奥秘? 你是在感觉情绪，还是在被情绪操控?

你所感受到的一切会通过分布在身体各个角落的感官神经传输至你的大脑。

而你最喜欢的节目——生活，只能由你来接收和传播。

强大的能量！

接收、破译和传输信号都会消耗一定的能量。我们都知道大脑作为一台精密的仪器，具备成千上万的功能，其中最首要的任务便是节约能量，保证每次运作时损耗的神经元数量不多于10%~15%。相信你一定听过这样的说法：人类使用的大脑容量不超过10%。的确没错，但更确切地说，应当是每次动脑时动用的大脑容量不超过10%。因此，"人类无法调动全部大脑容量"这一说法是片面的，应该说人类无法同时使用大脑的全部容量。

当你骑自行车时，大脑里的神经元要负责维持踩踏的动作、努力保持身体平衡、看清前方道路、观赏沿途风景、与朋友谈天说地，或是跟随耳机里传来的音乐一起哼唱。

大脑在行使某项功能时依赖的并非某个单一的神经元，而是由多个神经元组成的网络。这个网络就如同我们所使用的互联网，每次工作只需动用其中某个部分，并以这种方式运作了几百万年。

为了维持正常运作，大脑每天要消耗20瓦的能量，相当于一个灯泡的耗电量。

神经元之间通过轴突交换的电子脉冲并不相同，换言之，各式各样的电子脉冲就像某种神秘复杂的语言，其中某些脉冲会比其他脉冲更为深远和强劲，因此其对神经元的刺激也相对更强烈。

我们可以回忆一下此前做过多少本能性的行为，它们的出现速度是如此之快，以至于我们根本没有反应过来。比如，当你听到有人大喊"鲨鱼来了"并看见一个鱼鳍伸出水面时，你便会立即惊慌失措地逃跑。

也许你的反应是正确的，有时一时兴起的行为或本能的反应能拯救你的性命……但也可能会致使你犯下严重的错误。

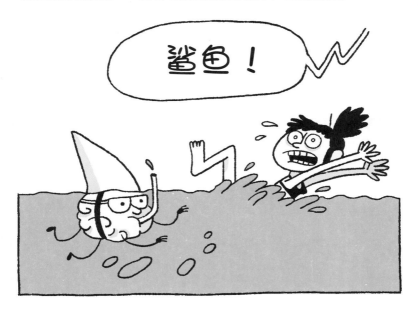

但无论遇到上述哪种情况，我们的大脑都会颇为欣慰，因为这种近乎本能的反应可以极大地减少大脑的能量损耗。当大脑不得不对某件事情展开深入而复杂的思考时，它会需要更多的能量，神经元也会相应地需要更多的氧气，这时心脏就得加大马力把更多的血液推送至大脑以便给予其充足的氧气。这也就很好地解释了为何在长时间进行复杂活动后，人们会感到疲倦不堪。

显然，我们的大脑更喜欢耗能较少的快速思维方式，因此它会在不知不觉中将我们已经掌握的知识进行归纳总结，以便加快思考速度。比如当我们第一次去拜访好友时，需要提前规划出行路线，尽可能避免出现迷路的情况，同时我们还会留意途中的每一个细节，也就是所谓的复杂的思考方式。但将相同的路线重复几遍以后，我们便可以不假思索地顺利走完全程，也就是切换到快速思考的模式。

因此，当我们需要对某一事件展开深入思考时，首先应当强迫自己"慢下来"，而非任由大脑根据快速思考模式迅速作出本能反应。例如，当你看见自己最喜欢的奶油甜甜圈时，大脑就会本能地快速发出信号，使你不可抗拒地想要立马吃掉它们。这时你需要花费很大的力气，使大脑切换到缓慢的复杂思考模式，来抵制甜甜圈的诱惑。与之相类似，人们对游戏的痴迷，或愤怒或害怕的情绪都属于快速思考模式的产物。每当这时我们便需要给自己下命令"赶紧冷静下来"以避免冲动行事。比如打破某件东西后想要逃跑。

窥探大脑的奥秘

直到最近，人们才进一步发掘出关于大脑的各项详细信息。为了收集这些信息，我们需要在不破坏大脑结构的前提下，对活人大脑进行实时研究。要想实现这一目标，我们需要寻求脑电图的帮助——先将一种像浴帽一样、上面布满了各式各样的电极的仪器戴在头上，当其与头骨进行接触后便可以感知到大脑的电波活动。

如今，功能性磁共振成像（FMRI）已在医学界得到广泛使用，它的工作原理是这样的：先往人们的血液中注入某种特殊物质，让其充当"窃听器"，随后便可以轻松监测体内哪些细胞消耗了更多的氧气，从而发现在某一特定时刻哪些神经元比其他部位的神经元要更为活跃。

在进行功能性磁共振成像检查时，人们会躺在一个如巨型甜甜圈般的圆形仪器内，里面是一个安全无害的特殊磁场。随后医护人员会提出一系列问题，通过这种方式，他们得以了解受检人大脑的功能分区。比如哪部分负责进行推理，又或是观察当受检人调动身体感官或出现情绪化现象时，大脑会发生何种变化。

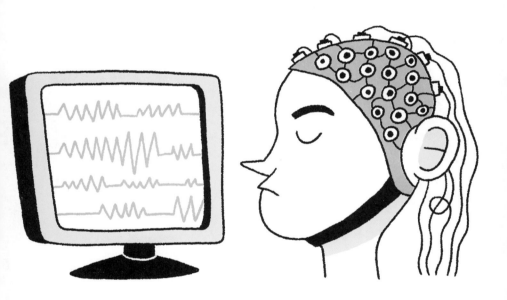

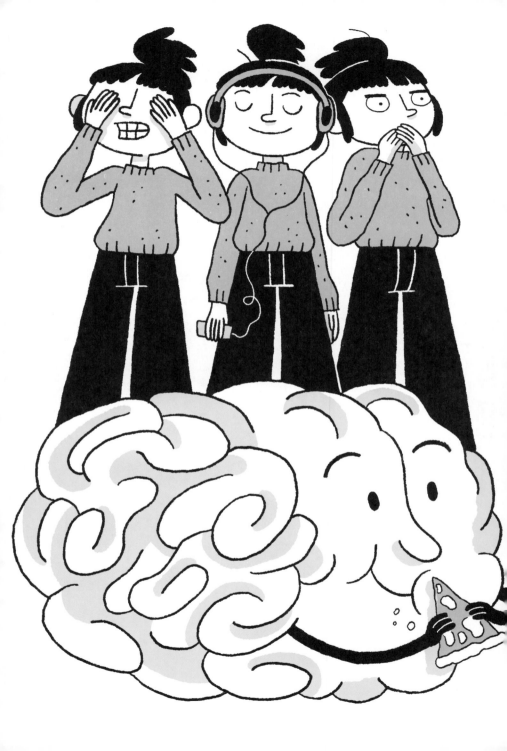

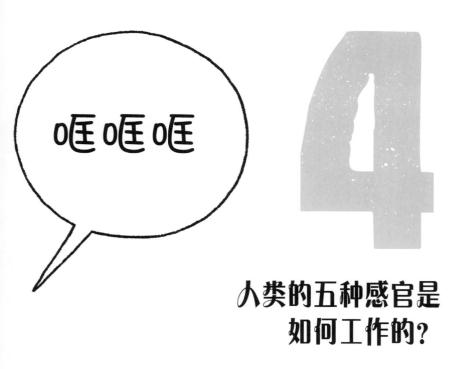

哇哇哇

4 人类的五种感官是如何工作的？

你有没有听过古典音乐会？

你的大脑既是一个完整的交响乐团，也是使乐团得以按适当强度和节奏进行演奏的指挥家，它主要使用五大工具：视觉、触觉、味觉、嗅觉和听觉。

人类大部分的感觉源自身体特定部位的活动，比如视觉来自于双眼，我们的眼睛有接收光线刺激的能力。听力的运作机制也大致相同。我们的耳朵能通过感知周围声波的变化，也就是空气的振动来获取相应的声音。而嗅觉则属于鼻子的功能，尽管嘴巴偶尔也会对我们闻嗅特殊气味起到一定帮助。味觉则是当食物分子触碰到舌头不同区域时所触发的感觉。

让我们观察一下小婴儿的行为：他在不断啃咬你最喜欢的玩具，但并非为了报复你，而是为了增强自身区分可食用和不可食用物品的能力。

除此之外，触感也广泛分布在人体各个部位，尽管某些部位会显得更为灵敏，比如手指就是其中之一。

生命的奇迹——眼睛

眼睛是接收外部强烈刺激的最重要门户，当它捕捉到信息源后，我们的大脑便会调动尽可能多的神经元来处理这些信息，同时，人类也是唯一拥有三色视觉的哺乳类动物，其他动物比如老鹰具有迅速捕捉并放大某个特定细节的能力，蝴蝶能"看见"紫外线，而蛇则能通过红外线来判断热量的高低。

任何形式的光源一旦进入你的双眼并通过瞳孔，它便会落到视网膜上，这是一种由专门负责接收光线刺激的细胞所组成的投影屏。而我们常说的光线是由无数被称为"光子"的粒子共同构成，它们像雨滴一样洒落在视网膜上，有时轻巧零散，有时较为厚重，有时又像倾盆大雨般猛烈。

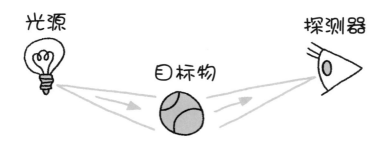

每一个接收到光子的细胞都会迫不及待地激活与之相连的神经元并触发潜藏在轴突对应位置的信息。简而言之，与光子相关的信息会在神经元的帮助下进入大脑中负责储存视觉信息的房间，也就是视觉皮层。

光子如同拼图碎片般一个接一个地降落在大脑皮层内，最终一同拼凑出眼睛收集到的完整图像。在短短的一秒钟内，上述现象便会发生数千次，数以百万计的光子信号会飞入我们眼中，落在视网膜上。我们每个人都有约1亿个光线感受器，其中600万个感受器仅作用于颜色，另外还有100万根神经纤维负责将所接收的光子信号传输至大脑，因此我们的双眼在工作时就像一台5.9亿像素的高精度照相机。

"图像如拼图一样在视觉皮层组合。"

我们的大脑在重构眼睛所看见的图像时，首先会从事物的轮廓开始，比如光子会先组合出一只手或一本书的轮廓，随后再逐渐补全双手、书本、橡树叶片、人脸等图像的全貌。

若是图形较为常见，那么大脑便能在短时间内还原出原始图像；若图形较为复杂，我们则需要增加观察次数，以便大脑能够按照已知图形来对其进行分类记忆。我们可以用树叶来进行测试，也许起初我们得花费九牛二虎之力才能辨识出其中几片树叶，但在经过一段时间的学习与记忆后，我们就能快速辨别出不同形状的树叶。

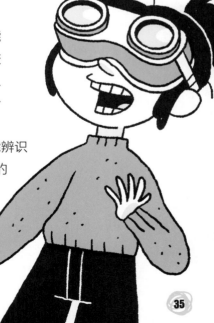

我们究竟
看见了什么?

有时候我们的大脑运行过快,以至于我们会质疑自己是否看到了某些不存在的事物,或是所见之物与现实大相径庭,这种现象俗称"视觉错觉"。

现在请大家仔细观察第一幅图,图中共有一上一下两条紫色横线,请问哪条横线更长?还是说两者长度相同?

而在第二幅图中,又是哪条横线更长呢?

好吧,如果你认为第一幅图内底下的横线偏短,而第二幅图内正中间的横线较长,那么你显然产生了错觉。如果你用尺子来测量线条的长度,你的大脑就会识破这一骗局。下次再看见类似的图片时,你便不会轻易上当了。

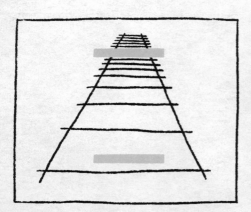

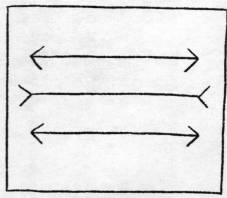

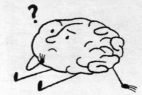

其他受约束的感官

　　人类的味觉、听觉和嗅觉的工作方式大致相同，与其相对应的各种器官专门负责收集不同类型的信息：酸、甜、咸、浓、淡等，并通过特定的细胞将这些信息传达至大脑的对应区域，随后由大脑对其进行加工处理并作出相应的反馈，即与各类信息相对应的感官体验。人体的不同感官敏感程度有所不同，不同人之间的感官体验也存在差异，这一特点在听力上表现得尤为明显，它往往会随着个人年龄的增长而不断衰退。这就是为什么当你和祖母交谈时，发音必须洪亮而清晰。

你认得我吗?

　　但世界上就有这样一群人，就如美国著名男演员布拉德·皮特，他们无法像寻常人一样仅仅通过观察脸部10%至15%的细节就辨别出人脸。这是一种被称为"脸盲症"的神经系统功能障碍。因此，如果某天你在路上看到布拉德面无表情地擦肩而过，请不要生气，也许他只是没认出你来！

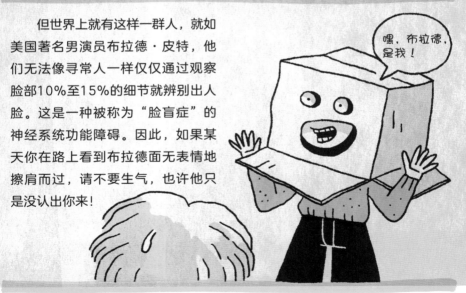

嘿，布拉德，是我！

除此之外，还有些人会在工作的过程中训练自己的感官能力，比如指挥家和音乐家常绞尽脑汁锻炼自己的听力水平，调香师会想尽办法提升自身的嗅觉敏锐度，厨师和美食家则会不断优化自己的味觉。毋庸置疑，接受的训练越多，人类的感官也会变得越敏锐并能更快分辨出不同的事物。例如经过长期磨练后，我们的舌头能灵敏地辨别出不同辣椒所造成的"灼伤程度"；我们的耳朵能区分出演奏小提琴和中提琴时所产生的空气振动差异；我们的鼻子能机敏地嗅出红酒醇香中所混杂的软木塞的香气……

可见，通过长年累月的训练与日常使用，我们的感官系统会将捕捉到的信息与其他想法、记忆或幻想联系起来。因此，也许某天当你闻到某种特定的香水或品尝到多年未尝的菜式时，尘封已久的回忆便会被骤然唤醒。

触觉

与身体的其他感官相比，触觉的分布范围显然要更广。人体某些部位的神经末梢较为丰富，其他部位则相对稀疏，但无论如何，它们的工作方式都是相同的。如果有人轻轻触碰了你的鼻尖，那么对应着鼻子的这组传感器将会亮起并将该部位所感知到的触觉信息传输至大脑内部。

在人体众多部位中，最为敏锐的是双手，特别是指尖的部分，其次便是我们的双唇。因此人们选择用嘴唇接吻，这并非巧合。为了对触觉进行测试，你可以尝试把一枚硬币放在自己的前臂上，随后闭上双眼，这时你便会感受到手臂上某个物体散发出的一阵凉意。当你把手指放在硬币上时，便能通过触摸估算出它的大小、重量、轮廓及具体的细节。而以上信息都将交由大脑中专门负责处理皮肤刺激的区域来进行处理，这个区域又会被划分为更为细小精确的片区，分别对应着脚、小腿、背部、腹部、脖子、十指……每个片区都有属于自己的空间来储存冷热、快乐或不适等信息。

自然的宝藏，人类的双手

正是我们的双手引导着我们尝试触摸各种各样的事物，它是人类进化史上当之无愧的奇迹，也是世界上最为精巧非凡的机床，至今仍未有任何机器人能模仿人类双手的灵巧。

人类的一只手由29块骨头、同样数量的关节、35块肌肉、100多条肌腱和上千条神经组成。人类的指骨不像类人猿那样弯曲，而是笔直有力，同时我们指尖的触感非常敏锐，因为十指尖端分布有17000多个神经末梢。拇指是十指中最为强壮的手

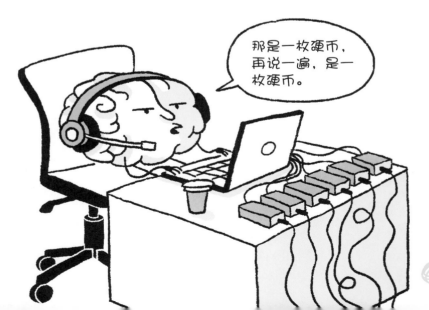

指，当它运动时需要牵扯9块肌肉和3条专用神经。

人类的双手是一件精细的抓握工具，它不但具有强大的力量，还能精确地执行各项定义明确的指令并不断学习新的指令。在每一次抓握的过程中，双手都会探索和分析它所接触到的物体种类和材料特性，从而收集数百万条有用信息。它不但能感受到微乎其微的压力，如轻轻拂过的微风，还能感知大范围的温度变化。

单从感觉神经元和运动神经元的使用程度来看，人类双手在运动时大约牵扯到大脑所有活动的1/4。从这点上看，也许双手所完成的各项事情能更好代表每个人的特性。

对于每个人来说，双手都是极其珍贵的，无论是平日砸在桌上的拳头，抚摸猫咪的手掌，还是珠宝匠切割打磨金戒指时的精细活动，运动员将篮球潇洒抛向篮筐的矫健身姿都离不开双手的帮助。

我们的双手就如捉摸不透的大脑记忆一样神秘奇妙，无疑是一份伟大的宝藏。

来看数据

早在大约260万年前，我们的双手便已长成了现在所见的模样，那真是一个伟大的时代！

尝试体验没有拇指的生活

你可以尝试进行以下实验：首先在朋友的帮助下，将双手的拇指弯曲并藏进掌心里，随后用2到3圈胶布将其固定住。接下来，请保持这种姿势在室内待上一小时，相信你很快便能意识到拇指是多么重要。

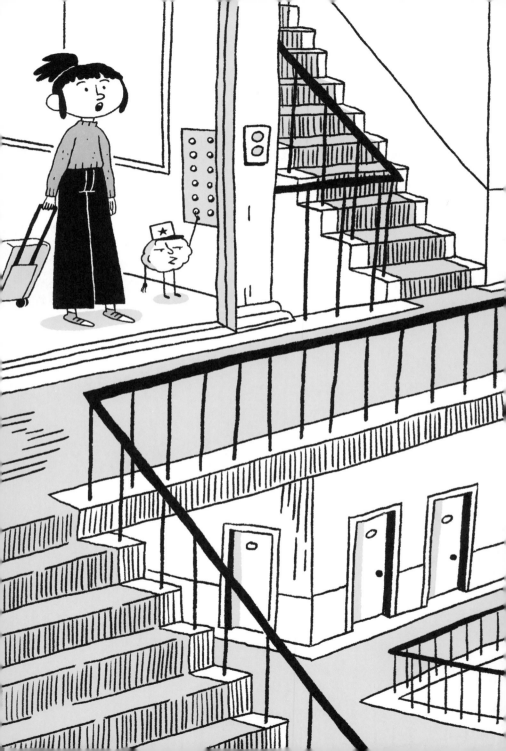

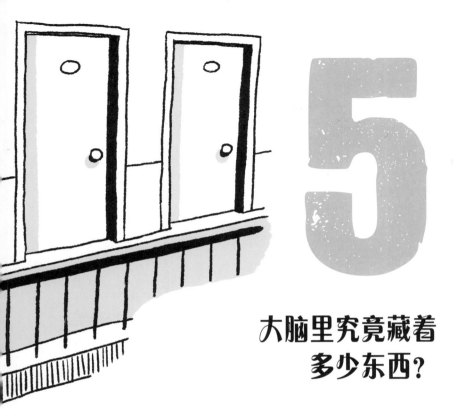

5

大脑里究竟藏着多少东西?

　　我们的大脑与其说像房子，不如说像是一个豪华酒店。科学家们经过孜孜不倦的研究后，确定了大脑内部至少存在360个主要的房间，每个房间里通常还设有其他小隔间，其中左脑和右脑各占180个房间，两者之间还有一条长长的走廊作为间隔，这条走廊被称为"胼胝体"。

　　从外观上看，人类的左右两半大脑就如同双胞胎一般，不但结构相同还几乎完全对称。但值得注意的是，发生在左脑的事情并不会对右脑产生影响，反之亦然。尽管如此，人体仍有不少功能需要两者合作完成，比如处理感官的反应，做出观察和聆听的动作，以及最基础也最重要的行动——移动双手和触摸事物。

左脑　　　　　右脑

理性大脑　　感性大脑

逻辑、分析、数字、语言、辩论、排序、词语、写作、对空间与时间的认知、独立的自我，欠缺各种感情。

音乐、图画、创造力、图像、颜色、节奏、整体感官、直觉、奇思妙想，无法正确认识空间与时间，喜爱、厌恶、欢笑、哭泣等情感。

除了上述行为需要左右半脑共同完成之外，其他部分范畴的信息将归右脑管理，比如音乐、色彩和抽象思维，而另外一部分诸如数字、词汇和语言这三大类信息则归于左脑的管辖。

值得一提的是，人类的左脑管控着身体右侧的所有运动，而右脑则管控着身体左侧的各项运动。

此外，每半侧大脑又可被细分为额叶（额头和头部的前半部分）、顶叶（头部的后半部分，更通俗地说就是头部上半部分，也是我们常说的头顶处）、颞叶（耳朵周围的整片区域）和枕叶（头部靠后的部分）。

来辨真假

摇滚乐歌手的用脑方式和我们不一样。

真的。

早在20世纪70年代，研究人员便发现普通人会使用右脑处理与音乐相关的各种信息，而伟大的音乐家或是音乐评论家则通常使用左脑处理相关信息。

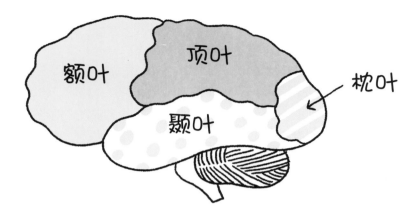

额叶　顶叶　枕叶　颞叶

  小脑位于颈部上方，也就是人们常说的"大脑皮层"的枕叶下方。无论是左脑还是右脑都有专门负责解决人体运动和思想的区域，这些区域又会被精细地划分为更多小片区。例如，在大脑的语言区内就有这样的小片区，只有在倾听故事时才会被激活。而在视觉区内，有些神经元致力于观赏整体风景，比如沉醉于窗外开阔的视野，而另一些神经元则更倾向于关注微小的细节，比如如何拉上外套的拉链。

  尽管人们已经对大脑的分区和主要功能有了粗略的了解，但我们仍旧不能高兴得过早。

  我们只知道人类在进行某些活动时，大脑的相应区域会被激活，但无人知晓该区域为何会被激活。同理，虽然我们知道抽象思维和艺术思维主要集中于人类的右脑，而逻辑思维和数学思维则集中于左脑，但这一发现并没有使得人类变得比以往更具创造力或更加擅长算术，人类的整体能力也并非因此得到显著提升。

大脑中最古老的部分

人类大脑中最古老的部分被称为"边缘系统"，包括古皮质、旧皮质和中皮层，这三个区域控制着人类的基本需求，也就是那些你并不知道从何而来、何时开始就拥有的需求，亦即当人类仍旧是古老的狩猎者时便已获得的需求。包括维持心脏的跳动、进食、饮水等生理需求，以及在危急时刻（即使是某些我们没有意识到的潜在危险）及时做出反应，比如边缘系统会率先感知到空气中可能存在某种潜在病毒并随即激活你的免疫系统。

也许你不禁会问，是否会出现这样的时刻，你突然望向四周并自言自语道："你饿了吗？""你渴了吗？"

答案是否定的。因为这些都属于边缘系统的职责，它会在不知不觉中将许多我们在意识层面未曾察觉的消息集中在一起并对其作出优先处理，比如当身体某些部位出现缺水现象时便会发出报警信号并随即引发口渴的感觉，接下来你就会拿起水杯补充水分。

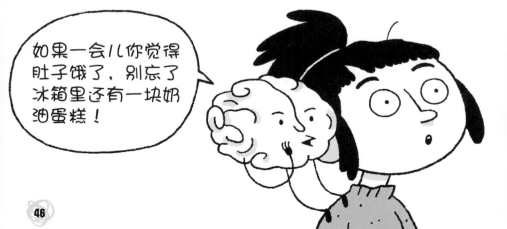

如果一会儿你觉得肚子饿了，别忘了冰箱里还有一块奶油蛋糕！

不断发展的大脑

从生物学的角度来看，早在15~16岁时男性便已完全获得独立自主的行为能力并可被视作是一位成年人，而女生则在13~14岁时完成生理发育。但从大脑发育的角度来看，通常直到18~20岁，人类的前额叶皮质才完成生长。

从出生到12~14岁期间，人类大脑一直处于高速变化之中，每天都会生长出全新的突触，因此大脑就像一棵被刺激性液体浇灌的植物那样，在努力适应生长环境之余尽力茁壮成长，以便更好地应对周遭世界所发生的一切。就好比现代人的大脑早已适应了触摸屏的工作机制，但在曾祖父的年代，当时人类的大脑显然更擅长诸如挥动斧头和驾驶马车之类的工作。若是时间倒流到一万年前，也就是我们的祖先生活的时期，当时的大脑必然更精通识别各种危机和投掷长矛。由此可见，人类的大脑长期处于变化发展中，以便不断学习和适应当下的要求。

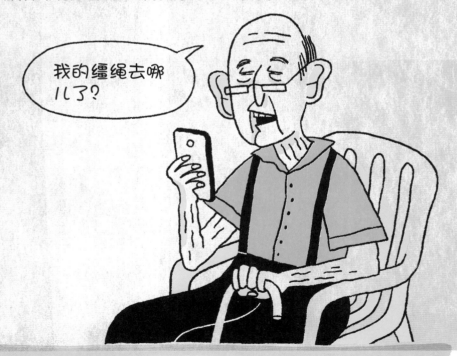

我的缰绳去哪儿了？

鲜为人知的四种感觉

也许你几乎从未听说过以下几种感觉的名字，因为它们听起来实在是太古怪了：温觉、伤害感受、本体感觉和平衡感。

让我们先从最神秘的三种感觉开始介绍吧！

温觉

温觉是感知和评估个人身体内部和外部温度的能力。每个人的皮肤上都有特定的受体，其中一些负责接收"冷的感觉"，因此它们通常在外部温度为5℃~40℃时被激活，而另外一些则负责接收"热的感觉"，在29℃~45℃时被激活。

当人体超出或低于上述温度区间时，皮肤上的其他受体便会被激活并立即发出不适的信号，随之而来的则是疼痛的感觉。通常情况下，这些受体非常敏感并且有着较为固定的工作距离，超出一定距离后将难以感知到确切的温度。正是得益于这种特性，人们无需伸手触摸点燃后的炉子来感知它的温热，也无需将双手放进冰箱来感知里面的寒冷。

温觉能够帮助我们适时调节体温并在出门前挑选出合适的衣着打扮。

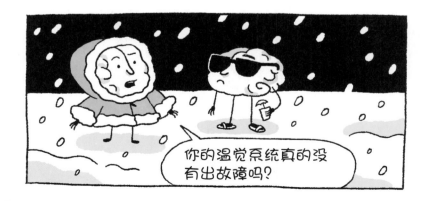

伤害感受

伤害感受是指人类在遭受伤害和痛苦后所产生的感觉。每当体内某些组织存在潜在的恶化风险时，人体的伤害性感受器便会将这种感觉传递给大脑。人类所感受到的某些痛感是由一定程度的机械压力导致的，比如当你意外用锤子敲打了手指或是穿着厚重靴子的人不小心踩到了你的脚背……

而另外一些痛感则是由某种化学反应造成的，比如当你接触到酸性物质时，皮肤会受到灼伤；又或是被灼热的平底锅烫伤和被冰冷的金属片冻伤……

所有这些意外情况都会激活我们体内的伤害性感受器并引发相应的反应。在大部分情况下，痛感都会与恐惧、焦虑或害怕的情绪紧密相连并会在我们的记忆中留下深刻的痕迹。因此，一旦你被烫伤或是被其他方式伤害，从今往后你不但会尽力避开那个使你受伤害的举动，以避免再次受到伤害，而且在看到他人以同样的方式受伤时也会感到难受，因为这使你记起了过去的伤痛。

本体感觉

你能否在闭着眼睛的情况下，伸出一只手指触碰到自己的鼻尖？如果你顺利做出了上述动作，那么这一切要归功于你的本体感受器，因为正是它让你在听不见也看不着周围情况的前提下，正确感知到自己的身体结构。同时，也正是本体感受器使我们得以感受到自己的动作和姿势，及时对身体做出控制并在运动过程中明确自身占据的空间位置。

此外，本体感觉还与平衡杆息息相关，因为本体感受器分散在人体的肌肉、肌腱和关节之中，其中当属位于脚底的传感器最为重要。由此可见，人们常用"脚踏实地"一词来描述沉稳可靠的人也并非没有道理。

青春期时的本体感觉

青春期是人类本体感觉起作用的最关键时期之一，因为青春期的孩子们正经历着飞速的身体变化，而他们的大脑难以控制所有的肢体运动，特别是手臂和大腿做出的各项行动。因此青春期的孩子们总是横冲直撞的。之所以会产生上述现象，是因为青春期孩子们的内部身体形象已无法与其真实的外部身体形象相对应，这时多做运动也许会比待在镜子前不停观望要更为有效。

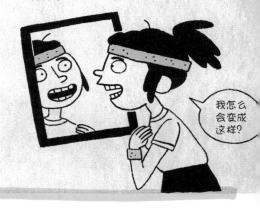

平衡感

　　每个人的耳朵里都有一个不起眼的小部件——前庭，它的作用是保持人体的平衡。因此，如果你患有眩晕症，那么显然你的前庭功能出现了紊乱，它会使你晕头转向、心脏怦怦直跳，甚至会出现恶心等感受。但值得注意的是，恐高症与前庭功能毫无关系，恐高症的根源在于人们内心的焦虑与不安，因此在对抗恐高症时，人们更需要努力鼓起勇气并通过慢节奏的深思熟虑，来克服这种紧张的感觉。

　　内耳则主要负责让我们感知到重力、线性加速度（比如当开车送你上学的妈妈得知你要迟到后，她会像面临世界末日般飞速向前驶去，你便能在车里感受到那种加速度），以及当你坐在旋转木马上不停上下颠簸时的异样感觉。

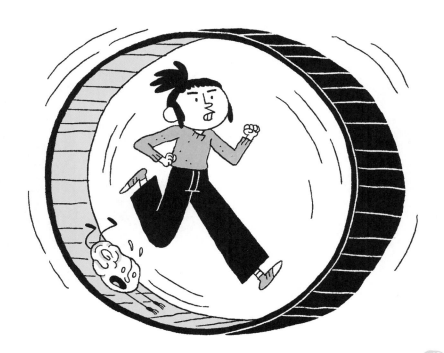

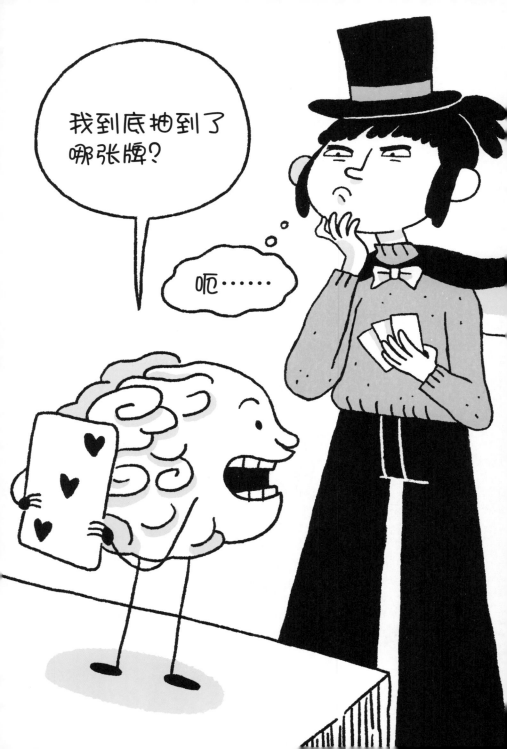

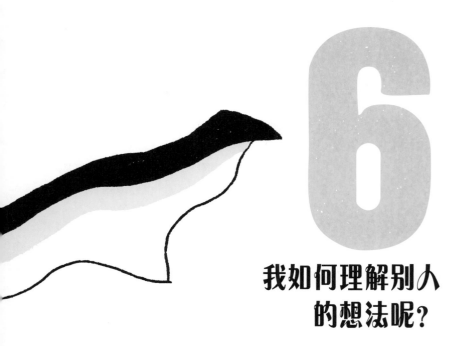

我如何理解别人的想法呢？

　　你和爷爷正围坐在一张桌子前，桌上放着一个水杯。这时爷爷从侧面握住并将其举起来，随后又将杯子重新放在桌面上。接下来，爷爷再一次伸手从正上方抓起杯子，这次他抓着杯子的手仿佛一台吊起废旧汽车的起重机。

　　在第一种情况下，你的内心会怎么想？

　　也许你会认为爷爷想喝酒。而在第二种情况下，则不会这样。

　　为什么？因为早在你还是个孩子的时候，就曾多次目睹爷爷想喝酒时会以怎样的姿势拿起杯子，因此经过长时间的观察后，你积累了爷爷会以何种姿势喝酒的经验。

　　随着时间推移，你观察到的内容将不断得到重复并逐渐成为你和爷爷之间一种固有的默契。类似的事情也会出现在其他情境下，比如尽管你的双脚从未受过伤，但是你也能想象一定重量的物体砸在脚上一定很疼，因为在此之前你也亲眼见到过许多人对此抱怨不已。由此可见，即使人们并未亲身经历过某些事情，但他们通过视频、动画片或故事对这些事情有了初步的了解，那这些事情仍旧或多或少会在我们脑海中留下痕迹。就好比你与爷爷之间的交流并非是一个完全理性的过程，而是一种情感上的共鸣，这种看似玄妙的共鸣并非只会作用于人类，也会以各种不同的形式出现在动物之间。

曾有一组来自帕尔马（一座美食家云集的城市）的科学家用两把钳子开展了一项实验，其中一把钳子是常见的普通钳子，另一把则是餐桌上夹蜗牛用的钳子。这种钳子在法国十分流行，因为蜗牛是法国美食中的重要组成部分。当人们在使用普通钳子时，首先要张开双手将钳子打开，随后再将其合上以挤压钳子内部的物体。而蜗牛钳的用法则恰恰相反，人们要先通过挤压来打开钳子，随后再松开手使钳子合上。

时至今日，科学家已成功教会部分猕猴使用钳子。它们也是

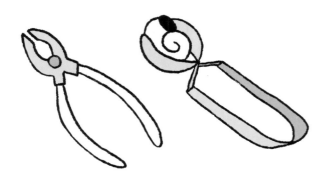

灵长类动物且大脑结构与人类大脑结构最为相似。它们在学会使用普通钳子后，又以相同的方式掌握了蜗牛钳的用法。

　　研究发现，根据行为目的的不同，如捕捉食物又或是其他目的，猕猴的大脑的活动方式也有所不同。但令人意外的是，无论猕猴是否拿着钳子，又或者无论是猕猴还是人类，在许多情况下两者大脑的活动方式都是颇为相似的。

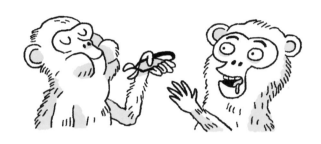

　　比如，当科学家假装将食物送至自己嘴边，随后却突然调转方向放下食物时，猕猴原本因食物而活跃的大脑便会突然"关机"。

　　又或者在朋友将手伸进爆米花桶里时，你是否曾感到一阵嘴馋并默默吞咽着口水，仿佛你自己马上就要亲口尝到香甜的爆米花那样？

　　想起来了吗？这时的你和刚才嘴馋的猕猴一模一样，你也在不知不觉中激活了自己的镜像神经元。

镜像神经元

镜像神经元实际上是一个"古老"到几乎原始的存在，在这种神经细胞的帮助下，人们可以通过目睹别人的经历或他人的行为来习得某种经验。它们是当之无愧的"模仿机器"，促使我们不断模仿他人的行为。其中，要属儿童的大脑最擅长快速"复制"他们所看见的各种行为。所以，当你在得知这个秘密后，便可以多留心观察弟弟妹妹的一举一动，其中最经典也最具"传染性"的动作便是打哈欠。通常，当你看见别人打哈欠时，自己也会下意识地张开嘴模仿他人的动作。

但事实绝非如此简单，现在请你观察一下这幅图。

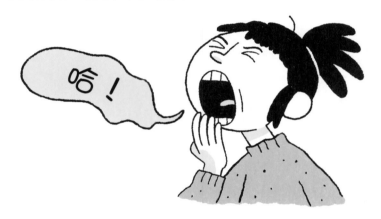

看着图片的你，难道不想打哈欠吗?

撇开打哈欠不谈，在其他许多情况下镜像神经元都能帮助我们快速做出反应，特别是在遭遇危机或面临威胁的情况下。比如，当一个恶霸向你的同学挥舞着紧握的拳头时，在一旁目睹一切的你体内的镜像神经元也会随之被触发。也许你会问："相距多远才会出现上述情况?"事实上，你离"案发现场"越近，你的镜像神经元也就越活跃，仿佛下一秒恶霸的拳头便要砸在你身上。

除此之外，镜像神经元还常被用于评估他人的行为并做出相应反应。比如，当你的弟弟妹妹还更小一些的时候，每个见过他们的人都会对他露出灿烂的微笑。因此，即使一个可怕的流浪汉首次出现在家里，并对他们露出微笑时，他们也丝毫不感到害怕。

这是为什么呢？因为体内的镜像神经元告诉他们，微笑意味着一切都好，即使面前正站着一位面容可怕的流浪汉叔叔。

但对于曾经看过电影的我们而言，流浪汉也时常意味着危险人物，因此当我们看到流浪汉时，镜像神经元将做出完全相反的反应。

更为有趣的是，镜像神经元能在世界上每个微不足道的角落里发挥它的作用，比如微笑这种表情就从来不需要进行过多解释，因为它是一种古老的交流形式，至少和打哈欠一样古老。

先把你吓一跳，再开始比赛！

新西兰国家橄榄球队（也叫新西兰全黑队）的球员在每场比赛前都会跳一种名为哈卡的传统舞蹈。难道他们疯了吗？当然不是，他们试图通过舞蹈来在气势上压制对手，而且这个方法相当奏效。

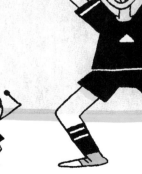

个人情感

尽管喜爱与厌恶这两种情感与人类的认知及现存的各种人际关系紧密相连，但在镜像神经元的作用下，无论是人类还是众多其他动物（首先便是哺乳类动物）都学会迅速且自发地与同类结成某种联系。这种现象被称为"共情"，早在某段关系出现之前它便存在了，或从未出现过。因此，共情意味着将自己的注意力投放在另一个人身上并将个人关切或是想法放在一边。共情能力取决于我们对他人或其他生物所发出的信号的解释能力。

你看见那只悲伤的小狗了吗？

现在走过去，轻轻抚摸一下它吧。

来学词汇

共情一词的意大利语为"empatia"，它源自古希腊语中由"en"和"pathos"共同组成的单词，意为"感受内心的情感"。因为只有具备强烈共情能力的人才可以想象并感受到另一个生命体内心汹涌的情感。

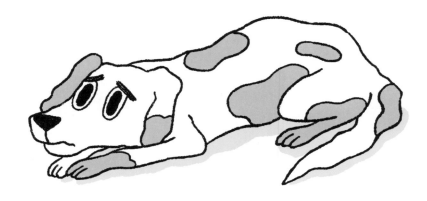

人与人之间培养共情能力最好的方法便是加强面对面交流。

　　无论如何，这都是一种颇为重要的社会交流方式，人们在交谈过程中也能看见对方的反应。

　　与简单的文字聊天相比，视频通话显然更有助于训练我们对他人情感的感知和理解能力。因此，当孩子年纪尚小的时候，家长便可以让他们尽可能多与他人接触，以训练他们对他人行为的观察能力和记忆能力，这将是一项十分重要且有用的生活技能。

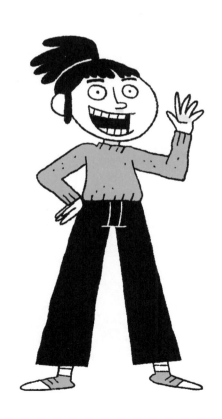

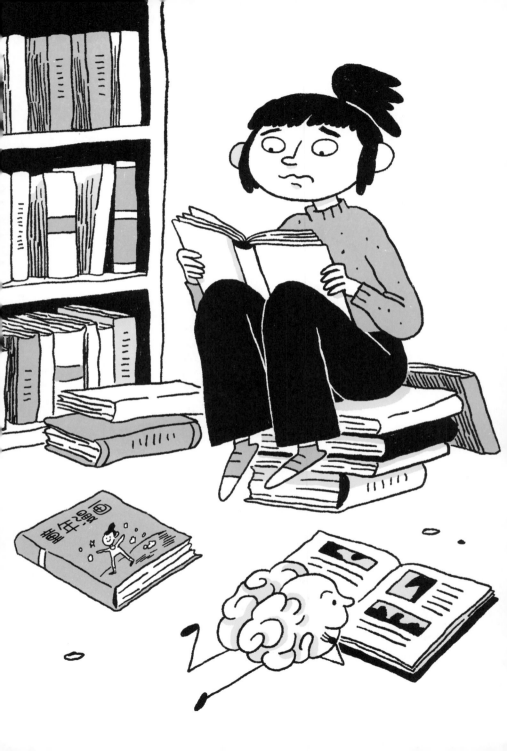

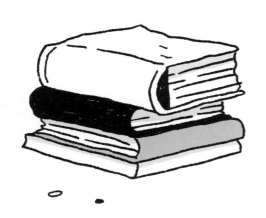
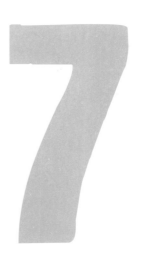

当我在回忆时，
究竟想起了什么呢？

　　我们差点漏掉了这个如此重要的问题，但在某种意义上来说……记忆其实是不存在的。

　　我们的大脑中还没有划分出一个用来储存记忆内容的特点区域，就如同图书馆会分割出不同的区域来存放不同种类的书籍。

　　我们平日里所说的"记忆"是一个非常宽泛的词语，它包含了神经系统所收集到的重要程度各异的信息。

　　比如当你的手被热水烫伤时，你会觉得灼痛。如果第二次你还是不幸被烫伤，那么第三次、第四次呢？以后使用热水时，你一定会格外小心了吧！这是因为你的痛觉感受器已经记住了事情的走向并决定规避再次受伤。

你的记忆并非一个堆放杂物的仓库，而是一种收集周围事物信息的方式。

想想你收藏的各式歌曲，它们全都按照一定的标准分门别类地储存在电脑上，也许是按照歌手的姓名排序，又或者是按照日期来排序，总而言之，歌曲总会按照一定规律来排序。

我们的大脑却不会这样做，因为它片刻不停地接收着数以百万计的信息，当你想要记住其中某些信息时（例如一首歌曲的名字），这一看似不起眼的动作便会激活整个大脑网格中与之有关的所有信息块，比如：你在何处听过这首歌曲，歌词讲了些什么，你对这首歌曲的感觉如何，你是否喜欢它的旋律，那天你的朋友们问起这首歌曲的名字是什么，你的回答是……终于找到了与歌名有关的信息块！

值得一提的是，上文提及的推理过程是你从无到有创造出来的，它的存在只为了能够顺利找出歌名，但与此同时也为你创造出了一段崭新的记忆。这也就解释了为什么我们在多次复述同一件事情时，具体情节或多或少会发生一些改变，而不同的人对于同一件事也会存有不同的记忆。这就好比你和最好的朋友一起去听意大利独立流行乐队的演唱会，尽管这是你们最喜爱的流行乐队，但最终你们两人对演唱会的记忆可能截然不同。对你而言，那是个激动人心的完美夜晚，乐队演唱了某首令你印象深刻的歌曲。但对你的好友来说，也许她只记得那天晚上有个满头卷发的人将杯子里的水不小心洒到了她的鞋子上。

> "记忆是大脑收集周围事物信息的一种方式。"

事实上，我们在回忆某件事情时便是在给自己下达命令，大脑试图要求我们记住出现的各种事物，就如同置身于旧物堆积如山的阁楼内四处翻找所需的物件那样。记忆的命令会最先出现于海马体内，这并非一个如海马般的海洋生物，而是你的记忆图书馆。如果你成功地在海马体中找到了所需信息，那就再好不过了；如果失败了，那可能就没戏了。你可能在不知不觉中把信息遗忘了，或是得了健忘症。

　　怎么会得健忘症呢？

　　又有谁会得健忘症呢？

　　别急，让我们从最简单的概念开始解释。

长期记忆和短期记忆

　　相信每个人都尤为珍惜美好的回忆并总是试图遗忘那些糟糕的回忆，但人们尝试动摇原有记忆的行为本身就会产生不断激活回忆并保持其在大脑中活跃度的效果。因此，重复回看过往照片的行为是人之常情，而且在回忆过去时，人们时常发觉许多事情都发生了改变，事实上它们也的确经历了不少变化。其实每个人的脑海中都包含着短期记忆，也就是短时间内或近期发生事件的记忆，比如你每天早上都得骑自行车回学校，并在上课期间将它停放在门外，因此，每天早上你都得花费一定的精力来记住自行车停放的位置，但你不会去记过去一年里自行车停放过的所有位置。

除短期记忆以外，人们还会拥有长期记忆。长期记忆的容量也许是无限的，而且在某种契机的推动下，你甚至可以想起各式各样的久远记忆。

语义记忆

语义记忆包括你及与你所生活的世界有关的各种信息，比如你的家庭生活（父母的教育）、校园生活（老师教授的知识）和在从小成长的环境中学到的所有信息（你平时经常攀爬的那棵树）。

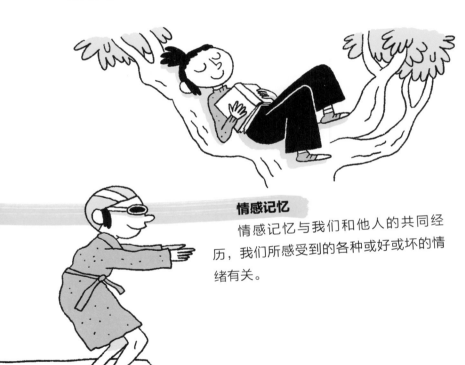

情感记忆

情感记忆与我们和他人的共同经历，我们所感受到的各种或好或坏的情绪有关。

程序性记忆

程序性记忆包括你的肌肉及身体各部位已经学会并熟练掌握的各种姿势。比如，尽管现在你能潇洒地踩动踏板并骑着自行车自在出游，但当你刚开始学习骑车时，也经历了无数次跌倒与受伤。即使从那以后你已经好几年未曾碰过自行车，但当你再次跨上自行车时，与其有关的各种记忆便会随之慢慢苏醒。即使刚开始你的动作仍稍显笨拙，经过一段时间的恢复与适应后，你又能再次自由地骑车出行了。

偶发记忆

偶发记忆指的是那些围绕生活中某个特定场景或环境而展开的记忆，比如你的同学、你的海归朋友、你时常在早餐时间光顾的那家位于卢卡市内的塔德乌奇酒吧等等。你肯定记得酒吧里那位为你准备羊角面包的糕点师的面孔，因为你每天早上都会走进她的店铺并和她打招呼。如果某天你在卢卡市外遇见她，你肯定能立刻认出她来，因为在你印象中她的面孔与"卢卡酒吧里的早餐"这一场景有关。但若是在柏林遇见这位糕点师，你将需要花费更多的时间来回忆她是谁，以及你为什么会产生一种似曾相识的感觉。

虚假的记忆

如果你看过《银翼杀手》，便会发现复制人最大的忧虑之一就是无法相信自己的记忆，因为他们是人类编造的程序的产物。然而人类也和他们一样，时常会真切地认为自己曾亲身经历过某种情况，做出或遭受过某种行为，即使这一切并非真实存在。出现这种现象并非你的过错，因为这是我们所有人的先天缺陷，它被称为"认知偏见"。

"认知偏见"的现象有时比较严重，有时又相对较轻。仔细回想一下，也许你曾听过朋友绘声绘色地向你讲述某件发生在你身上的事情，仿佛他也身临其境一般。当经过多次复述后，朋友最终会相信这件事真的发生在他身上了。

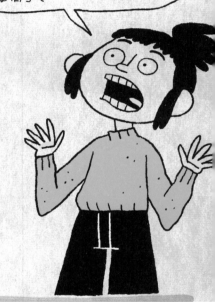

我向你发誓，我重温了脑海里的记忆，发现已经讨论过这件事情了！

记忆的暗示

我们可以训练自己的记忆能力吗？当然可以！

你尝试记忆的次数越多，能记住的事物也会随之增加。然而仅仅只是盲目增加记忆次数是远远不够的，我们还需要给记忆建立一个框架，也就是一个基本骨架。正如我们在批量购买漫画书之前，必须得先把书架准备好，其中一面摆放DC的漫画书，另一面则用于摆放漫威的漫画书。同时，你还决定把摆放着漫画书的书架放在房间靠后的位置，将米老鼠系列漫画书放在较为显眼的位置，因为这是为你的弟弟妹妹准备的。

我们将记忆内容组织得越合理，个人的记忆力也会相对变得更强（至少自我感觉的确如此），因此记忆暗示在日常生活中起着重要作用。

几年前，英国心理学家协会曾开展过这样的实验，他们为其中一组实验参与者提供了改善记忆的方法，为另一组参与者提供了提高自信的方法。随后，实验组织者暗中调换了两门课程的内容，也就是那些自认为在参加记忆改善课程的人们实则学习着提高自信的内容，反之亦然。在实验结束时，两组人员都不约而同地感到更为自信并确信自己已经掌握了提高记忆力的窍门。

不过，无论在何种情况下，获得良好记忆的诀窍便是保持足够的睡眠，因为充足的睡眠有助于我们建立起更好的记忆框架。

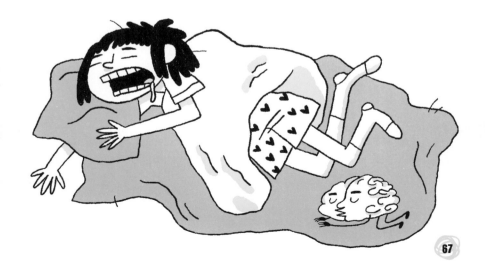

遗忘的重要性

适时的遗忘不但不是一件坏事，相反还是一件颇为重要的事情，遗忘这项特殊的能力能够帮助我们精准地决定要在脑海中储存多少事情。比如，你每次骑车回学校时都会将自行车停放在不同的地方，假设你事无巨细、不加选择地记住了生活中的所有事情，那么今天下课后你很有可能会忘记自行车停放的具体位置。我们的大脑中包含着许多没有实际意义的记忆，以及某些与负面或可怕事物相关的回忆，通常这种类型的记忆会被我们遗弃。但是当记忆丧失的情况变得更为严重时，便出现了人们常说的失忆症。

生活中也有不少围绕失忆症展开创作的影视作品，其中某些症状出现于主角遭受身体创伤之后，因为当大脑或其中的某一部分无法获得维持其运转所需的氧气后，便会造成几秒钟的记忆空白。而另外一些失忆症则主要由可怕的事故、意外绑架和攻击等痛苦或暴力的情形引发并且时常发生在重大心理创伤之后。在这种负面情况下，我们的大脑会启动自我防御模式并阻止我们重温那段记忆，它并非对原有记忆做出改写，而是将其锁进了"抽屉"里并试图将钥匙丢掉。

"在痛苦的情况下，大脑可能决定屏蔽记忆。"

如果说人类的记忆是个错综复杂的谜团，那么作为其对立面的遗忘甚至要显得更为复杂。

尽管早在数百年前，人们便已经开始着手研究记忆及其工作机制，但至今仍未有人能破解遗忘的奥秘，人们也不清楚大脑是在何时以及按照何种程度进行遗忘的。种种神秘的未知性又为遗忘披上了一层更为迷人的面纱。

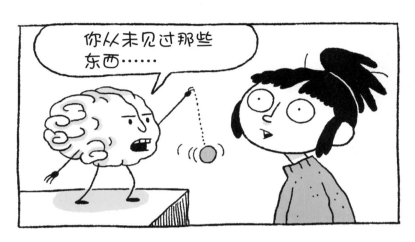

吉尔·普赖斯，一位患有超忆症的女子

相信不少人都认为自己的妈妈先天具备记住一切琐事的"超级天赋"，但要知道现实生活中的确有这样的人存在。一位名叫吉尔·普赖斯的女子，早在14岁时便能完美地记住生命中每一天发生的所有事情，如今她已54岁了。吉尔患有一种名为"超忆症"的疾病，顾名思义也就是"记忆力过剩"，这也使得她拥有超出常人的"自传体式"记忆。

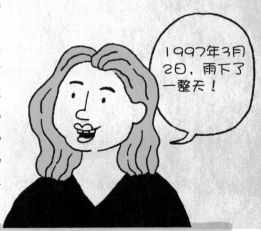

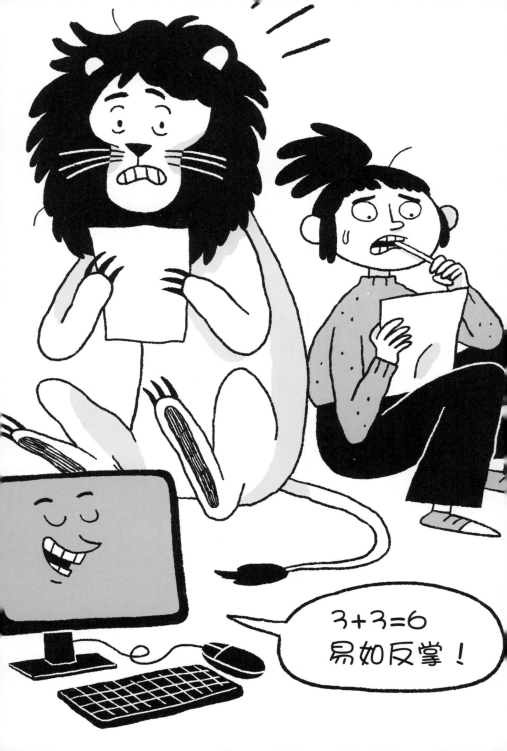

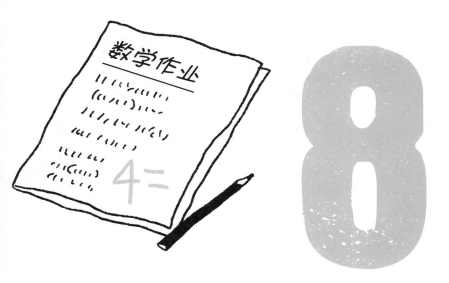

为什么我会以某种特定的方式来处理问题呢？

本能、直觉与冲动。

在人们的印象中做出上述反应既快速又容易，这就好比每次数学考试开始前，你都情不自禁地想要逃跑，而在数千万年前，我们的祖先看见移动的灌木丛时就会立即逃跑。也许遇上狮子的概率只有万分之一，但无论如何仍是走为上计，否则可能会遇上许多难以预料的事情。

纵观人类与机器之间的差异，主要体现在以下几方面：计算机永远不会惧怕数学考试，在看到移动的灌木丛时，它的程序会计算出灌木丛后存在狮子的概率以及狮子是否有吞噬计算机的可能。

经过上述比较我们能得到何种结论呢？

我们应该偏向本能，还是偏向理性呢？

也许应该二者兼有。

达尔文的直觉

生物学家查尔斯·达尔文在结束漫长的环球旅行返回英国后面对一个大难题。他的直觉告诉他："现在就和艾玛结婚吧，你再也找不到像她这样能够包容你的人了。"

然而，在向艾玛求婚之前，达尔文试图从理性角度出发弄明白与她结婚是否为一个正确的选择。

他在脑海中想象着自己已经与艾玛结婚并在纸张上写下能想到的各种优点和缺点。

只见优点栏里写道"子孙后代""一位忠实的伴侣"以及

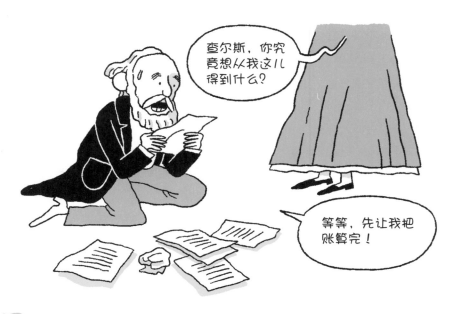

"爱人的陪伴与关心"。缺点栏中则写着"亲戚的来访——非常浪费时间"。

随后他又基于孤身一人的生活，写出了另一份保持单身的利弊清单。

首先，他在缺点栏中写道"当我步入晚年，身旁无人照看"，然后又在一旁的优点栏中洋洋洒洒地列举了一长串内容，比如"可以自由自在地前往任何想去的地方""没有拜访亲戚的义务"等等。

深思熟虑的达尔文在经过长时间的列举和比较后发现，"不结婚"的优势显然远大于"结婚"这个选项。但令人意想不到的是，作为人类史上最具影响力的科学家之一，查尔斯·达尔文最终选择违背自身逻辑推理的结果——他于1839年1月29日与艾玛·韦奇伍德结婚，共同抚育10个孩子并与妻子相伴至去世。

因此，当我们在做决策时，几乎总是下意识地依赖自身的直觉，以便迅速且毫不费力地做出相应的决定。尽管不少时候我们都会认为自己是经过深思熟虑、依靠"理性"做出的选择，但实际上真正依赖的仍是本能。

让我们来想象一下，假设你的口袋里正揣着150欧元，你用这笔钱购买了那双你曾在橱窗里看过无数次的名牌运动鞋。

如今你已用150欧元换回了这双你无比喜爱的运动鞋，这意

研究表明，我们每天要做2000到10000个决定。没想到吧？

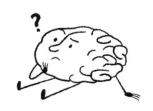

味着你口袋里不再有多余的金钱，你也失去了原本可以一气买下的10卷《儿童读物》、书本中附带的作者签名以及向身边朋友炫耀自身广博学识的机会。但更重要的是，新买的运动鞋竟然磨破了你的双脚，对此你却无能为力。

这时又该怎么办呢？

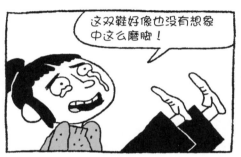

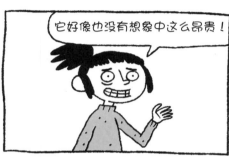

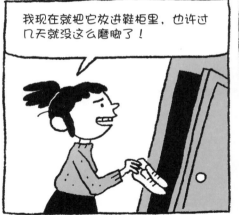

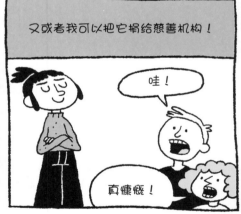

无论最终的选择如何，你都会构建一个看似合情合理的故事来掩盖自身的直觉突破了理性的事实。相信此时你又会发问：为何人们更喜欢这种婉转迂回的认知方式，而非直接告诉自己"犯错"的事实呢？因为我们人类都是骄傲的动物，我们一直坚信自己的直觉是无懈可击的。因此，如果有朝一日人类甚至开始质疑自己的直觉，那么我们将再也无法相信自己。

然而事实是这样的：我们越是能够清楚认识到自身的直觉在哪些方面会起作用（比如在确定和谁一起玩耍时），在另外哪些方面会"失灵"（比如在挑选鞋子时），我们就会越发相信自己。

与此同时，我们还应正确把握使用直觉和逻辑思维的时机并及时进行转换。

来学词汇

直觉的意大利语为istinto，来源于拉丁文中的instinguere，即"诱导"之意。而依靠直觉完成的行为，就好比在理性进行干预之前便受到其他因素诱导而做出的举动。

恐惧的出现

相信每个人都曾在某些时刻感到害怕与恐惧，而且在镜像神经元的作用下，我们也时常会因为他人的不安而感到害怕，比如当你在电影里看到两个小孩在树林中被野兽追赶着逃跑时，你也会不由自主地感到害怕。

尽管此时此刻你正舒适地窝在沙发里，面前摆放着电视机，你却感觉自己比任何时候都更排斥挪动。

虽然你也清楚地知道眼睛看到的一切都不是真实发生的，但仍旧感到全身发冷，喉咙很干，身体因紧张害怕而难受地紧绷着。

其实，恐惧是人类大脑产生的一种非常正常与健康的反应，因此无需惧怕这种恐惧的情绪，而那些从来未曾感受过恐惧的人才是真正值得担心的。

恐惧是我们的大脑对显而易见、可描述与可测量的危险所做出的反应。

让我为大家列举几个例子：

1. 你需要穿过一条乡村小道。

2. 你需要在绿灯时过马路。

3. 你需要穿过一条高速公路。

虽然表面上你只需要完成穿过某条道路的动作，但实际情况却截然不同。

1. 如果你的祖父母就住在乡间，如果你在年幼时便已有在乡间小路穿行的体验，那么面对这种情形，你就可以毫不犹豫地做出正确的反应。

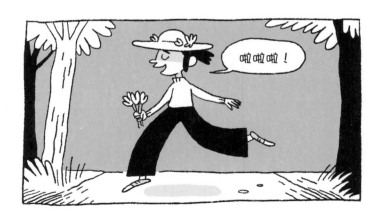

2. 在你还小的时候，老师和长辈都曾多次教导你过马路时要注意红绿灯的颜色，因此你一早便养成了红灯停绿灯行的好习惯。但如果此时你目睹某人在红灯时仍穿行在马路间，你会情不自禁地为其感到担心。

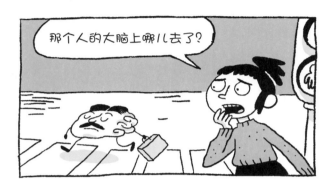

3. 某天晚上，你的叔叔向你讲述了他行驶在高速公路上却突然没油了的故事，据说当时四周的汽车呼啸而过，喇叭狂鸣，这个故事给你留下了难以磨灭的负面印象。因此即使后来你得知故事是虚构的，仍旧无法抚平你心中的恐惧。

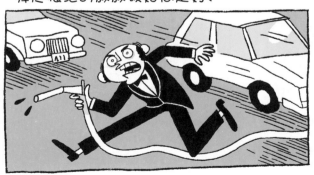

正是得益于恐惧这一情绪的存在，我们才学会了评估身边的万事万物并及时察觉出各种未知的危险状况，从而评估自身应当做出何种行为。

但其实恐惧是可以被控制的，首先我们应当帮助自己的大脑理解自身为什么会感到害怕，随后不断尝试运用各种小技巧来安抚害怕的情绪。比如，把电视的音量从54调低至12，这样恐怖片的声音便会随之降低，你也会相应地感到没那么害怕了。

其中一个十分行之有效的方式便是时刻提醒自己：过去你经历的各种难以承受的巨大恐惧，现在看来都只是个愚蠢的笑话而已。比如，当你第一次学习骑自行车时，每到下坡路段都忍不住呜咽，但如今你可以自由自在地骑着自行车四处穿行；你第一次去海边游泳时，惊慌失措地哭了一个多小时，但如今只有在他们试图把你从水里捞出来时，你才会哭得稀里哗啦的。

除此之外，抚平恐惧的另一味良药便是微笑，一部能让你开怀大笑的电影可以在很大程度上帮助你缓解紧张和恐惧的情绪。面对恐惧，这世上再没有什么比自嘲更有效了，这几乎是一种专治各类恐惧的超级力量。

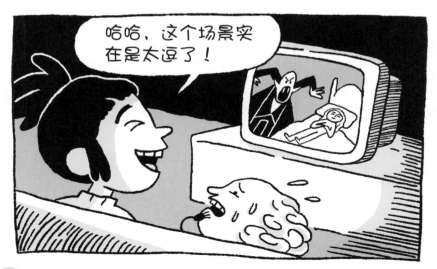

《呆头鹅》

　　《呆头鹅》是导演伍迪·艾伦的一部著名电影，主人公是一个颇为倒霉的窝囊废。窝囊废一词，顾名思义指的便是那些缺乏勇气的胆小鬼，但所谓的勇气到底是什么？

　　勇气是引导人们逐渐克服恐惧的法宝，在勇气的激励下，人们更加愿意进行某些冒险以便收获那些美好而又重要的事物。比如，通过游泳和潜水来探寻海底世界远比待在沙滩上听别人抱怨大海的弊端要更美；潇洒自在地骑着自行车在山间小路上呼啸而过远比和别人抱怨山路的崎岖要更美……

　　那可以通过锻炼大脑能力，从而使我们自身变得更有勇气吗？

　　当然可以！只要我们下定决心，循序渐进地开展练习，便能逐渐变得更为勇敢。值得一提的是，循序渐进是整个练习过程中最为基本的要素，因为我们的大脑是早已编码完成的程序，因此我们需要有坚定的决心来引发一种名为"想要重新进行尝试"的机制，而勇气将会在这个尝试的过程中诞生并成为成长的重要环节，它能促使我们不断优化自己的行为。

　　也许在你看来，勇于向不同的人寻求拥抱的弟弟妹妹远比你更为勇敢，但那是因为他们还没有真正发掘出恐惧这种情绪。这时我们要做的并非保护年幼的弟弟妹妹免受任何坏事或负面情况的影响，而应当允许他们不断试错，一点点探索未知的世界。

　　我们每个人都会受伤，会犯错，也会因此感到恐惧。

但我们不能惧怕恐惧本身，因为无论是恐惧、过错还是所受的伤害，最终都会随着时间而消散。我们应该舔舔伤口，继续大步向前走去。

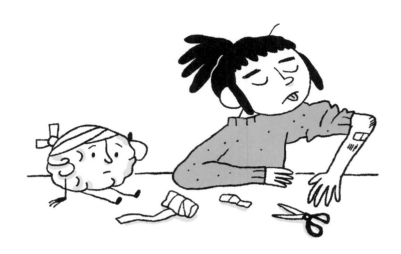

储存情绪的房间

人类大脑中负责生成恐惧与勇气的区域被称为杏仁核，它主要有以下几种功能：帮助边缘系统的运行；帮助与情感事件相关记忆的形成与储存；负责调节人类感受到的恐慌情绪；参与人类情感状态的形成，因此除了产生恐惧情绪以外，杏仁核也与愤怒、快乐、悲伤等情绪息息相关，并且会促使人类记住曾引发痛苦经历的事物。让我们举个例子：当你被潜在的危险笼罩时，为了不让你就此陷入困境，杏仁核会适时向你提出行为建议。比如当你在爬树时，你会合理估算自己应该爬多高才不至于把树干折断并从树上摔下来；而当妈妈发现你偷偷爬树时，你又该如何处理这个状况。从这个功能上看，杏仁核的作用与提供叫醒服务的电话颇为类似。

除此之外，杏仁核还能在我们遭受创伤后起到镇静的作用，也就是促使"镇静"神经元发挥作用。比如当你不幸从树上坠落时，妈妈会对你说："看到了吧，你还是从树上摔下来了！我跟你说过多少次要小心一点！"

即使现在你的身上有不少淤青，膝盖也擦破了皮，今天之内再也无法重新爬到树上了，但明天一到你又恢复了满满的活力，这一切都是杏仁核的功劳。

如果失去了杏仁核，你极有可能一直沉浸在从树上摔下来的

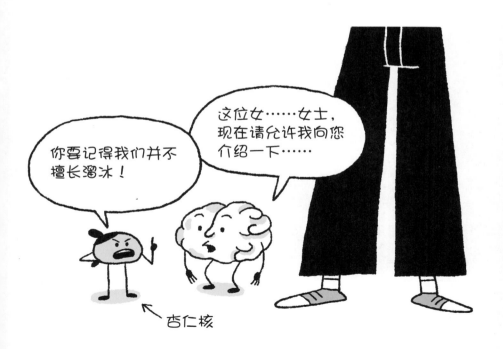

恐惧情绪当中。实际上，那些患有焦虑症和恐惧症的人或多或少都存在杏仁核功能失常的问题，又或者随着时间的推移，他们的镜像神经元中储存了不正确的信息。比如，有些孩子的恐惧源自家人或长辈对其的过分担忧与关注。如果一个孩子在自发进行某些活动的过程中不断受到他人的警告与约束，并时常被告知身边围绕着各种真实或潜在的危机，那么他显然会比其他人更容易产生焦虑与恐惧的情绪。比如有些长辈在日常生活中常挂在嘴边的告诫："小心这儿！当心那里！"

　　综上所述，我们的大脑不但能够学会保持勇敢、冷静与把握分寸，同时它也能通过了解恐惧的形成机制来抚慰害怕的情绪。

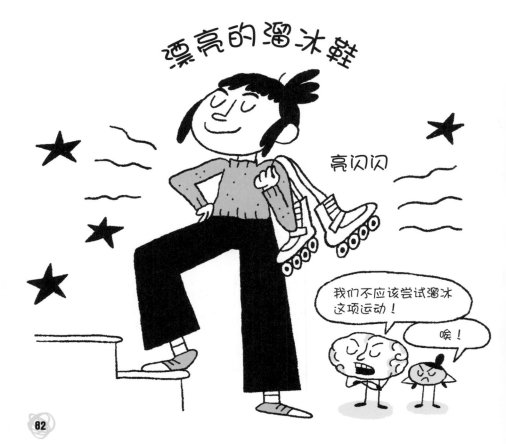

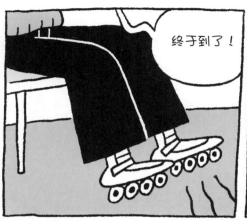

终于到了！

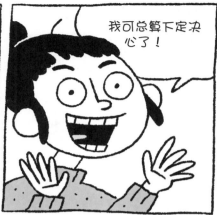

我可总算下定决心了！

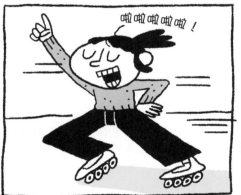

啦啦啦啦啦！

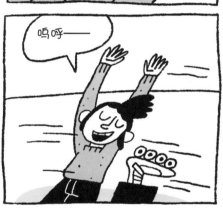

呜呼——

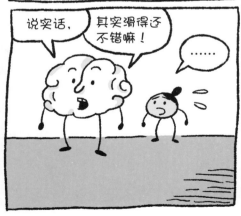

说实话，

其实滑得还不错嘛！

……

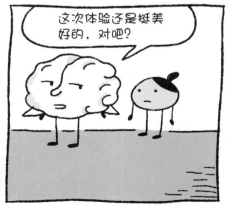

这次体验还是挺美好的，对吧？

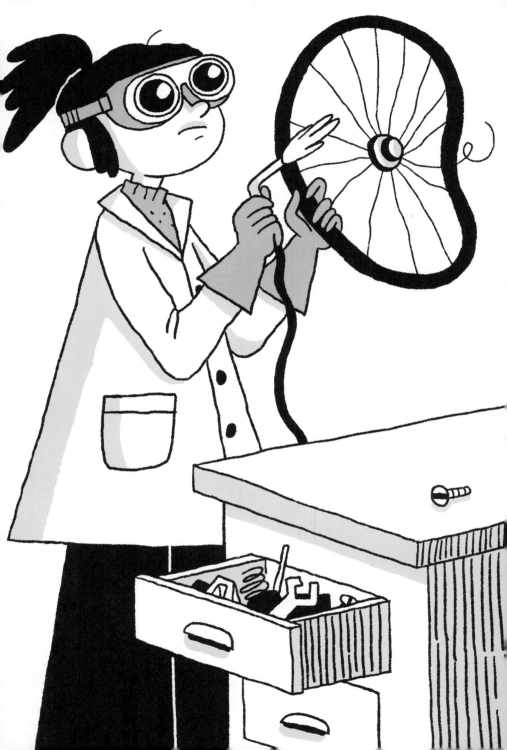

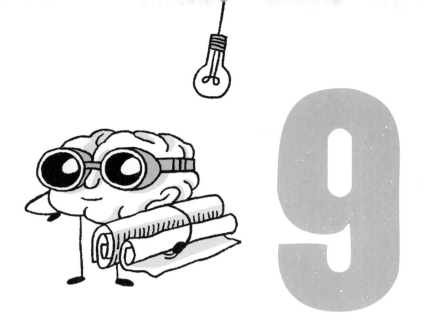

脑子里的想法从何而来呢？

　　正因为人类本应该是充满好奇心的生物，因此人类的思想蕴藏着无数的深意，这些思想既简单又复杂，当它们尚未成型并出现在人类的头脑中时，没有人能窥探到它的内容，而当它终于展现在大家面前时，各种猜测就迎刃而解。

　　人类的发展史也是一部思想的发展史，其间充斥着各式各样良莠不齐的想法，而身处发展变化中的人类也不断产生着新的想法。但各式各样的想法具体是在何时产生的，我们却无从知晓。

早在远古时期，我们的祖先智人便发明了车轮（通常认为车轮出现于公元前3500年的美索不达米亚平原上），后来他们又花费了5000多年才决定将一个车轮放在另一个车轮前面并由此制造出世界上第一辆自行车。然而，在当今科技高速发展的世界里，还有什么交通工具会比自行车更容易上手操作呢？

将好奇心用在正确的地方

好奇心是思想的发动机，即便是动物也需要在好奇心的驱使下不断寻找新的食物，选择合适的伙伴并不断精进觅食技术以躲避捕食者的追踪。

拥有好奇心意味着我们在萌生某个想法后又情不自禁地想将其分享给其他人并邀请大家共享这一想法。这也不禁让我们想起普罗米修斯盗火的神话故事，身为泰坦巨人的他冒着空前的危险从太阳神阿波罗那里盗窃了火种并在被发现后遭到了严厉的惩罚。但正是在他的努力下，火种以及各种尝试生火的方法在人间广泛传播开来，人们也开始共享珍贵的火种。

尽管在某些情况下，好奇心会给我们带来难以想象的财富，但要想使得我们的生活充满活力，有节制且聪慧的好奇心是必不可缺的，否则我们将会为自身的狂妄和愚蠢付出惨重的代价。希腊神话中擅自铸造翅膀的伊卡洛斯便是因为无视父亲的警告，在浓厚好奇心的驱使下企图飞向太阳，最终导致蜡制的翅膀融化，从空中跌落身亡。

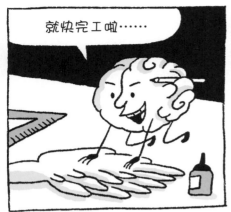

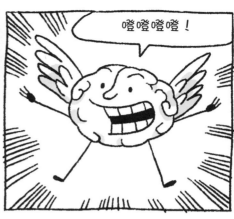

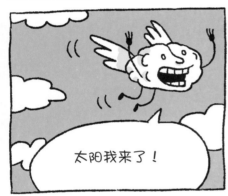

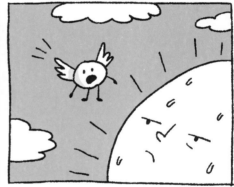

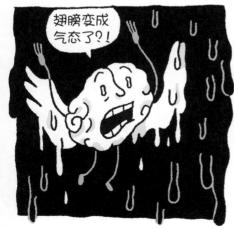

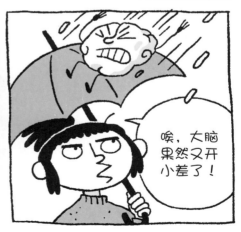

三种类型的创造力

你听说过头脑风暴吗？

这是一种近来颇为流行的工作方式，通常人们会围坐在桌子旁进行自由思考，以求解决某个棘手的问题，又或是期待某个出色的想法会在自由讨论的过程中悄然诞生。

人们常认为创造力源于大脑混乱的时刻或是源自人类的本能，但事实并非如此。当人们不得不开动脑筋创造某些新鲜事物时，大脑将会以三种不同的方式被激活，这个场景就像三位在你脑海里做客的朋友正讨论着如何处理当下的问题。尽管我们并不知道这种讨论会起多大作用，但毋庸置疑的是，你的大脑自始至终并未经历任何风暴，而是以一种井然有序的方式巧妙地工作着。

执行力

执行力是创造性三友中负责掌管专注力的一位朋友。

每当我们为实现某一目标而专心致志地工作时，这位朋友就会活跃起来，他会帮助我们处于注意力高度集中的状态，这也正是我们希望解决某一难题或是在球场上准备进行罚球时所需要的状态。

想象力

想象力是创造性三友中最天马行空的一位朋友。

他时常在脱离当前核心问题的前提下，带领我们构建起对过往事物及未来计划的宏大理念图景。

想象力与共情能力有着千丝万缕的紧密联系：共情要求人们站在他人的角度设身处地地想象他人的内心情感，想象力则要求人们在共情能力的帮助下创造出能让他人产生共鸣的事物。

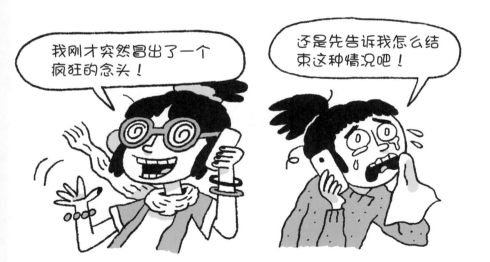

安排能力

安排能力是创造力三友中负责下达命令的一位朋友。

他的任务是把"想象力朋友"提出的各种想法按照重要程度进行排序，并非毫无逻辑地随机排列，而是按照想法与主题的相关性由高到低进行排序。由此便产生了我们常说的"意识流"。在我们思考期间，这位朋友还会负责掌管与外部社会相关的一切信息，即发生在外部世界的所有事情。可见，选择一个合适的地点展开思考，将有助于我们萌生出新奇又伟大的点子。

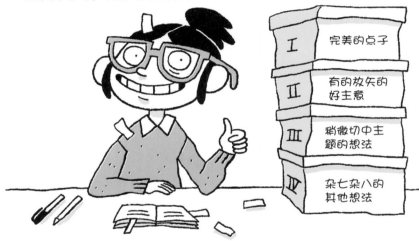

创造力三友之间也有着独属于他们的合作方式。首先，如果我们的目标是想出一个新点子，那么"执行力朋友"便会率先让"想象力朋友"发言。但若是天马行空的"想象力朋友"创造出太多与主题无关的想法时，"安排能力朋友"便会把"想象力朋友"拽回来并将所有思绪按照主题相关度进行合理排序。最后，当某些看似不错的点子初具雏形时，"执行力朋友"便会再次掌权，对这一点子进行验证与核实。就这样，你的大脑中便浮现出成型的想法。

现在让我们来尝试解决下面的问题。

图画里共有4个小朋友和3个三角形，每个小朋友都得在其中一个三角形里找到自己的位置。

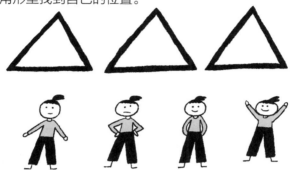

什么？你说这不可能？别这样，快开动脑筋想一想！那我们再来看看另一道题。

你有18根火柴，请用它们在地面上排列出以下计算题：

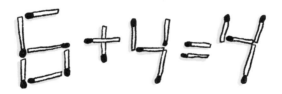

这道计算题的结果显然是错误的，现在请尝试移动其中一根火柴，让等式成立。

相信此时你肯定正暗中嘀咕：这都是些什么奇怪的问题？正确答案究竟是什么呢？如果你没能成功解答出上述问题，这都是因为你还没学会很好地运用自己的横向思维。

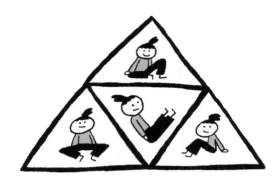

看见了吗？刚才的你是不是绞尽脑汁不停地移动和排列小朋友的位置，而没有尝试改变三角形之间的位置呢？

至于第二道题，数学问题从来都不是一种定式思维！

即使是在不改变加号的情况下，这道问题也有两种可行的解决方案……更别提更换其他运算符号的情况了。

1. 你可以选择拿走加号上的一根火柴，使其变成减号，再将拿走的火柴补在数字6上，使其变为数字8。这样一来，等式就变成了：8-4=4；

2. 你可以选择调整数字6的火柴排列位置，使其变成数字0，这时等式就变成了：0+4=4；

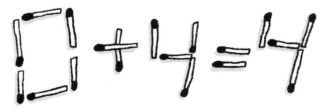

3. 你还可以选择从数字6中取走一根火柴，使其变成数字5，随后将取走的火柴补在等号后的数字4处，使其变成数字9，此时等式就变成了：5+4=9。

现在，再来尝试解决最后一个问题吧！有7位好友一同前往树林里野餐，到了分配水果的时间，他们拿出一个装着7个苹果的篮子并且每个人都将从篮子里拿走苹果。但令人意想不到的是，最后篮子里竟然还剩下1个苹果，这是为什么呢？

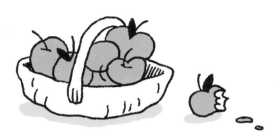

什么？你说不可能出现这种情况？其实这个问题可以有多种答案，比如其中两位好友决定共享一个苹果；或是其中一个苹果坏掉了，因此它被留在了篮子里；或是野餐地点正好就在一棵苹果树底下；或是其中一位好友从篮子里拿走其中一个苹果，正准备大饱口福时，突然一只大猩猩从天而降，把那位吓得落荒而逃，刚咬了一口的苹果也就此掉回篮子；又或是树林里突然出现了一条喷火的恶龙并将其中一个苹果烤焦了……

上文列举的三道题目都体现了同一种思维方式，也就是"横向思维"，它可以帮助我们从不同角度来看待问题并提出创造性的解决方案。比如第一个问题旨在考察如何在遵循规则的前提下，别出心裁地解决问题；第二个问题是围绕问题的视觉形式而展开；第三个问题则是关于如何巧妙地对事情进行合理论述。

好了，现在你已对"横向思维"有了初步了解，接下来可以安心地睡个好觉了。

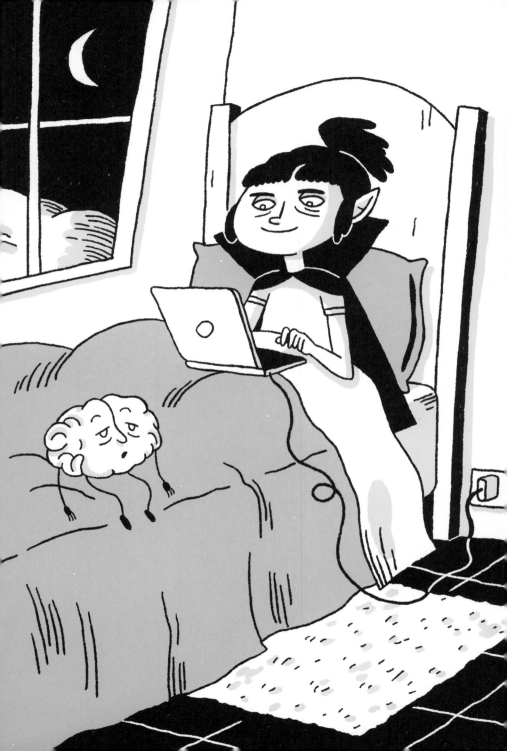

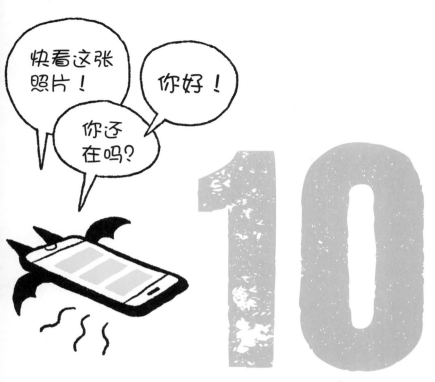

为什么我需要睡觉？

睡眠是人类生命中最伟大的奥秘之一。

尽管通过经年累月的研究，我们已经知道它的基本运作机制，却仍然无从知晓为何它能如此高效地补充人体缺失的能量以及它是如何影响人类情绪的。但毋庸置疑的是，关于睡眠这件事儿，无论是世界上最伟大的神经科学家——研究人类大脑的科学家，还是你的祖母都所见略同：如果你在晚上没睡好的话，第二天的生活将是一团糟。

有些人以睡眠时间较短为荣，事实上这并不是一种值得夸耀的优点；相反，睡眠非但不是浪费光阴，反而是人体主要器官进行休息整顿的重要时间。在此期间，平日里活跃的大脑暂时停止了部分思考，心脏放缓了跳动的速度，肺部降低了呼吸的频率，人体所消耗的氧气整体减少，新陈代谢速率也随之下降10%~15%。

与此同时，睡眠也是个无声的工作阶段。当我们陷入沉睡时，身体会自动合成蛋白质与核酸，激素得以进行循环，大脑会开始记忆并沉淀白天学到的新行为，而忙碌了一天的肌肉将得到休息与放松。由此可见，人体就像一部构造精密的机器，里面储存着宝贵的能量，拥有良好且规律睡眠的人寿命更长，更不容易受到疾病侵扰，同时能够有效抵御糖尿病、肥胖症和心脏病的出现。而那些时常难以入眠的人罹患心脏病的风险是常人的三倍，罹患抑郁症的风险是常人的四倍，此外他们还更容易与他人发生争吵并更易陷入不满、悲观的情绪当中。

那酣然入梦和难以入眠的具体标准又是什么呢？针对难以入眠的现象，如今人们已经可以洋洋洒洒地列举出数不胜数的表现，有将近200条潜在的睡眠障碍被列入医学典籍里。但有关良好睡眠的定义，学界一直众说纷纭，因为我们每个人对于睡眠的定义与需求都有所不同。我们先从睡眠时间说起：你每晚需要睡多少小时呢？具体时长取决于你的年龄。

晚安好梦

在古希腊文明中，人们将睡眠具象化为一位名叫修普诺斯的神灵，罗马人则将其称为索莫纳斯。

腓尼基人会准备一种特殊的护身符，以确保夜晚的安宁，他们通常将其放在床边或佩戴在脖子上。

美洲原住民则仍旧依照传统，利用骨头、皮革和银器来制作捕梦网以捕捉噩梦。

在盎格鲁-撒克逊民间传说中，睡魔"沙人"负责组织梦境，而且它格外喜爱可怕的梦境。

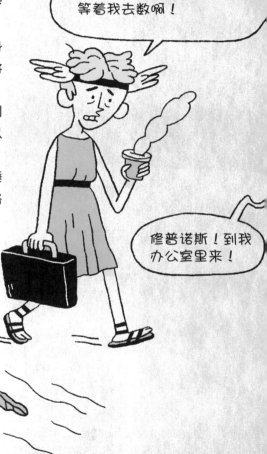

这里所说的"吸血鬼"是指那些在晚上熬夜聊天或刷视频的人们。显然，这不是个好习惯，因此在夜深人静准备入睡的时候，最好关闭无线网络或其他任何形式的网络连接。

通常来说，老年人只需要5小时左右的睡眠，新生儿至多可以睡足16小时，而你家年幼的弟弟妹妹在5岁前所需的睡眠时间应不少于10~12个小时，进入青春期后，则应保持至少9小时的睡眠。当我们跨过20岁的门槛后，每天睡足8小时就足够了，但研究人员建议每日睡眠时间应不低于7小时，也就是说不能再做熬夜的"猫头鹰"或夜晚行走的"吸血鬼"了！

与我们的祖先相比，现代人类的整体睡眠时间减少了2~3小时，这也是自工业革命以后才产生的新变化。19世纪中叶以来，随着人工照明工具（首先是煤油灯，后来是电灯）的普及，夜晚的街道变得更为安全，人们的夜生活也逐渐变得丰富多样起来。

说到这儿，我们不妨现在就把灯关上，睡个好觉吧！

当我酣然入睡时，大脑里发生了什么呢？

当你尝试和年幼的弟弟妹妹一同入眠时，便会发现人类的睡眠活动并不是静止的，比如你的妹妹会在睡着后踢人。

睡眠活动有其独特的周期并按照一定的规律性交替进行，它主要有两大阶段构成——非快速眼动睡眠期（non-REM）和快速眼动睡眠期（REM）。

快速眼动睡眠，也称为REM阶段，是睡眠活动中的一个阶段。在这一阶段，我们的双眼会像房间里四处飞舞的苍蝇那样在眼皮的遮蔽下快速移动。而在非REM阶段，也就是非快速眼动睡眠阶段，人类的双眼是静止的。

非REM阶段又可被细分为四大进程：

第一段进程：入睡，你逐渐放松自我并从清醒状态进入睡眠状态；

第二段进程：轻度睡眠，也是所谓的"睡眠纺锤波"出现的时间"睡眠纺锤波"是人类介于现实与幻想之间时所产生的数值；

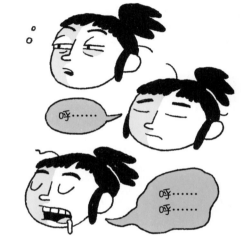

第三及第四段进程：深度睡眠，这时你的大脑记录下的活动数据将跌至低谷。

四个进程结束后，你将开始进入快速眼动睡眠期，这是个相当奇妙的睡眠阶段。在此过程中，你的大脑几乎和清醒时一样活跃，但你自身却无法意识到这种改变，你的身体则始终保持静止与休眠的状态。

与此同时，你还会做梦，你的双眼将不断转动，但你的肌肉如同被冰冻般僵硬不动。经过REM阶段后，睡眠活动再次将进入第二段进程的轻度睡眠。每个睡眠周期会持续60~90分钟，这意味着你将经历四个快速眼动睡眠期，也就是接近6小时的睡眠时间，但你显然需要更长的睡眠时间。

拓展研究

动物们都是怎么睡觉的？

树懒

树懒通常需要睡上19~20小时。在睡觉期间，它会像鸟类一样，双手双腿自动缠绕在攀附的树枝上，任由身体荡来荡去。

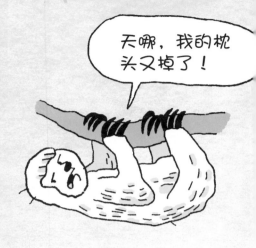

黑猩猩

黑猩猩的睡觉方式与人类颇为相似，通常它会在晚上9点左右入睡，并与我们一样经历REM阶段。如果条件允许的话，它一般会选择睡在树上。

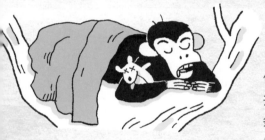

蝙蝠

蝙蝠通常会保持倒挂的姿势，在树上或是洞穴里睡上20个小时并在黄昏时分起床去狩猎。它要么独立入睡，要么待在数量浩荡的大群体中共同入睡。

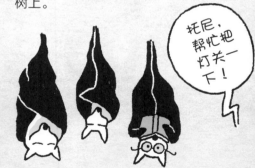

候鸟

候鸟常在空中入睡并且每次只有半边大脑陷入睡眠，即使是在一万多米的高空中它也能酣然入睡。

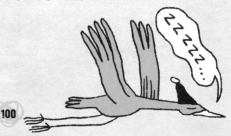

海豚

　　每次睡觉时，海豚都会留有半边大脑时刻保持清醒，也就是它会保持睁一只眼闭一只眼的姿势，其中闭着的那只眼睛对应着正在休息的半脑。为了安全起见，海豚通常会结对而眠，并肩出行。它的睡眠时间大约持续7小时，但在年轻海豚中睡眠时间会延长至12小时。同时，海豚会边睡觉边游泳，以保持自身体温。

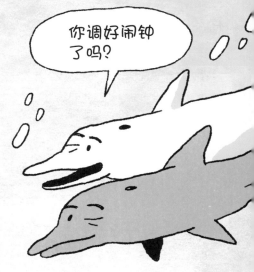

马

　　据说马可以站着睡觉……实际上，它站着的时候只能休息片刻，只有当它侧卧时才能陷入睡眠。马的后肢有特殊的韧带，可以帮助它放松四条腿并让左右腿交替使劲，从而避免长期保持直立的站姿。

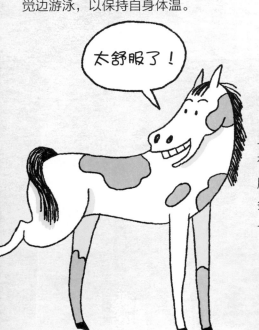

科学午睡

在西班牙和墨西哥，午睡被确立为一种工作制度。而在日本，午睡也逐渐普及开来。也许在那段休息时间里，你并未真正入睡，而只是经历了睡眠活动的第一和第二阶段，但这短短20分钟非常有利于休整身体和恢复精神状态。

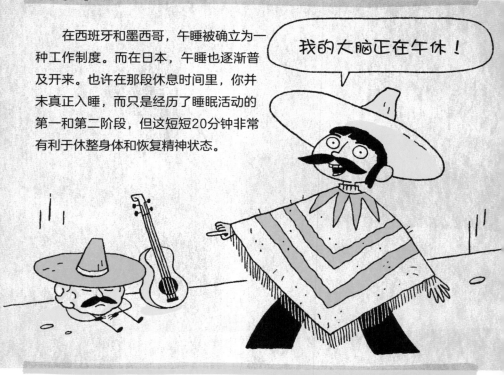

我的大脑正在午休！

梦是什么？

如果我们能轻巧地对这一问题做出精准的答复，那么睡眠活动就远没有现在这般神秘莫测了。

有人说，梦是对生活的警告，预示着未来可能会发生的各种事情；或是一种欲望的显现；是某种特殊的记忆；又或是一系列令人恐惧的事件……

在这种情况下，便出现了人们常说的"噩梦"。按照古罗马人的说法，"噩梦"的诞生是因为有恶魔盘踞在我们身上并时常用痛苦的体验来折磨我们。

人类的梦境的确包含了"噩梦"，但也远不止于此，有时它们是精确而详细的，有时又是荒谬而怪异的。我们在所有睡眠阶段中都会做梦，但最复杂的梦往往出现于快速眼动睡眠期。一般而言，人们最容易记住最后一个睡眠阶段做的梦，即被闹钟吵醒前的最后一个梦，又或是在周末或假期时做的梦。

要想记住梦境的内容，最有效的方式便是在醒来时大声复述梦中的场景，或者将其写在床头的笔记本内。值得注意的是，如果你在睡醒后，立马起身去卫生间进行洗漱，拉开百叶窗，然后坐在餐桌前享用早餐，那么这时你很有可能会失去对梦境的所有记忆。要知道，梦境就像星星一样飘忽不定，因此我们必须在其闪闪发亮时及时将其记录下来。

早在19世纪，心理学家和精神病学家便一直致力于研究与解释梦境内容，他们认为发生在我们头脑中的所有事情都是有原因的，绝非偶然。

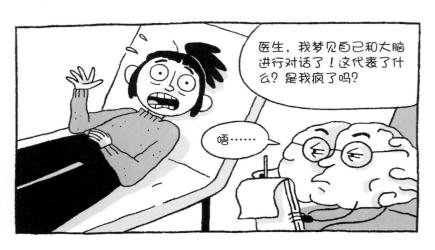

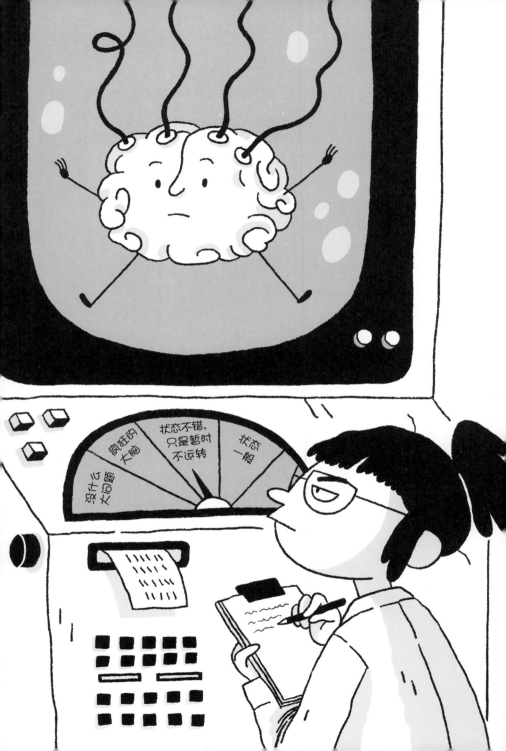

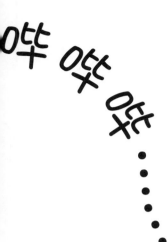

人类的智力可以被 测量出来吗？

在你的眼里谁才是真正的天才呢？

是达·芬奇、莫扎特、海蒂·拉玛（一位对手机的发明起着重要推动作用的女演员），还是意大利物理学家、诺贝尔物理学奖得主恩利克·费米？

为什么你没有选择美国歌手比莉·艾利什或Lady Gaga呢？

她们不是也都非常出色吗？

出于种种原因，每个人都有自己崇拜的对象，但如何精准地对"天才"一词作出定义则一直是个千古难题。

世界上有些特殊的奖项能够帮助我们记住某些杰出人物在其所属领域作出的伟大贡献，比如瑞典皇家科学院每年都会颁发诺贝尔奖，以奖励在经济、化学、物理、文学、医学及和平领域有所建树的人们。大名鼎鼎的奥斯卡奖则专为卓越的演员等电影工作者设立，而菲尔兹奖则致力于嘉奖优秀的数学人才。

由于这些奖项并没有制定出严格且明确的选拔标准，因此大众时常会对当年的获奖人选议论纷纷。

通常，人们挂在嘴边的用于测量智力的测试顶多只能用于评估人类大脑中某个部分的能力，更确切地说，应当是逻辑部分。

除此之外，运动智能即运动方面的特殊智能也时常被人类进行量化评估。比如，足球界设立了旨在嘉奖年度最佳球员的金球奖，奥运会也设立了最佳运动员奖。那运动智能到底算不算人类的聪明才智之一呢？

平等的起点

当我们出生时，大脑几乎是相同的，而当我们长大后，仅就体积而言，大脑的大小仍旧是相差无几的。世界上人类大脑的平均体积是 $1450cm^3$。即使我们能够设法将爱因斯坦的大脑保存至今，也会发现所谓的"天才的大脑"与普通人的大脑也一般无二。

从生命开始萌芽的那天起，甚至可能从孕期开始，造成人类大脑差异的便是我们所接受的外部刺激。简单而言，经历的事件越多样，我们的神经元也就越发达，并且相互之间的连接也更为紧密。因此，通过尝试更多新奇的体验，讲述更多新鲜的故事，花费更多时间陪伴弟弟妹妹玩耍都能帮助他们进行大脑开发。人生初始的几年经历就如同上学一样，对人类的成长至关重要，它能够促进神经元之间的连接。

　　值得一提的是，直到100年前，在欧洲仍有一半以上的家庭不会将孩子送往学校接受教育，时至今日，世界上也仍有一半的人口无法接受教育。

天才出租车司机

"知识储备考试"被认为是世界上最困难的考试之一，也是伦敦所有出租车司机必须通过的考试。考试内容包括熟背英国首都伦敦市内所有街道的信息并能对其进行完美运用。研究发现，通过这项考试的出租车司机的大脑与常人相比略有不同，其"海马体"区域（也就是掌控记忆的区域）的开发程度远高于他人。除此之外，比起手机上的导航软件，他们更擅长于运用"空间记忆"以及纸质地图进行定位并保持大脑清醒。

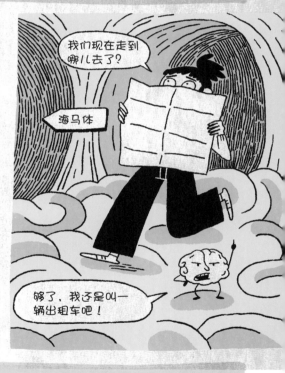

大脑的发育过程

当你刚出生时，你的大脑只有成年时期的60%~65%，但毋庸置疑的是当时的你已经拥有了一颗大脑袋！

大脑在生命的第一年会得到飞速发展，在大约7岁时，它便已大致发育完全，但直到10岁时才最终发育完全。因此，正如《彼得·潘》的作者詹姆斯·马修·巴利所写的那样，10岁以后，我们的人生就没什么要紧事了。

回想一下你的弟弟或妹妹的成长经历，你就会发现：当他把勺子从高脚凳上丢下来时，他正在研究万有引力定律；当他在浴

智商

为了测量人们的智力，人们发明了智力测试，测试结果即智商。对于大部分人来说，智商的值大约在85到115之间，然而，这也是一个不可靠的测量单位。获得高智商结果的人往往是擅长接受这类测试的人。

也就是说，那些擅长通过测试来判断自己是否更聪明的人确实更聪明。

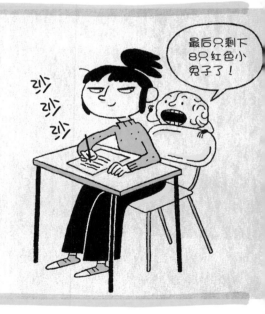

最后只剩下8只红色小兔子了！

缸里不停地转圈时，他正在专心致志地研究流体动力学，试图弄明白清水的溢出量与他的挣扎程度之间的关系……所有这些看似微不足道的事情都是宝贵的成长经历，会在未来转换为重要的智慧，所以不要再大喊着制止他了，就让他多尝试多探索吧！只要别把房子给淹了就行。

　　一直到20岁，大脑中用于收集有用经验、评估多种生活状况及其后果的区域将得到极大发展。这就解释了为什么青少年有时会冒着巨大的风险来尝试一些"愚蠢"的事情，因为他们仍然需要通过大量的练习建立起行为后果地图。这就好比从生理角度而言，早在14至15岁时人们便已具备了独立驾车的能力，但直到18岁时法律才正式承认这一行为的合法性，因为在此之前你得先意识到不良驾驶所产生的后果。

　　因此，人们常说青春期的少年们会干傻事儿，这并非随口胡诌的借口，而是有科学根据的说法。

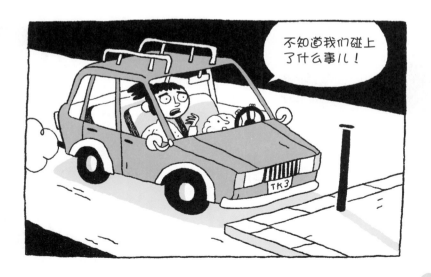

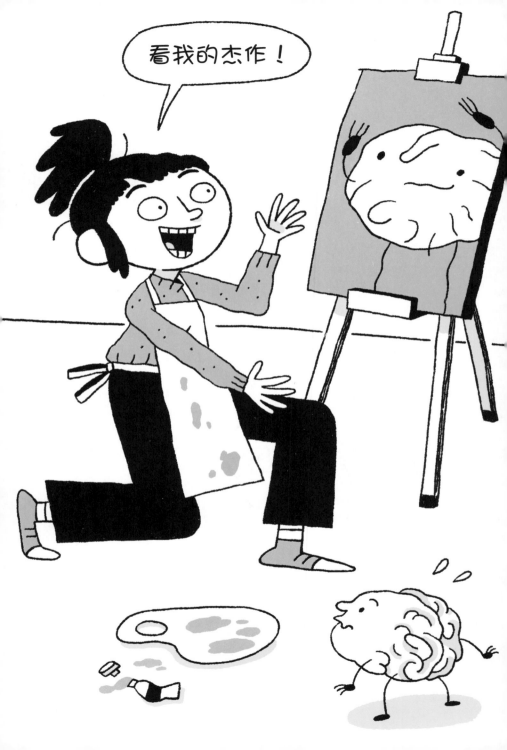

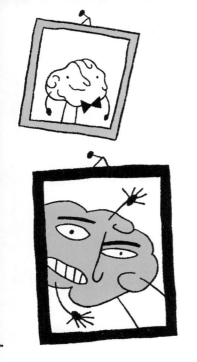

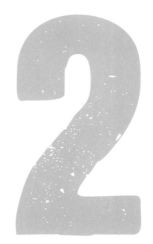

人类是如何学习新知识的呢?

　　人们可以通过多种多样的方法来学习新知识,其中某些知识已经被写进了你的大脑里,并会在不知不觉中被当做遗传内容一直传承下去。还有另外一些你自认为与生俱来的知识或能力,实际上是在年幼时通过学习获得的,比如如何拿起酒杯喝酒。

　　不只人类如此,这种现象在其他动物中也有所体现:生活在乡间的老鼠一闻到狐狸的气味便会立马跑开,即使它们可能从未见过狐狸。尽管在我们看来,狐狸的气味这一信息是以一种捉摸不透的方式进行传递的,但蕴藏在其背后的运作机制在鼠群中颇为清晰。

　　我们不妨进行这样的试验,将两只刚出生的幼鼠带离其母亲身边并隔断两者之间的接触,然后在幼鼠身边放上两张纸片,其中一张带有香蕉的气味,另一张则是狐狸的气味。我们会惊奇地发现幼鼠好奇地闻嗅着第一张香蕉味的纸片,但在靠近第二张狐狸味的纸片时倏然逃开，心脏狂跳的同时也不忘及时寻找避难所躲起来。

想必你一定会问：这怎么可能呢？幼鼠对狐狸的恐惧是从谁那儿习得的呢？

狐狸的气味作为空气中的分子会在风的吹拂下钻进幼鼠的鼻子里，这些分子刺激了受体神经元，随后受体神经元将狐狸气味的信号送达大脑的杏仁核处，大脑随之作出了害怕这一反应的指令。杏仁核向所有负责保护其安全的神经元发出警报，使生物处于警戒状态，做出诸如逃跑、亮出指甲、咆哮、竖起毛发等一系列自我保护行为。因此，尽管幼鼠此前从未见过狐狸，但它的大脑中早已预先存在将狐狸气味与恐惧相连的机制，因此当其嗅到狐狸气味后便会立马做出害怕的反应。人类也像老鼠一样，体内预先存在着众多奇妙的反应机制。尽管大脑早已停止成长，但它从未停止学习新鲜事物，我们的反应机制也会随之不断更新。

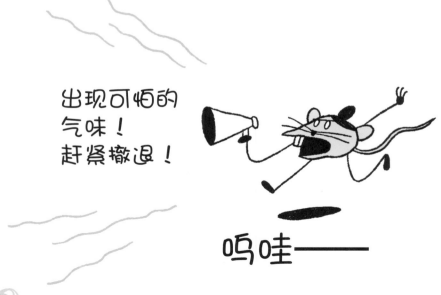

出现可怕的气味！
赶紧撤退！

呜哇——

众所周知，古希腊人是举世闻名的推理和辩论大师，早在古希腊时期人们便已明白这样的道理——任何下定决心学习某样知识的人，迟早都会收获成功。即便是你那位行动有些笨拙的叔叔，总有一天也能顺利完成倒车入库。只要你怀有坚定的信念并愿意为此进行长时间的练习，你也终将烹饪出美味佳肴。可见，日复一日坚持不懈的努力和辛勤付出将会为我们带来意想不到的收获。也许你早已留意到，班里某些同学特别擅长某些科目，另一些同学却要花费更多的时间来理解同样的知识，但无论如何最终大家都能找到各自擅长的科目，因为世界上并不存在没有任何特长的人，无论是在校园内，还是在社会上。

如果你的父母来自两个不同的国家，或者你从小便从一个国家移民到另一个国家，那么对你而言掌握两门语言是一件再自然不过的事情了。会说两门语言的你可真幸运！不过，即使是

"世界上不存在没有任何特长的人。"

我们的祖父母，只要他们稍加努力并付出一定的时间，他们的大脑也终将顺利掌握一门全新的语言。

要想保持大脑的敏锐度和学习能力，就请遵循我们接下来所提出的两大黄金规则，相信你一定不会后悔的！

早在智人时期，人类便已学会了分工合作，因此第一个行之有效的提议便是在集体中共同学习。我们不妨想想身边已至中年的成功人士们，他们之所以能在40至45岁的年纪取得如此伟大的成就，正是因为掌握了团队合作的奥秘，在合作过程中大家互

相学习、彼此挑战，以实现共同进步。研究证明，那些勇于在集体学习中接受挑战且不耻下问的人，其大脑反应更快，能力也更为成熟。

现在就让我们来看看第二条建议，大家准备好了吗？

让我们先试着营造出轻松愉快的氛围。如果一个新的知识概念能与一段愉悦美妙的经历联系在一起，那么两者的结合将催生出有助于突触建立的蛋白质，以加强大脑对知识概念的印象并使其得以长期储存在你体内。

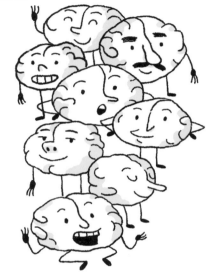

过往研究也表明，通过死记硬背掌握的知识是脆弱且不长久的，因为它由不稳定的概念组合而成。这种知识产生的过程类似于在你的大脑里贴满各式各样的便利贴，而只有在氛围愉快或带有适当压力的情况下开展的学习活动，才会催生出更为扎实且有弹性的知识。这种弹性主要表现在所学知识将在我们面临难题时适时出现，尽管你并不记得自己在何时以何种方式掌握了这些知识，但它能及时为你提供方便高效的解决方案。

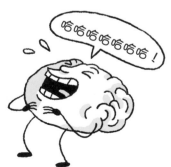

哈哈哈哈哈哈哈！

学会放空大脑

也许这个观点听起来有些奇怪，但对于日复一日的学习活动而言，必要的无聊感是必不可少的，所以父母应该允许孩子适当度过一段放空大脑的时间。

大脑的开发与生长离不开外部的刺激，但与此同时它也需要足够的时间来消化与吸收这些刺激，而这段"消化时间"便是放空的最佳时机。在放空的过程中，我们无需为自己安排各种事物，也无需刻意维持与他人的关系，这是难能可贵的独处时间，你不必继续收发短信，不用打开电视收看资讯，也不用打开电脑处理各项事务。你只需要让自己放松下来，任由思绪肆意翱翔，你可以久违地打开衣柜，翻找一下各种款式的衣服，想想它们都是在什么时候被买回来的；或是在房子里四处闲逛，偶尔打开厨房的抽屉，想象自己接下来要准备什么样的食谱；又或是直接出门，漫无目的地悠闲散步……

值得一提的是，散步是萌生新点子的绝佳时机，你会发现自己所学的知识又随着地上蜿蜒的脚印一点一点地充实了你的脑海。而如果你有一辆自行车，那就再好不过了，没有比骑行更好的放松方式了，无论路途长短，你都可以自由自在地畅行在道路间。

我们每个人都有着相同的大脑

相信大家都曾听过这样的说法，女性的大脑和男性的大脑是不一样的，因此女性在某些方面会强于男性，反之亦然。然而，这些看似言之凿凿的理论实则都是天大的谎言。

从生理结构和运作方式而言，两性大脑之间并没有明显差异，因此并不存在所谓的"更适合女性或男性的事物"一说。

尽管过去人们常说天才是男性的特质，但这显然是个片面的说法，无论男性还是女性都能以同样的方式发挥出自己的聪明才智。

事实上，在历史的长河中也有不少女性凭借其过人的才智和天才般的能力为人类历史的发展贡献了不可磨灭的力量，但这些伟大的女性却鲜少有人听闻，更别提被载入史册流芳千古了。很多时候，她们只能在比男性科研员简陋得多的条件下开展工作，却不得不面临着更为严苛的科研环境。作为女性，她们不但没有获得同等报酬的权利，更没有资金支持以推进研究。1963年诺贝尔物理学奖得主玛丽亚·戈珀特·迈尔的情况便是如此。

女性研究员有时只能被迫躲在男性同行的背后，将自己的天才发现归结为男性同行的功劳。比如，莉斯·迈特纳是第一位真正认识到原子核能够分裂并释放惊人的能量的科学家，却不得不将其一系列研究成果留给了奥托·哈恩。有时女性甚至还得冒充男性身份，只为争取平等的机会。比如，法国著名女性作家乔治·桑的真名为阿曼丁·欧罗尔·杜平。

如果你认为这些都只是过去的偏见，那么你还记得哈利·波特系列畅销书的作者吗？为何她在书中的签名是J.K.罗琳，而非本名乔安呢？

实际上，个人能力和行事差异主要取决于他们所处的环境、所接受的教育、个人的身体状况、饮食习惯和所处社会里的各项规范等等。

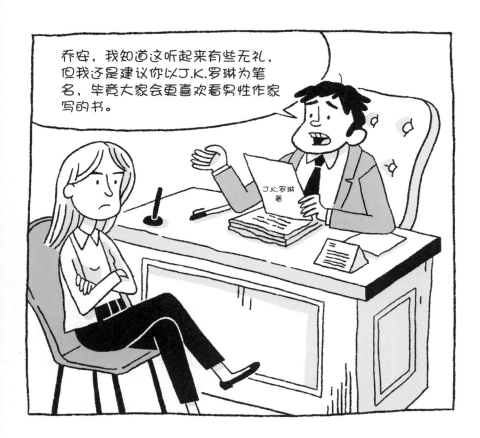

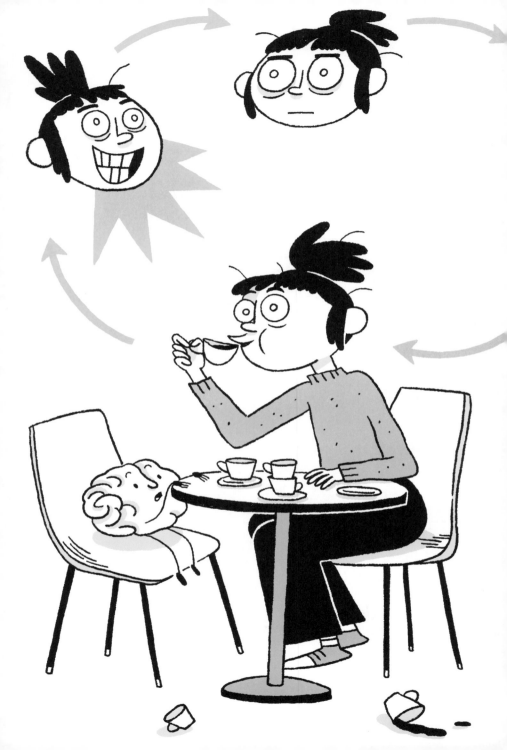

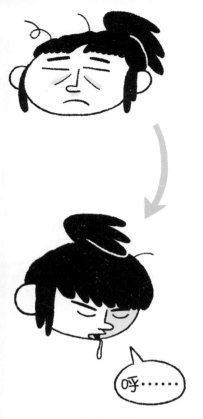

呼······

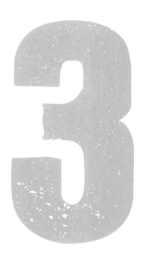

人类可以欺骗自己的大脑吗？

当然可以！

我们的大脑相当容易被"愚弄"，通常这种情况的发生要归结于所谓的神经活性物质，因为这种物质会作用于人类大脑中负责掌管精神的区域，同时影响思维、情感、意志、行为等心理过程。

在众多神经活性物质中，巧克力和咖啡等食品中的咖啡因属于天然活性物质，除此之外当然还有不少人工合成的活性物质。

说到咖啡因，它对人类大脑的刺激作用主要体现在说服大脑增加心率及呼吸次数，这也就解释了为何咖啡也被称为唤醒人体的"闹钟"。

每个人对咖啡因的接受程度不同，有些人一天中可能会摄入大量咖啡因，著名法国作家奥诺雷·德·巴尔扎克每天会喝下多达40杯咖啡。

实际上，咖啡并不能真正驱逐疲劳，而只能帮助人类暂时忽略疲乏的感觉。因此，当咖啡的效力消退时，疲劳感又会铺天盖地地袭来。

来自植物的帮助

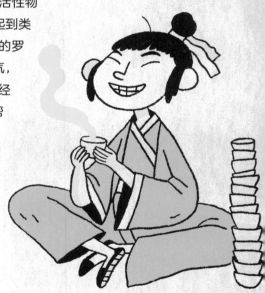

说起能够"欺骗"大脑的神经活性物质，自然界中自然也有不少植物能起到类似的作用。比如，意式美食中常见的罗勒不仅能为比萨增添迷人奇妙的香气，同时还具有使人精神振奋并刺激神经系统的神奇功效，而绿茶则能够帮助人们对抗精神疲劳并促进记忆能力。研究表明，在大量饮用绿茶的日本，其国民罹患记忆障碍的风险要比其他国家的人低30%。

烟和酒

适当饮用葡萄酒不但能提高人们的幸福感（首先表现为味蕾的满足），同时也对身体健康有不少益处。比如它可以减缓细胞、骨骼（白葡萄酒对其效果更佳）和心脏（红葡萄酒对其效果更佳）的老化。然而，不加节制地摄入过量葡萄酒则会对人体造成一定损伤，和功能型饮料一起服用的后果将更为严重。因为酒中包含的酒精会干扰大脑的信号传递机制，从而改变人体的思维能力、运动能力，以及情绪状态。与之相类似的，烟草中含有的尼古丁也能使人立即产生幸福感，这种幸福感将持续10~15秒左右，但从长远的角度来看，尼古丁的摄入将加速大脑的老化，削减人类智力，更重要的是，它还有一定的成瘾性，这与毒品的作用机制颇为相似。

来看数据

根据全球统计数据，在15至30岁的人群中有超过50%的人口有在周末饮酒的习惯。

众所周知，吸烟会对人体造成不可磨灭的巨大伤害，但自1990年以来，每1000名11至15岁的青少年中，每年都会新增30名吸烟者。

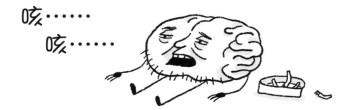

咳……
咳……

毒品是什么？

通常，那些会对使用者造成无比严重且不可逆转危害的精神活性物质被称为"毒品"。正由于其不可小觑的社会危害性，在绝大多数情况下，毒品的存在是非法的。

镇静物质

某些药物能够暂时"麻痹"人类的神经系统，比如镇静剂、安眠药、抗焦虑药等（这类药物在规定剂量的情况下是"合法"的）能使人平静下来并为其提供短暂的幸福感。作为鸦片的衍生物，吗啡是从部分种类罂粟产生的乳白色物质中提取的，同时它也是有效的止痛剂，这也就解释了吗啡为何常被用于临终病人或遭受了严重事故的伤员的治疗当中。此外，吗啡还时常被用于制造海洛因，这是一种成瘾性和伤害性都极强的毒品，尽管它能给服用者带来短暂的幸福感，但随之而来的高度成瘾性和健康状况的急剧恶化也让人防不胜防。

兴奋物质

某些药物能在极短的时间内给予人极大的能量并减少疲劳和压力，可卡因便是如此，它是从生长在南美洲的一种名为古柯的植物叶片中提取出来的天然药物。可卡因威力强大，可诱发体重下降、偏执症、抑郁症和狂躁症等疾病。同时，以其为原料还能生产出对大脑造成不可修复损伤的各种物质，比如名为"快克"的高纯度可卡因和摇头丸等，这些非法物品将对人体产生巨大损害。

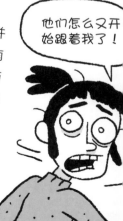

他们怎么又开始跟着我了！

致幻物质

不少吸食毒品的人都会患有同样的后遗症，即他们眼中的世界与真实世界相去甚远，这一切得归咎于致幻剂的存在。

世界上最著名的致幻剂是麦角酰二乙胺（LSD）和麦司卡林，它们于20世纪60至70年代被广泛运用于"旅行体验"中，因为在吸食致幻剂后，吸毒者眼中的形状和光线将变得模糊，对颜色的感知也被改变，甚至会做出许多日常生活中被视为极其危险的举动。

除此之外，还存在以哈希什和大麻为代表的"软性毒品"。其中，哈希什源自印度大麻的树脂部分，大麻则源自花序部分；前者能给吸食者带来兴奋感，后者则能放松人体肌肉并使人变得漠然。总而言之，两种毒品都能引起幻觉并对人类记忆产生极大的负面影响。

毒品问题是当今世界共同应对的难题，对毒品犯罪严厉惩罚也是许多国家共同的选择。在中国，我们坚持严厉禁毒的立场，对毒品"零容忍"。

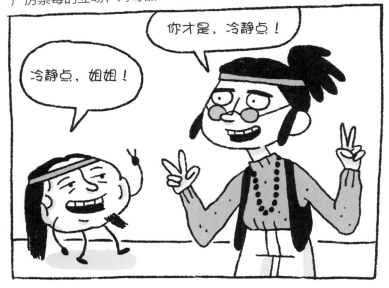

欺骗大脑的大脑

某些时候，我们的大脑会让自身陷入困境。在此之前，我们已经向大家介绍过视觉错觉了，也知晓了大脑会以快速思维和慢速思维两种方式来工作。现在让我们细致深入地了解一下这两种截然不同的工作方式。

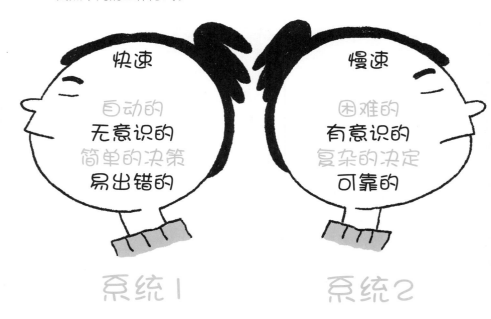

首先是快速思维系统，它会基于人们已经观察到的各种事物之间的联系，快速高效且不自觉地计算出某一事件会伴随着另一事件出现的概率。比如，当你遇到某个似曾相识的人时，你总是本能地认为两者（即偶遇的陌生人与你所认识的人）会有着相同的处事方式。这种先入为主的观点通常会被称为"刻板印象"，而要想瓦解根深蒂固的刻板印象，就必然得调动我们的慢速思维系统，因为它能帮助我们更好地处理脑海中的各种想法。

事实上，人们常说的刻板印象是快速思维切断慢速思维的自动途径。因为这种做法有助于减少大脑的耗能，节省精力。然而，当某种带有负面色彩的想法发展成刻板印象时，比如某一类人必须要以某种特定方式行事时，那么它就成为了一种偏见。

我们每个人都拥有"墨守成规型"的大脑，因为我们需要按照既有的各种观念来开展社交活动，与他人进行互动交流并提前预料各种可能会发生的潜在事件。然而，在日常生活中每当我们碰上各式各样的偏见时，总是会下意识地关注其中的细枝末节并试图找到证实这一偏见的"证据"。

也正是在这个寻找"证据"的过程中，我们又不知不觉地形成了另一种偏见，即对自身推理结果的双重欺骗，因为我们在未经严密逻辑推理的情况下便已作出了确凿的结论。这也解释了为何人们总是"沉浸"在各种偏见中难以自拔，因为它们显然是最易令人感到满足的思维方式。

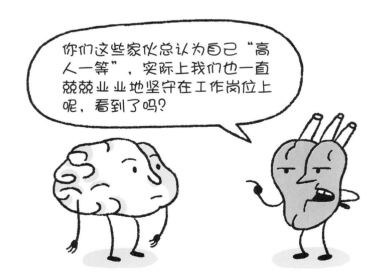

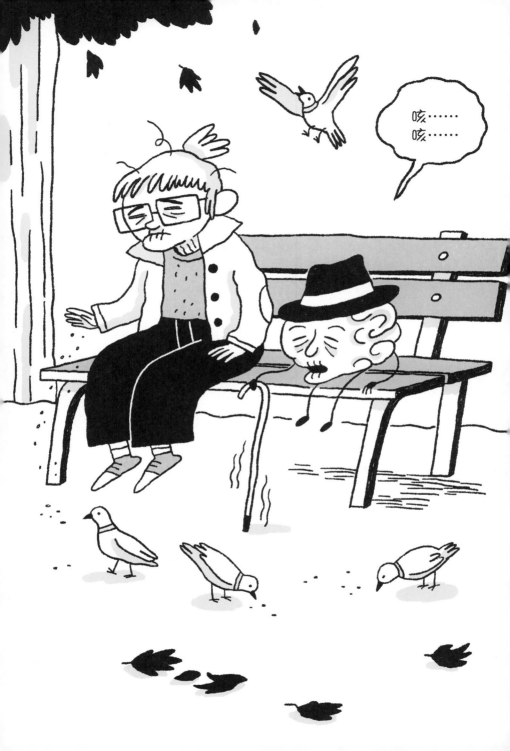

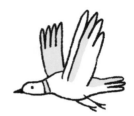

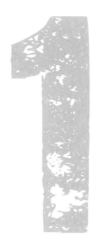

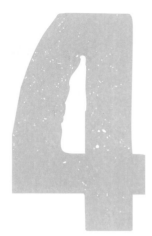

大脑会生病吗？

　　与日渐衰弱的肌体相类似，绝大部分人的大脑也会随着年龄增长而逐渐衰老，但仍有少部分人即使已步入晚年，其大脑仍保持着当初的青春与活力。

　　除却自然衰老，有时大脑还会因为暴力事故、头部撞伤、严重摔伤等意外事故而造成巨大损伤（这就体现出骑车时戴头盔的重要性），或是因摄入过多有害物质而遭到损害（正如上文在介绍有害精神活性物质时所说的那样），又或是受到神经退行性疾病影响，大脑状态随着时间推移日益恶化。

阿尔茨海默病和帕金森病

阿尔茨海默病和帕金森病是目前最为常见的两种神经退行性疾病，由于它们最先由医生发现，因此后来便以其发现者的名字命名。

阿尔茨海默病是一种会诱发痴呆状态的疾病，也就是病人会逐渐丧失记忆、智力与各项能力，其日常生活及各项行为活动也会随之变得非常困难。而帕金森病又被称为"激动性麻痹"，其发病原因尚不明了，主要症状为无法控制的肢体抖动、大脑无法管控的僵硬且自发的各种运动以及平衡感的缺失。

尽管如今帕金森病已是医学研究中的前沿领域之一，但迄今为止还没有找到针对这一疾病的确切治疗方法，只能通过其他辅助治疗方式减轻其影响。

来学词汇

压力

压力的英语是stress，自1955年以来在意大利被用作描述情感压迫状态的医学术语。谁来说一说我们今天的压力是什么？

尽管有时候压力感觉就像一种折磨人的病症，但实际上压力并不能算是一种疾病，而是一种身体或精神上的紧张状态，它主要由人们在近段时间遭遇的诸如反复搬家、面临难度巨大的考试、三个月无法出门的居家隔离等特殊事件引起的。当我们感受到压力时，大脑便会释放出激素以增加呼吸和心跳频率以及肌肉的收缩程度，因此我们也会随之出现强烈的反应，比如精神紧张、暴躁易怒、经常出汗等等。

　　简而言之，当我们处于巨大压力中时，慢速思考系统难以被激活，我们也仿佛被封闭在优柔寡断与焦躁紧张的氛围之中。这种感觉非常糟糕，因此要想摆脱压力的控制，不妨试试以下建议：努力进行自我放松，在适当减少食物摄入量的同时保证均衡饮食，此外还应保证充足睡眠。

　　最后，还要告诉大家一个秘密武器，也许你们会对其嗤之以鼻，但它也不失为一个行之有效的好法子，那便是用心拥抱日常生活中的小确幸。

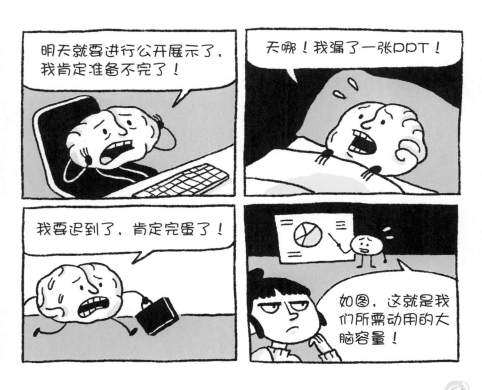

精神障碍

　　我们的大脑就像一台自带天线的电视机，每分每秒都在不断接收和传输各式各样的信息，但出于种种原因，在生活中的某些时刻，信号传输也会受到干扰。

　　有时这种干扰是一时的，有时却是慢性的（也就是长期的），换言之，这种干扰一旦出现便不会消失，它不但会影响我们的注意力、思维方式、解决问题的能力，还会影响我们对各种情感和情绪的处理方式。

令人发疯的帽子

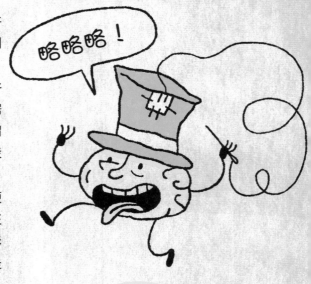

　　传说在上个世纪，有许多制作帽子的人，特别是制作毡帽的人，最后都疯了。令人遗憾的是，这一传说并非空穴来风，而是有着证据确凿的社会现实：当时制帽工厂中时常弥漫着浓厚的汞烟，而工人一旦吸入汞烟，其大脑神经元之间的联系便会被大面积切断，大脑的正常运作也由此受到了极大影响，并最终导致制帽工人走向癫狂。

精神障碍的诱因数不胜数，人们至今未能对其做出系统全面的解释，比如精神分裂症便是精神障碍之一。

精神分裂症患者指的是那些无法与常人一样对现实做出正确感知的人群，主要表现为他们总是为潜在的阴谋或被跟踪的情形而感到害怕，常出现幻觉，还会与不存在的人进行对话……

此外，精神障碍也包括了诸如抑郁症或双相情感性障碍等情绪障碍，这两种精神疾病都以患者态度和情绪的快速、意外变化为主要特征。

据不完全统计，世界上约有8%的人口患有严重精神障碍，另外还有15%的人口受到程度相对较轻的精神障碍，也就是"精神干扰"的困扰。其中，严重的精神障碍会对人体产生重大影响，其治疗应交由专业的精神科医生进行。而心理学家则主要负责程度较轻的精神类疾病，因为无论是何种形式的精神疾病都给患者本人及其家庭带来了一定程度的痛苦。

缺血和昏迷

如果大脑的任意部分在一段时间内无法获得充足的血液供应，其所能消耗的氧气和葡萄糖也会大幅减少，最终将会导致大脑功能受到严重损害。

暴力创伤极有可能导致大脑缺血，甚至当患者的肢体创伤康复后，仍会出现大脑受损部分完全无法使用的情况，由此导致的后遗症则主要取决于具体受损部位，即与受损最严重的半脑相对应的部分，其中最常见的便是说话困难或是部分肢体的瘫痪。有时，患者会出现无法正常使用部分肢体或脸部一侧肌肉的情况。

更重要的是，尽管过程比较艰辛，但患者可以通过康复训练恢复肌体的部分功能，且恢复程度主要取决于经过不同程度的训练后，大脑在接受外部刺激和处理各种感觉时是否能提出有效的解决方案。

而昏迷则通常发生在长时间丧失意识的情况下，此时大脑和肢体处于悬浮状态，无法对外部刺激做出反应，他人也无法唤醒处于昏迷状态中的人。昏迷的人并非像死者一样丧失了全部肢体功能，但也不能像常人一样保持清醒，他恰好介于两者之间。此外，病人可能处于平静的昏迷状态，即肢体静止不动；也可能处于激动的昏迷状态，即其身体会不断颤动或做出其他动作。

有时昏迷状态会逐渐恶化为死亡，又或者某些患者在苏醒后会产生记忆混乱或产生如梦境般虚无缥缈的记忆。在部分情况下，患

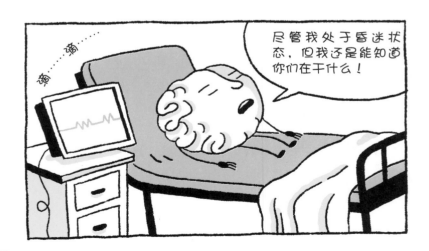

者能在短时间内实现彻底恢复，而在某些极端情况下，患者则需要花费更大的力气来重新掌握以往轻而易举便能完成的事情。

可塑的大脑

不，我们并不是说你的大脑是塑造的，而是指它具有可塑性，在必要时可以适应各种新需求。科学家们也一直在研究——"断裂"的神经元是否可以重新连接在一起，也就是俗称的"神经发生"。这种情况会发生在小老鼠身上，也许会出现在成年人的大脑中，但目前尚不清楚具体情况。当然，在过往经验的影响下，我们的大脑颇为擅长自我重塑，即使有时会因为创伤或其他原因而出现负面的重塑现象，

比如失去视力的人们在日常生活中逐渐学会了用其他方式来替代"看"的动作，他们也因此学会更好地利用其他类型的神经元。研究表明，儿童的大脑最具可塑性，但这种特性会随着年龄的增长而逐步减弱。有趣的是，如果成年人对某件事物具有极大的热情又或是本身性格格外执拗，他们也能在某些情况下要求自身的大脑进行自我重塑并取得令人意想不到的成效。

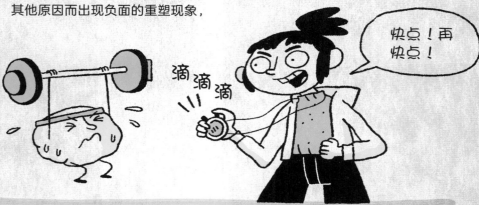

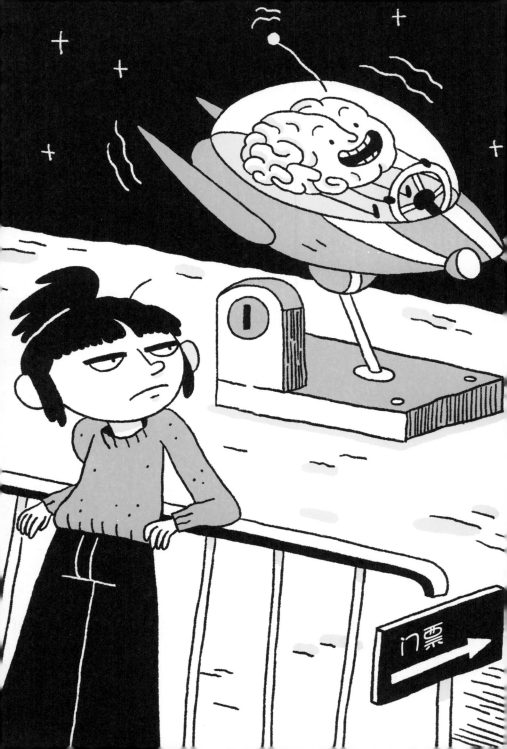

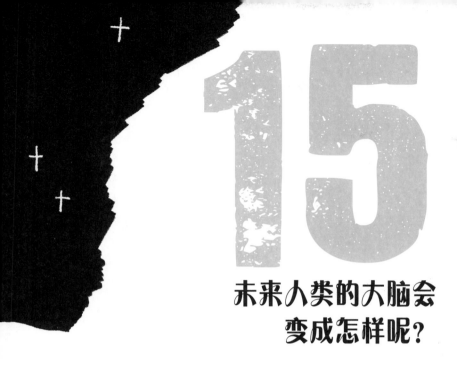

15

未来人类的大脑会
变成怎样呢？

　　时光飞逝，这么多年以来我们的大脑已经发生了不少变化且仍然处于持续的变化中。

　　事实上，大脑也如身体的其他部位一样，以每秒钟产生2500万个细胞的速度片刻不停地进行着再生活动，其中某些部分会逐渐衰老，另外一些部分则会在必要时发生变化，有时是向好的方向改变，比如你的膝盖开始脱皮，但新长出来的皮肤状态会比之前更好；有时是向不好的改变，比如你的爸爸开始脱发了；还有时是无功无过的改变。

　　大脑也会不断进行自我更新，当我们还年轻时，大脑定期便会更新海马体中约2%的内容，也就是丢弃过往的糟糕回忆，为新的记忆腾出足够的空间，因为处在运动变化中的我们也时常会萌生出崭新的念头。

尽管我们距离完全了解大脑的工作机制仍有很长的一段路要走，但尝试创造一个人造大脑的想法却颇为振奋人心。这个大脑与我们的身体无关，而是由计算机组建而成。

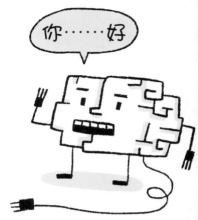

智能机器

深度学习是目前资源投入最多的科研领域之一，目的是让机器拥有越来越智能的推理方式。机器能顺利掌握人类口中所说的常识吗？也许在未来，如今看起来令人惊诧不已的人工智能技术，也就是人们常说的AI仍显得颇为稚嫩，甚至有些"愚蠢"。

你可以在脑海中想象一下，那些为智能音箱、人工智能助理或Siri配音的人工智能体是如何依次回答那些在我们看来再简单平常不过的问题的，因为有时它们甚至不能完全理解问题的意思。

但令人意想不到的是，随着时间的推移，人工智能技术得到了极大的改善与发展，而网络的出现又为人类将科幻小说及电影中的想象场景逐渐变为现实提供了重要推力，它使得分布在世界各地的成千上万台电脑得以连接在一起，并实时共享浩如烟海的信息。如果说大脑依赖神经元来维持运作，那么当今的AI则可以从数以千计包含猫的图像中识别出小奶猫的图像。

值得一提的是，在1997年，IBM公司创造出的深蓝计算机在学习研究了众多国际象棋选手的数千步操作后，在第六局中成功击败了世界冠军加里·卡斯帕罗。

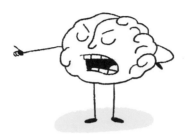

无与伦比的直觉

虽然人工智能正以人类难以想象的速度迅猛发展着，超级计算机网络的出现也让及时整理与编排信息变为可能。当然统计学也在其中发挥了用处。但我们的大脑具备一种计算机永远无法模仿的能力——直觉。这时你一定会忍不住发问：直觉是如何工作的？首先，它会运用逻辑思维来收集相关信息（到此为止，这都是计算机引以为豪的"能力"），随后便会根据情感（痛苦、快乐、同情、恼怒……）与个人经历来对信息进行过滤筛选。而情感和个人经历都是计算机无法识别与编目的数据。

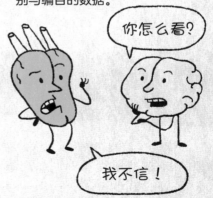

你怎么看？

我不信！

机器是如何思考的？

机器会遵循人类赋予的有关如何思考的各项指令，这些指令被称为"算法"，是复杂又巧妙的数学架构，旨在编写与规范机器的思考方式。类似的算法数不胜数，其中最前沿的便是支撑谷歌搜索引擎正常运行的精巧算法。该算法被视为机密，而且仍在不断更新中。它的存在决定了许多看似微不足道实则举足轻重的问题，其中最为常见的便是：世界上最知名的搜索引擎可以针对不同用户选用不同的展示方式，那么它又是如何决定网页展示顺序的？

近些年来，研究领域面临的最大难题便是人工智能可不可以脱离其所赖以生存的电脑程序，形成独立自主的抽象思想？它们能学会像人类一样思考吗？也许暂时不会，但在现有程序的支持下，人工智能的思考速度会越来越快吗？

时间线
**大脑
发展史
（2）**

400万年前

她环顾着四周，决定接下来应该做些什么。她是我们所有人类的曾祖母，也是远古时期一个能用两条腿稳健行走的澳大利亚古人。她的双手是自由的，她的脑袋由脊柱进行支撑。

约300万年前

部分远古时期的澳大利亚人首次学会切削工具。

210万年前

接下来便进入了"早期智人"的时代，他们有着更大的脑袋，也更热衷于运用自己的双手。

令人担忧的是，随着科技飞速发展，在不久的将来上述两大疑问极有可能转变为真切的现实，也就是说人工智能不但能迅猛提升思考速度，甚至有可能发展出比编程者更为缜密周全的自主思维。毋庸置疑，这是一个伟大发现与重要时机兼备的时代，正如历史上的所有变革那样，它在赐予人类高涨热情的同时，也带来了丝丝不安。

60万年前

这是海德堡人的时代，他们生活在非洲和欧洲大陆上，其颅骨容量与现代人颇为相似。

160万年前

我们的祖先学会了生火、运用火种以及利用木材制作工具，这些都是能够促进大脑开发的实用技能。

200万年前

我们都知道，所谓的"直立人"并非一直站在一个地方不动，他们逐步向亚洲迁徙，在探索世界的同时也掌握了各种生活技能。

20万年前

最后终于来到了智人时期，也就是与我们最为相像的人类祖先。值得一提的是，人类与其他灵长类动物（大猩猩、倭黑猩猩、黑猩猩……）的DNA相似度高达98%，而剩下的2%便是人类所特有的聪明才智，因此我们应当好好运用这独一无二的天才能力。

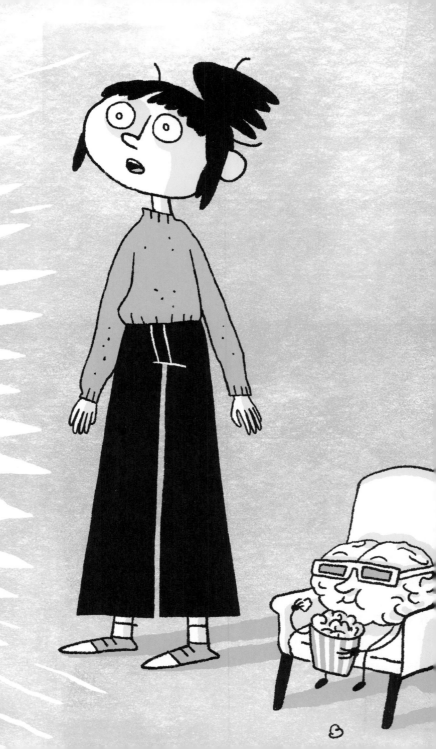

问候与告别

　　亲爱的读者们，又到了该说再见的时候了。在未来的几年里，有关人类大脑和人工智能的研究将取得长足进步，也许我们将可以透过头发般粗细的小孔来观察大脑里的情况，又或者像科幻电影《神奇旅程》中呈现的那样，制造出薄到可以穿过人体毛细血管的探测器。如果有朝一日这一切成为了现实，那人类将发现许多前所未闻的新奇事物，甚至战胜目前对我们来说无法治愈的各种疾病。

　　通过阅读本书，相信大家已经知晓从生理结构上看，世界上的所有人生而相似，差异之处则在于不同的人生经历、幸运或不幸的遭遇。我们知道了大脑时常进行自我欺骗，使得我们能看见本不存在的事物，这是因为记忆是对既已发生事情的全新投射，在此过程中原本的真相可能会被歪曲，因此我们认为的过去也可能会成为我们的未来。我们还学到了恐惧是大脑的众多想法之一，而勇气则是人类的性情。我们的周围不乏有过人天赋的人才，但也有不少凭借锲而不舍的努力而获得成功的人，后者在奋力进取的过程中表现出了专注与奉献的精神，他们一直对某件事情充满强烈的热情且时刻专注于某一目标。这也是值得我们学习的精神。

朋友们，生活与工作都需要热情，只有这样我们的大脑才能维持良好的运作。最重要的不是结果，而是过程。我们应当将热情投入到自己真正感兴趣且有能力去完成的各项事情中。

这种热情能够……

嘿，我正在和你说话呢，你神游到哪儿去了？

没关系，我早就预料到了这种情况。

但至少你已经读完了这本书，也体现出了你对阅读的热情。

而充满热情的人从来不会浪费时间。

作者
帕多文尼高·巴卡罗尼奥

意大利最受欢迎的儿童读物作家之一，树上书屋创意项目发起人。他出版的读物被翻译成二十多种语言并在世界内销售逾两百万册。纵观巴卡罗尼奥的创作生涯，从小说、儿童游戏书到教材和人文读物等多种体裁都有所涉猎。他还与海狸出版社合作出版了《五十个问题》系列，该系列在全球都备受欢迎。

作者
费德里科·塔迪亚

新闻记者，电视节目主持人，作家和意大利儿童爱心推广大使。塔迪亚是位出色的沟通大师，他能通过儿童喜爱的语言绘声绘色地描述出各种事件。同时他也是《我思，我说，我动》的著者之一，并撰写了《五十个问题（儿童版）——五十次改变世界的革命》。

特邀专家
卢卡·邦凡蒂

都灵大学的兽医解剖学教授，卡瓦雷利·奥托伦基神经科学研究所（NICO）研究员。近25年以来，他一直致力于研究干细胞与大脑可塑性之间的关系，也是最早研究新神经元生成的科研员之一。邦凡蒂在国际期刊和专业书籍上发表了大量的文章，同时也积极投身于面向大众的科学教育领域。

科学审订
袁富文

医学博士，上海中医药大学青年研究员，研究生导师。

绘者
克劳迪娅·佩特拉齐

意大利最具前景的插画家和漫画家之一。她的祖母是一名画家，因此她从小便尝试各式各样的涂画。身为插画师的她还与意大利国内外众多颇具影响力的出版社开展了合作。2020年，克劳迪娅与海狸出版社合作推出了《克拉拉和影子》，这也是她的第一部图像小说。

Pierdomenico Baccalario, Federico Taddia
Cosa c'è nella mia testa?
© 2021 Editrice Il Castoro Srl viale Andrea Doria 7, 20124 Milano
www.editriceilcastoro.it, info@editriceilcastoro.it
© 2023 for this book in Simplified Chinese language – Shanghai Translation Publishing House
Published by arrangement with Atlantyca S.p.A.

Original title: Cosa c'è nella mia testa?
By Pierdomenico Baccalario • Federico Taddia with Luca Bonfanti
Illustrations by Claudia Petrazzi
Text written in collaboration with: Andrea Vico
Scientific consultant: Federico Luzzati, Assistant Professor of Comparative Anatomy and
Cytology at the University of Turin, and researcher at the university's Neuroscience Institute
Cavalieri Ottolenghi (NICO). We would like to thank Elisa Papa, development psychologist, and
Maria Cristina Daniele, surgeon, for their collaboration as well.
From an idea by Book on a Tree Ltd. www.bookonatree.com
Project management: Manlio Castagna (Book on a Tree), Andreina Speciale (Editrice Il Castoro)
Editor: Maria Chiara Bettazzi
Editorial management: Alessandro Zontini
Graphic design and layout by ChiaLab

图字：09-2023-0674 号

图书在版编目（CIP）数据

大脑是怎样运行的？ /（意）帕多文尼高·巴卡罗尼
奥，（意）费德里科·塔迪亚著；周卓靖译 . -- 上海：
上海译文出版社，2023.10
（一口气读完的为什么）
ISBN 978-7-5327-9451-5

Ⅰ.①大… Ⅱ.①帕… ②费… ③周… Ⅲ.①脑科学
－儿童读物 Ⅳ.① R338.2-49

中国国家版本馆 CIP 数据核字 (2023) 第 171900 号